Verhaltenstherapeutische Praxis in Fallbeispielen

Sabine Rehahn-Sommer

Verhaltens- therapeutische Praxis in Fallbeispielen

Leben statt Überleben und andere Geschichten

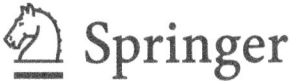 Springer

Sabine Rehahn-Sommer
Marburg, Deutschland

ISBN   978-3-642-55077-5   ISBN 978-3-642-55078-2 (eBook)
DOI   10.1007/978-3-642-55078-2

Die Deutsche Nationalbibliothek verzeichnet diese Publikation in der Deutschen
Nationalbibliografie; detaillierte bibliografische Daten sind im Internet über
http://dnb.d-nb.de abrufbar.

Springer
© Springer-Verlag Berlin Heidelberg 2015

Planung und Lektorat: Marion Krämer, Stella Schmoll
Redaktion: Maren Klingelhöfer

Gedruckt auf säurefreiem und chlorfrei gebleichtem Papier.

Springer ist Teil der Fachverlagsgruppe Springer Science+Business Media
www.springer.com

Vorwort

In meiner langjährigen Tätigkeit als Dozentin für Selbsterfahrung und Supervisorin in der Verhaltenstherapieausbildung habe ich immer wieder die Erfahrung gemacht, dass die angehenden Therapeutinnen[1] trotz eines umfangreichen theoretischen Lernstoffs nur unzureichend auf die Konfrontation mit der realen therapeutischen Situation vorbereitet sind. Ursachen dafür sehe ich zum einen in dem normalen, für den Übergang von der Theorie zur Praxis typischen „Praxisschock" dieser Phase; zum anderen aber in den derzeit üblicherweise vermittelten störungsspezifischen Konzepten, die sich nur begrenzt auf die therapeutische Praxis übertragen lassen. Angesichts dieser Problematik formulieren Ausbildungskandidatinnen ein großes Bedürfnis, zusätzlich zur Supervision und Selbsterfahrung Einblick in das konkrete therapeutische Vorgehen erfahrener Therapeutinnen zu erhalten, um damit an unterschiedlichen Modellen lernen zu können. Hierbei ist der Wunsch von Bedeutung, nicht nur einzelne Situationen, sondern gesamte Therapieprozessverläufe mitzuverfolgen.

Im Folgenden möchte ich diesem Bedürfnis entsprechen, indem ich – unter Rückgriff auf die alte Tradition der Fallgeschichten – fünf Therapieverläufe aus meiner Praxis beschreibe.

Zudem wenden sich diese Geschichten auch an interessierte Laien. Zum einen könnte dies Leserinnen betreffen, die selbst keinen Bezug zur Therapie haben, sich aber für Lebens- und Therapieprozesse interessieren. Zum anderen möchten vielleicht Menschen, die selbst schon eine Psychotherapie gemacht haben, schauen, wie es anderen in deren Behandlung ergangen ist. Schließlich richtet sich dieses Buch an potenzielle oder bereits in Therapie befindliche Patientinnen.

Im Laufe meiner Berufstätigkeit bin ich immer wieder folgenden Fragen begegnet:

Was tun Sie eigentlich als Therapeutin? Wie funktioniert, was passiert in einer Therapie? Wer sind diese Patientinnen? Wer geht mit welchen Problemen wann in Therapie? Könnte mich das auch betreffen? Und wenn ja, worauf sollte ich dann achten?

---

[1] Aus Gründen der besseren Lesbarkeit und aufgrund der Tatsache, dass heutzutage sowohl Therapeuten als auch Patienten überwiegend weiblichen Geschlechts sind, verwende ich in diesem Buch zumeist die weibliche Form. Dies schließt selbstverständlich Männer ein. Zur Erläuterung: Nur ein Drittel der Psychotherapiepatienten sind Männer, was nicht am geringeren Bedarf liegt – die Suizidrate von Männern z.B. ist dreimal so hoch wie von Frauen –, sondern an deren spezifischer Symptomatik und typischen Bewältigungsstrategien (somatische Symptome, Süchte, Ausagieren etc.) sowie an Psychotherapievorbehalten, die mit bestimmten Männlichkeitsvorstellungen zusammenhängen. Zudem gibt es aktuell nahezu doppelt so viele niedergelassene Psychotherapeutinnen wie Psychotherapeuten. Die Entwicklung in den Ausbildungsinstituten lässt keine Änderung dieses problematischen Zustandes erwarten, im Gegenteil: Die Anzahl der Frauen nimmt in diesem Beruf weiter zu (Bühring 2013; DPV 2013c).

Mit der Einführung und den Therapiegeschichten hoffe ich, einige dieser Fragen beantworten zu können. Das im Anhang befindliche Glossar soll eine Übersetzungshilfe bieten, wo ich – trotz guter Vorsätze – doch in ein Fachchinesisch verfallen bin.

Über das Interesse erfahrener Kolleginnen würde ich mich ebenfalls sehr freuen. Der fachliche Austausch anhand konkreter Therapiebeispiele gehört meines Erachtens zu den fruchtbaren Möglichkeiten der Reflexion, der Anregung für die fachliche Weiterbildung und letztlich der Qualitätssicherung.

Dr. Sabine Rehahn-Sommer
Marburg, Juli 2014

Danksagung

Vielen Menschen gilt mein Dank.

Mein erster und tiefer Dank richtet sich an meinem Mann. Erst seine Anregung hat mich zum Schreiben dieses Buches veranlasst; sein Ermutigen sowie seine emotionale und fachliche Unterstützung waren wichtige Säulen meiner Arbeit. Vor allem danke ich ihm für sein Verständnis, dass dieses Projekt – durch mein intensives Eingebundensein über viele Monate hinweg – einen so großen Raum unseres gemeinsamen Lebens besetzt hielt.

Meiner Tochter Anna Sommer danke ich für ihre geduldige Hilfe bei Computerproblemen sowie für ihre sorgfältigen Korrekturarbeiten.

Mein besonderer Dank geht weiterhin an Dr. Kerstin Kühl. Ihr kritisches Lesen meines Manuskriptes unter redaktionellen, klinisch-psychologischen, therapeutischen und Ausbildungsaspekten sowie ihre Hinweise auf aktuelle Forschungsergebnisse und Literatur waren für mich gleichermaßen Ermutigung, Anregung und Rückhalt.

Petra Müller, Ärztliche Psychotherapeutin, danke ich für die Überprüfung des Textes aus medizinischer und psychoonkologischer Sicht.

Prof. Dr. Reiner Bastine danke ich für unsere langjährigen, intensiven fachlichen Diskussionen, die in dieses Projekt eingeflossen sind, sowie für seine hilfreichen Rückmeldungen zum Manuskript.

Mein Dank gilt auch meinen Ausbildungskandidatinnen und -kandidaten sowie meinen Supervisandinnen und Supervisanden mit ihren intensiven Fragen bzgl. meines eigenen Umgangs mit komplexen Therapiesituationen. Hierdurch wurde mir der Bedarf nach ergänzender Praxisanleitung – speziell durch das Lernen am Modell erfahrener Therapeutinnen und Therapeuten – deutlich, und dies bestärkte mich in der Idee meines Projektes.

Dipl.-Psych. Pia von Blanckenburg und Dipl.-Psych. Franziska Schuricht danke ich für ihr kritisches Korrekturlesen aus der Perspektive zweier Ausbildungskandidatinnen.

Den Kolleginnen und Kollegen der verschiedenen Ausbildungsinstitute verdanke ich aus unserer Zusammenarbeit viele Anregungen, die letztendlich in dieses Projekt eingeflossen sind. Insbesondere Prof. Dr. Annette Kämmerer, Dr. Friedrich Kapp und Dr. Dietmar Juli möchte ich hier nennen, mit denen ich mich schon viele Jahre dem Thema Selbsterfahrung in der Verhaltenstherapieausbildung widme. Die Erfahrungen bei der gemeinsamen Konzeptentwicklung, der Durchführung der Selbsterfahrungsseminare sowie bei der Ausbildung von Selbsterfahrungsdozentinnen und -dozenten haben mein Verständnis von Therapie und Lehre entscheidend beeinflusst.

Ich danke den Kolleginnen meiner Intervisionsgruppe – Dr. Jutta Hermanns, Dipl.-Psych. Brigitte Probst und Dr. Christiane Zimmer-Albert – für die wertschätzende und hilfreiche Unterstützung bei therapeutischen Problemen und Fragen.

Meinen Freundinnen und Freunden sowie meinen Geschwistern danke ich dafür, dass sie meinen sozialen Rückzug mit Verständnis ertrugen und für die von ihnen erhaltenen Rückmeldungen zu meinem Text.

Vor allen anderen danke ich meinen Patientinnen und Patienten. Ich bedanke mich für ihr Vertrauen, sich auf mich und meine Therapievorschläge einzulassen. In der Arbeit mit ihnen bin ich immer wieder gefordert, mein Wissen und mein Verständnis zu überprüfen und weiterzuentwickeln. Ihre immer wieder geäußerten Fragen nach Informationsmaterial mit möglichst konkreten Therapiebeispielen zu Vorgehen und Wirkung der Verhaltenstherapie hat ebenfalls meine Projektidee bestärkt.

Mein größter Dank jedoch gilt den Patientinnen und dem Patienten meiner Fallgeschichten. Ohne ihre Einwilligung zur Veröffentlichung wäre dieses Projekt nicht möglich gewesen. Ihr Interesse, ihr Engagement und ihre Reaktionen auf die Texte haben mich in meinem Vorhaben bestärkt und ermutigt.

All diesen Menschen danke ich von ganzem Herzen.

Inhaltsverzeichnis

1   Grundlagen und Ziele dieses Buches 1
1.1   Adressatinnen 3
        Interessierte Laien 3
        Therapeutinnen 4
1.2   Konzepte und Prinzipien meines therapeutischen Vorgehens 5
        Konzepte.. 5
        Prinzipien 8
1.3   Mein therapeutisches Vorgehen in der Praxis 10
1.4   Kennzeichen der Fallgeschichten 13
        Literatur... 14
        Anmerkungen 16

2   Im Unruhestand.. 19
2.1   Herrn Bergers Lebensgeschichte.................................... 22
2.2   Symptomatik 25
2.3   Problemanalyse 27
2.4   Diagnostische Beurteilung[5] 30
2.5   Therapiekonzept 30
2.6   Konzeptbesprechung und Therapievereinbarungen 31
2.7   Therapie 32
        Das Unverständliche verstehen 32
        Der Angst entgegentreten: Bewältigen und neu bewerten 35
        Sich einrichten in der neuen Lebenssituation: Strukturieren, erkunden,
        installieren 36
        Rückfallvorbeugung: Das Handeln neu ausrichten 37
2.8   Abschlussbilanz 38
2.9   Ein halbes Jahr später[8] 41
2.10   Reflexion 44
        Literatur... 47
        Anmerkungen 47

3   Schicksals Schläge.. 49
3.1   Erste Sitzung 50
        Die Welt in tausend Splittern 50
3.2   Fünf Monate später 53
        Die Scherben ordnen, den Gefühlen ihren Platz geben,
        Einflussmöglichkeiten nutzen 55
3.3   Symptomatik 56
3.4   Diagnostische Beurteilung....................................... 57
3.5   Übergeordnetes Therapiekonzept, Ziele der ersten Interventionen 57
3.6   Konzeptbesprechung und Therapievereinbarungen 57
3.7   Erste Therapiephase 57

3.8   Kennzeichen des aktuellen Trauerprozesses 59
3.9   Therapiekonzept für den Umgang mit der Trauer 60
3.10   Konzeptbesprechung, Therapievereinbarungen,
        Fortsetzung der Trauerarbeit 60
3.11   Frau Blums Lebensgeschichte... 62
3.12   Problemanalyse 64
3.13   Therapiekonzept für das Leben mit der Krankheit 67
3.14   Konzeptbesprechung und Therapievereinbarungen 67
3.15   Zweite Therapiephase 68
        Rückkehr ins Leben, Renovieren 69
3.16   Zwischenbilanz... 73
3.17   Dritte Therapiephase 74
3.18   Erneute Bilanz 75
3.19   Vierte Therapiephase 77
3.20   Fünfte Therapiephase.. 79
        Loslassen.. 82
3.21   Reflexion[24] 84
        Literatur.. 87
        Anmerkungen 88

4   Das Opfer Selberschuld 91
4.1   Frau Ahrends Lebensgeschichte 95
4.2   Drei Monate später 97
4.3   Symptomatik 99
4.4   Problemanalyse 100
4.5   Diagnostische Beurteilung.. 103
4.6   Besprechen der Ergebnisses der Problemanalyse: Widerspruch 104
4.7   Therapiekonzept 105
4.8   Konzeptbesprechung und Therapievereinbarungen 107
4.9   Erste Therapiephase: Stress reduzieren 107
        Schlafen, Anspannung reduzieren und Entspannung fördern 107
        Selbstbehauptung und Selbstfürsorge: Zwei schwierige Themen 109
        Den Alltag und die Arbeit strukturieren 114
4.10   Zweite Therapiephase: Das Trauma integrieren 115
        Verstehen 115
        Rekonstruieren: Ergänzung der Lebensgeschichte durch das Traumageschehen 117
        Konfrontieren, emotional distanzieren, Kontrollerleben stärken 118
        Erreichtes und Offenes 120
        Zwischenfälle: Die Liebe und andere Probleme 121
        Neu interpretieren, neu bewerten 121
        Therapeutische Zwischenreflexionen 123
        Beziehungsprobleme 124
        Körperreaktionen 125
4.11   Dritte Therapiephase: Arbeit am Oberplan................................. 126
        Akzeptieren und integrieren... 126
        Neu orientieren... 128

4.12   Abschlussbilanz 130
4.13   10 Monate später 134
4.14   Reflexion 134
        Literatur...137
        Anmerkungen 138

5   Leben statt überleben... 141
5.1   Frau Meys Lebensgeschichte..145
5.2   Symptomatik 150
5.3   Problemanalyse 152
5.4   Diagnostische Beurteilung...154
5.5   Therapiekonzept 155
5.6   Konzeptbesprechung und Therapievereinbarungen 157
5.7   Erste Therapiephase 158
        Den Werkzeugkasten füllen: Abläufe analysieren und Einfluss nehmen....158
        Der Angst die Stirn bieten: Sich exponieren 160
        Der harte Weg zur Selbstfürsorge: Den positiven Blick auf sich selbst
        erringen, Ressourcen entdecken und nutzen 162
        Geduld mit sich haben: Verstehen, neu bewerten,
        sich nicht entmutigen lassen, üben 165
        Erste gemeinsame Expositionsarbeit...................................166
        Schritte zur Selbstsicherheit: Die eigenen Grenzen schützen und sich
        behaupten 168
        Auswirkungen externer Ereignisse 169
        Körperliche Selbstfürsorge: Achtsames Wahrnehmen und Umgang mit
        Bedürfnissen 170
        Zweite gemeinsame Expositionsarbeit 172
5.8   Zwischenbilanz..172
5.9   Zweite Therapiephase 173
        Dritte gemeinsame Expositionsarbeit 173
        Folgen des Traumas bearbeiten: Bedürfnisse nach körperlicher Nähe und
        Distanz 177
        Der Psychiater 178
5.10   Abschlussbilanz 178
5.11   Vier Jahre später...181
5.12   Reflexion 182
        Literatur...183
        Anmerkungen 185

6   Das ungeborene Kind 187
6.1   Frau Schuberts Lebensgeschichte......................................192
6.2   Symptomatik 195
6.3   Problemanalyse 197
6.4   Diagnostische Beurteilung..200
6.5   Therapiekonzept 201
6.6   Konzeptbesprechung und Therapievereinbarungen 203
6.7   Erste Therapiephase 204

Den Gefühlen ihren Platz geben, das Erlebte integrieren,
ins Leben zurückkehren 204
Erste Ergebnisse 206
Bedürfnisse formulieren, Forderungen stellen 207
Ich weiß, wie ich sein sollte – aber wer bin ich? 209
Eine selbstfürsorgliche Haltung entwickeln (?) 213
Berufliche Anforderungssituationen 215
Sexualität und die Beziehung zum Partner 216
Zwischentöne 217
Ängste: Schädliche Auswirkungen von Selbstreflexion und Selbstfürsorge? 217
Fortsetzen der begonnen Arbeitsschritte 219
Neue Erkenntnisse und Bekenntnisse 221
6.8   **Zwischenbilanz und Kurskorrektur** 223
6.9   **Zweite Therapiephase** 227
Existentielle Fragen zu Spiritualität, Erwachsensein, Akzeptieren und Verändern 227
Die Kinder 228
Wachsen, emotionale Krisen meistern lernen 229
6.10   **Abschlussbilanz** 231
6.11   **Reflexion** 235
Literatur 237
Anmerkungen 238

Serviceteil 241
Nachwort 242
Anhang: Hintergründe und Implikationen störungsspezifischer Konzepte 244
Literatur 250
Anmerkungen 251
Glossar 253

Grundlagen und Ziele dieses Buches

1.1   Adressatinnen – 3

1.2   Konzepte und Prinzipien meines
        therapeutischen Vorgehens – 5

1.3   Mein therapeutisches Vorgehen in der Praxis – 10

1.4   Kennzeichen der Fallgeschichten – 13

        Literatur – 14

        Anmerkungen – 16

S. Rehahn-Sommer, *Verhaltenstherapeutische Praxis in Fallbeispielen*,
DOI 10.1007/978-3-642-55078-2_1, © Springer-Verlag Berlin Heidelberg 2015

In diesem Buch schildere ich fünf Patientinnen- bzw. Therapiegeschichten aus meiner Praxis-arbeit. Hierin möchte ich zum einen exemplarisch konkrete Umsetzungsmöglichkeiten und Grenzen psychotherapeutischer Interventionen deutlich machen, die im Kontext der Inter-aktionsprozesse zwischen zwei individuellen Personen – der Therapeutin und der Patientin – stattfinden. Sie sollen zeigen, wie Psychotherapie eingreifen und den weiteren Lebenslauf der Patientin beeinflussen kann.

Zum anderen aber sind diese Geschichte nicht nur Beschreibungen therapeutischen Han-delns, sondern sie repräsentieren gleichermaßen Biografien, die sowohl die Entwicklung psy-chischer Krisen beschreiben als auch den Verlauf konstruktiver Wandlungsprozesse.

Hiermit wiederum ist ein weiteres Anliegen verbunden:

Ich möchte Interesse wecken für den individuellen Menschen mit seinen lerngeschichtlich erworbenen prägenden Erfahrungen und für die in diesen Einzelschicksalen verborgenen all-gemeinen psychologischen, gesellschaftlichen und existenziellen Fragen – wie z. B. nach dem, was Menschen beeinflusst und was sie beeinflussen können.

Warum mir dies wichtig ist, hat etwas mit meiner eigenen Person und meiner Identität als Psychologin und Psychotherapeutin zu tun.

Solange ich zurückdenken kann, war ich fasziniert von Lebensgeschichten – ob aus Büchern, Filmen oder persönlichen Berichten. Ich wuchs in einer Familie auf, in der es viel zu erzählen gab. Es war die Generation, die die Weltkriege erlebt hatte – mit Flucht und Neubeginn. Besonders von den Frauen konnte ich manches erfahren, der Vater hingegen schwieg über die meisten seiner Erlebnisse der Kriegszeit. Ein Phänomen, das viele der Männer dieser Generation kennzeichnete.

Was mich damals und heute an Biografien reizt, ist mein grundlegendes Interesse zu erfah-ren, was „Leben" ist, was an Schönem, Schrecklichem, Leichtem und Schweren geschehen mag, wie das Leben einen herumwirbeln kann, einen niederschlägt und aufrichtet:

Wo führt dies zu psychischen Wunden, die nicht verheilen? Wo bilden sich trotz oder gerade wegen der schweren Erlebnisse Stärken heraus, die den Menschen anschließend über seine bisherigen Fähigkeiten hinauswachsen lassen? Wie schlagen sich unsere Lernerfahrungen kombiniert mit unserer genetischen Ausstattung in unserer Persönlichkeit nieder und wie wirkt sich all dies bei der Konfrontation mit spezifischen Lebenssituationen aus? Was führt zu psychi-schem Leiden, dem gegenüber sich Menschen ohnmächtig und hilflos fühlen? Was ermöglicht ihnen, dieses Leiden langfristig zu reduzieren? Was hilft ihnen, das Leben nicht nur wieder aktiv zu gestalten, sondern vielleicht sogar an vielfältigen Grundbedürfnissen auszurichten, statt wie bisher nur an jenem des reinen Überlebens?

In diesen Fragen liegt eine der Wurzeln meiner Motivation für das Psychologiestudium und den Beruf der Psychotherapeutin.

Die Lebensgeschichten, die ich in meiner therapeutischen Arbeit erfahren kann, sind manchmal so, dass ich sie – bei einer Begegnung in einem Film oder Buch – als übertrieben, kitschig und absurd bezeichnen würde. Aber das Leben schreibt solche Geschichten. Einer der mich am stärksten berührenden Eindrücke der vielen unterschiedlichen Biografien ist, dass sich in uns Menschen immer wieder ein – allem anderen übergeordnetes – zentrales Motiv beweist, welches unser Handeln leitet: das Überleben. Es kann Unglaubliches geschehen: Krankheiten schrecklichster Art, Hunger, Krieg, Gewalt, Verlusterlebnisse etc., und dennoch geben wir nicht auf, sondern suchen nach Wegen, die ein Weiterleben ermöglichen sollen. Hierbei scheint es sich um eine enorme Kraft in uns zu handeln, die uns steuert, ohne dass wir dies selbst bewusst und rational entscheiden (Greitemeyer et al. 2011).[1]

Was aber ist mit jenen Menschen, die ihr Leben selbst beenden? Was ist mit ihrem Über-lebenswillen geschehen? Als die hier zentral bedeutsamen Faktoren zeigen sich Hoffnung und

Sinnerleben: die Hoffnung, dass es doch noch irgendwann eine positive Änderung geben wird sowie das Aushalten von Leiden unter der Perspektive einer bestimmten Sinnhaftigkeit. [2]

Und hiermit sind die nächsten Fragen verbunden: Wovon hängt die Entwicklung der hier gemeinten inneren Stimmung und Einstellung ab? Sicherlich zum einen von dem Vorhandensein realer Hinweise, die eine Entlastung ankündigen. Aber dies erklärt nur einige Fälle. Wie häufig mussten Menschen Situationen durchleben, in denen es keinerlei Sicherheiten oder Anzeichen für einen positiven Verlauf gab, und trotzdem entwickelten sie Hoffnung, andere Menschen gaben hingegen auf. Um hier weitere Antworten zu finden, ist es notwendig, unseren Blick auf die intrapsychischen Prozesse der Menschen zu richten: das Denken, Handeln und Fühlen und deren Interaktion mit physiologischen und externen Faktoren. Dies bildet den Kern meiner therapeutischen Arbeit.

In den folgenden Darstellungen der Lebens- und Therapiegeschichten spielen die Aspekte von kräftigenden und schwächenden Lebensspuren, von Lebens- und Überlebensstrategien, von Hoffnung und Verzweiflung eine große Rolle. In den Beispielen möchte ich aufzeigen, wann sich im Laufe eines Lebens individuelle Verhaltensmuster herausbilden, wann dies zu einem Leiden mit krankheitswertigen Symptomen wird, wann es zu einer krisenartigen Zuspitzung kommt und wie all diese Informationen in der Konzeption der individuellen therapeutischen Behandlung Eingang finden. Es soll Einblick gegeben werden in die therapeutische Entscheidungs- und Handlungsebene, d. h. in die Begründung und Ableitung der spezifischen Interventionsmethoden, deren konkrete Umsetzung durch die Therapeutin und die Auswirkungen auf die Patientin.

1.1 Adressatinnen

Interessierte Laien

Was können die folgenden Geschichten interessierten Laien bieten und was möchte ich bei dieser Adressatengruppe bewirken?

Zunächst einmal könnte die spezifische psychologische Sicht, aus der die Menschen hier in ihren Entwicklungsprozessen geschildert werden, die eine oder andere Nicht-Psychotherapeutin dazu anregen, ihren Blick mit neuer Perspektive auf sich, vielleicht auch auf andere Menschen zu richten.

Da es verschiedene Therapieschulen gibt und sich auch innerhalb der Verhaltenstherapie vom Beginn bis heute vieles weiterentwickelt hat, ist es für Außenstehende schwierig zu erkennen, was sie bei der jeweiligen Therapierichtung erwartet. Ich möchte mit den Therapiegeschichten einen exemplarischen Einblick in verhaltenstherapeutische Behandlungen geben.

Damit verbunden: Vielleicht machen die geschilderten Beispiele Mut und Hoffnung, sich in einer als ausweglos oder belastend erlebten Situation an eine Therapeutin zu wenden.

Aber: Bei allen positiven Aspekten der Psychotherapie soll an dieser Stelle auch vor unrealistischen Erwartungen an therapeutische Möglichkeiten gewarnt werden. Die Psyche des Menschen ist – wie sein Körper – nur in Grenzen zu verändern. Das Bestreben, sich völlig „umkrempeln" zu wollen – physisch anhand von chemischen und/oder operativen Methoden, psychisch u. a. mit Selbstbezwingungsmethoden – mündet zumindest in Fehlschläge und schlimmstenfalls in eine pathologische Symptomatik.

Das Erkennen der eigenen Individualität und der darin enthaltenen Potenziale und Grenzen schafft hingegen die Voraussetzung für die Ableitung realistischer Änderungsziele und individuell passender Änderungswege. Dies ist somit die Voraussetzung dafür, dass daraus am Ende – neben anderem – ein Aufbau von Selbst(!)-Bewusstsein resultiert.

Und schließlich hoffe ich einen Beitrag dazu zu liefern, dass Patientinnen sich emanzipieren. Was ist damit gemeint? Zum einen möchte ich zu einem kritischen Denken anregen, das psychisches Leid im Gesamtkontext – sowohl von gesellschaftlichen als auch von individuellen Einflussfaktoren – begreift. Dies ist gerade auch in unserer Zeit des wirtschaftlichen Neoliberalismus wichtiger denn je, in der persönliche Probleme oder ein Scheitern nur zu gerne als alleiniges Verschulden des Einzelnen bewertet und die gesellschaftlichen Hauptverursacher psychischer Erkrankungen, wie z. B. gesundheitsgefährdende Arbeitsbedingungen oder die Auswirkungen von Arbeitslosigkeit und Hartz IV, unterschlagen werden. Meinem Verständnis nach sollte Psychotherapie Patienten auch dabei helfen, sich der schädigenden wie stärkenden Bedingungen in der herrschenden gesellschaftlichen Situation, in den makro- wie auch mikrosozialen Instanzen bewusst zu werden, und die in der Therapie wieder- oder neu erlangten Kräfte für die Schaffung und den Erhalt positiver bzw. zum Widerstand gegen destruktive Bedingungen einsetzen zu können.[3]

Ein weiterer mit meinem Emanzipationswunsch verbundener Punkt betrifft das Wissen um die eigenen Rechte. Dies ist für Menschen, die an der Übermacht ihres Pflichtgehorsams erkranken, bedeutsam; nicht zufällig begegnen wir diesem Thema in mehreren der Therapiegeschichten. An dieser Stelle meine ich im Besonderen jedoch die Rechte, die man als Patientin in der Therapie besitzt. Hierüber Kenntnis zu haben soll helfen, sich der eigenen Position gegenüber der Therapeutin klarer zu werden, in der Therapie auf die Einhaltung dieser Rechte zu achten und diese gegebenenfalls einzufordern. Was sie beinhalten, habe ich im Folgenden zusammengestellt.[4]

Patientinnen haben das Recht,

- von der Therapeutin vor Therapiebeantragung über deren diagnostische Einschätzung, das Störungskonzept, die Ziele sowie Behandlungswege und deren Begründung, die Prognose und gegebenenfalls über Risiken informiert zu werden;
- mit Respekt und Wertschätzung behandelt zu werden;
- in Bezug auf das therapeutische Vorgehen mitzureden;
- Therapien ablehnen oder abbrechen zu können, wenn sie sich – nach entsprechender Prüfung und Offenlegung gegenüber der Therapeutin – nicht aufgehoben fühlen und für die Therapie auch keine Entwicklungschance sehen.

Ich wünsche mir, dass die Therapiegeschichten einen Eindruck davon vermitteln, wie die genannten Punkte Eingang in die Praxis finden können, und Mut machen, sich für die eigene Sache einzusetzen.

Abschließend möchte ich nicht versäumen auf eine mögliche Gefahr hinzuweisen: Bei der Lektüre der Lebens- und Therapiegeschichten könnte die eine oder andere Leserin dazu verführt werden, das Beschriebene in zu direkter Weise auf sich oder andere Menschen zu übertragen. Bei allem Erkennen von Übereinstimmendem und der Anregung zu einem neuem Blick ist es wichtig, das Spezifische einer jeden Person und Situation zu berücksichtigen, um vorschnelle und unangemessene Schlussfolgerungen zu vermeiden.

Therapeutinnen

Mit den folgenden Beschreibungen gesamter Therapieverläufe – von der Begrüßung bis zum Abschied der Patientin – möchte ich gerade auch Therapeutinnen, die noch am Anfang ihrer

Praxistätigkeit stehen, zusätzliche Lernmöglichkeiten für das therapeutische Handeln anbieten. Das Ziel ist, anhand einer anschaulichen, lebendigen Darstellungsform reale Therapieprozesse mitverfolgen zu können, bei denen Patientin und Therapeutin in ihrer Individualität sowie die Komplexität des therapeutischen Geschehens deutlich werden. Komplexität meint hier, dass – abweichend von den eingegrenzten, theoretischen Ideal- oder Musterbeispielen – in der Praxis eine Vielzahl von Faktoren auf den Prozessverlauf einwirken. In den Fallbeispielen beschreibe ich u. a., wie Störungs- und Therapiekonzeptualisierungen – auch angesichts anfänglich unklarer Situationen – erfolgen, wie mit unvorhergesehenen Situationen umgegangen wird, wie die Entwicklungen der Patientinnen inner- und außerhalb der Therapie Berücksichtigung finden, wie die Therapeutin ihre eigene Reaktion auf die Patientin einbezieht und wie sie ihre therapeutischen Entscheidungen über Art und Zeitpunkt des Einsatzes spezifischer Interventionsverfahren fällt.

Die besondere Relevanz solcher Therapieprozessbeschreibungen ergibt sich nicht nur aus dem normalen, typischen Lernbedarf junger Therapeutinnen am Anfang ihrer Tätigkeit. Eine zusätzliche Bedeutung erhält dies meines Erachtens durch die in der klinischen Psychologie aktuell vorherrschenden, im Rahmen der Wirksamkeitsforschung entwickelten störungsspezifischen Konzepte und Therapiemanuale. Für die komplexe reale Praxis erweisen sich diese Manuale als nur begrenzt nützlich (Caspar 2006). Die Ursachen dafür liegen zum einen in deren mangelnder externer Validität und zum anderen darin, dass eine erfolgreiche Praxis sehr viel breitere Kenntnisse verlangt, als von den Manualen vermittelt werden.

Für angehende Therapeutinnen ist es somit von besonderer Bedeutung, Anleitung dabei zu erhalten, wie diese störungsspezifischen Konzepte, Strategien und Techniken unter Berücksichtigung der positiven und der problematischen Aspekte nutzbringend im therapeutischen Gesamtprozess Anwendung finden können.

Zum Verständnis meiner Argumentation stelle ich im Anhang die wichtigsten Ursprünge und Implikationen dieser Konzeptentwicklungen dar und leite daraus Vorschläge für die therapeutische Praxis und die Therapieausbildung ab.

1.2 Konzepte und Prinzipien meines therapeutischen Vorgehens

Im Folgenden stelle ich in knapper Form die wesentlichen Konzepte und Prinzipien vor, die mein therapeutisches Handeln beeinflussen und leiten. Dies soll dem Ziel dienen, mein therapeutisches Vorgehen besser zuordnen und verstehen zu können. Ich denke dabei vor allem auch an die Generation junger Therapeutinnen, deren Studium und Therapieausbildung heute unter anderen konzeptuellen Kontexten stattfinden, als dies bei mir der Fall war.

Angesichts der Breite der hier berührten Themen muss eine knappe Darstellung zwangsläufig bedeuten, dass die von mir genannten Aspekte selektiv und verkürzt geraten. Ich bitte die Leser dafür mit Blick auf das Ziel dieses Kapitels um Verständnis.

Bei der folgenden Beschreibung der Konzepte halte ich mich grob an die Reihenfolge, wie ich sie im Laufe meines beruflichen Lebens kennenlernte.[5]

Konzepte

Am Beginn meiner therapeutischen Sozialisation stand – während meines Psychologiestudiums in Hamburg (1969–1974) – die Ausbildung in *Gesprächspsychotherapie* (bei Tausch und seinen Mitarbeitern) und die Begegnung mit den Konzepten der *Humanistischen Psychologie* nach Rogers, Maslow u. a. Dies prägt bis heute meine Haltung gegenüber Patientinnen, insbesondere Wertschätzung, Respekt, Empathie, Geduld, Unterstützung von selbstregulatorischen Prozessen, Förderung und Nutzen von Kreativität und Ressourcen. Die Techniken der Gesprächsführung repräsentieren für mich immer noch ein grundlegendes therapeutisches Handwerkzeug. Dabei lernte ich zudem, therapeutisches Handeln wissenschaftlich zu begründen und empirisch zu überprüfen.[6] Weitere Therapieformen der humanistischen Psychologie, wie Gestalttherapie (Perls) und Psychodrama (Moreno), Focusing (Gendlin) und Emotionsfokussierte Therapie (Greenberg), bekamen insbesondere dadurch einen wichtigen Stellenwert für mich, dass sie – wie die Gesprächspsychotherapie – die große Bedeutung von Emotionen betonten.

Die seit Ende der 1960er Jahre in Deutschland aufkommenden Konzepte und Methoden der *Verhaltenstherapie* faszinierten mich, so dass ich mich künftig primär als Verhaltenstherapeutin verstand. Dabei waren für mich von besonderer Bedeutung: das psychosoziale Störungsmodell, das die Bedingungen für abweichendes Verhalten in der Lernsituation und damit in der sozialen und gesellschaftlichen Umwelt sah; die Konzentration darauf, das problematische Verhalten direkt zu beeinflussen; die konkrete Zielbeschreibung auf Verhaltensebene; die genaue Ergebniskontrolle; der Anspruch, nicht nur therapeutische Handlungsanweisungen, sondern auch präventive und gesundheitspolitische Maßnahmen abzuleiten (insbesondere *Gemeindepsychologie*), sowie die prinzipielle Offenheit gegenüber konzeptuellen und methodischen Weiterentwicklungen.[7]

Solche für mich relevanten Entwicklungen waren die „kognitive Wende" (insbesondere Beck) und die „dritte Welle". Letztere beinhaltet eine Öffnung gegenüber therapeutischen Konzepten, die aus anderen spirituellen Kontexten oder therapeutischen Richtungen entlehnt sind. Diese betreffen u. a. metakognitive (Wells), dialektische (Linehan), schemafokussierte (Young), achtsamkeitsbasierte (Segal), akzeptanzbasierte (Hayes) oder interpersonelle (Weissman et al. bzw. McCullough) therapeutische Konzepte. Sie beinhalten u. a. anstelle der Konzentration auf Modifikation und Lösungen die Akzeptanz auch schmerzhafter Gegebenheiten, eine nicht bewertende, achtsame Wahrnehmung sowie die explizite Auseinandersetzung mit persönlichen Werten und Sinnfragen.

In Anlehnung an die Prinzipien der heutigen Verhaltenstherapie (z. B. Margraf 2009, S. 6 f.) entwickelte ich folgende Ansprüche an mein therapeutisches Handeln:

- mit wissenschaftlich fundierten, an der empirischen Psychologie orientierten Methoden vorgehen;
- explizite Ziel- und Handlungsorientierung;
- prinzipiell eine Problem- und Lösungsorientierung, bei entsprechender Indikation aber auch der Einsatz von Akzeptanz und achtsamkeitsbasierten Interventionen;
- Generalisierung der erreichten Änderungen auf das alltägliche Leben der Patientinnen;
- Transparenz meines Vorgehens;
- Förderung des Selbsthilfepotenzials der Patientinnen;
- meine eigene Weiterentwicklung durch Offenheit und Weiterbildung bzgl. neuer Konzepte und Kompetenzen.

Im Rahmen meiner Dissertation untersuchte ich die Bedeutung von Emotionen und Kognitionen – genauer die Zusammenhänge spezifischer Kognitionen (Kompetenzerwartung, Kausalattribuierung) – und selbstbewertender Emotionen (Freude, Stolz, Ärger, Scham) am Beispiel depressiver Störungen (Rehahn 1981).

Als wissenschaftliche Mitarbeiterin mit Schwerpunkt Verhaltenstherapie an einer *psychoana-lytisch* arbeitenden Psychotherapeutischen Universitätsklinik, lernte ich u. a. die Bedeutung in-trapsychischer, auch unbewusster Prozesse kennen, zudem die zentrale Rolle der Therapeut-Pa-tientin-Beziehung und damit auch die Konzepte der Übertragung und Gegenübertragung.[8] Im Rahmen mehrerer Tagungen in Landau (um van Queckelberghe) zu Handlungstheorie und psychotherapeutischer Problemanalyse wertete ich einige dieser Erfahrungen hinsichtlich ei-ner Weiterentwicklung des problemanalytischen Vorgehens in der Verhaltenstherapie aus. Die zusammen mit Sommer veröffentlichte Arbeit (Rehahn und Sommer 1983) zeigte die Relevanz therapieschulenübergreifender und die Ergebnisse entwicklungspsychologischer Ansätze auf. Vor dem Hintergrund der damals aktuellen Selbstregulationsdiskussion formulierten wir Vor-schläge, das sogenannte „Problemverhalten" auch in dessen Funktionalität und Sinnhaftigkeit zu konzipieren (anstelle des dominierenden Verständnisses der „Ineffektivität"), und zwar im Kontext von Bedürfnissen, lerngeschichtlich ausgebildeten Motiven und Strategien sowie der Gleichzeitigkeit verschiedener bewusster und unbewusster Ziele. Des Weiteren thematisierten wir die Therapeutin-Patientin-Beziehung als zentralen therapeutischen Wirkungsfaktor und -raum mit dem Fokus auf der Person der Therapeutin (bisher hatte der Schwerpunkt auf der Patientin gelegen). Unter den Aspekten von Übertragung und Gegenübertragung verwiesen wir zum einen auf die diagnostische und therapeutische Relevanz, die das Erleben der Thera-peutin in der Interaktion mit der Patientin besitzen kann. Zudem unterstrichen wir damit die Forderung, dass therapeutisches Handeln – neben Supervision – auch eine Selbsterfahrung der Therapeutin erfordert. Diese sollte sie mit den eigenen Persönlichkeitsmustern und deren Einflüssen auf den therapeutischen Interaktionsprozess vertraut machen.

Die *Positive Psychologie* (Auhagen, Csikszentmihalyi, Seligman) half meine Perspektive von der Pathologie und den Defiziten auf die Förderung von Gesundheit zu richten.[9] Für mein problemanalytisches Vorgehen beinhaltete bzw. beinhaltet dies, dass ich neben der Analyse der individuellen Symptom- und Problementwicklung etc. nun vermehrt den Fokus auf Resi-lienzfaktoren sowie den Aus- bzw. Aufbau von Ressourcen lege. Diese können zum einen als Mittel zur Erreichung spezifischer, symptomverbundener Therapieziele eingesetzt werden; zum anderen nutze ich sie zur Förderung einer langfristigen Verbesserung der Lebensqualität, der Selbstfürsorge und der Rückfallprophylaxe. Dies beinhaltet auch bzgl. der Therapiezieldefinition – neben der Reduktion spezifischer Symptome und Syndrome etc. – immer auch den Aufbau von Kompetenzen und damit von Ressourcen anzustreben.

Schließlich ist die Berner Arbeitsgruppe um Klaus Grawe zu nennen. In den vielen Jahren ihrer Forschungstätigkeit unter dem Leitbild des Konzepts einer wissenschaftlich fundierten *Psychologischen Psychotherapie*[10] entstanden richtungsweisende neue Impulse für Therapie-forschung, Konzeptualisierung psychischer Prozesse und therapeutische Praxis. Bis heute hat es hierbei vielfältige konzeptuelle Weiterentwicklungen gegeben[11] die meinem Denken und Vorgehen, das ich im Zusammenhang mit den zuvor genannten Ansätzen entwickelt hatte, sehr entgegenkamen und zusätzliche Anregungen beinhalteten. Dies betraf vor allem folgende Ele-mente: die Bedeutung individueller Fall- und Therapiekonzeptualisierungen einschließlich der Entscheidung über störungsspezifische und auch störungsübergreifende Therapiemethoden,[12] die Analyse motivationaler Schemata unter dem Aspekt der Befriedigung von Grundbedürfnis-sen (wie Orientierung und Kontrolle, Bindung und Anschluss, Selbstwerterhöhung und Selbst-wertschutz, Lustgewinn und Unlustvermeidung), eine plananalytische Betrachtung psychischer Prozesse, die Gestaltung der therapeutischen Beziehung unter motivorientierten Aspekten, die Berücksichtigung allgemeiner therapeutischer Wirkfaktoren (Ressourcenorientierung, Prob-lemaktualisierung, Problembewältigung, motivationale Klärung und Beziehungsgestaltung).

Neben den frühen Publikationen von Beck et al. (1979, 1993), der ursprünglich aus der Psychoanalyse kommt und für die kognitive Wende der Verhaltenstherapie bedeutsam wurde, liegen aktuell u. a. weitere wichtige Arbeiten zum Schemakonzept vor. Diese sind:

die *Modelle der doppelten Handlungsregulation* (Sachse 2001, 2012) und *zur therapeutischen Beziehungsgestaltung* (Sachse 2006), in denen als zentrale Beziehungsmotive Anerkennung, Wichtigkeit, Verlässlichkeit, Solidarität, Autonomie und Grenzen benannt werden; *Schematherapie* (Young 1999); das motivorientierte Indikations- und Interventionsmodell bei Persönlichkeitsstörungen (Fydrich 2001); das *Konzept der strategischen Kurzzeittherapie* (Sulz 1994), das mit dem Konstrukt der „Überlebensregel" arbeitet und der *Strategisch-Behavioralen Therapie* (Sulz und Hauke 2009, 2010; Hauke 2010), bei dem zusätzlich Konzepte der Bindungstheorie (Bowlby 1969) einbezogen werden. Neben dem gemeinsamen Fokus auf motivationale und Schemaaspekte gibt es bei diesen Ansätzen jeweils Unterschiede u. a. in den Termini und Konzepten wie auch bei den Vorschlägen zur konkreten Umsetzung im therapeutischen Kontext. Für mein therapeutisches Handeln entnehme ich diesen Ansätzen zusätzliche Anregungen speziell für die Bereiche Beziehungsgestaltung, Analyse motivationaler Schemata und für deren konkrete Realisierung in der Therapie.

Nach diesen konzeptuellen Einflüssen möchte ich noch einige Prinzipien benennen, die mein therapeutisches Handeln leiten.

Prinzipien

- **Die Bewertung eines Verhaltens- oder Persönlichkeitsmusters als Schwäche bzw. Stärke**

Mein Blick auf die Patientin und die Bewertung ihrer Probleme bzw. Symptome schließt immer auch ihre private, berufliche und die aktuelle gesellschaftliche Lebenssituation ein. Dabei kann sich zeigen, dass Verhaltensmuster, die in der einen sozialen Umgebung als Schwäche und Problematik erscheinen, sich in einer anderen als Stärke und Kompetenz erweisen. Diese Sicht ermöglicht mir eine wertschätzende, Ressourcen berücksichtigende Orientierung, die zudem die Einzigartigkeit eines Menschen anerkennt. Darüber hinaus beinhaltet sie die Suche nach einer zu den Mustern der Patientin passenden Umgebung als ergänzendes Therapieziel (Fiedler 2004, 2007).

- **Den Körper einbeziehen**

In einigen der zuvor genannten Therapiekonzepte ist der Körper ein zentrales bzw. wichtiges Thema (u. a. in Psychoanalyse, Gestalttherapie, Achtsamkeitsbasierte Therapie und bei den störungsspezifischen sexualtherapeutischen und psychosomatischen Interventionen), jedoch wird dem Körper in der Verhaltenstherapie allgemein heute noch wenig Bedeutung beigemessen.

Im Folgenden möchte ich deshalb einige Beispiele aufzeigen, wo und wie ich die Ebene des Körpers bei meiner Therapiearbeit berücksichtige. Zunächst betrifft dies meine Frage an die Patientin, inwieweit sie für die Befriedigung ihrer basalen körperlichen Bedürfnisse wie essen, schlafen, trinken, Sexualität, Bewegung, Entspannung etc. sorgt. Bestehen hier Mängel, dann wirkt sich dies auch auf den übrigen Modalitätsebenen aus. Das Ziel könnte in einem solchen Fall lauten, sich unter dem Aspekt der Selbstfürsorge besser um sich und diese Bedürfnisse zu kümmern. Den Körper bewusst zu spüren, ihn in unterschiedlicher Bewegung zu erleben; all dies kann helfen, einen besseren und ganzheitlicheren Kontakt zu sich zu bekommen sowie ein positiveres Körpererleben und Gefühle von Kraft, Energie, Freude und „Standfestigkeit" bzw.

Selbstsicherheit etc. zu fördern. Über den Körper lässt sich einerseits Anspannung abbauen und andererseits Entspannung aufbauen, dies kann über verschiedene Interventionen initiiert werden. Je nach Symptomatik können spezifische körperliche Aktivitäten den Therapieprozess unterstützen. Die Körperhaltung kann wichtige diagnostische Hinweise enthalten und ebenso Ziel relevanter Interventionen sein. Über den Körper lassen sich Erinnerungen, Emotionen und Kognitionen evozieren, und umgekehrt lassen sich diese auf der körperlichen Ebene ausdrücken.

Auch für mich als Therapeutin hat dies Konsequenzen: Zum einen beinhaltet die Wahrnehmung und Interpretation meiner körperlichen Reaktionen – neben Kognitionen, Fantasien und Emotionen – in der Interaktion mit der Patientin wichtige diagnostische und therapeutische Hinweise. Zum anderen gilt das zuvor für die Patientinnen Formulierte ebenso für meine Person: Die körperliche Selbstfürsorge hilft auch mir, die Basis meines beruflichen und privaten Lebens zu sichern. Dies im Blick zu behalten und es nicht über der – mehrstündigen, zumeist im Sitzen stattfindenden, kognitiv-reflektorischen, emotional bewegenden, anspannenden – Alltagsarbeit einer Therapeutin zu vergessen, ist mir deshalb ein wichtiges persönliches Anliegen.[13]

- **Die Kraft des Humors nutzen**

Mit Humor meine ich vor allem das positive Lachen (nicht das Auslachen von Patientin bzw. Therapeutin oder eine aggressiv getönte Ironie) und das durch Humor bewirkte Erleben von Freude und Befreiung. Lachen kann verschiedene positive Funktionen haben. Im Folgenden seien nur einige genannt:

Lachen kann Ausdruck dafür sein, dass plötzlich eine komische oder unerwartete Bedeutung oder Perspektive aufscheint. Das spontane gemeinsame Lachen von Therapeutin und Patientin kann dann den wortlosen Ausdruck einer gemeinsamen Erkenntnis repräsentieren, dies hat zudem einen positiven Effekt auf die Beziehung.

Lachen kann Emotionen wie Leichtigkeit, Fröhlichkeit und Freude evozieren – was angesichts der üblicherweise in einer Therapie vorhandenen Gefühle von Schwere, Trauer, Schmerz, Ängsten etc. eine befreiende, motivierende, distanzierende und entlastende Wirkung ermöglicht. Die Patientin erlebt, dass sie – trotz allem – zu diesen Gefühlen fähig ist (d.h., ihr wird eine Ressource bewusst), und sie kann deren positive Wirkung spüren (d.h., sie könnte überlegen, wofür sie diese nutzen möchte). Dies beinhaltet auch die Botschaften: „Es gibt noch etwas anderes in dieser Welt und auch bei dir, vergiss dies nicht bei all deinem Kummer." Und: „Therapie und Entwicklung können, dürfen, vielleicht sollen sie sogar – neben dem Mühsamen und Anstrengenden – auch Spaß und Lust machen." Sowie: „Die Therapeutin ist ein Mensch, der ernst und fröhlich sein kann."

Eine bestimmte Art des Lächelns kann im Sinne eines Augenzwinkerns die Akzeptanz einer Kritik beinhaltenden Botschaft erhöhen, indem sie gleichzeitig mit Freundlichkeit und Wertschätzung in Leichtigkeit verpackt ist, statt in moralinsaurer Dramatik.

Gemeinsames Lachen von Therapeutin und Patientin – angesichts eines Therapieerfolgs der Patientin oder eines Glücksmoments – kann dessen Erleben intensivieren und damit den positiven Entwicklungsprozess unterstützen.[14]

Zum Schluss seien noch einige weitere für mich wichtige therapeutische Prinzipien stichwortartig benannt. Sie betreffen mein Bemühen

- um *Aufbau von Vertrauen* in der therapeutischen Beziehung und *das Herstellen von Transparenz* über das therapeutische Vorgehen;
- um *Einbeziehen des Lebenskontextes* der Patientinnen und dessen Veränderungen;

- um *Berücksichtigung der Selbstfürsorge* im Sinne der Psychohygiene – sowohl bei den Patientinnen als auch bei mir selbst;
- um *meine Offenheit* für neue, gegebenenfalls abweichende Informationen. Damit ist gemeint, sich des hypothetischen Charakters des Konzepts bewusst zu bleiben, den Blick nicht durch Erwartungen einzuengen, sondern den therapeutischen Verlauf weiter kritisch zu reflektieren;[15]
- um *genaueste Wahrnehmung* – auch gegenüber kleinsten und nebensächlich erscheinenden Aspekten; dies beinhaltet auch, viele verschiedene Informationsquellen zu nutzen und auszuwerten;
- um *Geduld*, d. h. abwarten zu können, der Patientin die Zeit zu geben, die sie für die im Therapieprozess zu gehenden Schritte benötigt.

1.3   Mein therapeutisches Vorgehen in der Praxis

Die folgenden Therapiebeschreibungen sind alle meiner eigenen ambulanten verhaltenstherapeutischen Praxis entnommen.

Mein therapeutisches Vorgehen ist – wie bei anderen Verhaltenstherapeuten auch – nach einem bestimmten, grundsätzlichen Muster strukturiert. Die Grobunterteilung beinhaltet:
- die Phase der Informationssammlung;
- die Auswertungsphase: Symptomatik, Problemanalyse, Fallkonzeptualisierung, diagnostische Beurteilung, Therapieplanung;
- das Besprechen dieser Ergebnisse mit der Patientin und die Festlegung des inhaltlichen und formalen Vorgehens;
- die Therapie mit Zwischenbilanzen;
- die Abschlussbilanz, Rückfallprophylaxe, Abschlussvereinbarung.

▪ Phase der Informationssammlung

Nach der telefonischen Anmeldung der Patientin werden mit ihr bis zu fünf sogenannte probatorische Sitzungen durchgeführt. Innerhalb dieses Zeitraums erhebe ich jene Informationen, die die Grundlage für die grundsätzliche Indikationsentscheidung pro bzw. contra Psychotherapie darstellen, für die Fallkonzeptualisierung und für die Behandlungsplanung.
- Diese Informationen beziehe ich aus den Antworten eines Fragebogens zu den grundsätzlich relevanten Aspekten der Patientinnen (Fragebogen zur Lebensgeschichte, Sommer et al. 1976). Diese betreffen: allgemeine Daten; Anlass des Kommens; Probleme: Art, Intensität, Varianz, erstes Auftreten, Veränderungen, Belastung und Folgen (körperliche, psychische, Verhaltens-, existenzielle und soziale Ebene); Vorbehandlungen und Selbsthilfeversuche; parallele Behandlungen, Ziele, Erwartungen, Ressourcen; aktuelle Lebensbedingungen; körperliche Entwicklung, allgemeine Entwicklung: Personen der Ursprungsfamilie, Beziehungen zu ihnen und untereinander – früher und aktuell, Atmosphäre im Elternhaus, andere wichtige Bezugspersonen; Kindheit, Schule und Beruf, Beziehungen zu Gleichaltrigen, zu Autoritäten, Erleben der Schulzeit, Probleme und Glückserleben und diesbezügliche Strategien in Kindheit und Jugend, Art und Zufriedenheit mit aktueller Berufstätigkeit/Ausbildung/Studium, Beziehung zu Kollegen und Vorgesetzten, Prüfungen und Prüfungserfolge/Misserfolge, berufliche Pläne etc.; soziale Beziehungen: Kennenlernen von Menschen, Aufrechterhalten von Beziehungen, Wünsche und Bedürfnisse ausdrücken, Freunde, grenzüberschreitende und ausnutzende

Kontakte etc.; Partnerschaft: Dauer der Beziehung, gute und problematische Punkte, Zusammenleben mit Kindern etc., Sexualität; Selbstbeschreibung und Fremdwahrnehmung etc.

- Je nach Problematik und Symptomatik gebe ich zusätzlich spezifische Erhebungs- oder Protokollbögen vor.
- In den persönlichen Gesprächen vertiefe ich die Themen der Erhebungsinstrumente und ergänze sie um spezifische Fragestellungen der Fallkonzeptualisierung.
- Weitere Informationen beziehe ich aus meiner Analyse der Interaktion mit der Patientin: Wie hat sie sich im Gespräch mir gegenüber verhalten, wie habe ich sie erlebt, wie habe ich auf sie reagiert (Emotionen, Körper, Gedanken/Fantasien etc.), wo zeigen sich Ressourcen, wo gibt es Hinweise auf typische Strategien und Ziele (motivationale Schemata), auf Bedingungen, die die Symptomatik und Problematik aktuell aufrechterhalten, auf ihre Therapiemotivation?
- Ich veranlasse die Patientin zur somatischen Abklärung der jeweiligen Symptomatik beim Haus- oder Facharzt; ich hole darüber entsprechende somatische Befundberichte ein, einschließlich möglicher Indikationsempfehlungen hinsichtlich begleitender organmedizinischer und/oder pharmakologischer Behandlungen.

- **Auswertungsphase**

In der Auswertungsphase nehme ich eine differenzierte Darstellung der Symptomatik und Problematik auf den verschiedenen Ebenen ihres Auftretens vor (physiologisch, kognitiv, emotional, motorisch), einschließlich der Bewertung hinsichtlich Defiziten, Exzessen und Ressourcen.[16]

In der Problemanalyse erfolgt zunächst die Auswertung hinsichtlich der motivationalen Schemata. Die hier zugrunde liegende Frage lautet:

Welche Bedeutung könnte die Symptomatik bzw. Problematik der Patientin im Zusammenhang mit lerngeschichtlich erworbenen Strategien zum Erreichen bzw. Vermeiden spezifischer Ziele besitzen, die wiederum zur Befriedigung bestimmter Grundbedürfnisse angestrebt werden?

Mit dem Ziel einer möglichst komprimierten Abbildung dieser Aspekte habe ich ein pragmatisches, und in der Praxis bewährtes, mehrere Schritte umfassendes Vorgehen entworfen; dies weist große Ähnlichkeiten mit dem Konzept der „Überlebensregel" auf (Sulz 1994).

Hierzu prüfe ich die gesammelten Informationen konkret daraufhin, welches Welt-/Menschenbild, welche Selbstsicht, welche daraus abgeleiteten Hauptziele und -strategien die Patientin erworben haben könnte und formuliere dies in Ergänzung der folgenden Sätze:

„Mein Bild von den Menschen und der Welt ist _____;

Ich selbst bin _____;

Nur wenn ich es schaffe _____ zu tun, kann ich hoffen _____ zu vermeiden und eventuell _____ zu erreichen."

Um zu kennzeichnen, dass dies den Kern der handlungsleitenden Muster betrifft, habe ich den Begriff des „Oberplans" gewählt.

Im nächsten Schritt werden die mit diesem Oberplan implizierten Einzelstrategien differenziert.

Diese Strategien, die mit der Hoffnung auf das Erreichen bzw. das Vermeiden der im Oberplan benannten Zustände, Reaktionen oder Situationen ausgeübt werden, besitzen gleichzeitig einen „Preis", d. h. negative Folgen für die Handelnde. Auf der anderen Seite führen solche Strategien jedoch wiederum zur Ausbildung spezifischer Kompetenzen. In diesem Schritt werden somit der Preis und die Kompetenzen, die aus diesen Strategien resultieren, abgeleitet.

Die auf diese Weise erhaltenen Informationen liefern mir ein Modell zum Verständnis der Ursprünge und Art der Motive, die mit dem Problem bzw. der Symptomatik der Patientin verbunden sind. Damit bildet es gleichzeitig die Skizze einiger ihrer spezifischen Persönlichkeitszüge und zwar sowohl die Problematik und Defizite betreffend als auch die Kompetenzen. Es handelt sich um ein hypothetisches Modell, das im Verlauf des Therapieprozesses weiter überprüft wird.

Des Weiteren werte ich die Ergebnisse meiner verhaltensanalytischen Untersuchungen hinsichtlich der funktionalen Zusammenhänge (zwischen Auslösereizen, prädisponierenden Bedingungen, Reaktionen und den verstärkenden Konsequenzen) sowie hinsichtlich der die Symptome aufrechterhaltenden Bedingungen aus.

Am Ende nehme ich entsprechend dem aktuell geltenden Klassifikationssystem psychischer Störungen eine diagnostische Bewertung der vorliegenden Symptomatik vor. Falls diese Zuordnung Schwierigkeiten bereitet, formuliere ich die differenzialdiagnostischen Überlegungen.

Die so erstellte Fallkonzeptualisierung bildet die Grundlage für meine Therapieplanung.

Das bedeutet, die Therapieziele und Maßnahmen (die Auswahl der störungsspezifischen und allgemeinen Interventionen, die Entscheidung über deren Modifikation, Kombination und den Zeitpunkt ihres Einsatzes etc.) entwerfe ich unter Berücksichtigung der Symptom- bzw. Problemsituation im Kontext der motivationalen Schemata der Patientin. Letztere bilden auch die Grundlage für die Ableitung der individuell passenden und die Therapie fördernden Strategien zur Beziehungsgestaltung.

Mein therapeutisches Vorgehen ist zudem darauf ausgerichtet, eine bestmögliche Realisierung der verschiedenen, allgemeinen therapeutischen Wirkfaktoren zu erreichen, und zwar sowohl auf der inhaltlichen wie auf der Beziehungsebene, sowohl auf der Makro- wie auf der Mikroebene.

▪ Besprechen der Ergebnisse

Ich bespreche die Ergebnisse der Fallkonzeptualisierung und des Therapiekonzepts nun ausführlich mit der Patientin. Dabei versuche ich zu vermitteln, wie und warum ich zu meiner Sicht ihrer Problematik und Symptomatik sowie zu meiner Therapieplanung gekommen bin.

Habe ich einen ausführlichen Therapieantrag erstellt, verwende ich diesen hierbei. Der Antrag enthält – in komprimierter Form – die oben geschilderten Inhalte.[17] Ich bemühe mich darum, den Bericht so zu formulieren, dass er für die Patientin nachvollziehbar und verständlich ist und dass diese sich in ihrer Person wertgeschätzt fühlt. So erhält sie zum einen Einblick in mein Denken, zum anderen aber auch in die Inhalte, die (in anonymisierter Form) an den Gutachter geschickt werden.

Ich bin bestrebt, eine aktive Auseinandersetzung der Patientin mit meinem Konzept zu fördern und eventuelle Korrekturvorschläge zu erarbeiten, um schließlich eine Einigung zwischen uns hinsichtlich des Problemverständnisses, der Therapieziele und des inhaltlichen sowie formalen Vorgehens zu erreichen.

Mit der Diskussion des Fall- und Therapiekonzepts soll bei der Patientin eine Sichtweise gefördert werden, die ihr hilft, die Ausbildung und Aufrechterhaltung ihrer Problematik und Symptomatik als Ergebnis spezifischer Prozesse nachvollziehen und verstehen zu können (anstelle von willkürlichen, unüberschaubaren Vorgängen). Diese Sichtweise beinhaltet zudem, dass Änderungen hinsichtlich spezifischer Ziele grundsätzlich möglich sind, was Hoffnung und Mut machen sowie das Engagement für die bevorstehende Therapiearbeit intensivieren soll (anstelle von Lethargie, Hilflosigkeits- und Ohnmachtsgefühlen). Hiermit kann ich prüfen, inwieweit die Patientin und ich uns in unserer Sichtweise einigen können bzw. so große

Unterschiede vorliegen, dass die Therapie behindert würde (z. B. wenn eine Patientin anstelle meiner hier dargestellten Sicht davon ausginge, ein Mensch sei gezwungenermaßen immer nur Opfer anderer Mächte und das Ziel sei, sich in passiver Duldung zu üben). Dieses Vorgehen zielt auch darauf ab, der Patientin das Erleben von Kontrolle, Orientierung, von Selbstwert- und Ressourcenstärkung zu vermitteln, und es repräsentiert damit erste Realisierungsschritte der bedeutsamen therapeutischen Wirkfaktoren.

- **Therapie mit Zwischenbilanzen**

Die Therapie kann sich über mehrere inhaltliche oder formale Phasen erstrecken. Am Ende einer solchen Phase steht in der Regel eine – gemeinsam von Patientin und Therapeutin erstellte – Bilanz des bisherigen Therapieverlaufs mit der Ableitung von Zielen und Wegen für die nächste Phase.

- **Abschlussbilanz, Rückfallprophylaxe, Abschlussvereinbarung**

In der Abschlussphase nehme ich mit der Patientin eine schriftliche wie mündliche Auswertung des gesamten Therapieverlaufs und des Therapieergebnisses im Vergleich zur Ausgangssituation und den Therapiezielen vor.[18] Wir erarbeiten einen Rückfallprophylaxeplan, der die Gefährdungspunkte (unter präventiven Aspekten) der Patientin verdeutlicht, und der ein Frühwarnsystem für das Wiederauftreten der Problematik bzw. Symptomatik bereitstellt, einschließlich konkreter Verhaltensmaßnahmen zur Bewältigung. Abschließend tragen wir noch einmal generelle Selbstfürsorgemaßnahmen zusammen, die helfen sollen, einer Neuentwicklung der Symptomatik und Problematik vorzubeugen. Am Ende treffen wir Vereinbarungen bzgl. eines Katamnesetermins und gegebenenfalls bzgl. der Möglichkeit von Kontaktaufnahmen bei zukünftigen Krisensituationen.

1.4 Kennzeichen der Fallgeschichten

Die Geschichten repräsentieren typische Patientinnen und Patienten typischer Therapien einer verhaltenstherapeutischen Praxis – soweit wie fünf individuelle Menschen mit ihren Therapieverläufen typisch sein können für die Praxis einer Therapeutin Anfang 60 in einer mittelgroßen Universitätsstadt.

Zwei der Therapien waren zum Zeitpunkt meiner Idee, sie in diesem Buch zu veröffentlichen, schon abgeschlossen. Ich lud die betroffene Patientin und den Patienten deshalb zu Nachbesprechungen ein. Zwei Therapien gingen gerade zu Ende, eine fand während der Entstehung des Buches statt.

Als ich die Therapien für dieses Buch auswählte, holte ich zunächst das Einverständnis der Patientinnen und des Patienten ein. Sobald die Geschichten in schriftlicher Form vorlagen, habe ich ihnen diese mit der Bitte um Rückmeldung und Änderungswünsche zukommen lassen. Die Namen und weitere persönliche Daten wurden von mir geändert, um ein Identifizieren zu erschweren. Gleichzeitig habe ich hierbei berücksichtigt, dass die Verfremdungen nicht die Logik des Störungs- und des Therapiekonzeptes beeinträchtigen. Die Veröffentlichung erfolgte so mit Kenntnis und Zustimmung der Patientinnen und des Patienten.[19]

Es sind vier Frauen und ein Mann, die Jüngste ist Anfang zwanzig, der Älteste Mitte sechzig, sie sind Arbeiterin, Bürokauffrau, Akademiker, sind arbeitslos, berufstätig, in Rente, studieren, sind verheiratet und ledig, haben Kinder und sind kinderlos, haben psychotherapeutische Vorbehandlungen gehabt oder nicht.

Ihre Diagnosen sind unterschiedlich, und teilweise gibt es Überschneidungen. Beides war mir wichtig: Ich wollte zeigen, dass Menschen trotz gleicher oder sich überschneidender Diagnosen in ihren motivationalen Schemata und in der Art und den Bereichen, in denen sich ihre Probleme äußern, Unterschiede aufweisen. Auf der anderen Seite besitzen Patientinnen und Patienten mit unterschiedlichen Diagnosen teilweise Gemeinsamkeiten und Ähnlichkeiten. Hierüber möchte ich die Relevanz eines auf die jeweilige individuelle Person zugeschnittenen therapeutischen Vorgehens verdeutlichen.

Die Therapiedauer reicht von 13 Terminen verteilt auf 6 Monate bis zu 74 Sitzungen über einen Zeitraum von ca. 3 Jahren.

Die Therapien sind unterschiedlich in ihren Herausforderungen an die Therapeutin und die Patientinnen bzw. den Patienten. Ich wollte gezielt nicht nur Verläufe darstellen, die sich problemlos entwickeln und mit einem glanzvollen, lehrbuchmäßigen Therapieerfolg enden. Mir war wichtig, auch solche Therapieprozesse zu schildern, die immer wieder eine neue Bilanz und Orientierung von mir, der Therapeutin, verlangen, einschließlich des Erkennens und des Umgehens mit therapeutischen Fehlern. Ebenfalls sollte deutlich werden, dass Therapieergebnisse unterschiedlich bewertet werden können, also relativ sind. Als Therapieverfahren verwende ich sowohl störungsspezifische als auch störungsübergreifende Interventionen und kommentiere meine entsprechenden Entscheidungen.

Bezogen auf die Patientinnen und den Patienten war mir wichtig, einen Eindruck davon zu vermitteln, in welcher Weise persönliche Entwicklungsprozesse verlaufen können, über welche Wege und Stationen und was, wann, in weichenstellender Weise den nötigen Mut und die Kraft verleiht, um Altvertrautes loszulassen und Neues zu wagen.

Ein Kennzeichen von Fallgeschichten ist ihr – an Kurzgeschichten oder Novellen erinnernder – Stil. Dies bedeutet gleichzeitig, dass Auswahl und Art der Darstellung den subjektiven Stempel der Autorin tragen. Hiermit wird der Charakter der individuellen Lehr- oder Vermittlungsebene unterstrichen, was ich – solange man dies expliziert – als Ergänzung zu den Fachveröffentlichungen und Lehrangeboten positiv beurteile.

Meine Therapiegeschichten begreife ich als Nacherzählungen. Ich habe sie auf der Grundlage meiner schriftlichen Therapienotizen, Protokolle, Audioaufnahmen und Therapieunterlagen (Fragebögen) geschrieben. Die dargestellten Antworten in den Fragebögen sind jedoch Zitate, ebenso wie all jenes, was ich explizit als Zitat bzw. als Transskript gekennzeichnet habe.

Mein Anliegen war es, einen Erzählstil zu finden, der einerseits das Geschehen so real wie möglich widerspiegelt, der auf der anderen Seite jedoch komprimiert bzw. Schwerpunkte setzt und dabei möglichst lebendig und interessant gerät.

Am Anfang der Geschichten steht immer die Beschreibung des ersten telefonischen oder persönlichen Kontakts der Patientin oder des Patienten mit mir und sie enden mit meiner abschließenden Reflexion spezifischer, mir wichtiger Punkte des Therapieprozesses.

Literatur

Bartling, G., Echelmeyer, L., Engberding, M., & Krause, R. (1992). *Problemanalyse im therapeutischen Prozess. Leitfaden für die Praxis*. Stuttgart: Kohlhammer.

Beck, A. T., & Freeman, A. et al. (1993). *Kognitive Therapie der Persönlichkeitsstörungen*. Weinheim: Beltz.

Beck, A. T., Rush, J., Shaw, B. F., & Emery, G. (1979). *Cognitive Therapy of Depression*. New York: The Guilford Press.

Bienenstein, S., & Rother, M. (2009). *Fehler in der Psychotherapie*. Wien: Springer.

Bloch, E. (1959/1978). *Das Prinzip Hoffnung*. Erster und zweiter Band. Frankfurt a. M.: Suhrkamp.

Bowlby, J. (1969). *Attachement*. Attachement and Loss, Bd. 1. New York: Basis Books.

Bühring, P. (Juli 2013). Spezifische Angebote für Männer. Deutsches Ärzteblatt/PP/Heft 7, 63.

Caspar, F. (1995). *Plan analysis. Towards optimizing psychotherapy*. Seattle: Hogrefe.

Caspar, F. (1996). *Beziehungen und Probleme verstehen. Eine Einführung in die psychotherapeutische Plananalyse*. Bern: Huber.

Caspar, F. (2006). Forschungsdesigns in der Psychotherapieforschung: Die Diskussion um Randomisierte Klinische Studien. In A. Brüggemann, & R. Bromme (Hrsg.), *Deutsche Forschungsgemeinschaft. Entwicklung und Bewertung von anwendungsorientierter Grundlagenforschung in der Psychologie* (S. 38–47). Berlin: Akademie-Verlag.

Caspar, F. (2007). Perspectives On Psychotherapy Integration. Balanced Psychotherapy Research. *Psychotherapy Bulletin, 42*(4), 48–55.

Caspar, F. (2008a). Motivorientierte Beziehungsgestaltung – Konzept, Voraussetzungen bei den Patienten und Auswirkungen auf Prozess und Ergebnisse. In M. Hermer, & B. Röhrle (Hrsg.), *Handbuch der therapeutischen Beziehung* (Bd. 1, S. 527–558). Tübingen: DGVT-Verlag.

Caspar, F. (2010). Wie allgemein ist Grawes „Allgemeine Psychotherapie"? *PID, 1*(11), 15–21.

Caspar, F., & Grosse Holtforth, M. (2010). *Klaus Grawe: On a constant quest for a truly integrative and research-based psychotherapy* (S. 112–123). Washington, DC: APA.

Caspar, F., & Jacoby, F. (2004). Psychotherapieforschung. In W. Hiller, E. Leibing, F. Leichsenring, & S. K. D. Sulz (Hrsg.), *Wissenschaftliche Grundlagen der Psychotherapie* Lehrbuch der Psychotherapie, (Bd. 1, S. 405–421). München: CIP Medien.

Caspar, F., & Kächele, H. (2008). Fehlentwicklungen in der Psychotherapie. In S. Herpertz, F. Casopar, & C. H. Mundt (Hrsg.), *Störungsorientierte Psychotherapie* (S. 729–743). München: Elsevier, Urban & Schwarzenberg.

Caspar, F., & Znoj, H. (2011). The Bern Psychotherapy Research Group. In J. C. Norcross, G. R. Vandenbos, & D. K. Freedheim (Hrsg.), *History of Psychotherapy. Continuity and Change* (S. 389–394). Washington DC: APA.

Deutsche Psychotherapeuten Vereinigung (DPV) (2013a). Das Patientenrechtegesetz. *Psychotherapie Aktuell, 5*(1), 31–34.

Deutsche Psychotherapeuten Vereinigung (DPV) (2013b). *Umgang mit Patientendaten. Auskunftsrechte und -pflichten der Psychotherapeuten. Info-Broschüre*. Berlin: DPV.

Deutsche Psychotherapeuten Vereinigung (DPV) (2013c). Symposium der DPTV am 6.6.2013 in Berlin. Mann kriegt die Krise. Männer und Psychotherapie – geht das zusammen? *Psychotherapie Aktuell, 5*(2), 2–14.

Fiedler, P. (2004). Ressourcenorientierte Psychotherapie bei Persönlichkeitsstörungen. *Psychotherapeutenjournal, 1*, 4–12.

Fiedler, P. (2007). *Persönlichkeitsstörungen*. Weinheim: Beltz.

Fliegel, S. (2012). Den Körper ins Spiel bringen – Der Einbezug des Körpers in eine moderne Verhaltenstherapie. *Verhaltenstherapie und psychosoziale Praxis, 44*(4), 745–748.

Frankl, V. E. (1977/2011). Trotzdem ja zum Leben sagen. Ein Psychologe erlebt das Konzentrationslager. München: Kösel.

Franks, C. M., & Wilson, G.T. Jahresüberblick der Verhaltenstherapie 1978. Sonderheft III/1979 der Mitteilungen der DGVT. Tübingen, 1979, zitiert nach Groeger, W.M. Verhaltenstherapie. In Bastine, R., Fiedler, P., Grawe, K., Schmidtchen, S., & Sommer, G. S. (Hrsg.) (1982) *Grundbegriffe der Psychotherapie* (S. 439–444). Weinheim: Edition Psychologie.

Fydrich, T. (2001). Motivorientiertes Indikations- und Interventionsmodell für die kognitive Verhaltenstherapie bei Persönlichkeitsstörungen (MIIM). Psychotherapie. *CIP-Medien, 6*(6), 247–256.. Heft 2

Grawe, K. (2000). *Psychologische Therapie* (2. Aufl.). Göttingen: Hogrefe. 1998

Grawe et al. (1994). *Psychotherapie im Wandel. Von der Konfession zur Profession*. Bern: Hogrefe.

Greitemeyer, et al. (2011). Why people try to actively change unchangeable situations. *Current Psychology, 30*(3), 284–298.

Groeger, W. M. (1982). Verhaltenstherapie. In Bastine et al. (Hrsg.), *Grundbegriffe der Psychotherapie* (S. 438–444). Weinheim: Edition Psychologie.

Grosse Holtforth, M., & Grawe, K. (2004). Inkongruenz und Fallkonzeption in der psychologischen Therapie. *Verhaltenstherapie und psychosoziale Praxis, 1*, 9–23.

Hauke, G. (2010). Von der Bindungserfahrung zur Strategischen Therapie. In Milch, W., & Sulz, S.D. (Hrsg.), *Zur Bedeutung von Bindung und der Mentalisierung für die Therapie Erwachsener*. Heisterkamp, G. (2011). Freuden des Psychotherapeutenberufes. *Psychotherapeutenjournal* 3, 268–273.

Heisterkamp, G. (2011). Freuden des Psychotherapeutenberufes. *Psychotherapeutenjournal., 10*(3), 268–273.

Kanfer, F., & Saslow, G. (1965). Behavioural Analysis: An alternative to diagnostic classification. *Arch. Gen. Psychiatr., 12*, 529–538.

Keupp, H. (2013). Wider die soziale Amnesie der Psychotherapie und zur (Wieder-) Gewinnung ihres gesellschafts-diagnostischen Potentials. *Verhaltenstherapie und Psychosoziale Praxis, 45,* 17–32.

Margraf, J. (2009). Hintergründe und Entwicklung. In J. Margraf, & S. Schneider (Hrsg.), *Grundlagen, Diagnostik, Verfahren, Rahmenbedingungen* Lehrbuch der Verhaltenstherapie, (Bd. 1, S. 3–45). Heidelberg: Springer.

Plänkers, T. (1983). Konflikt versus Problem. Das Problemlösungsparadigma aus psychoanalytischer Sicht. In R.van Quekelberghe, & N.van Eickels (Hrsg.), *Handlungstheorie und psychotherapeutische Problemanalyse* (S. 128–156). Landau: EWH.

Pohlen, M., & Bautz-Holzherr, M. (1991). *Eine andere Aufklärung.* Frankfurt am Main: Suhrkamp.

Pohlen, M., & Bautz-Holzherr, M. (1995). *Psychoanalyse – Das Ende einer Deutungsmacht.* Reinbek b. Hamburg: Rowohlt.

Pohlen, M., & Bautz-Holzherr (2001). *Eine andere Psychodynamik.* Bern: Huber.

Rehahn, S. (1981). Kognitive und affektive Prozesse bei Depressiven: Kompetenzerwartung, Kausalattribuierung und selbstbewertende Gefühle. Inauguraldissertation. Heidelberg.

Rehahn, S., & Sommer, G. (1983). „Selbstverstärkung" und „ineffektives Verhalten" – Fortsetzung der Selbstregulations-Diskussion. In R.van Quekelberghe, & N.van Eickels (Hrsg.), *Handlungstheorie und psychotherapeutische Problemanalyse* (S. 156–178). Landau: EWH.

Rehahn-Sommer, S. (2000). Therapie-Abschluss-Fragebogen (TAF); unveröffentlichtes Manuskript.

Sachse, R. (2001). *Psychologische Psychotherapie der Persönlichkeitsstörungen.* Göttingen: Hogrefe.

Sachse, R. (2006). *Therapeutische Beziehungsgestaltung.* Göttingen: Hogrefe.

Sachse, R. (2012). *Persönlichkeitsstörungen verstehen. Zum Umgang mit schwierigen Klienten.* Bonn: Psychiatrie Verlag.

Schrenker, L., Schricker, C., & Sulz, S. (2004). Körpertherapeutische Interventionen. *CIP Psychotherapie, 9*(9), (Themenheft), Heft 2.

Sulz, K. D., & Bronisch, T. (2012). Körper und Entwicklung – Embodiment. *CIP. Psychotherapie, 17,* 17.. Heft 2

Sommer, G., Dieker, J. & Wirtz, C. (1976). Ein Fragebogen zur Lebensgeschichte (FLG). *Mitteilungen der Gesellschaft zur Förderung der Verhaltenstherapie, 8,* 288–297 (FLG-95, bearbeitet von Sommer, G. & Rehahn-Sommer, S.; unveröffentlicht).

Sulz, K. D., & Hauke, G. (2009). *Strategisch-Behaviorale Therapie SBT – Theorie und Praxis eines innovativen Psychotherapieansatzes.* München: CIP-Medien.

Sulz, K. D., & Hauke, G. (2010). Was ist SBT? Und was war SKT? „3rd wave" Therapie bzw. Kognitiv-Behaviorale Therapie (CBT) der dritten Generation. *CIP Psychotherapie, 15*(1), 10–22.

Sulz, S. K. D. (1994). *Strategische Kurzzeittherapie – Wege zur effizienten Psychotherapie.* München: CIP Medien.

Ubben, B. (2013). Der Bericht an den Gutachter als sinnvolles Qualitätssicherungsinstrument. *Psychotherapeutenjournal, 13*(1), 27–33.

Wild, B. (Hrsg.). (2012). *Humor in der Psychiatrie und Psychotherapie. Neurobiologie – Methoden – Praxis.* Stuttgart: Schattauer.

Wittmann, L. (1981). *Verhaltenstherapie und Psychodynamik.* Weinheim: Beltz.

Wittmann, L. (2011). Psychotherapie 2020: Trends, Chancen, Fehlentwicklungen. *Verhaltenstherapie & psychosoziale Praxis, 43*(1), 123–128.

Young, J. E. (1999). *Cognitive Therapy for personality disorders: a schema focuses approach.* Sarasota: Professional: Resource Press.

Anmerkungen

1   Andere Autoren sprechen deshalb auch von einem Überlebens- oder Selbsterhaltungs*trieb*.

2   Mit diesen Begriffen berühre ich große Themen der Psychologie, Psychotherapie und Philosophie. Die für mich eindrücklichste Schilderung der Bedeutung von Hoffnung und Sinngebung für die Überlebenskraft stammt von Frankl (1977/2011). Unter dem Titel „… *trotzdem Ja zum Leben sagen"* beschreibt er die psychophysischen Wirkungen der Inhaftierung in Konzentrationslagern auf ihn und seine Mithäftlinge und dabei jene Faktoren, die den Überlebenswillen stärkten bzw. zusammenbrechen ließen. Aus philosophischer Richtung sind neben anderen vor allem Blochs Arbeiten zum *Prinzip Hoffnung* (1959/1978) zu nennen. In ihnen zeigt er u.a. die grundlegende Bedeutung des Selbsterhaltungstriebs und die vielschichtigen Aspekte des Hoffnungsbegriffs auf. Ob und wie diese Themen Eingang in psychotherapeutische Konzepte finden, werde ich an späterer Stelle darstellen.

3   Vgl. Wittmann (2011); Keupp (2013).

4   Diese von mir vorgenommene Zusammenstellung stimmt mit vielen Punkten des neuen Patientenrechtege-
     setzes (PRG vom 26.2.2013) überein; DPV (2013a); DPV (2013b).

5   Ein Hinweis: Die im Folgenden beschriebenen konzeptuellen Einflüsse und Prägungen sollen nicht so verstan-
     den werden, dass ich ihnen kritiklos gegenüberstehe. Diese Kritikpunkte im Einzelnen darzustellen, hätte jedoch
     den Rahmen dieses Buches überschritten. Neben jenen Inhalten, die mich überzeugten, entnahm ich aber auch
     gerade der kritischen Auseinandersetzung mit den Grenzen oder problematischen Aspekten dieser Konzepte
     wichtige, meine Entwicklung weiterführende Impulse.

6   „Seit 1949 forschten Carl Rogers, einer der wesentlichen Impulsgeber moderner Therapieforschung und sein
     Team in Chicago. Sie waren auf der Suche nach ‚Wirkfaktoren‘ der Psychotherapie" (Caspar und Jacobi 2004,
     S. 406).

7   Die Mitte der 1970er Jahre von der US-amerikanischen Vereinigung der Verhaltenstherapeuten vorgeschlagene
     Definition macht den zu dieser Zeit herrschenden Haupttenor dieses Ansatzes deutlich: „Die Verhaltenstherapie
     beinhaltet primär die Anwendung von Prinzipien, die in der Forschung der Experimental- und Sozialpsychologie
     entwickelt wurden; sie soll menschliches Leiden und die Einschränkung menschlicher Handlungsfähigkeit ver-
     mindern. Die Verhaltenstherapie legt Wert auf eine systematische Evaluation der Effektivität der Anwendung sol-
     cher Prinzipien. Die Verhaltenstherapie beinhaltet Veränderungen der Umwelt und der sozialen Interaktion und
     weniger eine direkte Veränderung körperlicher Prozesse durch biologische Vorgänge. Das Ziel ist hauptsächlich
     die Ausbildung und Förderung von Fähigkeiten. Die Techniken ermöglichen eine verbesserte Selbstkontrolle. Bei
     der Durchführung der Verhaltenstherapie wird normalerweise eine vertragliche Vereinbarung ausgehandelt, in
     der beidseitig akzeptable Ziele und Vorgehensweisen spezifiziert werden. Verantwortliche Praktiker lassen sich
     bei der Verwendung von verhaltenstherapeutischen Ansätzen von allgemein anerkannten ethischen Prinzipien
     leiten" (Franks und Wilson 1979, S. 11; zit. nach Groeger 1982, S. 439).

8   Zur Beschreibung des psychoanalytischen Theorie- und Therapiekonzeptes dieser Klinik s. Pohlen und
     Bautz-Holzherr (1991, 1995, 2001). Zum Thema Verhaltenstherapie und Psychoanalyse – auch im handlungs-
     theoretischen Kontext, s. Wittmann (1981); Plänkers (1983), die damals ebenfalls Mitarbeiter der Klinik waren.
     Die an dieser Klinik herrschende Kultur des Miteinander von klinischer Praxis und kritischem Denken hat mich
     zudem darin bestärkt, therapeutisches Handeln immer auch im Kontext der darin enthaltenen entwicklungs-
     geschichtlichen, gesellschaftlichen, kulturphilosophischen und existenziellen Themen zu reflektieren.

9   Interessanterweise ist dieser Aspekt auch schon in dem 1965 von Kanfer und Saslow veröffentlichten Aufsatz
     zur verhaltenstheoretischen Diagnostik enthalten, der auch hinsichtlich anderer Aspekte zukunftsweisend war.

10   S. Grawe et al. (1994); Grawe (1998/2000); Grosse Holtforth und Grawe (2004); Caspar (2010); Caspar und Grosse
     Holtforth (2010); Caspar und Znoj (2011).

11   Zu den spezifischen Themen Konsistenztheorie: s. Grosse Holtforth und Grawe (2004); zur Plananalyse: s. Caspar
     (1995, 1996, 2007); zur motivorientierten Beziehungsgestaltung: s. Caspar (2008a).

12   Dies beinhaltet also auch Entscheidungen über die Modifikation und Kombination dieser Therapiemethoden.

13   Zur Diskussion älterer und neuer körpertherapeutischer Konzepte s. Schrenker et al. (2004); Sulz und Bronisch
     (2012); weitere Vorschläge für den Einbezug dieser Ebene in die Verhaltenstherapie s. Fliegel (2012).

14   In einer Untersuchung eines ganzen Jahrgangs aller deutschsprachigen psychoanalytischen Zeitschriftenartikel,
     die insgesamt 158 Aufsätze im Umfang von 3000 Textseiten umfassten, wurde nur eine einzige Stelle gefunden,
     bei der davon berichtet wird, dass der Therapeut mit seinem Patienten gelacht hat (Heisterkamp 2011). Es wäre
     interessant dies auch einmal bei Verhaltenstherapeutinnen zu prüfen. Leider ist mir keine analoge Untersuchung
     bekannt. Bei der provokativen Therapie (Farrelly) und auch bei der Lachtherapie (Kataria) stehen hingegen
     Humor und das Lachen ganz im Zentrum ihrer Interventionen; zum Thema Humor in Psychotherapie und
     Psychiatrie s. Wild (2012).

15   Caspar und Kächele (2008) unterstreichen die Relevanz dieses Punktes bei ihrer Analyse von Fehlentwicklungen:
     „Zum guten Schluss: Ein einfaches Rezept zum Vermeiden von Fehlentwicklungen gibt es nicht, wohl aber ein
     Rezept, um ihre Wahrscheinlichkeit zu reduzieren. Das ist die Frage: Könnte es auch anders sein? Könnte es sein,
     dass meine erste Diagnose, meine interpersonale Einschätzung, meine Indikation, mein konkretes Vorgehen
     nicht ganz optimal sind? Könnte es sein, dass meine Sicht und Vorgehensweise mehr von eigenen Mustern und
     Bedürfnissen als von jenen des Patienten bestimmt sind? Könnte es sein, dass die therapeutischen Vorgehens-
     weisen, die ich gelernt habe und deren Anwendung ich bevorzuge, für diesen Patienten in dieser Situation nicht
     optimal sind? Eine immer wieder hinterfragende Haltung, die nicht die Handlungsfähigkeit beeinträchtigen
     sollte, möchten wir allen Psychotherapeutinnen und Psychotherapeuten ans Herz legen" (S. 741).

16   Vgl. u. a. Kanfer und Saslow (1965); Bartling et al. (1992).

17   Nach gegenwärtiger Rechtslage müssen Psychotherapien, die von einer Krankenkasse bezahlt werden, zu-
     nächst von einem Gutachter bewilligt werden. Hierzu erstellt die Verhaltenstherapeutin einen Antragsbericht,

in dem Symptomatik, lebensgeschichtliche Entwicklung der Patientin, Krankheitsanamnese, psychischer und somatischer Befund, Verhaltensanalyse, Diagnose, Therapieziele, Prognose und Behandlungsplan beschrieben werden. Zum Vorgehen und zur Gliederung des Berichtes an den Gutachter s. Ubben (2013).

18 Grundlage sind der Therapie-Abschlussfragebogen (TAF; Rehahn-Sommer 2000) sowie gegebenenfalls weitere symptom- bzw. störungsspezifische Bögen.

19 Dieses Vorgehen war mir sehr wichtig, es ist allerdings, wie ich in meiner Literaturrecherche feststellte, nicht unbedingt üblich (z. B. Bienenstein und Rother 2009).

Im Unruhestand

2.1   Herrn Bergers Lebensgeschichte – 22

2.2   Symptomatik – 25

2.3   Problemanalyse – 27

2.4   Diagnostische Beurteilung[5] – 30

2.5   Therapiekonzept – 30

2.6   Konzeptbesprechung und
        Therapievereinbarungen – 31

2.7   Therapie – 32

2.8   Abschlussbilanz – 38

2.9   Ein halbes Jahr später[8] – 41

2.10   Reflexion – 44

        Literatur – 47

        Anmerkungen – 47

S. Rehahn-Sommer, *Verhaltenstherapeutische Praxis in Fallbeispielen*,
DOI 10.1007/978-3-642-55078-2_2, © Springer-Verlag Berlin Heidelberg 2015

Stufen

Blüht jede Weisheit auch und jede Tugend
Wie jede Blüte welkt und jede Jugend
Dem Alter weicht, blüht jede Lebensstufe,
Zu ihrer Zeit und darf nicht ewig dauern.
Es muss das Herz bei jedem Lebensrufe
Bereit zum Abschied sein und Neubeginne,
Um sich in Tapferkeit und ohne Trauern
In andre, neue Bindungen zu geben.
Und jedem Anfang wohnt ein Zauber inne,
Der uns beschützt und der uns hilft, zu leben.
Wir sollen heiter Raum um Raum durchschreiten,
An keinem wie an einer Heimat hängen,
Der Weltgeist will nicht fesseln uns und engen,
Er will uns Stuf' um Stufe heben, weiten.
Kaum sind wir heimisch einem Lebenskreise
Und traulich eingewohnt, so droht Erschlaffen,
Nur wer bereit zu Aufbruch ist und Reise,
Mag lähmender Gewöhnung sich entraffen.
Es wird vielleicht auch noch die Todesstunde
Uns neuen Räumen jung entgegen senden,
Des Lebens Ruf an uns wird niemals enden ...
Wohlan denn, Herz, nimm Abschied und gesunde!
(H. Hesse)

Herr Berger ist ein großer, schlanker, 66-jähriger Mann. Trotz seiner legeren Kleidung – Cordhose und Wollpullover – wirkt er auf mich irgendwie „formell". Seine Aktentasche unter dem Arm, begrüßt er mich, nimmt Platz und beginnt, sein Anliegen zu schildern.

„Es fällt mir noch immer schwer zu glauben, dass ich es bin, dem so etwas passiert. Nie hätte ich das von mir gedacht, nie. Also, um es kurz und knapp zu sagen: Ich leide unter Angstzuständen. Die kommen ganz plötzlich, furchtbar, wie aus heiterem Himmel."

An dieser Stelle hält er kurz inne und lächelt verschmitzt: „Ist eigentlich in diesem Zusammenhang eine seltsame Redewendung – zudem für einen Pastor ..."

Aber schon fährt er mit ernster Stimme in seinem Bericht fort.

„Seit ich diese Attacken habe, bin ich nicht mehr der Mensch, der ich früher einmal war. Ständig verfolgt mich der Gedanke: Wann kommt wohl die nächste? Besonders nachts ist das so. Oder eigentlich schon vorher. Ich beobachte meinen Körper auf mögliche Anzeichen, und, je näher das Zubettgehen rückt, desto angespannter werde ich. Dann kann ich nicht einschlafen und wenn doch, werde ich mehrfach wach, stehe auf, ,tigere' im Haus herum und finde keine Ruhe. Am nächsten Tag bin ich dann wie gerädert. Einmal ist dann sogar so ein Angstanfall – allerdings in leichterer Form – am Frühstückstisch passiert. So geht das nun schon seit Wochen. Ich bin mit den Nerven am Ende, habe mittlerweile totale Schlafstörungen. Und dann nachts, da gehen die Gedanken in mir rund. Ich fange an zu grübeln, mich mit Selbstzweifeln zu quälen: ,Was ist bloß aus dir geworden? Früher, da hat dich nichts umwerfen können, da hast du immer bestens funktioniert, warst anderen ein Vorbild an Tatkraft. Und heute: Sieh dich doch an – ein Häuflein Elend, du kriegst doch nichts mehr hin. Ein Angsthase bist du geworden, ein Jammerlappen.'

So rede ich mit mir, und Sie können sich vorstellen, wie es mir danach geht.

Am Anfang dachte ich noch, es wird mit der Zeit schon besser werden, aber im Gegenteil: Es wurde immer schlimmer. Ich hab versucht, mich durch körperliche Arbeit abzulenken, aber das klappt nur bedingt. Kontakten oder kulturellen Aktivitäten gehe ich aus dem Wege, ehrlich gesagt, habe ich jedes Interesse daran verloren. Meine Frau ist sehr liebevoll zu mir und hat viel Verständnis, aber zuletzt hat sie mich doch sehr gedrängt, etwas zu unternehmen.

Ich bin dann zu unserem neuen Hausarzt gegangen; die internistische und speziell auch die kardiologische Untersuchung zeigte keine Auffälligkeiten. Als ich von meiner Angst vor einem Hirntumor erzählte – meine Mutter ist daran gestorben – überwies er mich an den Neurologen. Gott sei Dank ist dort aber ebenfalls nichts gefunden worden. Dr. A. hat mir ein Medikament gegen Angststörungen verschrieben und mir eine Verhaltenstherapie nahegelegt. Seitdem, das ist ja erst Anfang der Woche gewesen, geht es mir schon besser. Nicht wegen der Medikamente, ich weiß von Dr. A., dass sie frühestens nach vierzehn Tagen wirken können. Da war wohl irgendwie das Gefühl: ,Jetzt bin ich nicht mehr ausgeliefert, jetzt mache ich was.' So erkläre ich mir das jedenfalls. Ich kenne das von mir, wenn ich was aktiv angehe, das ist gut. Etwas passiv ertragen müssen, hilflos sein, das ist schwer. Na und das Untersuchungsergebnis hat mich natürlich auch beruhigt. So und nun bin ich hier bei Ihnen."

Herrn Berger ist anzumerken, wie sehr er sich um eine sachliche Beschreibung und kontrollierte Haltung mir gegenüber bemüht, dennoch sind seine Verunsicherung und Erschütterung nicht zu übersehen. Gleichzeitig fällt mir auf, dass er – auch in dieser Situation (noch) – Sinn für Situationskomik zu haben scheint.

„Mögen Sie mir erzählen, wann und womit es begonnen hat?"

„Das war vor ca. fünf Wochen. Meine Frau und ich waren zu einer Chorfreizeit in der Provence aufgebrochen, vorab wollten wir uns jedoch noch ein paar Tage zu zweit in Burgund gönnen. Unser Zimmer in dem Gasthof war recht klein, das französische Bett hatte eine einzige Decke. Ich fand das zwar nicht gut, so beengt – wir sind sonst an deutlich mehr Platz gewöhnt –, aber es gab keine Alternative. Und dann bin ich in dieser Nacht plötzlich, wirklich, ohne überhaupt vorher etwas zu merken, mit furchtbaren Angstzuständen aufgewacht. Das Herz hat gerast, Beklemmungen waren da in Brust und Hals, als ob mir der Atem genommen wird, ich hatte Todesangst. Das war ein Gefühl, völlig die Kontrolle zu verlieren, haltlos, schutzlos, ohnmächtig zu sein. Ich bin dann sofort aufgestanden, bin draußen rumgelaufen. Das war besser als in dem Zimmer und in liegender Position zu bleiben. In dieser Nacht hab ich keinen Schlaf mehr gefunden, sondern bin bis zum Morgen ruhelos herumgeirrt.

Am nächsten Tag war ein Besichtigungsprogramm vorgesehen. Nach dieser Nacht hatte ich dazu keine Lust, aber meine Frau meinte, das würde mich vielleicht ablenken. Tat es aber nicht. Im Gegenteil, ich war die ganze Zeit nur mit dem Gedanken beschäftigt: Wie wird es heute werden – und das Programm hat mich genervt. Die folgende Nacht wurde dann ebenfalls furchtbar, ein Desaster. Als ich merkte, was sich da anbahnte, bin ich gleich aufgestanden, hab mich gar nicht mehr hingelegt und mich ständig beobachtet, ob es gleich wieder losgeht.

Wir haben dann den gesamten Frankreichaufenthalt abgebrochen, ich wollte nur noch nach Hause. Und dort ging es mir wirklich zuerst besser, ich konnte wieder schlafen, obwohl ich natürlich auch hier alle ,Antennen auf Frühwarnempfang' gestellt hatte. Vielleicht war ich aber auch einfach so erschöpft, dass sich der Körper sein Recht geholt hat. Leider war dies aber nicht von Dauer. Bald ging es wieder los: nächtliche Schlaflosigkeit, Ängste, ruheloses Herumwandern – mit entsprechend zermürbenden Folgen für den nächsten Tag.

Ja und so ist es dann weitergegangen, und zunehmend haben sich die vorhin schon beschriebenen Begleiterscheinungen noch dazugesellt."

Die genaue Schilderung des Prozesses seiner Krankheitsentwicklung liefert mir wichtige Hinweise für meine diagnostischen Überlegungen. Ich bedanke mich bei meinem Patienten dafür und bekräftige, dass er gut daran getan habe, nicht länger mit einer Behandlung zu warten. Bei dieser Symptomatik könne es durch die erfahrene Verunsicherung rasch zu einer Ausweitung der Ängste auf weitere Lebensbereiche kommen. Je früher man mit der Therapie begänne, desto besser und schneller seien auch deren Erfolgsaussichten insbesondere bei Angstanfällen.

Da die Zeit unserer ersten Sitzung vorüber ist, setzen wir an dieser Stelle vorerst einen Schlusspunkt und vereinbaren einen Folgetermin.

2.1   Herrn Bergers Lebensgeschichte

Die beschriebene Symptomatik klingt heftig. Herr Berger scheint durch das Erfahren der Angstattacken zentral in seinem bisherigen Selbstbild und vielleicht auch in weiterer seiner Grundüberzeugungen erschüttert worden zu sein. Wie aber sehen diese aus? Wie verlief sein bisheriges Leben? Wie ist seine plötzliche Erkrankung mit dieser Symptomatik zu verstehen? Um diesen Fragen nachzugehen, bitte ich ihn in der nächsten Stunde, mir seine Lebensgeschichte von den Anfängen bis zur Gegenwart zu erzählen.

Herr Berger wurde als erstes von zwei Kindern geboren, sein Bruder ist acht Jahre jünger. Der Vater war Pfarrer, die Mutter hatte zuvor als seine Haushälterin gearbeitet. Als sie von ihm schwanger wurde, erlebten dies beide als große Peinlichkeit vor der Gemeinde. Man heiratete selbstverständlich.

„Von ihren Voraussetzungen her war die Ehe nicht sehr partnerschaftlich im modernen Sinn. Gewiss mochte einer den anderen, aber Vater ließ Mutter wenige Möglichkeiten den Bildungsunterschied auszugleichen. Diesen Unterschied ließ er alle Familienmitglieder immer wieder einmal spüren."

Im Laufe der Jahre begann sich die Mutter mit ihren Anliegen zunehmend an ihren Sohn statt an ihren Mann zu wenden. Dies sei, so berichtet Herr Berger heute, zwiespältig für ihn gewesen: Einerseits habe ihm das geschmeichelt, ihn andererseits jedoch überfordert.

Der beruflich sehr engagierte Vater, dem Herr Berger äußerlich sehr gleicht, konnte generell nicht gut über Gefühle sprechen. So war die Mutter für Herrn Berger die wichtigste Adressatin, wenn es um emotionale Themen ging.

„Von ihr habe ich auch die Fähigkeit, auf Menschen zuzugehen. Aber leider ähneln wir uns ebenfalls darin, immer zu erwarten, dass die Dinge schieflaufen werden, immer das Negative, immer sofort die große Katastrophe im Blick zu haben, bei gleichzeitig großem Bedürfnis nach Sicherheit. Diese depressiv getönte Seite, wie ich sie nenne, hat mich bis heute mein ganzes Leben hindurch begleitet."

Herr Berger betont, dass es für ihn, der schon früh darum wusste, welche Belastung seine Geburt für den Beginn der Ehe bedeutete, einen hohen Stellenwert hatte, die Erwartungen der Eltern zu erfüllen und damit die Anerkennung sowohl vom Vater als auch von der Mutter zu erlangen. Da er intelligent war, und es ihm auch nicht schwerfiel, die nötige Disziplin aufzubringen, wurde er ein erfolgreicher Schüler, mit einer Leidenschaft für Musik, beliebt bei Lehrern und Mitschülern.

Während der Oberstufenzeit des Patienten erlitt sein Vater einen Schlaganfall, später auch einen Herzinfarkt. Herr Berger erinnert sich noch gut daran, dass er damals für sich schlussfolgerte:

„Du wirst einmal nicht so lange arbeiten wie er; man weiß ja nie, wie viel Zeit man noch hat" und: „Man muss doch nicht so lange arbeiten, dass man nicht mehr die Rente kriegt."

Mehr durch die Bestärkung seines Religionslehrers als durch den Vater motiviert, habe er dann entschieden, Theologie zu studieren. Nach den ersten Semestern, die er noch zu Hause wohnte, wechselte er den Studienort. Dies sei eine wundervolle Zeit gewesen: Die neue Eigenständigkeit, die Anregungen und Einflüsse der damaligen 68er-Bewegung, alles zusammen hätte auf ihn nachhaltig befreiend gewirkt. Er beendete sein Studium an seinem Heimatort und heiratete eine Frau, die er schon früh während der ersten Studienzeit kennen- und lieben gelernt hatte. Beide wünschten sich eine große Familie und mit Stolz verweist Herr Berger heute in unserem Gespräch auf seine erwachsenen vier Kinder und drei Enkel.

Da es seiner Überzeugung und seinem Pflichtverständnis entsprach, immer nur für einen begrenzten Zeitraum in einer Gemeinde tätig zu sein, um damit sowohl diesen Menschen als auch sich selbst neue Erfahrungen zu ermöglichen, wechselte die Familie während der folgenden Jahre häufiger den Wohnort. Auch einige Auslandsjahre waren darunter. Diese, wie im Übrigen auch die anderen Wohnortwechsel, seien sie sehr planvoll angegangen, und speziell die Zeit im Ausland hätte sich dann als eine wunderbare, für die ganze Familie positiv prägende Zeit erwiesen.

Rückblickend sei alles wunschgemäß in seinem Leben verlaufen, und er empfinde eine große Dankbarkeit.

So vergingen die Jahre und seine Pensionierung rückte näher. Das Paar entschied, ein Haus in der Nähe des früheren Heimatorts zu kaufen, um dort das Leben nach dem Ende der Berufstätigkeit zu verbringen.

Das letzte Jahr, in dem sowohl seine als auch die berufliche Verabschiedung seiner Frau bevorstanden, erwies sich dann jedoch als sehr anstrengend. Aufgrund des Weggangs eines Kollegen musste Herr Berger praktisch zwei Stellen ausfüllen. Gleichzeitig beaufsichtigte er den Umbau des Hauses im 150 km entfernten Ort und legte dabei häufig auch noch selbst kräftig mit Hand an.

„Das war wie leben in zwei Welten. Und natürlich wollte ich auch meinen Arbeitsplatz anständig übergeben. Dies hieß, ich verlangte von mir, alle begonnenen Arbeiten gut zu Ende zu bringen, aufzuräumen, zu ordnen, Verschiedenes schriftlich festzuhalten, u. a. eine Chronik und ein Tätigkeitsprofil zu erstellen und alles bestens für den Wechsel an den neuen Kollegen vorzubereiten." Da er ein sehr gewissenhafter und ehrgeiziger Mensch sei – „ich bin da Perfektionist" – habe er all diese Aufgaben sehr ernst genommen, begleitet von viel Stress.

Bezüglich der „Zeit danach" habe er keine Angst verspürt: „Der Lebenssinn hängt doch nicht vom Beruf ab, dachte ich, endlich werde ich Zeit für Musik und andere Interessen haben."

Dann kam der Tag der Verabschiedungsfeier.

„Es war ungeheuer anrührend. Diese Reden mit der Bilanz meiner Arbeit, die unglaublichen Beweise der Wertschätzung, ja Zuneigung von so vielen Menschen. Wissen Sie, das ist bei einem Pastor ja etwas völlig anderes als bei einem Mitarbeiter einer Firma. Man hat eine ganz besondere, wichtige Position bei den Menschen in einer Gemeinde, hat so manchen bei Schönem und Schmerzlichen begleiten dürfen, all das ist mir erst da so richtig bewusst geworden. Ich war total gerührt und mir geht's jetzt noch zu Herzen, wenn ich zurückdenke."

In der Zeit darauf seien seine Frau und er mit dem Aus- und Umzug beschäftigt gewesen, „d. h., wir haben es genutzt, um von den im Laufe unseres Lebens angesammelten Dingen viel auszumisten, loszulassen."

Diese Arbeit und dann der Umzug, alles unter Zeitdruck, mit dem Anspruch, alles fertig zu bekommen, das sei eine harte, körperlich und psychisch anstrengende Zeit gewesen.

„Aber trotz allem bin ich keine Sekunde wegen Krankheit ausgefallen, auch wenn ich mir schon mal etwas eingefangen hatte. Dafür war keine Zeit, ich wusste nur, dass ich meinem Anspruch treu sein wollte, alle die anstehenden Aufgaben gut zu erledigen."

Und es klappte. Sie zogen wie geplant in das neue Haus ein.

Nun sollte eine Donaukreuzfahrt folgen, zur Erholung von den Anstrengungen und zur Einleitung der neuen Lebensphase. Leider ging diese Erwartung nicht so ganz auf:

Trotz der schönen Erlebnisse habe er sich nicht wohlgefühlt, „so in einer Herde mit Vorgaben durch den Reiseleiter. Da habe ich gemerkt, das ist eigentlich nichts für mich. Ich mache gerne meine eigenen, selbstständigen Planungen."

Zurück an ihrem neuen Wohnort sei ihm langsam der Unterschied zu seinem bisherigen Leben deutlich geworden: die noch nicht vorhandenen sozialen Einbindungen und Kontakte, der Verlust seiner hervorgehobenen Position, seiner Alltagsstruktur – plötzlich habe er überall die neuen Leerstellen wahrgenommen, ohne dem schon etwas entgegensetzen zu können. Dies sei ein unangenehmes Gefühl gewesen, „als ob man sich ohne Orientierung und Kontrolle bewegt".

Bei der Einladung zur Chorfreizeit in die Provence, hätten sie nicht gezögert – „obgleich dies wieder eine Gruppenveranstaltung war und die Anstrengungen der letzten Zeit auch noch nicht überwunden waren. Deshalb wollten wir uns die Tage vorab allein in Burgund gönnen. Nun, was da geschah, wissen Sie bereits."

Das Ende der Berufstätigkeit

„Pensionierung, das Ende der Berufstätigkeit" – ein mir sowohl privat als auch beruflich wohlbekanntes und nahes Thema.

Mein Vater starb ebenfalls früh, zwei Jahre nach seiner Berentung, was ich damals als furchtbar ungerecht empfand (als ob es ein Anrecht auf eine bestimmte Lebenszeit und einen bestimmten Sterbezeitpunkt gäbe,[1] aber Gefühle sind eben nicht logisch). Mein Mann ist schon seit einigen Jahren pensioniert. Ich bin Anfang sechzig, d.h., dieses Thema rückt auch für mich näher. Anders als all die Arbeitnehmer, die sich externen Vorgaben zu beugen haben, bin ich allerdings als niedergelassene Psychotherapeutin und Dozentin für Psychotherapie in der glücklichen Lage, selbst über den Umfang meiner Arbeitsbelastung und auch über das Ende meiner Berufstätigkeit entscheiden zu können. Dies macht es mir, so hoffe ich jedenfalls, leichter, den Wechsel graduiert vorzunehmen und an meine Belastungsgrenzen bzw. Bedürfnisse anzupassen. Dennoch wird dieser Zeitpunkt irgendwann auch für mich kommen, ob früher oder später. Was das bedeuten wird, kann auch ich noch nicht einschätzen.

Beruflich ist es so, dass ich in meiner Praxis immer häufiger auch ältere Patienten behandele. Dies hängt zum einen mit meinem eigenen Alter zusammen. Zum anderen ist es jedoch Folge des demografischen Wandels in unserer Gesellschaft: Das Alter der Menschen steigt, und im Gegensatz zu früheren Zeiten ist es heute weniger schambesetzt oder gilt als „unnormal", sich auch in höherem Alter mit seinen Problemthemen, wie z.B. Gestaltung des Ruhestandes, Ängste vor der Zukunft oder Bewältigen von altersbedingten Einschränkungen an eine Psychotherapeutin zu wenden.[2]

Was aber begründet die besondere Bedeutung des Übergangs von der Berufstätigkeit in die Berentungs- bzw. Pensionszeit?

Mit dieser Frage beschäftigt sich u.a. die Critical-Life-Event-Forschung (Filipp 1990; Kiefer 1997; Buchebner-Ferstl 2005). Deren Ergebnisse belegen, dass hier eines jener kritischen Lebensereignisse berührt ist, welches – aufgrund der mit ihm verbundenen großen Wechsel, der Verlusterlebnisse, der Neuorientierungserfordernisse und des speziellen Zeitpunkts auf der Lebenslinie etc. – eine potenziell sowohl *entwicklungsförderliche* als auch *gefährliche* Herausforderung für unsere psychische und physische Situation darstellt.

Mit dem Aspekt des speziellen Lebenszeitpunkts meine ich: Dieses Ereignis konfrontiert uns auch mit einem unserer gern vermiedenen und gefürchteten Themen: der eigenen Endlichkeit.[3] Der Einstieg in den Ruhestand trägt potenziell den Beigeschmack einer Vorstufe des Lebensabends, der Ruhe vor der ewigen Ruhe, einer Endzeitstimmung. Sich darauf einzustellen, statt dies zu verleugnen oder resigniert zu hadern, diesen Gefühlen einen Platz zu geben, um dennoch oder gerade deswegen Lebensqualität zu erfahren, dies ist sicherlich eine unserer schwierigen Aufgaben und gelingt nicht jedem.

Neben den eher psychosozialen Aspekten sei jedoch noch ein weiterer, existenziell möglicherweise höchst bedeutsamer Aspekt erwähnt, und zwar der des geringeren monatlichen Einkommens. In der Regel bedeutet der Eintritt in das Renten- bzw. Pensionsalter für den jeweiligen Menschen und auch dessen Familie eine finanzielle Einbuße. Dies kann sich bei dem einen eher wenig auf die Lebensqualität auswirken, bei dem anderen hingegen stark – in manchen Fällen sogar bis hin zu einem Leben unter Armutsbedingungen.

D. h. noch einmal kurz zusammengefasst: Für die meisten von uns beinhaltet dieser Lebensabschnitt Herausforderungen verschiedenster Art, aber bei weitem nicht alle Menschen, die diesen Punkt in ihrem Leben überschreiten, werden psychisch oder physisch krank. Wie also ist es zu verstehen, dass gerade Herr Berger in dieser Weise reagiert?

2.2 Symptomatik

Bevor ich zur Beantwortung dieser Frage meine problemanalytische Auswertung durchführe, mache ich mir noch einmal ein genaues Bild von der Symptomatik des Patienten, und zwar wie diese sich bis vor kurzem darstellte und wie es damit heute aussieht.

Auf meine Bitte hin hat Herr Berger (zusätzlich zu meinen üblichen Erhebungsinstrumenten) ab dem ersten Termin bis heute Frage- bzw. Protokollbögen bzgl. seiner Angstattacken und seiner alltäglichen Aktivitäten ausgefüllt (Margraf und Schneider 1989; Schneider und Margraf 1998). Die Auswertung dieses Materials sowie der mündlich gelieferten Informationen meines Patienten ergeben Folgendes:

Die schon in der ersten Sitzung berichtete, seit dem Termin bei dem Neurologen eingetretene Linderung der Beschwerden hat weiter angehalten, dies betrifft nun einen Zeitraum von ungefähr drei Wochen. Die Protokolle zeigen: Seitdem hat es keine Angstanfälle mehr gegeben.

Auf meine nochmalige Frage nach seiner persönlichen Erklärung dieser Veränderung bekräftigt Herr Berger seine schon zu Beginn formulierte Sichtweise, dies sei vermutlich durch das entlastende neurologische Untersuchungsergebnis bewirkt worden sowie durch die Hoffnung, nun etwas in die Hand zu bekommen, was Hilfe bzgl. dieser Beschwerden verspricht – statt wie bisher schutzlos dem nächsten Anfall ausgeliefert zu sein. Obgleich er dieses aktuelle Ausbleiben der Attacken „aufatmend und dankbar" registriere, gehe er aufgrund seiner vorhergehenden Erfahrungen nicht davon aus, dass er nun „geheilt" sei und keine Psychotherapie mehr brauche. Im Gegenteil:

„Auch nach der Rückreise aus Frankreich waren die Attacken zwischenzeitlich mal weg und kamen dann wieder. Ich trau der Sache überhaupt nicht, ich fühl mich nach wie vor noch in totaler Anspannung. Vor allem aber glaube ich nicht daran, dass Tabletten an den Ursachen solcher Beschwerden etwas ändern. Etwas ändern will ich auf jeden Fall, und zwar mithilfe der Psychotherapie. Vielleicht können die Tabletten lindernd auf die Symptome wirken, deshalb nehme ich sie ja auch, aber sobald es geht, werde ich sie wieder absetzen, das weiß ich jetzt schon. Da hab ich einfach meine eigene Einstellung."

Ich fahre mit der Zusammenstellung der Symptome fort und ordne diese nach Zeit und Ebenen ihres Auftretens:

Bis vor ca. drei Wochen erlebte Herr Berger über etwas mehr als fünf Wochen hindurch fast täglich abends oder nachts im Bett heftigste Angstanfälle; einen Angstanfall hatte er beim Frühstück. Das bedeutet, es gab in dieser Zeit

- auf der *physiologischen Ebene*:
  - während der Attacke: Herzrasen, Atemnot, Erstickungsgefühle, Ruhelosigkeit;
  - kurz- und längerfristig darauffolgend: Schlafstörungen, Erschöpfung, Angespanntheit, körperliche Phänomene, die er nicht einordnen konnte („Irritationen").
- auf der *kognitiven Ebene*:
  - während der Attacke: selektive negative Selbstbeobachtungen und Attribuierungen der körperlichen Phänomene als „bedrohlich";
  - kurz- und längerfristig darauffolgend: Selbstzweifel, negative Selbstbewertungen, Sorgen, weitere selektive negative Selbstbeobachtungen, Konzentrationsstörungen, das Aktivieren grundlegender persönlichkeitsspezifischer Verhaltenstendenzen (wie negativer Erwartungshaltung, Katastrophisieren, Perfektionismus, Orientierung an Normen und Erwartungen) mit negativen Auswirkungen auf seine psychophysische Situation.
- auf der *emotionalen Ebene*:
  - während der Attacke: überraschendes, überwältigendes, unerklärliches Angsterleben, das Gefühl absoluten Kontrollverlusts, Ängste vor schlimmer Krankheit und davor, verrückt zu werden, Todesangst, Ohnmachts- und Hilflosigkeitsgefühle;
  - kurz- und längerfristig darauffolgend: intensive Erwartungsangst am Tag und mit Herannahen der Schlafenszeit, zunehmende Selbstunsicherheit und allgemeine Verunsicherung, negatives Selbstwertgefühl, Interessenverlust an sozialen und kulturellen Aktivitäten; Verlust an Lebensfreude.
- auf der *motorischen Ebene*:
  - während der Attacke: fluchtartiges Verlassen des Bettes und Schlafzimmers bzw. des Frühstückstisches, Herumlaufen;
  - kurz- und längerfristig darauffolgend: körperliche Arbeiten als Ablenkungsversuch, zunehmender Rückzug von sozialen und kulturellen Aktivitäten.

Und *heute*?

Bis auf die Angstanfälle sind praktisch alle anderen Symptome noch vorhanden, wenngleich manche in etwas gemilderter Form. Es zeigt sich, dass die psychische Situation, in der Herr Berger lebt, zusammengefasst als Zustand großer Verunsicherung beschrieben werden kann: Er ist verunsichert in seinem Selbstbild (dass ihm überhaupt so etwas passiert), verunsichert im Verstehen seiner Körperreaktionen und -signale und voll angespannter Furcht, dass die Attacken wiederkommen. Er fühlt sich buchstäblich in sich und in seinem Leben nicht mehr zu Hause. Konkret beinhaltet dies folgende *Symptome*

- auf der *physiologischen Ebene*:
  Anspannung, Konzentrationsstörungen, Unruhe, Einschlaf- und Durchschlafprobleme, Erschöpfung.
- auf der *kognitiven Ebene:*
  fast ständige selektive negative Selbstbeobachtungen seines Körpers hinsichtlich bedrohlicher Anzeichen, Selbstzweifel, negative Selbstbewertungen, grundsätzlich und auch aktuell findet sich bei ihm die Neigung, sich übertrieben Sorgen zu machen und zu katas-

trophisieren, eine tendenziell eher negative, pessimistische Erwartungshaltung, perfektionistische Selbstansprüche, eine Orientierung an den Normen bzw. Erwartungen anderer.

- auf der *emotionalen Ebene:*
  Ängste vor den Angstanfällen – ständig latent vorhanden, aber intensiviert mit Herannahen der Schlafenszeit, generell Ängste vor Kontrollverlust, Ängste vor schlimmer Krankheit und vor hereinbrechendem Unheil, Ohnmachts- und Hilflosigkeitsgefühle, Selbstunsicherheit und allgemeine Verunsicherung, negatives Selbstwertgefühl, Interessenverlust an sozialen und kulturellen Aktivitäten, Verlust an Lebensfreude.
- auf der *motorischen Ebene:*
  körperliche Arbeiten als Ablenkungsversuch, zunehmender Rückzug von sozialen und kulturellen Aktivitäten.
- *Defizite* bestehen u. a. in:
  Genuss, Freude, Entspannung, Gelassenheit, Vertrauen in den Lauf der Dinge.
- *Exzesse* bestehen u. a. in:
  Ängsten, Anspannung, Perfektionismus, Kontrollbestreben, Katastrophisieren, sich Sorgen, selbstabwertenden Gedanken, Vermeidung sozialer Aktivitäten.

Zum anderen verfügt er grundsätzliche über eine Vielzahl von *Ressourcen*:

- einen positiven familiären Zusammenhalt, soziale Kompetenzen, seine Liebe zur Musik, seine Kreativität, seinen Humor, seine Intelligenz, seine private und berufliche Lebenserfahrung, einen starken Willen, Selbstdisziplin und sicherlich noch vieles mehr.

2.3 Problemanalyse

Nun endlich kann ich all die gesammelten Informationen auszuwerten versuchen. Die Fragen, die mich dabei leiten sind: Wie ist es zu verstehen, dass Herr Berger diese Symptomatik entwickelte? Gab und gibt es in seiner Persönlichkeit bestimmte Aspekte, die ihn diesbezüglich verwundbar, angreifbar machen? Und: Wie ist die Auslösesituation zu verstehen?

Liest man die Lebensgeschichte von Herrn Berger unter dem Aspekt seiner „Lerngeschichte", so finden sich dort (wie bei uns allen) viele Hinweise auf Erfahrungen, die seine Persönlichkeit, seine Sicht der eigenen Person, der Welt, der Menschen sowie seine obersten Lebensziele und -strategien geprägt haben. Nachdem ich mir diese „Spuren" noch einmal vor Augen führe, formuliere ich einen Entwurf, der dieses Konzept des Patienten in komprimierter Form widerzuspiegeln versucht (im Folgenden als *Oberplan* bezeichnet). Er lautet:

„Die Welt und die Menschen sind unsicher und bedrohlich. Ich selbst bin nicht dumm, sondern habe intellektuelle und soziale Begabungen.

Nur wenn ich es schaffe, die Kontrolle zu behalten, indem ich meine Kompetenzen nutze, die relevanten Erwartungen sowie Pflichten bestens erfülle und mich immer auf das Schlimmste einstelle, kann ich hoffen, nicht abgelehnt und durch plötzlich hereinbrechendes Unheil getroffen zu werden, sondern vielleicht Anerkennung, Erfolg, Bindung und Schutz vor Unsicherheit zu erhalten."

Ein solcher Oberplan legt u. a. folgende *Einzelstrategien* nahe:

- vorausschauendes, planendes Handeln, Kontrolle und Eigensteuerung anstreben, verantwortliche, leitende Positionen einnehmen;
- für andere Menschen wichtig sein, Erwartungen erfüllen;
- perfektionistische und hohe moralische Selbstansprüche, starkes Pflichtbewusstsein;

- immer schauen, das man auf „der sicheren Seite" bleibt, Risiken vermeiden;
- eigenes Befinden den (zuvor genannten) anderen Zielen unterordnen.

Der Preis solcher Strategien, d. h. deren – potenziell – negative Konsequenzen sind:
- hohes Anspannungsniveau, wenig Selbstfürsorge, Überschreiten der eigenen psychischen und physischen Belastungsgrenzen, die nicht rechtzeitig wahrgenommen werden, Überforderung und damit erhöhte Vulnerabilität, Erschöpfung.

Und: Die Angst vor Unsicherheit und Katastrophen wird durch diese Strategien immer wieder neu bestärkt, statt vermindert, entsprechend der im Oberplan enthaltenen Botschaft: „Nur, wenn du dich in dieser (sehr anstrengenden) Weise verhältst, hast du eine Chance" und „Wenn du die Kontrolle verlierst, bedeutet dies höchste Gefahr".

Wer in dieser Weise vorgeht, erwirbt auf der anderen Seite ein starkes Verantwortungsgefühl, Selbstdisziplin, gutes strategisches Denken und Handeln und hohe Bereitschaft zum Engagement; u. a. unter Einsatz dieser Qualitäten hatte Herr Berger für sich auch die Musik als wichtige Ressource erworben.

Geleitet von solchen oder ähnlichen inneren Überzeugungen und Regeln führte Herr Berger sein Leben bis zum Zeitpunkt seiner Erkrankung mit außerordentlichem Erfolg. Seine Biografie hinterlässt bei mir den Eindruck eines Musterbeispiels für perfekte und erfolgreiche Lebensplanung.

Die Pensionierung und die damit verbundenen Ereignisse allerdings konfrontierten ihn mit psychischen und physischen Belastungssituationen, in denen sich seine Strategien nicht nur als nicht hilfreich, sondern sogar als schädlich erwiesen: Je mehr er versuchte, all die Anforderungen perfekt zu erfüllen, desto stärker verausgabte er sich. Je mehr er Raubbau an seinen Kräften betrieb, desto größer wurde die Gefahr einer körperlichen und psychischen Destabilisierung und damit des Kontrollverlustes.

All dies nahm er jedoch nicht wahr, da sein Blick – entsprechend seiner Strategien – in erster Linie auf das ehrgeizige Erreichen seiner selbstgesetzten Ziele, nämlich das Fertigwerden, das Erledigen der Pflichten gerichtet war.

Und noch etwas kam hinzu: Die Auflösung des alten Haushalts, das Ende seiner Berufstätigkeit, all dies beinhaltete vor allem ein Thema: Abschied nehmen. Gerade auch die bei der Feier erfahrene eindrucksvolle Anerkennung und der Dank ließen ihn, sozusagen als bitteren Beigeschmack, erahnen, welcher Verlust mit diesem Schritt verbunden war: Nicht nur, dass sein zentraler Aufgabenbereich wegfiel, der ihm bisher Identität, Selbstwert und Bestätigung vermittelt hatte, auch sein überschaubares, vertrautes soziales Feld, mit Freunden und Bekannten gab es nun nicht mehr, so wenig wie seine bisherige herausgehobene Position in diesem Gefüge. An seinem neuen Wohnort war er einer von vielen, nicht mehr der allseits bekannte Herr Pastor. Dieses Gefühl mag bei der Gruppenreiseerfahrung („der fremdbestimmten Herde") berührt worden sein und ebenso später, bei dem Gedanken an die bevorstehende Gruppenchorfreizeit.

Zusammenfassend kann man sagen, Herr Berger war mit einer Situation konfrontiert, die zum einen das Wegbrechen bisheriger zentraler Orientierungs- und Kontrollmöglichkeiten und zum anderen Unbekanntes, Neues beinhaltete, was er, entsprechend seinem Oberplan, in besonderer Weise mit Unsicherheit und Angst assoziierte. Allerdings war ihm dies nicht bewusst, dafür gab es bzw. durfte es ja keinen Platz in seiner Wahrnehmung geben.

Nun zur Auslösesituation seiner Symptomatik. Ich denke es mir so: Ausgelaugt von all diesen vorausgegangenen und aktuellen Belastungen, erlebt Herr Berger sein Hotelzimmer in Burgund vor allem als fremd, als aufgezwungene Enge und Begrenzung seiner Freiheit. Als er sich schlafen legt, als er nicht mehr abgelenkt ist, nimmt er Irritationen in seinem Körper wahr, die er jedoch, aufgrund seiner vorherigen „Blindheit" nicht mit dem Stress und dem aktuellen Erleben zusammenbringt. Stattdessen sind sie für ihn nicht verstehbar und kommen „wie aus heiterem Himmel".

Dieses Nicht-einordnen-Können weckt die angstbesetzte Erinnerung an Schlaganfall und Herzinfarkt des Vaters sowie an den tödlichen Hirntumor der Mutter, was von seiner Tendenz zum Katastrophisieren angefacht schließlich in einen furchtbaren Angstanfall mündet, einen emotionalen Strudel, der ihn vollständig umfängt und mit sich reißt. Hoffmann und Hofmann (2008, S. 51) beschreiben das Erleben einer solchen Attacke mit Sartre als „emotionalen Blutsturz":

» Jede Sicherheit, Selbstverständlichkeit und Vertrautheit verlassen ihn [den Angstpatienten] innerhalb von Sekunden, und er hat dabei das Gefühl, sich aufzulösen. […] Nichts Lebendiges ist mehr in einem, und man ist einer feindseligen Welt schutzlos ausgeliefert. Das Ich mit seinen Neigungen, Überzeugungen, Bedürfnissen, Werten und Wünschen ist ausgelöscht; alte Bindungen haben sich aufgelöst, und Neues ist nicht in Sicht.

Die Gefühle und Gedanken, die Herrn Berger in dem Angstanfall einholen, scheinen all jene Eindrücke der letzten Zeit in komprimierter Form abzubilden und auf einer neuen (Ersatz-) Bühne zu beleben. Genau dies hatten seine Erfahrungen beinhaltet: Kontroll- und Orientierungsverlust, Fremdheit, Bedrängung, Losgelöstheit, Unsicherheit und Ohnmacht.

Eine solche Sichtweise bzw. ein derartiges Verständnis ist ihm zu diesem Zeitpunkt jedoch nicht möglich. Vollständig durch sein körperliches und emotionales Erleben dominiert (man bedenke, dass gerade jene Wahrnehmungsebenen bis zu diesem Zeitpunkt von ihm nahezu vollständig ausgeblendet wurden), will er nur noch, dass das, was gerade mit ihm passiert, aufhört. Er versucht, durch die Flucht aus der Situation und durch körperliche Bewegung wieder Kontrolle über sich zu bekommen.

In der Folgezeit entwickelt sich eine Erwartungsangst, die den typischen Kreislauf der Angstattacken installiert:

Durch die erhöhte, negativ ausgerichtete Selbstaufmerksamkeit werden Körpersignale falsch bewertet, hierdurch steigt die Angst, die wiederum Verhaltensweisen wie z. B. Hyperventilation[4] fördert. Gerade aber das Hyperventilieren bewirkt spezifische Körperreaktionen, die, wenn man sie nicht versteht, als Ausdruck krankhafter Körperprozesse fehlgedeutet werden können und damit die Angst verstärken.

Bei Herrn Berger zieht dies, wie er beschrieben hat, schließlich zunehmende Schlaflosigkeit nach sich, mit daraus folgender Müdigkeit und Erschöpfung am Tag. Umso leichter kann es, mit dieser psychophysischen „Vorbereitung", zum erneuten Auslösen von Angstattacken kommen.

In welchem Ausmaß man hierdurch in seinem gesamten Lebensalltag verunsichert wird, mag sich wohl jeder von uns gut vorstellen können. Umso mehr aber muss dies einen Menschen, wie Herrn Berger mit seiner spezifischen Persönlichkeit und in seiner besonderen Lebenssituation treffen:

Er, der stark und sicher auftrat, kann sich nicht in diesem erschöpften und angstgequälten Menschen wiedererkennen. Zu den übrigen Verlusterlebnissen gesellen sich damit weitere hinzu: die Erschütterung seines bisherigen Selbstbildes, seiner Selbstwirksamkeitsüberzeugung, seiner Selbstsicherheit, Lebensfreude und Interessiertheit gehen mehr und mehr verloren.

Seine aktuelle Situation werte ich so, dass Herr Berger auch nach Ausbleiben der eigentlichen starken Angstanfälle weiterhin sehr gefährdet ist, diese Symptomatik erneut auszubilden. Wie bei meiner Symptomprüfung deutlich wurde, stehen seine Gedanken, Gefühle und Verhaltensweisen noch stark unter dem Eindruck des Erlebten, die Interpretations- und Verhaltens-

muster bzgl. körperlicher Phänomene sind unverändert. Zudem ist sein allgemeiner Gesund-
heitszustand ebenfalls weiterhin durch die vorhergehende psychophysischen Überforderungen,
die mit seiner Pensionierung, dem Umzug etc. verbunden waren beeinträchtigt.

Diese Überlegungen bekräftigen meine Bewertung, dass es notwendig und sinnvoll ist, mit
Herrn Berger eine verhaltenstherapeutische Behandlung durchzuführen und zwar so rasch wie
möglich, um einem weiteren Ausweiten der Symptomatik entgegenzutreten.

2.4   Diagnostische Beurteilung[5]

Herr Berger hat bis vor kurzem noch nahezu täglich Angstattacken erlebt – vor allem verbunden mit der Schlafenszeit – ausgelöst in dem fremden, französischen Hotelzimmer und
danach zu Hause. Mittlerweile hat es auch eine Angstattacke am Frühstückstisch gegeben. Wie
er versichert, bezieht sich seine Angst nicht auf einen ganz bestimmten Ort oder auf bestimmte
Objekte, sondern auf seine körperlichen Prozesse.

Seine Symptomatik entspricht den diagnostischen Kriterien einer Panikstörung (F 41.0).
Diese steht allerding noch sehr am Anfang ihrer Entwicklung, was auch die eingegrenzte Symptomatik erklären kann.

Wie zuvor beschrieben, messe ich dem kritischen Lebensereignis Pensionierung (so wie
es sich meinem Patienten konkret dargestellt hat und weiterhin darstellt) in Kombination mit
seinen persönlichkeitsspezifischen Gefährdungspunkten – einen zentralen Stellenwert für die
Ausbildung sowohl seiner Angst – als auch seiner übrigen Symptomatik bei.

Hiermit würde er auf die Diagnose einer Anpassungsstörung (F 43.2) verweisen. Diese
Kategorie betrifft

» [...] Zustände von subjektivem Leid und emotionaler Beeinträchtigung, die soziale Funktionen und Leistungen behindern und während des Anpassungsprozesses nach einer entscheidenden Lebensveränderung [...] auftreten (Dilling et al. 2008, S. 184).

Allerdings passen die Reaktionen seiner heftigen, spezifischen Angstattacken wiederum nicht zu
den hier geforderten Kriterien, sondern müssten laut ICD den Angststörungen zugeordnet werden.

In den Protokollen und den mündlichen Schilderungen des Patienten gibt es keine Hinweise auf
ein Vermeidungsverhalten, das mit der Angst vor dem Auftreten von Panikattacken begründet ist.

Herr Berger ist zwar (ehemals aus Frankreich und) in seinem Haus aus Bett und Schlafzimmer geflüchtet, wenn die Attacken kamen oder vermeintlich kurz bevorstanden, jedoch
legte und legt er sich, wie er mir erzählt, bis heute weiterhin abendlich zum Schlafen in sein
Schlafzimmer. Seinen Rückzug aus sozialen oder kulturellen Kontexten begründet Herr Berger mit seiner Erschöpfung, Müdigkeit, dem Verlust an Freude und Interessen, der erlebten
Verunsicherung etc.

2.5   Therapiekonzept

Welche *Therapieziele* ergeben sich aus diesen gesamten Auswertungen?

Als *oberstes Ziel* möchte ich versuchen, Herrn Berger mithilfe der Therapie wieder das
Erleben von Verhaltenssicherheit und Orientierung bezüglich der eigenen Person und seiner
neuen Lebensphase zu ermöglichen sowie Rückfällen vorzubeugen.

Dies impliziert folgende *Unterziele*:

- *Ziel 1*: Sicherstellen, dass Angstattacken auch weiterhin ausbleiben, und die Reduktion bzw. das Aufheben der mit den Attacken im engeren und weiteren Sinn verknüpften Symptomatik;
- *Ziel 2*: das erfolgreiche Bewältigen des Übergangs in die neue Lebensphase, um wieder zu mehr Lebensqualität zu gelangen.
- *Ziel 3*: Ändern der grundlegenden, gesundheitsgefährdenden Persönlichkeitszüge, so dass mehr Selbstschutz und Selbstfürsorge betrieben wird.

Auch bei diesem Patienten wird mein therapeutisches Vorgehen dem Prinzip folgen, die Behandlung unter Berücksichtigung seiner spezifischen intrapsychischen Muster, also seines Menschen-, Welt- und Selbstbildes, der damit verbundenen Strategien, seiner verletzlichen Anteile sowie seiner Kompetenzen zu entwerfen. Dies dient zum einen dem Ziel, jene Interventionsmethoden auszuwählen, die am besten zu Herrn Berger und seinen Mustern passen und damit den größten Behandlungserfolg versprechen.

Zum anderen kann ich prüfen, welche seiner Charakteristika im Zusammenhang mit meinem therapeutischen Vorgehen als Ressource eingesetzt werden können.

Das Ergebnis dieser Überlegungen lautet: Ich werde mit meinen Interventionen an dem Bedürfnis des Patienten nach Kontrolle, seinem Bedürfnis nach einem Verständnis der Ursachen und Zusammenhänge und seinem Bedürfnis nach aktiv planendem Handeln ansetzen und dies für den therapeutischen Prozess nutzen. Seine Intelligenz, seine Bereitschaft zum Engagement, seine Kreativität, sein Humor und seine Lebenserfahrung sollen weitere Hilfen auf diesem Weg sein.

Das Ziel einer längerfristigen Vorbeugung von Rückfällen durch die Änderung seiner grundlegenden, gesundheitsgefährdenden Verhaltensweisen bzw. Überzeugungen werde ich erst im letzten Therapieschritt angehen. Dieser beinhaltet, dass Herr Berger dann die schon erreichten Therapieergebnisse daraufhin überprüfen soll, inwieweit und wo sich aus diesen neuen Erfahrungen entsprechende Modifikationen seines Oberplans und seiner Strategien ergeben.

Und schließlich folgere ich für meine therapeutische Beziehung, dass ich auch hier dem Kontrollbedürfnis von Herrn Berger entsprechen werde, d.h. ihm maximale Einsicht in mein therapeutisches Tun zu geben, ihn an den Entscheidungen zu beteiligen und ihn in seiner Eigenständigkeit zu unterstützen – bei gleichzeitigem Respekt und Wertschätzung seiner Person.

Prognostisch schätze ich den Behandlungsverlauf als sehr erfolgversprechend ein. Die gesamte Symptomatik ist noch „jung" und hat sich nicht ausgeweitet, teilweise ist sie sogar schon reduziert. Bis zu seiner Erkrankung hat Herr Berger auch schwierige Situationen gut bewältigt, und er verfügt, wie schon deutlich wurde, über viele Ressourcen. Er besitzt eine starke Motivation zur Therapie und zur aktiven Mitarbeit, sein Leidensdruck ist immer noch hoch.

Die für einen Therapieerfolg wichtige Bedingung einer guten Therapeut-Patient-Beziehung sehe ich hier ebenfalls gewährleistet. Die Atmosphäre zwischen uns hat sich sehr positiv entwickelt. Seine anfängliche Unsicherheit mir gegenüber ist mittlerweile einem freundlichen, selbstbewussten Auftreten gewichen. Bei mir weckt er Neugierde und Interesse, seine „trockene", ernsthafte und anderseits schelmische Art machen es mir leicht, mich auf ihn einzulassen.

2.6 Konzeptbesprechung und Therapievereinbarungen

Bevor ich meinen Therapieantrag an die Kasse versende, lese ich ihn Herrn Berger vor. Dieser Bericht enthält sowohl die Darstellung der Angaben des Patienten als auch mein Störungs- und

Therapiekonzept. Auf diese Weise kann ich meine Sichtweise und mein geplantes Vorgehen sowie die an den Gutachter der Krankenkasse (in anonymisierter Form) weitergeleitete Information offenlegen und Herrn Berger miteinbeziehen. Dieser Bericht dient mir zudem als Grundlage dafür, bei meinem Patienten ein Verständnis für jene Prozesse zu fördern, die zur Ausbildung und Aufrechterhaltung seiner Symptomatik beigetragen haben bzw. aktuell noch wirken.

Nachdem ich den Antrag vorgelesen habe, bitte ich Herrn Berger darum, mir zu sagen, was ihm zu meiner Darstellung eingefallen ist, was er unterstützt, wo er andere Sichtweisen hat und welche weiteren Bilder, Gedanken oder Gefühle bei ihm ausgelöst worden sind.

Herr Berger äußert als Erstes, dass er sich in dem Dargestellten sehr gut wiederfinden könne und die beschriebenen Zusammenhänge für ihn einleuchtend und nachvollziehbar seien. Er fügt dann weitere Beispiele an, die ihm beim Zuhören eingefallen sind und das Beschriebene unterstreichen. Mit den benannten Zielen stimmt er ebenfalls überein, genau dies entspreche dem Anliegen, mit dem er hergekommen sei.

Allerdings, so fügt er halb schmunzelnd, halb ernst hinzu, klinge für ihn der Anspruch, seine grundlegenden Überzeugungen – was ja wohl bedeute, Teile seiner Persönlichkeit – zu ändern, angesichts seines nicht mehr gerade jugendlichen Alters reichlich hoch. Aber er sei offen für alles, was ihm helfe, sein Leben wieder in den Griff zu bekommen. Je aktiver er dabei sein könne und je sicherer ihn dies gegen Rückfälle mache, desto besser. Er sei bereit.

Ich weise Herrn Berger abschließend darauf hin, dass wir uns in der nächsten Therapiestunde und auch noch später ausführlich mit den aufgezeigten Zusammenhängen beschäftigen werden. Dann händige ich ihm Informationsmaterial zum Thema Angstentstehung und Angstaufrechterhaltung aus (Margraf und Schneider 1989; Schneider und Margraf 1998) und bitte ihn, das durchzuarbeiten. Wir vereinbaren, uns zunächst wöchentlich zu treffen, später jedoch sollen – in Abhängigkeit von der jeweils anstehenden Therapieaufgabe und dem Therapiefortschritt – die Abstände variabel gehalten bzw. zum Ende hin vergrößert werden.

2.7   Therapie

Das Unverständliche verstehen

Da ich, wie dargestellt, die Gefahr einer Neu- oder Wiederentwicklung der Angstattacken als nicht gebannt, sondern – im Gegenteil – derzeit noch für relativ hoch halte, beginnen wir umgehend mit der therapeutischen Behandlung.

In der ersten Sitzung wenden wir uns noch einmal detailliert Herrn Bergers Welt-, Menschen- und Selbstbild zu sowie den daraus abgeleiteten Verhaltensstrategien und deren positiven wie negativen Folgen. Ausgehend von den spezifischen Mustern seiner Persönlichkeit, lasse ich ihn selbst auf sein bisheriges Leben schauen und die Zusammenhänge auffinden. Sein Fazit lautet: Bis zur Pensionszeit hatten sich seine leitenden Strategien als im Großen und Ganzen eher förderlich für seine berufliche und private Situation bewährt. Dann aber war er durch sie zu einer psychophysischen Überforderung verleitet worden, und gleichzeitig hatten sie ihn darin behindert, sich intensiver mit jenen unangenehmen Gefühlen und Gedanken, die für ihn mit der bevorstehenden Lebensveränderung verbunden waren, auseinanderzusetzen. Diese berührten grundsätzlich die Unsicherheit und Furcht gegenüber dem Neuen und Unbekannten, aber vermutlich auch Gefühle von Wehmut und Trauer angesichts des Loslassen und Abschiednehmens von elementaren Strukturen und Inhalten seines bisherigen Lebens.

Als sich Herr Berger dies vor Augen führt, wird ihm deutlich, dass in dieser Lebensphase mehreres an seine verletzlichsten Punkte und grundlegenden Ängsten gerührt hat. Und dieser Prozess ist auch heute noch nicht abgeschlossen: Herr Berger lebt nun zwar schon an seinem neuen Wohnort und weiß, wie sich dieser neue Zustand „anfühlt", jedoch ist noch keine neue Struktur gewachsen, die ihm das frühere Orientierungs- und Sicherheitserleben zurückgegeben hat. Das heißt, er spürt heute hauptsächlich die verlustreichen Änderungen und deren verunsichernde, ängstigende Wirkung ohne dies durch Positives der neuen Situation ausgleichen zu können.

Bevor wir uns jedoch mit den Fragen der neuen Alltagsstruktur beschäftigten, möchte ich mich mit Herrn Berger weiter der funktionalen Analyse seiner Symptomentwicklung zuwenden. Ich beginne damit, Herrn Berger Informationen über die allgemeinen Grundlagen der Angstentstehung und deren physiologische, kognitive, emotionale und verhaltensbezogene Determinanten zu vermitteln. Dabei beziehe ich mich immer wieder auf die Inhalte des zuvor an ihn ausgehändigten schriftlichen Materials, was er – wie er mir sagt – mit großem Interesse gelesen hat.

Um ihm die besondere Bedeutung von Ursachenerklärungen für die Entstehung und Aufrechterhaltung von Ängsten aufzuzeigen, lasse ich ihn kleine Verhaltensexperimente (Symptomprovokationsübungen) durchführen, wie z. B. schnelles Treppensteigen oder Drehen auf dem Drehstuhl, und Hyperventilieren. Die dabei erlebten körperlichen Phänomene (z. B. Kurzatmigkeit, Schwitzen, Herzklopfen, Schwindel) kennt er auch von seinen Angstattacken. Er wertete sie als bedrohlichste Anzeichen mit der Folge von Angst. Jetzt, da er diese Phänomene als normale Reaktionen auf die vorausgegangenen Aktivitäten bewertet – schnelles Treppensteigen etc. –, lösen sie keine Furcht aus. Ich bitte Herrn Berger, Folgerungen aus diesen Beobachtungen ziehen: Die gleichen Körperreaktionen also haben – je nachdem, wie wir sie uns erklären – unterschiedliche emotionale Folgen. Allerdings, so berichtet Herr Berger, spüre er trotz dieser Erkenntnis ein „irrationales skeptisches Prüfen" in sich – so, als habe er seine frühere Unbefangenheit („Schwitzen, weil schnell gelaufen") gegen ein ständig bereites Misstrauen eingetauscht.

Um deshalb das Erleben jener körperlichen Phänomene, die bei seinen Attacken aufgetreten sind, noch weiter von den Angsterfahrungen „abzukoppeln", schlage ich ihm vor, die heutigen Übungen, so oft es geht, zu Hause zu wiederholen.

Herr Berger hat auch in dieser Sitzung wieder intensiv mitgearbeitet; auf meine abschließende Frage antwortet er erneut, dass ihm dieses therapeutische Vorgehen sehr entgegenkomme. Ich informiere ihn, dass ich für die nächste Sitzung plane, ihn sein Modell der eigenen Angstentstehung darstellen zu lassen, und zwar nach einem Schema,[6] das ich ihm schon jetzt mitgebe, so dass er sich zu Hause darauf vorbereiten kann. Mit diesem Schritt möchte ich prüfen, ob Herr Berger das bisher Bearbeitete verstanden hat und wo es bei ihm noch Informationsbedarf gibt.

Eine Woche später: Nachdem ich Herrn Berger begrüßt habe, bitte ich ihn, mir am Flipchart zu beschreiben, wie und warum sich seine Symptomatik entwickelt hat. Herr Berger beginnt mit großem Eifer, und im weiteren Verlauf entsteht ein intensiver Austausch zwischen uns, der mir noch einmal die Gelegenheit gibt, zentrale Punkte zu vertiefen. Das schriftliche Ergebnis dieser Arbeit ist hier zu sehen:

Die Entstehung meiner Symptomatik[7]

Prädisponierende Bedingungen:

Grundsätzlich kennzeichneten mich: eine negative Sicht der Zukunft, perfektionistische Selbstansprüche, Pflichtbewusstsein, Kontrollbestreben, es allen recht machen wollen, der eigenen Linie treu bleiben, auf der sicheren Seite bleiben wollen, wenig achtsame Selbstwahrnehmung.

An anhaltenden Belastungen gab es im Vorfeld:

berufliche Doppelbelastung, der Anspruch den Abschluss gut vorzubereiten (Chronik, Tätigkeitprofil), Leben in zwei Welten, Wegfall von freien Zeiten, körperlicher Stress durch Hausrenovierung, Fahrten, Ausmisten, Abschied, Umzug, Einrichten, Verlusterleben, Unsicherheit und Angst vor dem Neuen und Unbekannten, das mich nach der Pensionierung erwartete, insgesamt zeitlicher Druck und Gefühl von Fremdsteuerung, Erschöpfung.

Aktueller Auslöser:

enges Hotelzimmer in Burgund, freie Zeit, Ruhe, nicht mehr abgelenkt, Gefühl von Fremdbestimmtheit, Enge, Wahrnehmung körperlicher Irritationen.

Zusammenbruch des Selbstsystems und der mentalen Organisation:

Nicht-zuordnen-Können der körperlichen Empfindungen, plötzlicher Zusammenbruch aller bisherigen Orientierungspunkte.

Teufelskreis der Angst:

Die körperlichen Auswirkungen der vorhergehenden und aktuellen Belastungen waren nun in Ruhe wahrnehmbar, aber für mich nicht zu verstehen: katastrophisierende Bewertung, Folge: Angst.

= ich beobachte mein Herz, glaube unregelmäßigen und schnelleren Herzschlag zu spüren, ist für mich nicht verstehbar, Bewertung: „Krankheitszeichen", Folge: noch mehr Angst.

= durch die Muskelverspannung und deren Kühlungsprozess schwitze ich, für mich nicht verstehbar: Erinnerungen an tödliche Krankheiten von Vater und Mutter tauchen auf, Folge: Angsterhöhung.

= beginne schnell, oberflächlich zu atmen: Muskeln in der Brust spannen sich, verursachen Schmerzen im Brustbereich, Gefühl von Enge im Hals, Gefühl zu ersticken, Schwindel, Folge: Angst, vollständig die Kontrolle zu verlieren, zu sterben oder verrückt zu werden.

= stehe auf, laufe herum, Folge: Angst wird weniger, Erschöpfung, Verunsicherung.

Längerfristige Folgen:

große Erwartungsangst für die nächste und die weiteren Nächte, Schlafstörungen, selektive Selbstbeobachtung bzgl. erster Anfallsanzeichen, Generalisieren auch auf körperliche Irritationen am Tag, verstärkte Neigung zu Krankheitsursachenerklärungen: Angstkreislauf hat sich jetzt verfestigt und beginnt sich schon auszuweiten.

Zusätzliche Folgen: sich sorgen, Verunsicherung, Kontrollverlust erleben, Selbstzweifel, Rückzug, weniger Freude, Interesselosigkeit.

Herr Berger betont abschließend, dass er diesen Blick auf sich und seine Symptomentwicklung als große Hilfe und als sehr entlastend erlebe, da hiermit die Verstehens- und Orientierungslücke gefüllt wird, die ihn so umgetrieben und geängstigt hat. Nun stelle sich alles als nachvollziehbar heraus, als ein logisches Zusammenwirken von physiologischen, kognitiven, emotionalen und verhaltensbezogenen Faktoren.

Der Angst entgegentreten: Bewältigen und neu bewerten

Nachdem dieser Schritt getan ist, können wir uns der aktuell vorhandenen Symptomatik zuwenden. Die früheren Angstattacken sind auch weiterhin ausgeblieben. Allerdings gibt es das, was Herr Berger „körperliche Irritationen" nennt, zwar ohne zu den früheren Angstkreisläufen zu führen, auch nicht täglich, aber von dem Patienten mit misstrauischem und beunruhigtem Blick registriert. Ich bewerte diese Phänomene als prinzipielle Vorläufer bzw. potenzielle Auslöser der Attacken und nehme sie entsprechend ernst. Meinen Eindruck, dass die Gefahr eines Wiederaufflammens der Symptomatik noch nicht gebannt ist, sehe ich bestätigt. Umso wichtiger ist es, die von Herrn Berger geschilderten Abläufe noch einmal genauer zu untersuchen.

Wiederum bitte ich meinen Patienten um genaue Situationsschilderungen. Es zeigt sich, dass diese beunruhigenden Erlebnisse vor allem abends beim Einschlafen auftreten und nachts, wenn er aufwacht. Ich komme zu folgender Bewertung:

Es handelt sich bei den genannten Irritationen zum einen um die Folgen seiner selektiven, ängstlich-misstrauischen Selbstbeobachtung und zum anderen um die Folgen falscher Bewertungen (Ursachenerklärungen).

D. h. in der Einschlaf- oder Aufwachsituation *beobachtet* Herr Berger sich voller Anspannung, registriert jedes noch so kleine körperliche Signal, kommentiert es innerlich wie z. B.: „Dieses Gefühl da in der Brust, das wird doch nicht schon wieder ..." oder „Da ist doch was, das ist fast so wie damals ...".

Seine *Erklärungen* für das schlechte Einschlafen oder das Aufwachen sind wiederum geleitet von angstvollen Fantasien, die zu weiterer Beunruhigung beitragen: „Früher konnte ich immer schlafen, was ist da bloß los, da stimmt doch was nicht, dahinter verbirgt sich vielleicht doch noch etwas Schlimmes." Die Erfahrung eines morgendlichen Angstanfalls hat diese angstvolle Verunsicherung noch intensiviert. All dies bewirkt Gedankenkreisen, Anspannung, Sorgenverhalten, was wiederum erneut schlafbehindernd wirkt, mit der Folge weiterer sorgenvoller Gedanken und Gefühle, einer erhöhten Sensibilisierung für Körperreaktionen auch am Tag etc. Somit entsteht ein symptomspezifischer Zirkel, der immer wieder aufs Neue ausgelöst und aufrechterhalten wird.

Entsprechend unserer vorhergehenden Übungen, in denen Herrn Berger die besondere Bedeutung von Selbstbeobachtung und Ursachenerklärung am Beispiel seiner früheren Angstattacken deutlich geworden ist, bitte ich ihn nun, bei Auftreten dieser Phänomene jeweils verschiedene mögliche Erklärungen zu sammeln (z. B.: „Es gibt eine unerkannte Krankheit" oder „Der spät gegessene Apfel beschäftigt meinen Körper noch"), diese zu prüfen und dann die Variante, die ihm am wahrscheinlichsten scheint, auszuwählen. Wir gehen in dieser Weise rückwirkend einige solcher Situationen durch und üben die aufgezeigten Schritte ein. Am Ende der Stunde erhält Herr Berger die Aufgabe, dies zu Hause während der abendlichen bzw. nächtlichen Angstzustände auszuprobieren.

Schon bald kann er erste Erfolge seiner Umsetzungsbemühungen vorweisen. Zugleich aber machen seine Erfahrungsberichte Folgendes deutlich:

Da seine früheren Angstattacken bis auf eine nachts im Bett eingesetzt haben, kann es nicht erstaunen, dass Zeit, Ort und Situation stark mit dem Vergangenen assoziiert sind und ihm die Ereignisse sozusagen noch „in den Knochen" stecken. Dies wiederum bedeutet, all seine „Antennen" sind noch auf die Entdeckung frühester Gefahrenanzeichen ausgerichtet. Zudem wird diese Haltung durch seine grundlegende Tendenz des negativen Denkens und seine Furcht vor Unsicherheit und Kontrollverlust genährt.

Zusätzlich zu den Übungen zur alternativen Bewertung seiner Körpersignale überlegen wir deshalb, wie er sich sein Schlafzimmer, seine Nacht und damit seinen Schlaf wieder zurückerobern könnte. Wir sammeln folgende Ideen:

Herr Berger kann sich vor dem Einschlafen entspannen und dies mit positiven inneren Bildern intensivieren. Hierzu führe ich mit ihm eine Entspannungsübung durch. Am Ende, als er den ganzen Körper entspannt hat, leite ich ihn zur Imagination eines wunderbaren Ortes der Ruhe und Geborgenheit an. Er selbst wählt diese inneren Bilder aus. Diese Übung ist sehr einfach und kann von ihm zu Hause allein durchgeführt und eingeübt werden. Herr Berger ist sehr von diesem Vorschlag angetan. Er möchte es auf jeden Fall ausprobieren, da Anspannung bzw. Verspannung auch generell für ihn bedeutsame Themen sind.

Außerdem schlage ich ihm vor, über ein kleines Abendritual nachzudenken, das ihm helfen könnte, sich innerlich auf die Nacht einzustellen und den Tag loszulassen.

Auch überlegt Herr Berger, das Schlafzimmer neu zu gestalten.

So viele interessante Ideen – als entscheidend kristallisiert sich im Laufe der Zeit jedoch etwas ganz anderes und sehr Interessantes heraus. Die letztendlich wirkungsvollste Strategie ist eine, die auf den ersten Blick äußerst schlicht erscheinen mag. Für Herrn Berger mit seiner spezifischen Welt- und Selbstsicht ist dies jedoch ein Riesenschritt in eine nahezu revolutionär andere Richtung:

Er berichtet, er habe irgendwann damit begonnen, diesen Körperreaktionen, den Wachphasen oder dem späten Einschlafen generell einfach nicht mehr eine so große Bedeutung beizumessen, indem er nun, anstelle des angstvollen Fragens, Sätze wie die folgenden an sich richte: „Was ist denn schon dabei? Ist doch normal, wenn es mal hier oder da etwas zu spüren gibt" und „Die wenigsten Menschen schlafen sofort ein und die ganze Nacht durch. Auch wenn du es früher anders von dir gewohnt warst, die Dinge ändern sich, so ist es in allem, und das ist doch eigentlich überhaupt nicht schlimm". Diese Sicht sei ihm natürlich „theoretisch" immer schon bekannt gewesen. Dass es ihm nun jedoch mehr und mehr gelinge, sie tatsächlich für sich zu realisieren und auch mit diesem spürbar erleichternden Effekt, dies sei für ihn eine neue, wohltuende Erfahrung.

Ich bestärke Herrn Berger sehr in diesem Vorgehen. Was er aus therapeutischer Sicht getan hat, ist, dass er über die Neubewertung eines angstbesetzten Phänomens eine innere Akzeptanz erreicht, die einen beruhigenden, angstreduzierenden Effekt nach sich zieht. Hervorragend!

In der restlichen Zeit dieser Sitzung sammeln wir noch weitere Ideen zum konkreten Verhalten in Situationen, in denen er merkt, dass er nicht (mehr) einschlafen kann – wie z. B. aufstehen, lesen, entspannen, Fantasiereisen etc.

Im Laufe der Zeit gelingt es Herrn Berger immer besser, mit den zuvor ängstigenden Situationen umzugehen. Die Irritationen verschwinden nach und nach vollständig – sowohl nachts als auch tagsüber – sein Schlaf verbessert sich, seine Konzentrationsfähigkeit und seine Energie nehmen wieder zu. Dass er sich mit der beschriebenen Einstellungsänderung gleichzeitig auch eine sehr bedeutsame Möglichkeit für die Modifikation seines Oberplans und seiner bisherigen Strategien eröffnet hat, wird sich später noch deutlicher zeigen.

Sich einrichten in der neuen Lebenssituation: Strukturieren, erkunden, installieren

Mein nächstes Therapieziel ist das erfolgreiche Anpassen an die neue Lebenssituation. Zuerst einmal möchte ich mir einen Einblick in die soziale Einbettung, das soziale Netz meines Patienten verschaffen, um abzuklären, welche Ressourcen bzw. welche Probleme hier vorhanden sind. Ich bitte deshalb Herrn Berger, mir über seine Familie und die heutigen Beziehungen zu berichten. Seine folgende Schilderung vermittelt mir den Eindruck, dass er über eine stabile und bereichernde Partnerschaft verfügt. Die Kinder leben mit ihren Familien in größerer räumlicher Entfernung, und die Beziehungen zwischen Eltern und Kindern bzw. Enkelkindern beschreibt er als liebevoll und unterstützend. Ich werte dies als Ressourcen, die ich als Kraftquellen für meinen Patienten und auch eventuell bei dem Aufbau neuer Aktivitäten nutzen könnte.

Sowohl Herrn Berger als auch mir ist bei der vorausgegangenen Betrachtung seiner Persönlichkeitsspezifika deutlich geworden, dass er für sein Wohlbefinden wieder eine „Struktur" seines Alltags benötigt. Andererseits ist ihm sehr wichtig, wie er betont, nicht einfach seine frühere Strategie fortzusetzen – d. h., sich wieder mit Pflichtarbeiten, die sicherlich auch in seiner neuen Umgebung leicht zu finden wären, zuzuschütten. Stattdessen hat er den seit langem gehegten Wunsch, mehr Raum für seine musischen, sozialen, kreativen und körperlichen Bedürfnisse zu finden und sich bei alledem einfach mehr Zeit zu lassen. Seine bisherigen Erfolge der Angstbewältigung haben sich auch positiv auf sein Selbstwirksamkeitserleben ausgewirkt, so dass er sich nun mutig und voller Tatendrang dem Einrichten in seiner neuen Lebenssituation zuwendet.

Mein Anteil an der folgenden Arbeit beschränkt sich vor allem darauf, mit ihm die für seine psychische Stabilität wichtigen „Eckpfeiler" seines Vorgehens zu reflektieren, d. h. mit ihm darauf zu achten, dass er seine Ziele im Auge behält und nicht in alte „Fahrwasser" gerät. Zudem unterstütze ich ihn mit meinen Informationen über lokale Aktivitäts- und Kontaktmöglichkeiten, validiere und ermutigte ihn.

Zusammen mit seiner Frau beschließt Herr Berger nun, den Tag aufzuteilen: In der Regel möchte er den Vormittag mit dem Erledigen von Pflichten verbringen, die andere Hälfte und den Abend mit „Kür", d. h. mit Tätigkeiten, die eben nichts mit Pflichten zu tun haben, sondern seinen und den Interessen seiner Frau gewidmet sind. Dies betrifft z. B. die Mitgliedschaft in einem ortsansässigen Chor, gemeinsame Unternehmungen, Kurzbesuche bei den Kindern, kreatives Schreiben, die Aufnahme von neuen Kontakten.

Unter diesen Aktivitäten befindet sich auch der Besuch von Kursen zur Rückenstärkung. Dies bewerte ich vor dem Hintergrund der vorliegenden Ausgangssymptomatik als sehr positiv und wichtig, da sich hiermit der Blick auf die Förderung und Unterstützung von *Gesundheit* richtet, anstelle des vorhergehenden ängstlich-eingeengten Körperbeobachtens hinsichtlich möglicher *Krankheits- und Anormalitätsanzeichen*. Auch diese Aktivität unternimmt Herr Berger gemeinsam mit seiner Frau, was sicherlich auch hilft, sich gegenseitig dabei zu unterstützen.

All dies führt dazu, dass es dem Patienten zunehmend besser gelingt, an seinem neuen Lebensort und in der neuen Lebensphase eine Alltags- und Aufgabenstruktur zu entwickeln, mit Identitätsmöglichkeiten und ersten sozialen Einbindungen.

Rückfallvorbeugung: Das Handeln neu ausrichten

Das letzte und große Therapieziel ist – neben dem Stabilisieren der bisher erzielten Therapieerfolge – das Verhindern erneuter Symptomentwicklungen. Dies bedeutet auch, dass ich jene persönlichkeitsspezifischen Überzeugungen und Verhaltensstrategien auf Änderungsmöglichkeiten hin überprüfen möchte, die sowohl bei den aktuellen Symptomen eine wichtige Rolle gespielt haben als auch grundsätzlich weiterhin eine Gesundheitsgefährdung repräsentieren.

Wie ich zu Beginn dargestellt habe, betrifft dies den Wunsch meines Patienten, alle wichtigen, an ihn gerichteten Erwartungen und Aufgabenstellungen perfekt zu erfüllen. In der vorhergehenden Therapiearbeit ist Herrn Berger sehr deutlich geworden, dass hierin die wichtigsten „Türöffner" für seine Überlastung und seinen Stress liegen. Als Motiv für dieses Verhalten sehe ich (wie im Oberplan formuliert) seinen Wunsch nach Sicherheit und Anerkennung bzw. seine Angst vor Unsicherheit und Ablehnung verbunden mit seiner negativen, katastrophisierenden Erwartungshaltung.

Es hatte in seiner Sozialisation damals gute Gründe gegeben, dieses „Lebensrezept" für sich abzuleiten, jedoch lautet die zentrale Frage jetzt, ob er dies auch heute noch als angemessen und hilfreich bewerten kann.

Nachdem ich ihm diese Aspekte noch einmal vor Augen geführt habe, bitte ich ihn, dies mit Blick auf seine Lebensrealität wie auch auf die Erfahrungen, die er im Zusammenhang mit seiner Erkrankung und der Therapie gemacht hat, zu überprüfen. Seine Antwort ist ein eindeutiges: Nein! So, in dieser umfassenden Art, sehe er es aus heutiger Sicht eher als selbstdestruktive Strategien und Sichtweisen, die auch nicht mehr mit seinen realen Erfahrungen übereinstimmten:

„Ich habe doch gerade erlebt, dass ich so etwas Schlimmes wie diese plötzlich Angstattacken und all das, was damit verbunden war, nicht durch mein noch so gutes Kontrollieren, meinen Perfektionismus oder vorausschauendes Denken verhindern konnte. Und noch mehr: Ich habe diese Erschütterung nicht nur überlebt, sondern sogar wichtige neue Erkenntnisse über mich und vielleicht auch über das Leben gewonnen. Das passt nicht mehr zu meinen alten Überzeugungen und Strategien."

Wie aber lautet die Alternative, die ihm helfen könnte, besser für seine Gesundheit zu sorgen? Am Ende unserer Arbeit zieht Herr Berger folgendes Fazit:

„Ich möchte zukünftig versuchen, nicht mehr alles unter dem Aspekt zu betrachten, wo mögliche Katastrophen entstehen können und wie ich diese vermeiden kann, sondern gelassener sein, gelassener mit mir, aber auch mit dem Leben und den möglichen Ungewissheiten oder Katastrophen, die ja tatsächlich passieren können. Mein unbedingtes Streben nach Kontrolle, danach, alle Pflichten perfekt zu erfüllen, das hat mich letztendlich anfällig für die Krankheit gemacht. Nichtperfektes hat doch auch etwas Lebendiges, neben der ehrgeizigen Pflichterfüllung gibt es doch auch noch die ‚Kür': das Kreative, Spielerische, Vergnügliche – aber das konnte ich wohl bisher noch nicht so sehen."

Die ersten Schritte in diese Richtung ist Herr Berger schon bei seiner neuen Strategie zur Bewältigung der „Irritationen" und der Schlafsymptomatik gegangen: nicht mehr katastrophisieren, nicht mehr davor weglaufen, nicht mehr den perfekten Weg zur Kontrolle wählen, sondern gelassen, akzeptierend und entdramatisierend damit umgehen. Und dies hat zu eindrucksvollem Erfolg geführt!

Um diese Einstellung emotional und kognitiv noch stärker zu verankern, schlage ich ihm vor, sich zu überlegen, ob es eine Metapher oder ein Symbol gäbe, das diesem neuen Blick auf sich und die Welt am besten Ausdruck verleihen und ihm als Erinnerungshilfe dienen könnte.

Da nun Urlaubsreisen und Familienbesuche anstehen, vereinbaren wir, uns in zwei Monaten wiederzusehen.

2.8   Abschlussbilanz

Zu diesem Termin begrüßt mich ein etwas verschwitzter Herr Berger. Er entschuldigte sich lächelnd mit dem Hinweis darauf, seine Frau habe das Auto, und er sei den Berg zu mir mit dem Fahrrad heraufgefahren. „Ohne Probleme. Und das Schwitzen, das Herzklopfen, und mein roter Kopf – das heißt für mich jetzt nicht mehr ‚Achtung' und ‚Panik', sondern: Ich spüre, mein Körper funktioniert, ich bin pumperlgsund!"

Er berichtet, dass sich auch bei den Urlaubsreisen und Besuchen keine Rückentwicklung der Symptomatik ergeben hat. Im Gegenteil, ihm gehe es jetzt wunderbar und auch sein Pensionärsleben mache ihm richtig Freude. Trotz aller Erleichterung, die Erkrankung überwunden zu haben, sei er aus heutiger Sicht dankbar für diese Erfahrung, die ihm Anstöße für ein neues Verständnis, Umdenken und für Korrekturen in seinem Leben gegeben habe.

Wir ziehen Bilanz und schauen auf unsere Therapieziele und deren zugrunde liegende Symptomatik. Dies ist das Ergebnis:

Ziel 1 betraf das Sicherstellen, dass Angstattacken auch weiterhin ausbleiben, und die Reduktion bzw. das Aufheben der mit den Attacken im engeren und weiteren Sinn verknüpften Symptomatik.

Die Angstattacken sind bisher nicht mehr aufgetreten; die auf die Attacken ausgerichtete Erwartungsangst und das Sich-Sorgen sind ebenfalls nicht mehr vorhanden; die negativen, angstvollen Fehlattribuierungen von „körperlichen Irritationen" und von der Norm abweichenden Reaktionen sind einer gelassenen, akzeptieren Haltung gewichen; gleichzeitig sind diese Irritationen fast vollständig verschwunden; die Schlafstörungen kommen ab und zu noch vor – Herr Berger bewertet diese jedoch als normale Unregelmäßigkeiten, denen er nun ebenfalls mit Gelassenheit und Akzeptanz begegnet.

Ziel 2 betraf das erfolgreiche Bewältigen des Übergangs in die neue Lebensphase, um wieder zu mehr Lebensqualität zu gelangen.

Die Ängste, die Gefühle des Verlustes und der Bedrohung durch die Konfrontation mit der neuen, unüberschaubaren Lebenssituation sind immer weniger geworden. Der soziale Rückzug, der Verlust der Freude und des Interesses an sozialen und kulturellen Aktivitäten ist einem aktiven Engagement im Aufbau neuer sozialer Kontakte gewichen und dem Erleben von Lebensfreude.

Ziel 3 betraf das Ändern der grundlegenden, gesundheitsgefährdenden Persönlichkeitszüge, so dass mehr Selbstschutz und Selbstfürsorge betrieben wird.

Die Angst vor Unsicherheit und die damit verbundene generelle Tendenz zum negativen, katastrophisierenden Denken und das Sich-Sorgen sind mehr und mehr einer Haltung von Selbstakzeptanz und Gelassenheit gewichen. Seine Tendenz zum perfektionistischen, an externen Erwartungen und Pflichten orientierten Verhalten hat sich gewandelt zu Akzeptanz bzw. sogar dem Schätzen von Nichtperfektem und von Aktivitäten, die eigene, pflichtlose Bedürfnisse befriedigen.

Das oberste Ziel der Therapie bestand darin, Herrn Berger mithilfe der Therapie wieder das Erleben von Verhaltenssicherheit und Orientierung bezüglich der eigenen Person und seiner Lebensphase zu ermöglichen sowie Rückfällen vorzubeugen.

Erschöpfung, Anspannung, Gefühle intensiver Verunsicherung und Ohnmacht sind so nicht mehr vorhanden, stattdessen schildert Herr Berger ein intensives Erleben neuer Energie, Entspannung und – durch das Verstehen der Zusammenhänge – ein neues Kontroll- und Selbstwirksamkeitserleben; seine Selbstzweifel und negativen Selbstbewertungen haben einerseits dem Gefühl von Selbstakzeptanz und andererseits dem Gefühl von Stolz und Freude über die erzielten Ergebnisse Platz gemacht.

Die Therapie umfasste 13 Termine in insgesamt 6 Monaten. Die Sitzungen 1 bis 10 fanden innerhalb der ersten 3 Monate statt; die letzten 3 Sitzungen erfolgten mit einem Abstand von jeweils 2 bzw. die Abschlusssitzung von 8 Wochen.

Herr Berger hat seine Medikamente nach 10 Wochen Psychotherapie in Abstimmung mit dem Psychiater abgesetzt.

Als wir zum Ende unserer letzten Sitzung gekommen sind, greift Herr Berger in seine Aktentasche und zieht eine Mappe hervor:

„Erinnern Sie sich noch daran, dass Sie mir rieten, mir eine Metapher zu suchen, die mir helfen soll, meine Änderungen besser zu verankern und mich gegen meinen Sicherheits- und Perfektionismuswahn zu schützen? Das habe ich getan und als Pastor, der das Schreiben zu seinem Handwerk zählt, habe ich daraus gleich eine kleine Geschichte gemacht, sozusagen eine Parabel oder ein Gleichnis. Hier ist sie, ich habe sie Ihnen mitgebracht."

Mit diesen Worten überreichte er mir die folgende Geschichte:

Das Leben ist eine Baustelle

„Mama, was ist denn hinter dem hohen Bretterzaun da?", fragt das Kind seine Mutter, als sie die Straße hinter dem Haus entlanggehen. „Siehst du irgendwas?" „So groß bin nicht, dass ich über den Zaun gucken kann, vielleicht baut da jemand ein Haus. Lass uns abwarten und sehen, ob wir in ein paar Tagen mehr erkennen können, mein Schatz." „Mama, da hinten ist doch ein gelbes Schild an dem Zaun, vielleicht steht da drauf, was das werden soll." „Ja und nein. Auf dem Schild steht ‚Achtung Baustelle. Betreten verboten. Eltern haften für ihre Kinder'. Also da wird etwas gebaut, aber was wissen wir nicht. Und versuch bitte nicht, über den Zaun zu klettern und geh auch nicht rein, wenn da mal eine Tür offen sein sollte. Das kann nämlich gefährlich sein. Und wenn Kinder da reingehen und etwas geht kaputt, dann müssen die Eltern den Schaden bezahlen. Das heißt ‚Eltern haften für ihre Kinder'."
Es war nicht sehr befriedigt damit, das Kind, zu gerne hätte es gewusst, was hinter dem Zaun geschieht. Einige Tage danach ging das Kind allein am Zaun vorbei, da stieg ein Mann aus dem Auto und schloss das Tor des Zauns auf. „Was ist hinter dem Zaun?", fragte ihn das Kind schnell, bevor er verschwinden konnte. „Ich baue ein Haus für mich" antwortete der Mann. „Und da willst du einziehen?" „Ja, aber erst , wenn alles fertig ist. Und vorher darf niemand die Baustelle betreten, das ist zu gefährlich. Nur die Arbeiter dürfen da rein." „Aber wenn das Haus fertig ist, dann machst du den Zaun doch weg, oder?" „Ja, wenn wirklich alles fertig ist, innen und außen, dann ziehe ich ein. Und dann kommt der Zaun auch weg." Und damit verschwand der Mann auch hinter dem Bauzaun.
Bald konnte man die Mauern hinter dem Zaun wachsen sehen. Und dann kam auch ein Dach darauf. Wochenlang klopfte und hämmerte es hinter dem Zaun. Als das Kind den Mann wieder einmal traf, fragte es ihn: „Ist es bald fertig, dein Haus, und dann kommt der Zaun weg?" „Irgendwann bestimmt, aber das wird noch dauern. Ich ziehe erste ein, wenn alles fertig ist."
So vergingen die Monate und immer wieder kamen Handwerker, um etwas aus dem Haus zu machen. „Der wird wohl nie fertig mit seiner Baustelle", meinte die Mutter mal zu dem Kind, als sie an dem Zaun vorbeigingen. Es wurden Türen angeliefert und Fenster eingesetzt. Und dann kam auch ein Gärtner mit Büschen und Bäumen, die er hinter das Tor trug und dort wahrscheinlich einpflanzte. Als das Kind den Mann wieder mal traf, sagte es zu ihm: „Wirst du bald einziehen? Wenn der Gärtner schon da ist, kann man in dem Haus doch schon wohnen. Wir wohnen schon zwei Jahre in unserem Haus, und der Garten ist immer noch nicht fertig. Aber das macht nichts." „Doch das macht was, jedenfalls mir", sagte der Mann. „Ich kann nicht auf einer Baustelle wohnen, ich will, dass alles fertig ist. So bin ich nun mal." Kurz vor Weihnachten hörte das Kind, wie sich zwei Arbeiter vor dem Zaun unterhielten und darüber lachten, dass der Hausbesitzer jetzt schon wieder andere Fliesen im Bad haben wolle, weil ihm die ersten nicht gefielen. „Der wird nie fertig, der zieht da erst ein, wenn sie seinen Sarg

reintragen", meinte ein Arbeiter zum anderen. Als ein paar Tage später der Besitzer wieder mit seinem Auto vorfuhr, lief das Kind schnell hin und sah, dass außer ihm auch ein Kind aus dem Auto gestiegen war. „Ziehst du da auch ein?", fragte unser Kind das andere. „Ich glaube, dass erlebe ich nie", antwortete es und schaute mit einem Seufzer zu dem Mann auf, der wohl sein Papa war. Der seufzte auch und sagte dann zu den beiden Kindern: „Warum müssen Kinder immer so ungeduldig sein. Ich habe euch beiden doch schon gesagt, dass ich nicht auf einer Baustelle leben will. Wenn alles fertig ist, ziehen wir bestimmt ein." „Aber im Leben ist doch nie alles fertig, das ganze Leben ist eine Baustelle", sagten die beiden Kinder fast wie aus einem Mund. Anscheinend waren sie doch nicht mehr so ganz klein. Und die Mutter, die inzwischen hinzugekommen war, weil sie nach ihrem Kind suchte und die letzten Sätze mitbekommen hatte, fügte hinzu: „Für eine richtige Baustelle mag das Schild ja gelten mit dem ,Betreten verboten'. Aber für die Baustelle des Lebens ist das völlig verkehrt. Da müsste auf dem Schild stehen: ,Betreten erwünscht!' Denn fertig wird das Leben nie, und das ist doch gerade das Tolle daran." Nachdenklich verschwand der Mann mit seiner kleinen Tochter hinter dem Bauzaun. Und wirklich, eine Woche vor Weihnachten gab es den Zaun plötzlich nicht mehr. Und drei Tage vor Weihnachten kam der Möbelwagen, und die Familie bezog ihr neues Haus. Schnell wurden die beiden Kinder Freunde. Und die Tochter des Hausbesitzers meinte: „Endlich sind wir eingezogen. Und es ist wunderbar hier, gerade weil noch nicht alles fertig ist. Da kann man noch Pläne machen. Und das Beste ist, dass ich schon eine Freundin in der Nachbarschaft habe."

Und man kann wohl sagen, dass Eltern nicht nur das Risiko tragen, für ihre Kinder haften zu müssen. Sie haben auch die große Chance, von ihren Kindern lernen zu können. Denn Lebenserfahrung hat nicht nur mit dem Alter zu tun, sondern vor allem auch mit dem richtigen Blick auf die Lebendigkeit des Lebens.

2.9 Ein halbes Jahr später[8]

- „Wie geht es Ihnen heute, wie haben sich die Dinge weiterentwickelt?"

„Mir geht es nach wie vor unverändert gut. So dass ich jetzt sagen kann, das war eine Episode, es gibt diese Ängste heute nicht mehr. Das hängt sicherlich auch damit zusammen, dass unser Leben heute eine neue Struktur gefunden hat, mit der wir zufrieden und ausgefüllt sind. Also Langeweile taucht wirklich überhaupt nicht auf."

„Und Ihr Plan, jeweils den halben Tag ,Pflicht' und den halben Tag ,Kür' einzuhalten, hat das auch weiterhin geklappt?"

„Das ist jetzt sogar noch mehr ,Kür'. Im Garten ist zurzeit nicht mehr so viel zu tun, und wenn ich so Geschichten schreibe, habe ich mir dies zwar auferlegt, aber das ist ja auch ,Kür'. Das langfristige Arbeitsprojekt, das ich mir vorgenommen habe, wird sicherlich noch zwei Jahre brauchen, aber das macht ja auch nichts. Ich hab es ja selbst zu bestimmen. Und ansonsten haben wir noch vieles andere.

Am letzten Wochenende waren wir zu Besuch in unserem früheren Wohnort. Das war natürlich schön, alle Leute von damals wieder zu treffen. Wir waren auf dem Markt und alleweil wurde man angesprochen: ,Ach bist du wieder da' usw. Das tut natürlich gut, aber ich merke, das ist eine schöne Lebensphase, auf die ich gerne und dankbar zurückblicke, aber die ist auch in gewisser Weise jetzt abgeschlossen."

„Hat es nochmal wehgetan?"

„Nein. Aber dass diese Menschen so auf mich zukamen, das zeigte mir, die haben doch gerne mit einem gelebt und gearbeitet, aber weh tut das überhaupt nicht mehr. Dafür ist hier jetzt so viel Neues."

- **„Und die Ängste von damals, sind die nun ganz weg?"**
„Ganz, absolut. Ich meine, es kommt immer noch mal vor, dass ich schlecht schlafe. Aber das stört und beunruhigt mich nicht mehr."

- **„Wie beurteilen Sie aus heutiger Sicht, dass es zur Entwicklung Ihrer Krise kam?"**
„Also, ich hab mich früher immer gewundert – um mich nicht noch hochnäsiger auszudrücken – über die vielen Leute, die mit Burn-out rumlaufen. Ich hab immer gesagt: ‚Ich hoffe, ich behalte das im Griff.' Das ist mir für die Zeit, in der ich funktionieren musste, ja auch gelungen. Ich hab meinen Burn-out dann zum Schluss gekriegt, sozusagen als es arbeitsrechtlich nicht mehr relevant war.

In dieser letzten Zeit im Dienst, als ich diese Vertretung machen musste, da hat mein Vorgesetzter immer gesagt: ‚Wenn du Hilfe brauchst schrei, dann bekommst du sie.' Aber ich hab immer gemeint: ‚Ach, das ist ja überschaubar, das krieg ich schon noch hin.' D. h., es war mein eigener Anspruch. Das war vielleicht falsch. Da hab ich mich durch meinen Ehrgeiz oder was auch immer überfordert und hätte besser sagen sollen: ‚Komm, das musst du nicht machen.' Wie es mir dann damit gegangen wäre, kann ich jetzt natürlich schlecht sagen. Vielleicht hätte ich mich dann auch nicht wohlgefühlt. Ich weiß aber genau, der Gedanke war oft da: ‚Eigentlich ist es so, wie es momentan läuft, auf Dauer nicht erträglich.'"

- **„Und die Tatsache der großen Lebenswende, welche Bedeutung messen Sie ihr bei?"**
„Also ich denke, dass das die Hauptursache dafür war, dass alles so gekommen ist. Dieser gesamte Prozess der Umstrukturierung schien mir ja vom Kopf her klar zu sein: Was alles anders wird, rein von der Arbeitsbelastung und auch von dem neuen Rollenzuschnitt und Rollenverständnis. So sehr ich vorher manchmal unter diesem In-der-Öffentlichkeit-Stehen gelitten habe, es mich belastet hat, und ich das eigentlich auch gar nicht wollte, so klar war mir auch, dass ich daraus viel Anerkennung bezog und dass es mir nachher fehlen würde. Aber trotz meines Aufgehens in der Arbeit war ich davon überzeugt: ‚Ich hab so viele Interessen und Hobbys, denen kann ich mich dann später voll widmen.' Bei anderen habe ich das nämlich als so bedrohlich erlebt, die wussten hinterher gar nicht mehr, was sie anfangen sollten. ‚Diese Leute trifft das eher', dachte ich, ‚ich weiß ja, was ich hinterher machen will.' Darum bin ich dann sozusagen doppelt aus den Latschen gekippt, als ich feststellen musste: ‚Jetzt also auch ich.'"

- **„Und nun, wenn Sie per Distanz draufschauen, denken Sie, Sie haben vielleicht etwas unterschätzt oder was hat da gewirkt? Im Kopf war es klar, was war dann doch anders?"**
„Ich glaube nicht, dass ich die körperlich anstrengende Phase unterschätzt habe.

Es ist schwer zu benennen. Ich habe eigentlich nur bemerkt, dass die Vorbereitung die man im Kopf trifft, eben nur begrenzt ist. Ich weiß auch nicht genau, was ich hätte anders machen können. Vielleicht mir mehr Hilfe holen, aber ich war eben auch nicht der Mensch, der sich nachsagen lassen wollte: ‚Der richtet sich schon auf den Ruhestand ein und spitzt nur noch den Bleistift'. Sondern ich hab immer gesagt: ‚Solange ich da bin, bin ich auch ganz da, für alles und die Menschen und will auch voll einsatzfähig sein'. Vielleicht aber hätte ich diese Phase noch mehr ausklingen lassen sollen, und nicht: ‚Bis zuletzt krieg ich Geld, da muss ich arbeiten'."

- „Damit berühren wir ein weiteres wichtiges Thema. Damals als wir miteinander arbeiteten, zielte Ihre Pflichtorientierung ja auch darauf, Ihnen Kontrolle, Sicherheit und positiven Selbstwert zu vermitteln – bei gleichzeitig grundsätzlich pessimistischer, ängstlicher Einstellung. Wie sieht es heute damit aus, wo doch die Pflichten weniger geworden sind?"

„Also zum einen hat sich Entscheidendes in meinem Leben dadurch verändert, dass es heute viele Aufgaben und Interessen gibt, auf die ich mich freue. Der größere Anteil an freier Kreativität gleicht, glaube ich, den geringeren Verpflichtungscharakter, den ich früher brauchte, aus.

Und, wie gesagt, es war sehr wichtig in dieses neue Leben Strukturen hineinzubekommen. Der Beruf ist ja nicht nur die Pflicht, er gibt dem Leben auch Struktur. In der Therapie haben wir herausgearbeitet, dass ich halt ein Mensch bin, der sehr klar strukturiert leben muss. Ich sage das bewusst so, weil ich auch sehe, es ist durchaus auch eine Schwäche von mir. So ganz spontan und unstrukturiert, das kann ich nicht, da wird auch nichts draus. Das musste sich jetzt erst finden."

- „Unter dem neuen Motto: Leben mit der Baustelle …?"

„Ja. Die Einsicht, dass ich die Strukturen brauche, ist das eine. Das andere aber ist: Ich muss sie relativieren. Und ich habe mit der Zeit gelernt, dass ich diese festen Strukturen auch ab und zu hergeben kann und sie nicht zwanghaft durchhalten und durchsetzen muss."

„Hängt dies auch mit Ihrer neuen Regel zusammen: ‚Gelassenheit gegen Perfektionismus'?"

„Genau. Dies zu lernen und zu entwickeln, dabei hat mir sicherlich auch ein Stück Altersweisheit geholfen."

- „Und gelingt denn heute diese Umsetzung?"

„Ja das tut sie, absolut."

- „Ihre frühere pessimistische Tendenz – der Blick auf das Negative?"

„Weiter gebessert. Kann mich jetzt auch schon mal selbst damit auf den Arm nehmen."

- „Zum Schluss: Was hat Ihnen, wenn Sie an unsere therapeutischen Sitzungen denken, gut getan, was war wichtig?"

„Erst mal war gut und wichtig, dass ich darüber reden konnte. Wobei ich das bei anderen Leuten auch getan hab, auch um denen zu sagen: ‚Wenn euch mal so was vorkommt, macht euch nicht verrückt, schämt euch nicht. Auch mir, der immer als stark galt, dem ist so was passiert.' Und dann mit Ihnen die Belastungen auf den verschiedenen Ebenen herauszukristallisieren und wie das zusammenhängt – das hat mir zu der Einsicht verholfen: ‚Kannst dich gar nicht wundern, dass es jetzt bei dir eingekracht ist.' Vor allem mir diesen Teufelskreis der Angst bewusst zu machen, wie der sich entwickelt und die Angst immer wieder verstärkt hat, war ganz wichtig. Und die Erfahrung, dass ich mit diesem Wissen ausgestattet, nicht Panik vor dem nächsten Angstanfall haben muss, sondern mir klar ist, ich verfüge über das entsprechende Handwerkszeug und kann im Falle des Falles in kleinen Schritten dagegen angehen."

- „Welches Werkzeug war und ist wichtig?"

„Für mich am wichtigsten war nach Alternativen zu meinen ängstigenden Erklärungen Ausschau zu halten, mich nicht hochzuschaukeln und auch mit dieser Erwartungsangst anders umgehen zu lernen."

- „War auch bezüglich unserer Beziehung etwas für Sie wichtig?"

„Wichtig fand ich das Verständnis, das ich erfahren habe. Dabei hat für mich auch Ihr Alter eine Rolle gespielt."

„In welcher Weise?"

„Der Neurologe hat mir Adressen von Psychotherapeuten gegeben und gesagt, ich solle auch auf das Alter des oder der Therapeutin achten, dass es passt. Da hab ich erst gelächelt, weil ich als Pastor doch auch für alle Altersstufen infrage kam. Aber im Nachhinein hab ich es als sehr gut erlebt, dass Sie und ich ungefähr aus einer Altersgruppe stammten."

„Weil Sie annahmen, ich kann Sie deshalb besser verstehen und nachvollziehen, was da bei Ihnen passiert?"

„Ja, genau. Mir hat als junger Pfarrer mal eine alte Frau gesagt: ,Na, so ein richtiger Pfarrer sind Sie ja noch nicht.' Und ich dachte, ich wäre einer. Später hab ich verstanden, was sie meinte."

„Gibt es zentrale Lehren oder Botschaften für Sie aus der Therapie?"

„Dass ich diese Therapie selbst aufgesucht habe und nicht dem Motto gefolgt bin: ,Schluckste einfach die Tabletten, dann wird's schon', das finde ich nach wie vor gut. Dadurch bekam ich die Chance, Neues zu lernen. Zum Beispiel dass es wichtig und hilfreich ist, sich die verschiedenen Stränge, die in einem wirken und zusammenarbeiten, klarzumachen – nicht nur, wenn es mal schiefläuft, sondern generell einen achtsamen Blick auf sich zu richten. Das möchte ich mir bewahren."

2.10   Reflexion

Auch dies ist ein Beispiel aus meiner Praxis und für mein therapeutisches Tun.

Nicht alle Menschen, die zu mir kommen, leiden an schweren, schon viele Jahre andauernden Störungen, die eine lange und komplizierte Therapie notwendig machen. Dauer und Schwere sind jedoch nicht gleichzusetzen mit der Dringlichkeit einer therapeutischen Behandlung im Sinne von: je schwerer, desto eiliger.

Die Geschichte von Herrn Berger zeigt, dass in einem Fall, bei dem eine längere Wartezeit die Gefahr einer Intensivierung und Ausweitung der Symptomatik birgt, das frühzeitige therapeutische Intervenieren sehr wichtig sein kann und letztendlich rasch zu dem gewünschten Erfolg führt.

Herr Berger hatte in mehrerer Hinsicht unglaubliches Glück – zum einen, dass Hausarzt, Psychiater und ich, die Psychotherapeutin, so schnell Termine anbieten konnten. Zum anderen, dass er, „geschubst" durch seine Frau, selbst bereit war, frühzeitig Hilfe zu suchen.

Diesem Verlauf entnehme ich zwei grundsätzliche Botschaften:

Erstens verweist er auf die Notwendigkeit ausreichender Behandlungsplätze, bei denen sowohl die unterschiedliche Dringlichkeit der Behandlung berücksichtigt wird, als auch eine methodisch angemessene psychotherapeutische Hilfe gewährleistet ist.

Zweitens: Menschen, die psychisch erkranken, sollten nach einer gewissen Beobachtungszeit, die keine Besserung, sondern eine Zunahme der Beschwerden zeigt, nicht lange zögern, therapeutische Hilfe aufzusuchen. Theoretisch. Prinzipiell. Und konkret?

Unsere aktuelle Versorgungssituation sieht leider anders aus: Die bestehenden Möglichkeiten decken den aktuell vorhandenen Behandlungsbedarf bei weitem nicht ab. Menschen, die einen Termin möchten, müssen in der Regel etliche Telefonate führen, um dann einen Wartelistenplatz zu erhalten – mit der unsicheren Aussicht auf eine Sitzung in mehreren Wochen oder gar Monaten.[9] Von der Situation auf dem Land nicht zu sprechen. Das Problem ist seit langem bekannt, und es gibt aktuell mehrere Ansätze für neue Lösungswege. Wir werden sehen, ob sie fruchten – aber dies ist ein weiteres großes Thema.

Zurück zu meinem Patienten. Für mich war es eine vergleichsweise einfache Behandlung. Herr Berger hatte schon von Anbeginn eine sehr gute Prognose: Eine erst wenige Wochen alte Symptomatik, die teilweise schon reduziert war, ein sehr engagierter und motivierter Patient, mit großem Interesse, die Ursachen und aufrechterhaltenden Bedingungen zu verstehen, der ursprünglich im weiteren Sinne auch aus dem helfenden Berufsbereich kam etc.

Meine Arbeit bestand vor allem darin, die jeweils indizierten therapeutischen Interventionsmethoden vorzugeben; dann konnte ich mich daran freuen, wie erfolgreich und selbstständig Herr Berger meine Anregungen aufgriff und umsetzte.

Der Patient beschreibt, dass er die Ähnlichkeit unseres Alters als förderlich erlebte. Dies verweist darauf, dass man als Therapeutin auch diesen Aspekt im Blick behalten sollte: Er muss nicht notwendigerweise, kann jedoch im Einzelfall eine bedeutsame Rolle spielen.

Diese Geschichte handelt auch von der Herausforderung und Bewältigung des kritischen Lebensereignisses: Abschied von der Berufstätigkeit und Beginn des Ruhestandes. Dies ist ein Thema, das sich heute mehr denn je in seiner Relevanz und Brisanz zeigt.

Immer mehr Menschen sind bei dem Eintritt in die neue Lebensphase sowohl psychisch als auch physisch noch gesundheitlich ausgesprochen fit – verglichen mit früheren Generationen – und haben laut statistischer Berechnungen im Schnitt noch eine ganze Reihe von Lebensjahre vor sich. Gleichzeitig hat der Stress in der Berufswelt im Allgemeinen sehr zugenommen, mit wenig Freiraum für den Aufbau von Hobbys und anderen Interessen; zudem haben sich familiäre Bindungen in Richtung Lockerung verändert und geben weniger Halt.

Dies bedeutet für das Erleben des Übergangs von der Berufstätigkeit in die Berentung oder Pensionierung: Nach der ersten Zeit der Erleichterungs- und Befreiungsgefühle angesichts des Wegfalls von Negativem, stellt sich unweigerlich die Frage nach Inhalt und Struktur nach Selbstwert- und Identitätsbildung in dieser neuen Lebensphase.

Die neue Freiheit, die sich nicht nur als *Freiheit von* sondern auch als *Freiheit für* etwas erweist, muss nun selbst gestaltet werden. Und das fällt, je mehr man zuvor von außen durch den Beruf bestimmt wurde, nicht gerade leicht.

Manch eine oder einer kippt so von einem Extrem in das andere, von dem Abarbeiten überquellender Terminkalender in gähnende Leere. Anstelle der früheren Burn-out-Gefahr (des Ausbrennens durch langanhaltende stressreiche Überforderung) droht nun der Bore-out – das heißt das Leiden an Langeweile und Unterforderung und bei manch einem auch an der Einsamkeit (Lehr 2012).[10] Die Sport- und Tourismusbranche hat dieses Bedürfnis schon seit längerem als lukratives Geschäft erkannt und reagieren mit einer Fülle von speziell auf diese Adressatengruppe zugeschnittenen Angeboten. Auch das Engagement in ehrenamtlicher Tätigkeit oder in Organisationen wie dem Senior Expert Service erfreut sich zunehmender Beliebtheit, nicht zu reden von den Aktivitäten in Laienchören, Malschulen, Volkshochschulkursen oder Seniorenstudium. Und dennoch, trotz all dieser Angebote gelingt es nicht jeder und jedem, diesen Übergang für sich erfolgreich zu meistern. Wie schon zuvor dargestellt, ist die Zahl derjenigen, die in der Zeit der Berentung und darauffolgend psychisch erkranken erschreckend hoch und die psychotherapeutische Versorgung unangemessen.[11]

Für Herrn Berger beinhaltete dieser Übergang einen gewaltigen Wechsel. Seine Antwort bzgl. der Frage, ob er aus heutiger Sicht anders hätte damit umgehen sollen, lautet: Vielleicht wäre es besser gewesen, „es etwas mehr ausklingen zu lassen, statt sich mit Arbeit abzulenken und sich über die körperlichen Grenzen hinweg zu erschöpfen". Ob es ihm dann besser gegangen wäre, wagt er auch jetzt noch nicht eindeutig mit ja zu beantworten.

Entsprechende Forschungsergebnisse legen nahe, dass es günstig ist, sich frühzeitig auf diese neue Lebensphase vorzubereiten, und das heißt auch u. a. zu registrieren, welcher Wechsel bevorsteht, welche Notwendigkeiten, Möglichkeiten und Wünsche bestehen, und entsprechende Ressourcen zu erwerben. Wichtig ist hierbei jedoch, dass die für diesen Wechsel günstigen Bedingungen zum großen Teil schon lange vor dieser Lebensphase angelegt und damit vorbereitet werden sollten – entsprechende förderliche persönliche Merkmale bzw. Kompetenzen, soziale Netze, Ausbildung von Interessen, materielle Hilfsmittel, Modelle und Leitbilder, Bewältigungsfähigkeiten etc. (Hoepflinger 1998; Tesch-Römer und Engstler 2008). Neben diesen allgemeinen, zumeist in informellen gesellschaftlichen Prozessen erworbenen Kompetenzen könnten dann zusätzlich spezielle, auf diese Thematik ausgerichtete Seminare diese Lebensphase vorbereiten helfen (Marschall 2001).

Trotz allen Voraus- und Bedenkens kann es auch wichtig sein, dass man nicht alles gleich nach altem Verhaltensmustermuster zu- und verplant, sondern auch Freiräume, vielleicht auch Zeiten der Langeweile und Desorientierung durchlebt, um damit neue Chancen in sich selbst und in dieser Lebensphase zu entdecken.

Herr Berger hatte auch bezüglich des Therapieziels, diesen Wechsel positiv zu bewältigen, hervorragende Voraussetzungen: Er verfügte trotz seines Umzugs über soziale, besonders familiäre Unterstützungssysteme, er hatte viele ihn erfüllende Interessen und Hobbys, kann heute sogar noch einiges aus seiner beruflichen Tätigkeit fortsetzen (z. B. theologische Schreibprojekte), er ist bis auf einige, für ihn zu bewältigende Einschränkungen gesund, er hat keine finanziellen Sorgen, hat Freude an Aktivität, ist sozial kompetent und er nutzte seine Therapie dazu, sich mit seiner Persönlichkeit neu zu orientieren. Letztendlich scheint es Herrn Berger gelungen zu sein, nach der Krise und Destabilisierung in den Genuss der positiven Konsequenz kritischer Lebensereignisse zu kommen, nämlich die der Förderung von persönlicher Reifung und Entwicklung. Dies jedenfalls lese ich aus seiner eindrucksvollen Schilderung in der Nachbefragung.

Dass es trotz der Kürze der Therapie und seines – wie Herr Berger formulierte – nicht mehr ganz jugendlichen Alters möglich war, eine Änderung auf der Ebene seiner tieferen Überzeugungen und Strategien herbeizuführen, hatte ich zwar erhofft und angestrebt, sicher war ich mir dessen jedoch nicht. Wie der Patient zum Schluss anmerkte, habe ihm dabei vielleicht auch ein wenig die „Altersweisheit" geholfen. Hiermit trifft er einen Punkt, der sich tatsächlich auch in Untersuchungen zur emotionalen Entwicklung im Laufe der Lebensspanne abzeichnet: Mit höherem Alter besteht eine größere Wahrscheinlichkeit mit mehr Gelassenheit und Akzeptanz zu reagieren (Wolf 2011). Aber: Dies ist nicht zwangsläufig so, sondern im Einzelfall hängt das Gelingen von verschiedenen sozialen, psychologischen und biologischen Faktoren ab (Kunzmann 2011). Für Herrn Berger war die Therapie Anstoß und Richtungsgeber, sich diesen Weg zu eröffnen und zu nutzen.

Ich ziehe hieraus die Schlussfolgerung: Älter werden muss nicht immer nur ein Verfestigen von Persönlichkeitszügen und Resistenz gegenüber Änderungen bedeuten, sondern kann auch heißen: Der ältere Mensch kann gerade aufgrund seiner Lebensjahre und Lebenserfahrungen aus einer anderen, vielleicht weiseren Perspektive auf sich schauen und daraus den Mut und die Zuversicht für eine Änderung schöpfen. „Altern ist kein Abbau sondern ein Umbauprozess", der auch weiterhin Lernprozesse und Umstellungsfähigkeiten beinhaltet, so folgert Lehr, die frühere Bundesgesundheitsministerin (Hirsch 2009, S. 195, zit. nach Lehr 2012, S. 12).

All dies möchte ich jenen entgegenhalten, die vielleicht immer noch dem alten Defizitmodell folgen (Alter gleich Abbau und Kompetenzverlust) und deshalb einer Therapie älterer Menschen skeptisch gegenüberstehen. Ein Umdenken ist diesbezüglich schon lange überfällig und wichtiger denn je.

Literatur

Verwendete Literatur

Amrhein, L. (2006). Universität Kassel. Lebensführung und Lebensstile im Alter. Referat zur Tagung „Die Kunst des Alterns". Evangelische Akademie Hofgeismar.

Buchebner-Ferstl, S. (2005). *Das Paar beim Übergang in den Ruhestand.* Wien: Österreichisches Institut für Familienforschung (ÖIF) Schriften, Band 14.

Bühring, M. (2013). Psychische Gesundheit in der Arbeitswelt. Keine Gesetze gegen Stress. *Deutsches Ärzteblatt/ PP, 2,* 68.

Clark, D. M. (1987). *A cogitive Approach to panic. Theory and data. Proceedings of the 140th Annual Meeting of the American Psychiatric Association.* Chicago: APA.

Clark, D. M. (1988). A cognitive model of panic attacks. In S. Rachman, & J. D. Maser (Hrsg.), *Panic: Psychological Perspectives* (S. 48–75). New York: Lawrence Erlbaum.

Dilling, H., Mombour, W., & Schmidt, M. H. (Hrsg.). (2008). *Internationale Klassifikation psychischer Störungen. ICD-10 Klinisch-diagnostische Leitlinien.* Bern: Huber. Kapitel V (F)

Filipp, S. H. (1990). *Kritische Lebensereignisse.* München: Urban & Schwarzenberg.

Hesse, H. (1941). Stufen. In Hesse, H. (3. Auflage 2013) Gedichte 1895 bis 1941 ausgewählt von Hermann Hesse (S. 187). Frankfurt a. M.: Suhrkamp.

Hoepflinger, F. (1998) Das Projekt: Übergänge in den Ruhestand, *NFP/PNR, 32,* Nationales Forschungsprogramm. Zürich

Hoffmann, N., & Hofmann, B. (2008). *Expositionen bei Ängsten und Zwängen. Praxishandbuch.* Weinheim: Beltz.

Kämmerer, A. (2012). Psychotherapie und Geschlechtszugehörigkeit. In P. Fiedler (Hrsg.), *Die Zukunft der Psychotherapie* (S. 62–79). Heidelberg: Springer.

Kiefer, T. (1997). *Von der Erwerbsarbeit in den Ruhestand. Theoretische und empirische Ansätze zur Bedeutung von Aktivitäten.* Freiburg Schweiz: Universitätsverlag.

Kunzmann, U. (2011). Wut ist eine Domäne der Jugend. *Gehirn und Geist, 9,* 20–21.

Lehr, U. (2012). Leben in einer Zeit des Wandels. *Psychotherapie Aktuell, 2,* 10–14.

Margraf, J., & Schneider, S. (1989). *Panik. Angstanfälle und ihre Behandlung.* Berlin: Springer.

Marschall, K. (2001). Aspekte einer Vorbereitung auf das Alter unter Berücksichtigung der Freizeitgestaltung. Diplomarbeit eingereicht am Institut f. Interdisziplinäre Gerontologie der Hochschule Vechta. Vortrag auf der Jahrestagung der „Alternswissenschaftlichen Gesellschaft Vechta e. V."; Lingen 5. und 6.10.2001.

Moody, H. R. (2001). Productive aging and the ideology of old age. In N. Morrow-Howell et al. (Hrsg.), *Productive aging: concepts and challenges* (S. 175–196). Baltimore, London: John Hopkins University Press.

Rabe-Menssen, C. (2011). Barrieren der Inanspruchnahme von ambulanter Psychotherapie bei älteren Menschen. *Psychotherapie Aktuell, 3*(4), 12–16.

Rieser, S. (2013). Neue Bedarfplanung. Erst eine bessere Verteilung – dann bessere Verhältnisse. *Deutsches Ärzteblatt, 2,* 58–60.

Schneider, S., & Margraf, J. (1998). *Agoraphobie und Panikstörung.* Göttingen: Hogrefe.

Tesch-Römer, C., & Engstier, H. (2008). Der Übergang in den Ruhestand: Konsequenzen für die Gesundheit und das soziale Netz. *Informationsdienst Altersfragen, 35*(1), 1–7.

Wolf, C. (2011). Emotionsforschung. Die Lust des Älterwerdens. *Gehirn & Geist, 9,* 14–19.

Yalom, I. D. (2008). *In die Sonne schauen. Wie man die Angst vor dem Tod überwindet.* München: btb.

Anmerkungen

1   Zu diesem Thema s. auch die Geschichte „Schicksals Schläge" (Kap. 3) in diesem Buch.

2   Trotz dieser Tendenz zeigen aktuelle Studien, dass immer noch zu viele hinderliche Barrieren sowohl auf Patienten- als auch auf Behandlerseite bestehen, die zu der aktuell vorliegenden psychotherapeutischen Unterversorgung älterer Menschen führen (vgl. u. a. Rabe-Menssen 2011).

3   S. zu dieser Thematik auch Yalom (2008).

4   Hiermit bezeichnet man längeres zu schnelles und tiefes Brustatmen das zu einem Ungleichgewicht von Sauerstoff und Kohlendioxid im Blut führt: Im Blut ist dann zu viel Sauerstoff und zu wenig Kohlendioxid. Dies kann als Folge u. a. haben: Muskelkrämpfe, Schwindel, Kribbeln in den Händen und Füßen, Schwitzen. Dies sind normale

Reaktionen auf diese Blutgaszusammensetzung, und sie sind nicht lebensbedrohlich (Margraf und Schneider 1989).

5   Die diagnostische Beurteilung nehme ich in diesem Fall sowie auch bei allen anderen Patienten der folgenden Geschichten nach den Kriterien der Internationalen Klassifikation psychischer Störungen (ICD 10), von Dilling et al. (2008) vor.

6   Zusammengestellt nach den Vorlagen von Hoffmann und Hofmann (2008, S. 58); Clark (1987, 1988) sowie Margraf und Schneider (1989).

7   Originaltext des Patienten.

8   Der folgende Text ist bis auf kleinere Änderungen, die der besseren Lesbarkeit dienen sollen, ein Transkript des größten Teils unseres Nachgesprächs. Die Hervorhebungen einzelner Fragen sollen die unterschiedlichen Themenbereiche kennzeichnen.

9   Zur Kritik an den langen Wartezeiten sowie zu den Maßnahmen einer neuen Bedarfsplanung s. Veröffentlichungen des Ärzteblattes, u. a. Bühring (2013); Rieser (2013).

10   Allerdings können sich die Idealvorstellungen bzgl. des Ruhestands durchaus unterscheiden. Dazu zwei Beispiele aus meinem privaten Kreis: Freunde von mir, die aus dem türkischen Raum und aus der Arbeiterschicht stammen, berichten, dass in ihren Familien die ideale Vorstellung des Ruhestands beinhaltet, viel Zeit für sich zu haben, Ruhe, Entlastung von Pflichten, Zuschauer statt Akteur zu sein, auf das Altenteil zu gehen, sich mit den Enkeln zu beschäftigen, das „Wohlverdiente" des Ruhestands zu genießen etc. Dort schaue man voller Unverständnis auf die wie getrieben wirkende Sinn- und Betätigungssuche der deutschen Rentner und Pensionäre. Aus den USA kenne ich wiederum verschiedene Kollegen, die bis ins hohe Alter freiwillig und mit großer Begeisterung beruflich aktiv sind d. h. keine gesetzlich festgelegte Grenze ihres Berufsendes haben. Wohlgemerkt – ich spreche hier nicht von jenen, die weiter Geld verdienen müssen, weil die Rente nicht reicht, sondern von den Menschen, die ihr Auskommen hätten, aber sich wünschen, weiter in ihrem Beruf tätig zu sein (zum Thema verschiedener Altersideologien s. weiter Moody 2001, zit. in Amrhein 2006).

11   Man geht davon aus, „dass psychische Erkrankungen in der Gruppe der über 65-Jährigen etwa 25 % ausmachen" (Helmchen et al. 1996; Rabe-Menssen 2011, zit. nach Lehr 2012, S. 13). „So zeigt sich, dass nur 1 bis 1,5 % der über 60-Jährigen psychotherapeutische Hilfe in Anspruch nimmt, dass jedoch fast jeder Zehnte der über 60-Jährigen an einer Depression leidet, Frauen häufiger als Männer, dass die Hälfte der Suizidtoten über 60-Jährige sind, dabei viele über 80-Jährige.[…] Viele Depressionen werden durch Umstellungs- und Verlustsituationen ausgelöst – Situationen, die sich ja in höherem Lebensalter häufen. Statt psychotherapeutischer Behandlung findet sich eine Steigerung der Verschreibung von Antidepressiva" (Glaeseke et al. 2008, zit. nach Lehr 2012, S. 14); s. auch Kämmerer (2012).

Schicksals Schläge

3.1   Erste Sitzung – 50

3.2   Fünf Monate später – 53

3.3   Symptomatik – 56

3.4   Diagnostische Beurteilung – 57

3.5   Übergeordnetes Therapiekonzept,
       Ziele der ersten Interventionen – 57

3.6   Konzeptbesprechung und Therapievereinbarungen – 57

3.7   Erste Therapiephase – 57

3.8   Kennzeichen des aktuellen Trauerprozesses – 59

3.9   Therapiekonzept für den Umgang mit der Trauer – 60

3.10   Konzeptbesprechung, Therapievereinbarungen,
       Fortsetzung der Trauerarbeit – 60

3.11   Frau Blums Lebensgeschichte – 62

3.12   Problemanalyse – 64

3.13   Therapiekonzept für das Leben mit der Krankheit – 67

3.14   Konzeptbesprechung und Therapievereinbarungen – 67

3.15   Zweite Therapiephase – 68

3.16   Zwischenbilanz – 73

3.17   Dritte Therapiephase – 74

3.18   Erneute Bilanz – 75

3.19   Vierte Therapiephase – 77

3.20   Fünfte Therapiephase – 79

3.21   Reflexion[24] – 84

       Literatur – 87

       Anmerkungen – 88

S. Rehahn-Sommer, *Verhaltenstherapeutische Praxis in Fallbeispielen*,
DOI 10.1007/978-3-642-55078-2_3, © Springer-Verlag Berlin Heidelberg 2015

Schlussstück
Der Tod ist groß.
Wir sind die Seinen
lachenden Munds.
Wenn wir uns mitten im Leben meinen,
wagt er zu weinen
mitten in uns.
(R. M. Rilke)

Ich stecke mitten in den Vorbereitungen für meinen bevorstehenden, mehrwöchigen Auslandsaufenthalt, als mich der Anruf eines ärztlichen Kollegen erreicht.

„Kann ich Sie für ein paar Minuten stören? Ich habe eine Bitte. Ich werde in Kürze meine Praxis abgeben und nach Holland umsiedeln. Meine Patienten sind informiert. Bei einer Patientin mache ich mir jedoch große Sorgen. Ich kenne die Familie schon lange, und es liegt mir sehr daran, Frau Blum, so heißt sie, gut versorgt und betreut zu wissen. Es geht um Folgendes: Die Patientin, sie ist erst 45 Jahre alt, erkrankte vor drei Jahren an Magenkrebs, die Prognose ist sehr schlecht. Sie weiß darum. In der Familie gibt es eine dramatische Häufung von Krebsfällen. Aber nicht genug damit, im vorigen Monat erlitt ihr Mann einen tödlichen Verkehrsunfall. Jetzt ist diese Frau absolut am Ende. Ihre erwachsenen Kinder und vor allem ihre Geschwister und Eltern kümmern sich rührend um sie, aber die sind selbst überfordert. Nun gehe ich auch noch weg. Zu mir hat sie Vertrauen, an mich wandte sie sich nicht nur mit ihren körperlichen Problemen. Die medizinische Versorgung, die hab ich schon eingefädelt, aber das reicht nicht. Ich weiß, dass Sie Verhaltenstherapeutin sind und auch psychoonkologisch arbeiten. Also um es kurz zu machen: Könnten Sie sich Frau Blums und ihrer Familie annehmen?"

Ich bin sehr beeindruckt von dem persönlichen Engagement meines Kollegen – umso schwerer fällt es mir, ihm eine Absage erteilen zu müssen:

„Leider nein. Ich sitze selbst sozusagen auf gepackten Koffern, diese Frau aber benötigt sicherlich umgehend Hilfe und nicht erst in einigen Wochen." Unser Gespräch zieht sich dann doch noch etwas in die Länge, und schließlich erkläre ich mich zu Folgendem bereit:

Ich werde Frau Blum noch vor meiner Abreise einen Termin geben, um die Indikation spezifischer therapeutischer Maßnahmen zu prüfen und mich für deren Einleitung einzusetzen. Mein Kollege soll sie jedoch vorab darüber informieren, dass ich selbst die Behandlung aus genannten Gründen nicht übernehmen kann.

Direkt am nächsten Tag meldet sich die Schwester dieser Patientin telefonisch bei mir; da die Zeit drängt, biete ich noch in derselben Woche einen Gesprächstermin an.

3.1 Erste Sitzung

Die Welt in tausend Splittern

Frau Blum kommt zusammen mit Frau Anders, die auch das Telefonat mit mir geführt hat. Ich zögere, „in Begleitung" ihrer Schwester zu schreiben, da sich mir eher das umgekehrte Bild aufdrängt: Frau Anders übernimmt es, mich über die Situation zu informieren, während Frau Blum schweigt. Diese ist eine kleine, zarte Person, die in dem massiven Schwarz ihrer Kleidung und Perücke nahezu verschwindet. Ihre Tränen beginnen sofort zu laufen, als ich das Gespräch eröffne, vermutlich *wieder* zu laufen, wie ihre roten Augen verraten. Auf meine Frage, ob sie wünsche, dass ihre Schwester zuerst rede, bejaht sie mit einem Nicken.

Frau Anders berichtet, dass sie einfach nicht mehr wisse, wie sie ihrer Schwester helfen könne. Sie habe so große Angst um sie, spüre, dass deren Lebensmut immer weiter schwinde, und könne ihr, „nachdem das jetzt auch noch mit dem Mann passiert ist", keinen wirklichen Trost mehr bieten. „Aber, sie darf sich nicht aufgeben, sie hat doch noch ihre Kinder. Die brauchen sie, gerade jetzt, nach dem Tod des Vaters. Und unserer Mutter, der würde das Herz brechen, ich weiß sowieso nicht, wie die das alles noch aushält."

Nun spreche ich Frau Blum an und bitte sie, mir in ihren Worten zu schildern, wie es ihr geht.

Ja, es stimme, sie habe keinen Lebensmut mehr. „Als ich damals von meinem Krebs erfuhr, da dachte ich: Jetzt ist es soweit, jetzt also auch ich. Aber mein Mann, der hat mir immer wieder Kraft gegeben. Gerade auch, wenn es mir richtig schlecht ging, damals, als sie mir den Magen rausgenommen haben, und bei den Chemos, da hat er immer gesagt: ‚Das schaffst du, wir beide, wir stehen das zusammen durch.' Ich kann es immer noch nicht fassen, dass er tot sein soll. Tief in mir drinnen glaube ich ganz fest: Plötzlich geht die Tür auf, und dann steht er vor mir! Morgens, als er weggefahren ist, da war doch noch alles in Ordnung und nur ein paar Stunden später – ich weiß nur durch die Polizisten, die dann am Abend vor meiner Tür standen, von seinem Tod. Sie haben mir doch noch nicht einmal erlaubt, ihn zu sehen!" Nach den letzten Worten kann sie nicht weitersprechen. Ihr Weinen ist so stark geworden, dass es ihren gesamten Körper erschüttert. Ich bin sehr berührt, lasse ihr Zeit und warte. Auch bei Frau Anders laufen die Tränen.

Dann fährt Frau Blum fort: „Ich kann nicht mehr. Nachts schlafe ich nicht, vor lauter Kummer und Grübeln. Mein Körper ist für mich nur noch eine Plage: In den letzten Wochen habe ich 11 kg abgenommen, Appetit kenne ich gar nicht mehr, wenn ich esse, muss ich meistens erbrechen. Da ist einfach keine Kraft, nicht mal für die kleinsten Alltagsaufgaben. Meine Familie ist so lieb zu mir, aber ich kann keine Zukunft mehr für mich sehen. Ich muss immerzu weinen, zuerst die Krankheit und jetzt ohne ihn – das ist zu viel, soviel Schmerz kann ich nicht tragen."

Auf meine Frage, ob sie sich angesichts ihres so großen Leids manchmal wünsche, ihrem Leben selbst ein Ende zu setzen, verneint sie entschieden. Nein, niemals, allein schon deshalb, weil sie dies ihrer Familie und den Kindern nicht auch noch zumuten wolle:

„Es ist jetzt schon schlimm genug, für alle." Ob sie sich denn vorstellen könne, in eine stationäre Behandlung zu gehen, mit einem speziellen, auf ihre körperliche wie auch ihre seelische Situation ausgerichteten Therapieangebot. Dieses wäre aus meiner Sicht absolut indiziert, und ich würde es ihr dringend empfehlen. Nein, das könne sie nicht, sie habe viel zu viel Angst, die Sachen ihres Mannes loszulassen – „damit ich ihn nicht vergesse".

„Ist es denn überhaupt ihr eigener Wunsch, sich in psychotherapeutische Behandlung zu begeben?"

„In der stationären Nachsorge damals hatte ich auch psychotherapeutische Sitzungen, und die haben mir gutgetan, besonders bei meinen Problemen mit der im Haus lebenden Tante meines Mannes. Das ist nämlich auch noch so ein Thema, was mich zermürbt. Deshalb, nun ja, ich, möchte ich es schon versuchen. Mein Arzt und vor allem meine Familie, die haben mich sehr gedrängt. Vielleicht tut es ihnen ja auch gut, wenn sie wissen, da ist noch jemand, der mit mir redet."

Ohne die übrigen Familienmitglieder gesehen zu haben, glaube ich den beiden sofort, dass nicht nur die Patientin, sondern auch deren Familie durch die Krebserkrankung stark in Mitleidenschaft gezogen ist. Bei meiner Arbeit mit körperlich Schwerstkranken mache ich diese

Erfahrung immer wieder: Die psychische Belastung durch die Erkrankung ist in solchen Situationen bei den Familienangehörigen ebenso hoch, ja, oftmals sogar noch höher als bei dem betroffenen Patientinnen selbst.[1] Neben einem seiner liebsten Menschen zu stehen, deren Leid nachzuempfinden, *mit*zuleiden und trotz aller Hilfestellungen letztendlich dem voranschreitenden Krankheitsprozess ohnmächtig zuschauen zu müssen, dies ist manchmal schwerer zu ertragen als die Krankheit am eigenen Leibe zu spüren. Zudem sind die Familienangehörigen häufig durch Pflegeaufgaben, Organisation des Alltags, Gewährleistung der medizinischen Versorgung etc. extrem gefordert, ohne sich selbstfürsorglich um die Aufrechterhaltung der eigenen Kräfte kümmern zu können.

Hier, so ist mein Eindruck, ist auf jeden Fall Bedarf an Hilfe bzw. Entlastung. Zudem erlebe ich aber auch bei Frau Blum – trotz ihrer Verzweiflung und ihres pessimistischen Zukunftsblicks – nicht nur Hoffnungslosigkeit, sondern zumindest eine ambivalente Haltung gegenüber der Therapie und der damit verbundenen Chance, Erleichterung und Unterstützung in ihrer Lebenssituation zu erhalten.

Meine Entscheidung lautet also, dass ich es für sinnvoll und notwendig erachte, der Patientin umgehend eine ambulante psychotherapeutische Behandlung zukommen zu lassen. Ich teile dies Frau Blum und ihrer Schwester mit und bestärke sie in ihrem Anliegen. Abschließend drücke ich den beiden Frauen mein tiefes Mitgefühl aus, erkläre noch einmal persönlich, warum ich nicht selbst zur Verfügung stehe und übernehme es, mich um einen alternativen Behandlungsplatz zu kümmern.

Nach dieser Stunde und mit dem Blick auf meine eigene positive Lebenssituation, spüre ich ein noch intensiveres Bedürfnis, etwas für die Patientin und ihre Familie zu tun – sicherlich auch als Versuch eines „Schuldabtrags" angesichts des Erlebens von willkürlicher bzw. zufälliger Verteilung von Leid und Freude.

Existenzielle Fragen

Ich bin sehr bewegt von dem geschilderten Schicksal und den damit aufgeworfenen zentralen Themen des Lebens, des Todes und der Nichtkontrolle. Mir fallen die Zeilen von Rilkes Gedicht ein: „Der Tod ist groß./Wir sind die Seinen/lachenden Munds ..."
Genau dies trifft die nun bei mir ausgelösten Gedanken:
Uns allen, mir und den mir liebsten Menschen, steht unvermeidbar irgendwann der Tod bevor – egal ob wir gerade lebensfroh sind, so wie ich bei der Planung meiner Reise, ganz egal ob wahrgenommen oder nicht, er ist immer schon da, ist Begleiter unseres Lebens oder wie es Heidegger ausdrückt: Das Leben ist ein Sein zum Tod. Ganz im Gegensatz zu dieser Realität stellt sich oftmals unser Erleben dar: Tritt der Tod auf, so erscheint er uns als brutales, unerwartetes und ungerechtes Geschehen. Wir sind fassungslos angesichts unserer Ohnmacht und Auslieferung an über uns entscheidende Gesetzmäßigkeiten. Die Konfrontation mit diesen Gedanken macht Angst, unser Bedeutungsverlust, die damit aufgeworfenen, unbeantwortbaren existenziellen Fragen sind schwer auszuhalten und schaffen Vermeidungswünsche.
Gerade wegen der „*Ungeheuer*-lichkeit" des Todes, sind wir mit viel Aufwand und raffinierten Tricks bemüht, diese Realität zu leugnen. Zum Beispiel bilden wir uns ein, wir könnten dem Tod einen uns angemessen erscheinenden Zeitpunkt zuweisen, der sicherlich gerade nicht in unserer Gegenwart, sondern in ferner Zukunft liegt (z.B. im *Alter* – wann immer das ist), oder ihn in eine logische Kausalkette einbauen, die uns ein Abgrenzen erlaubt und uns damit in Sicherheit wiegen lässt (der Gestorbene hat den Tod durch eigenes Fehlverhalten selbst ver-

schuldet wie Rauchen bzw. Unvorsichtigkeit, oder es handelte sich um eine Sondersituation, z. B. genetische Vorbelastung). Letzteres erlebe ich übrigens immer wieder bei den Reaktionen auf krebskranke Patientinnen.

Bei eigener lebensbedrohlicher Erkrankung unternehmen wir den Versuch, dem Tod einen Pakt anzubieten (wenn ich dies oder jenes tue, werde ich den Tod umstimmen). Und schließlich sprechen wir ihm die Macht des Endgültigen ab und stellen uns ein Leben nach dem Tod vor.[2]

Das Schicksal von Frau Blum führt mir erneut vor Augen, wie lächerlich sich all diese Versuche ausnehmen: Der Tod geschieht, ob von uns anerkannt oder nicht, ob als gerecht oder ungerecht, als zeitlich passend oder unpassend bewertet, er braucht keine Zustimmung: Wir sind überhaupt nicht gefragt! Vielmehr stellt sich die Aufgabe, uns mit dieser Lebensrealität abzufinden und zu versuchen, mit der Angst vor dem Tod sowie dem Schmerz bei dem Verlust der Liebsten weiter zu leben.

Und genau aus diesem Punkt sind wir bei der zentrale Frage, was Psychotherapie konkret im Fall meiner Patientin, anbieten kann:

Sicherlich nicht das Versprechen einer „Heilung" der Krebserkrankung, wie dies in den Anfängen der Psychoonkologischen Therapie erhofft wurde,[3] und auch nicht das Aufheben des Verlusterlebens nach dem Tod des nahen Angehörigen. Stattdessen ist es das Ziel, zu versuchen, Frau Blum mithilfe therapeutischer Interventionen darin zu unterstützen, das Geschehene, soweit ihr dies möglich ist, anzunehmen, wieder Lebensmut und -perspektive zu finden – trotz alle dem, was war und ist.

Ich löse mich von meinen Reflexionen und wende mich den nun dringend anstehenden Aufgaben zu.

Wie in einer Filmwiederholung sehe ich mich bald darauf in der gleichen Rolle wie mein ärztlicher Kollege ein paar Tage zuvor: Ich werbe mit großem Engagement in Sachen Frau Blum bei mir bekannten Therapeuten um einen Behandlungsplatz. Ich registriere dies schmunzelnd und behalte mir vor, es auch als möglichen Hinweis auf eine Fähigkeit der Patientin zu interpretieren, andere Menschen für sich gewinnen zu können – wozu ich sie innerlich herzlich beglückwünsche.

Schließlich habe ich – nach mehrfachen Versuchen – Erfolg: Ein Kollege ist bereit, die Patientin zu übernehmen. Ich weiß sie bei ihm in guten Händen. Umgehend teile ich ihr dies mit und verabschiede mich mit den besten Wünschen für ihre Behandlung und ihre weitere Zukunft. Ich bin erleichtert und einige Tage später starte ich zu meiner geplanten Reise.

3.2 Fünf Monate später

Circa fünf Monate später finde ich auf meinem Anrufbeantworter eine Nachricht von Frau Blum vor. Sie möchte mich sprechen und bittet um Rückruf. Bei dem folgenden Telefonat teilt sie mir in kurzen Worten mit, dass in der Zwischenzeit vieles, leider zumeist nichts Gutes passiert sei. Auch habe sie bei dem Kollegen einige Sitzungen gehabt, nun aber bitte sie darum, zu mir *zurückkommen* (?) zu dürfen.

Ich höre mir dies vorerst ohne Kommentar an und vereinbare einen persönlichen Gesprächstermin.

Frau Blum wird zwar von ihrer Schwester mit dem Auto gebracht, sie kommt jedoch allein in meine Praxis. Sie scheint mir diesmal noch zarter und zerbrechlicher zu sein als schon bei unserem letzten Treffen. Zu meinem Erstaunen beginnt sie mit fester Stimme zu sprechen:

„Vor zwei Monaten hat mich der Krebs wieder gepackt, ich bin erneut krank geworden. Man fand Metastasen im Bauchfell, und ich wurde an der Speiseröhre operiert. Jetzt bekomme ich mehrere Monate lang Chemotherapie. Weil ich selbst nichts mehr essen kann, muss ich künstlich ernährt werden. Meine wenigen Kräfte sind noch weiter geschrumpft – als ich mich gar nicht mehr allein versorgen konnte, bin ich wieder bei meinen Eltern eingezogen. Dort wohne ich seitdem. Mir geht es hundsmiserabel."

Ich sage ihr, wie leid mir diese Entwicklung tut und frage sie nach dem Stand ihrer Psychotherapie. Sie antwortet, der Kollege sei zwar ein sehr netter Mensch, aber – sie habe nach einigen Sitzungen beschlossen, in meine Behandlung zu wechseln. „Damals in unserer Sitzung vor Ihrer Reise war mir schon klar, dass ich eigentlich lieber bei Ihnen geblieben wäre." Worauf sie dies zurückführe, könne sie nicht sagen, es sei einfach „so ein Bauchgefühl".

Ich bin hin- und hergerissen. Einerseits ist es mir – das gebe ich offen zu – äußerst unangenehm gegenüber dem Kollegen, der sich damals freundlicherweise so schnell bereit erklärt hat, Frau Blum auf meine dringliche Bitte hin als Patientin aufzunehmen. Zudem möchte ich auch Frau Blum deutlich machen, dass es sich bei ihrem Therapieplatz um etwas Wertvolles handelt, das Mühe und Entgegenkommen sowohl von meiner, als auch von der Seite des Kollegen gekostet hat. Mit ihrem Therapeuten hat sie sozusagen einen Vertrag mit bestimmten gegenseitigen Verpflichtungen geschlossen, und es bedarf einer ernsthaften Begründung sowohl gegenüber ihm als auch gegenüber der Krankenkasse, um diesen zu lösen und einen Therapeutenwechsel vorzunehmen.

Andererseits aber bin ich erstaunt und beeindruckt von dem Bestreben und der Fähigkeit der Patientin, ihr Leben selbst aktiv in die Hand zu nehmen und zu steuern. Trotz all ihrer körperlichen Schwäche setzt sie sich in eigener Sache ein: *Für* etwas, was sie als vielversprechender antizipiert, das aber Mühe und Umstände macht und *gegen* etwas, das einfacher, aber von ihr als nicht so hilfreich bewertet wird. Und sie geht diesen Weg gezielt allein, nicht einmal die Schwester hat sie zu ihrer Unterstützung mitgebracht.

Ich schildere Frau Blum meine Überlegungen und Bedenken. In dem folgenden Gespräch verstärkt sich mein Eindruck, dass sie sich – mit Blick auf unseren Kontakt und dem, was sie mit meiner Person verbindet – von Anbeginn nur halbherzig auf die therapeutische Beziehung zu dem Kollegen eingelassen hat, was ihm und seinen therapeutischen Bemühungen kaum Chancen gab. Ich bitte sie, ihm ihre Entscheidung persönlich zu erläutern, und beschließe, mich ebenfalls mit ihm in Verbindung zu setzen.

Nach dieser Sitzung versuche ich mich selbstkritisch zu befragen: Hatte ich den anderen Therapeuten nur als „Parkmöglichkeit" einer von mir zuvor „beeindruckten" Patientin – zur Beruhigung meines schlechten Gewissens – „missbraucht"? Um mich dann anschließend als die „bessere, unersetzbare" Therapeutin zu bestätigen und ihm die Behandlung zu entziehen? Was war geschehen, was hatte *ich* gemacht, um von Frau Blum in diesem positiven Licht gesehen zu werden? Folgendes fiel mir hierzu ein:

- Ich war ihr durch den Hausarzt empfohlen worden. Da dieser ein großes Interesse daran hatte, sie zu einem Besuch bei mir zu motivieren – und sich damit zu entlasten –, könnte es gut sein, dass er mich in den höchsten Tönen angepriesen hat, vermutlich auch mit dem Hinweis auf meine psychoonkologische Spezialisierung.
- Das, was man nicht bekommen kann, hat meistens den größeren Reiz – und dies betraf, nach dem Hausarzt, an zweiter Stelle, meine Person.

- Meinen Kollegen hatte ich gegenüber der Patientin als sehr kompetent beschrieben, bei dem ich sie „in guten psychotherapeutischen Händen" wisse, ohne explizit auf die Frage vorhandener Titel bzw. Spezialisierungen einzugehen. Vielleicht reichte mein Anpreisen des Kollegen damit nicht an jene Positivskizze, die mir vorausging.

- Wenn ich meine Aufzeichnungen von der ersten Sitzung anschaue und die bei mir angestoßenen existenziellen Emotionen und Themen, kann ich auch bei mir eine deutlich positive Haltung der Patientin gegenüber lesen. Möglicherweise ist von beiden Seiten rasch eine intensivere therapeutische Beziehung entstanden, als dies dem Ziel – einer Beratung und Weitervermittlung – angemessen gewesen wäre. Hier muss ich mich der Kritik stellen, eventuell nicht genügend aufgepasst zu haben, die Patientin zu einer Beziehungsaufnahme eingeladen und es damit meinem Nachfolger und auch der Patientin schwergemacht zu haben: da der Therapeutenplatz schon durch mich besetzt ist und der „Neue" im Vergleich nur noch verlieren kann. Das Ziel der Sitzung im Blick zu behalten und dies auch bezüglich der therapeutischen Beziehung zu berücksichtigen – dies würde ich mir in Zukunft noch mehr vornehmen.

- Es kann immer passieren, dass das, was man umgangssprachlich mit der „Chemie" zwischen zwei Menschen bezeichnet, auch in den therapeutischen Beziehungen unterschiedlich ausfällt: Dass man mit dem einen sehr schnell harmoniert und das Gefühl hat, verstanden zu werden, hingegen mit dem anderen hadert. Und dies hängt nur zum Teil mit der fachlichen Kompetenz der Therapeutin zusammen![4] Das heißt: Vielleicht hat es ja tatsächlich zwischen dem Kollegen und meiner Patientin einfach nicht so gut gestimmt – was immer an Einflüssen auch von seiner Person dabei eine Rolle gespielt haben könnte.

- Wir lösen gegenseitig immer bestimmte Bilder, Vorstellungen, Erwartungen bzgl. unserer Person aus: Je weniger wir voneinander wissen, desto mehr sind wir – in dem „urmenschlichen" Bestreben nach Kontrolle und Orientierung – auf unsere Fantasie und Interpretation kleinster und größerer Hinweisreize angewiesen. Hierbei fließen sowohl unsere Lebenserfahrungen ein als auch unsere Wünsche und Ängste. So war es sicherlich auch bei meiner Patientin; möglicherweise hat sie in diesem Prozess Informationen und Beobachtungen so „zusammengefügt", dass schließlich ein sehr positives Bild von mir entstand.

Am Ende steht das Ergebnis: Ich werde die Behandlung übernehmen; ich fühle mich in der Verantwortung. Zudem hat Frau Blum mit ihrem aktiven Schritt eine Therapiemotivation gezeigt, die ich prognostisch positiv werte. Nachdem auch die Zustimmung der Krankenkasse vorliegt, können wir beginnen.

Die Scherben ordnen, den Gefühlen ihren Platz geben, Einflussmöglichkeiten nutzen

Das Leben meiner Patientin gleicht zu diesem Zeitpunkt – mehr denn je – einem Scherbenhaufen. Nichts ist mehr wie früher, nicht ihr Alltag, nicht ihr Wohnort, nicht ihre Familie, nicht ihr Körper. Alles ist wie in tausend Scherben zersprungen.

Frau Blum befindet sich aktuell noch in chemotherapeutischer Behandlung. Sie ist sehr geschwächt und kann nicht allein mit dem Auto zu mir kommen. Unter Berücksichtigung dieser Bedingungen vereinbaren wir die nächsten Sitzungstermine. In der Regel wollen wir uns einmal pro Woche treffen.

Da wir schon so viel Zeit verloren haben und der Zustand der Patientin besorgniserregend ist, beschließe ich, in diesem Fall ohne vorherige detaillierte Anamnese der Lebens- und Krankheitsgeschichte sofort im Sinne einer Krisenintervention therapeutische Maßnahmen auszuwählen und einzusetzen. Allerdings muss ich mir zuerst einen Überblick über die gesamte, aktuell vorliegende Symptomatik verschaffen. Hierzu verwende ich die mir diesbezüglich mündlich wie schriftlich von Frau Blum gegebenen Informationen sowie die Arztberichte und ordne sie nach den verschiedenen Modalitätsebenen ihres Auftretens.

3.3   Symptomatik

Es bestehen folgende Symptome
- auf der *physiologischen Ebene:*
  Zustand nach einer Gastrektomie (Zwei-Drittel-Magenentfernung) bei perforiertem Magenulcus (Durchbruch eines Magengeschwürs) mit Peritonitis (Bauchfellentzündung), späterem Adeno-CA-Rezidiv (Wiederauftreten von Krebs ausgehend von Drüsenzellen) und Peritonealkarzinose (flächige, unregelmäßige Ausbreitung von kleinen Metastasen auf dem Bauchfell) mit strahlentherapeutischer und palliativ chemotherapeutischer Behandlung.[5] Als aktuell vorhandene körperliche Folgen der pharmakologischen und operativen Behandlung nennt Frau Blum Empfindungsstörungen in den Fingern und Zehen, Haarausfall, Schlafstörungen, Blähungen mit starken Bauchschmerzen, Übelkeit, Appetitverlust, Gewichtsverlust, Unfähigkeit, selbst Nahrung zu sich zu nehmen – deshalb gegenwärtig künstliche Ernährung, körperliche Schwäche, Antriebslosigkeit. Frau Blum ist über die Diagnose und die Begrenzung der weiteren somatischen Behandlungsmöglichkeiten informiert worden.
- auf der *kognitiven Ebene:*
  Hoffnungslosigkeit, Grübeln, Sorgen, eine negative Sicht der Gegenwart und Zukunft, ein negatives Selbstbewusstsein.
- auf der *emotionalen Ebene:*
  Trauer und Verzweiflung, intensive Ängste (vor dem weiteren Verlauf der Krankheit, vor der Todesbedrohung, generell vor der Zukunft), depressive Stimmungen bis hin zur Lebensunlust, starkes Kontrollverlusterleben, Hilflosigkeit, kein Zutrauen zu den eigenen Fähigkeiten, Einsamkeit, Wut.
- auf der *motorischen Ebene:*
  sozialer Rückzug, Passivität bis hin zur Selbstaufgabe, Weinen.
- *Defizite* bestehen in:
  negativer Selbstwirksamkeits- und Kontrollerwartung.
- *Exzesse* bestehen in:
  Ängsten, Weinen, Rückzug, Grübeln, Sorgen, Trauer und Auflehnen gegen den Verlust.

Als *Ressourcen* kann ich bisher erkennen:
- die gute liebevolle Beziehung zwischen ihr und ihrer Familie; sie scheint auch grundsätzlich über Fähigkeiten zu verfügen, sich für eigene Interessen einzusetzen und auch andere Menschen für sich zu gewinnen. Anderes kann ich bisher nur schwer erkennen. Dies herauszuarbeiten wird Ziel der kommenden Therapiearbeit sein.

Nachdem ich bis zu diesem Punkt gekommen bin, merke ich, mit welcher Wucht mich die komprimierte Zusammenstellung des Leidens meiner Patientin erneut trifft und mir noch einmal vor Augen führt, dass es sich bei Frau Blum unübersehbar um eine schwer kranke Frau handelt. Ich möchte ihr so gerne helfen – inwieweit dies jedoch gelingen wird bzw. wo sich Grenzen auftun werden, bleibt abzuwarten.

3.4 Diagnostische Beurteilung

Diagnostisch gehe ich von dem Vorliegen einer Anpassungsstörung (F 43.2) aus, das heißt, dass die Patientin – veranlasst durch den Tod des Mannes und die eigene Krebserkrankung – unter Ängsten und depressiven Symptomen leidet.

3.5 Übergeordnetes Therapiekonzept, Ziele der ersten Interventionen

Wie schon oben dargestellt beinhaltet mein *allgemeines Ziel*, den Versuch, Frau Blum mithilfe therapeutischer Interventionen darin zu unterstützen, das Geschehene soweit ihr dies möglich ist, anzunehmen, wieder Lebensmut und -perspektive zu finden – trotz alle dem, was war und ist.

Mehr noch als sonst begreife ich mich bei dieser Therapie mit ihrer spezifischen Problemstellung als *Begleiterin* der Patientin. Dies bedeutet: Ich richte mein therapeutisches Verhalten nach übergeordneten Therapiezielen und -strategien, hierbei verfüge ich über ein Instrumentarium differenzierter Interventionsmaßnahmen, die auf die spezifischen Themen – wie u. a. Verlust und existenzielle Bedrohung – ausgerichtet sind. Bezüglich der Art, der zeitlichen Abfolge, des Tempos etc. der einzelnen konkreten Interventionen lasse ich mich leiten, folge ich – mit Behutsamkeit und Respekt – den aktuell auftauchenden Bedürfnissen der Patientin.

Im ersten Schritt habe ich vor, mit jenem Problembereich zu beginnen, bei dem sich Frau Blum aktuell am intensivsten Hilfe wünscht. Hierüber werde ich – im Sinne eines *ersten Teilziels* – versuchen, soweit es in meiner Macht steht, ihr Entlastung zu verschaffen, ihre Therapiemotivation zu prüfen bzw. zu stärken und die für die weitere Therapiekonzipierung nötigen Informationen zu erhalten.

3.6 Konzeptbesprechung und Therapievereinbarungen

Ich teile Frau Blum meine Überlegungen mit, und sie ist mit dem geplanten Vorgehen einverstanden. Auf meine Frage, was für sie im Moment am belastendsten sei, nennt sie nicht, wie ich erwartet habe, die aktuelle neue Krankheits- und somatische Behandlungssituation, sondern den Verlust und die Trauer um ihren Mann. Dieser Schmerz würde alles andere überlagern, sie wisse nicht, wohin mit ihrem Leid. Diesem Thema also werden wir uns im ersten Schritt zuwenden.

3.7 Erste Therapiephase

Bei unserem ersten Treffen hatte Frau Blum eine Trauerreaktion gezeigt, die darauf hinwies, dass sie damals noch sehr damit kämpfte, den Tod ihres Mannes als Realität anzuerkennen. Immer wieder wurde sie von dem Bedürfnis geleitet, diese Tatsache verleugnen oder nicht wahrhaben zu wollen („Ich glaube fest: Die Tür geht auf und mein Mann kommt herein").

Der Trauerprozess

In der Psychologie der Trauerreaktionen[6] hatte man früher die Vorstellung von 3 bis 5 zeitlich aufeinander folgenden Trauerphasen, die den Trauerprozess kennzeichnen. Diese betrafen (zusammengefasst):

1. Verleugnung und Betäubung;
2. Sehnsucht und Suche nach dem verstorbenen Menschen;
3. Desorganisation und Erleben intensiver Gefühle der Verzweiflung, Wut, Schuld etc.;
4. Depression;
5. Annehmen des Verlustes und der Neuorientierung.

Die Forschung hat jedoch gezeigt: „Empirische Belege für einen phasischen Trauerverlauf gibt es keine" (Znoj 2004, S. 6). Heute geht man stattdessen davon aus, dass sich die benannten Reaktionen in dem Prozess der Trauerverarbeitung überlappen, dass sie mehrfach, manche reduziert auftauchen können, mit unterschiedlicher Dauer – ausgedrückt auf physiologischen, kognitiven, emotionalen und verhaltensbezogenen Ebenen. D. h.: Wie sich der jeweilige Trauerprozess gestaltet, ist individuell unterschiedlich, und zwar u. a. in Abhängigkeit von den persönlichen Ressourcen des Trauernden, seinen Lebensumständen, seiner Beziehung zu dem Verstorbenen, seiner Kultur sowie der Art des Todes – lang vorausgesehen oder überraschend wie bei diesem Fall. Auch der Zeitpunkt für das Ende des Trauerprozesses und die Art der „Wunden" oder „Narben", die der Verlust im weiteren Leben des Trauernden hinterlässt, variieren.[7]

Andererseits setzt die Bewältigung eines Verlustes jedoch in jedem Fall voraus, dass dieser irgendwann als Realität anerkannt und die damit verbundenen Gefühle zugelassen werden.

Was den aktuellen Trauerprozess von Frau Blum kennzeichnet, ist mir noch nicht bekannt. Ich spüre bei ihr ein großes Bedürfnis, sich mit all dem, was vorgefallen ist, mitzuteilen, also „ihr Herz auszuschütten". So schlage ich ihr vor, dass sie mir ausführlich davon erzählt; falls sie Fotos mitbringen könne, wäre das auch sehr hilfreich. Dieses Vorgehen dient dem Zweck, über die Konfrontation mit dem Geschehen bei ihr den Prozess der Realitätsanerkennung und den Aufbau einer neuen Beziehung zu dem Verstorbenen zu fördern. Ich hingegen möchte hierüber mehr über die Person des Verstorbenen erfahren, um damit zu einem besseren Verständnis des bisherigen Lebens der Patientin und ihrer aktuellen Trauerreaktionen zu gelangen. Und schließlich erwarte ich von dieser gemeinsamen Erfahrung auch einen positiven Effekt auf die Beziehung zwischen Frau Blum und mir (Znoj 2004).

Zur nächsten Sitzung bringt Frau Blum ein Fotoalbum mit, das ein Kollege ihres Mannes ihr anlässlich der Beerdigung geschenkt hat und das hauptsächlich Aufnahmen ihres Mannes enthält. Sie habe diese Bilder nie mehr anschauen mögen, und jetzt dieses – obgleich noch geschlossene – Album in die Hände zu nehmen, sei für sie nur schwer auszuhalten. Dann beginnt sie zu erzählen:

Ihr Mann war an dem besagten Tag mit Kollegen zu einem Auswärtstermin gefahren; dies war nichts Außergewöhnliches. Frau Blum hatte ihn morgens verabschiedet – „bis zum Abendbrot". Wie man ihr später mitteilte, hatte bei der Rückfahrt nicht er, sondern einer dieser Kollegen am Steuer gesessen. Ihr Mann war auf dem Beifahrersitz eingeschlafen. Plötzlich sei der Wagen von der Spur abgekommen und seitlich in einen entgegenkommenden LKW geprallt. Die Beifahrerseite sei dabei vollständig zerstört worden. Man versuchte Frau Blum später damit zu trösten, dass ihr Mann sicherlich sofort gestorben sei und nicht habe leiden müssen. Alle anderen Insassen kamen mit leichten Verletzungen davon.

Frau Blum hatte damals, als die Polizisten ihr die Nachricht überbrachten, sofort zu ihrem Mann gewollt. Dies verweigerte man ihr jedoch unter Hinweis auf seine schweren Kopfverletzungen. Auch Fotos, die die Polizei von dem Unfall machte, enthielt man ihr vor. „Sie wollten mir den Anblick ersparen, aber so, auf diese Art, konnte ich mich einfach nicht von der Realität überzeugen und nicht von ihm Abschied nehmen. Das machte für mich alles noch viel schwerer."

Bei der Beerdigung habe sie nicht das Gefühl gehabt, dass es hier um ihren Mann ging.

„Ich stand völlig unter Schock und erlebte alles wie in einem bösen Traum. Seit damals war ich auch nie wieder am Grab. Für mich ist er nicht dort. Manchmal denke ich: Ja, er ist tot und wird nie wieder kommen. Und ein anderes Mal sträubt sich alles in mir, so als ob ich die Macht hätte, wenn ich nur fest daran glaubte, dann würde es geschehen und er stände vor mir." Zu Hause habe sie bis heute alles so belassen, wie es zum Zeitpunkt seines Weggehens gewesen sei. „Jede Änderung, jedes Wegräumen käme mir vor, als ob ich seinen Tod wahr werden ließe, ihm nicht die Treue hielte. Ich fühle mich seitdem so schrecklich allein, ja, ich gebe es zu: auch von ihm alleingelassen. Manchmal, wenn ich so ganz verzagt bin, dann beschimpfe ich ihn: Was er sich dabei gedacht hat, mich einfach allein zu lassen, mit meiner Krankheit und all dem hier, das haben wir nicht abgemacht! Warum hat er mich nicht wenigstens mitgenommen?"

Die Tränen fließen. Ich versuche ihr zu vermitteln, dass sie sich hier bei mir Zeit nehmen kann zu weinen, zu schweigen oder zu sprechen – was immer sie möchte. Entscheidend ist, was *sie* braucht; ich habe Geduld, bin für sie da und warte in Ruhe ab.

Nach einiger Zeit fährt sie fort. „Ich werde auch nicht damit fertig, dass von Seiten der Polizei oder des Gerichts nichts passiert. Es ist, als ob man einfach zur Tagesordnung übergegangen ist. Der Fahrer, der läuft gesund und munter draußen rum, während mein Mann getötet und unser Leben zerstört wurde. Dieser Mann wollte mir nach der Beerdigung sein Beileid ausdrücken, aber ich hab es abgelehnt, ihn zu sehen, geschweige denn, ihm die Hand zu reichen. Seine Kollegen sagten bei der Polizei, dass ihm nichts vorzuwerfen ist, es gäbe keine Erklärung für den Unfall. Na super, die werden sich nicht gegenseitig belasten. Pech für meinen Mann, er ist einfach zur falschen Zeit an dem falschen Platz gewesen, das war's dann. Meine Kinder und ich, wir stehen mit unseren Fragen und der Wut völlig alleine da, rennen ohnmächtig gegen Mauern des Schweigens. Man hält uns hin, vertröstet uns auf später: Wenn dieses oder jenes geprüft und gesichtet wäre, dann bekämen wir Nachricht, wir müssten uns eben noch gedulden. Gedulden! Ist das nicht unglaublich?"

In dieser Sitzung lasse ich sie erzählen, ohne von meiner Seite aus nachzuhaken bzw. Fragen, die sich mir aufdrängen, zu stellen. Auch das Fotoalbum lassen wir noch zu. Der erste Schritt ist getan. Ich bedanke mich bei Frau Blum für ihre Offenheit und ihr Vertrauen, und bitte sie, soweit es geht, nun das Thema innerlich loszulassen, in dem Wissen, dass sie und ich uns wieder damit beschäftigen werden. Stattdessen lenke ich unser Gespräch auf Aspekte ihres Alltags und die Aufgaben des heutigen Tages. Sie erzählt dann, dass es ihr schwerfalle, Schlaf zu finden, und sie sich immer mit Grübeln und sorgenvollen Gedanken wachhalte. Ich verspreche, dass wir das nächste Mal genauer darauf eingehen werden.

3.8 Kennzeichen des aktuellen Trauerprozesses

In der Nachbereitung der Sitzung versuche ich mir noch einmal all das zu verdeutlichen, was ich an therapierelevanten Informationen erhalten habe:

- Obwohl Frau Blum nun nicht mehr so stark und so häufig wie zu Beginn unseres Kennenlernens in ein Verleugnen oder Nicht-wahrhaben-Wollen des Todes ihres Mannes verfällt, ist es jetzt so, dass sie zwischen dem Begreifen seines Todes und einem magischen Wunschdenken hin und her schwankt.

- Sie kann mittlerweile verschiedene Gefühle zulassen: Trauer, Hilflosigkeit, Angst und auch Wut u. a. auch auf den Verstorbenen, was üblich und auch wichtig ist.
- Sie vermeidet es, das Grab zu besuchen.
- Sie vermeidet es, die „Spuren" ihres Mannes zu verändern.
- Bisher hat sie eine stationäre Reha-Maßnahme nicht gewagt, anzutreten, aus Angst, ihren Mann zu vergessen, wenn sie seine Sachen loslässt.
- Sie fühlt sich in ihren rechtlichen Interessen bzgl. der Aufklärung und Sühne des Unfalls nicht angemessen vertreten.
- Die Trauer durchzieht ihren gesamten Alltag, und nachts wird sie dadurch am Schlaf gehindert.

3.9   Therapiekonzept für den Umgang mit der Trauer

Von dieser Zustandsbeschreibung ausgehend entwerfe ich die folgenden *Therapieziele für das Umgehen mit der Trauer*:

Ich möchte Frau Blum darin unterstützen, dass sie mit der Zeit

- statt des gegenwärtigen totalen „Überflutetseins" durch die Trauer, eine Reduktion und Eingrenzung dieser emotionalen Zustände erfährt und sie damit wieder für anderes Erleben und Verhalten frei wird;
- den Todes ihres Mannes begreift und Abschied nehmen bzw. den Verlust in ihr Leben integrieren kann;
- alle vorhandenen Gefühle zulassen kann;
- ihr Vermeidungsverhalten aufgibt, d. h.
  - dass sie die vorgesehene stationäre Behandlung im Rahmen einer Reha-Maßnahme antritt, die gerade auch nach ihrer erneuten Erkrankung dringend indiziert ist, um ihren psychosomatischen Zustand zu verbessern;
  - dass sie das Grab besuchen kann und
  - dass sie die Dinge ihres Mannes sortieren kann – unter dem Gesichtspunkt von „bewahren und loslassen";
- angemessene Hilfe bei der rechtlichen Aufarbeitung des Unfalls erhält.

3.10   Konzeptbesprechung, Therapievereinbarungen, Fortsetzung der Trauerarbeit

In der nächsten Sitzung teile ich Frau Blum meinen Plan mit und betone, dass ich zwar die entsprechenden Interventionen zur Erreichung dieser Ziele vorschlagen werde, sie jedoch das Tempo vorgeben soll, das für sie und ihre Trauerarbeit angemessen ist. Wiederum ist sie damit einverstanden.

Diesmal zeigt mir meine Patientin das Fotoalbum mit den Bildern ihres Mannes. Es kostet sie sichtlich viel Kraft und Überwindung, sich damit zu konfrontieren. Langsam und vorsichtig öffnet sie die erste Seite, streicht schweigend und weinend mit ihren Fingern über diese Bilder, scheint ganz von dem Eindruck gefangen. Nach einiger Zeit beginne ich vorsichtig Fragen zu den Fotos zu stellen. Mein Ziel ist dabei, sie noch weiter in Kontakt mit den verbundenen Erinnerungen zu bringen. Und es gelingt: Allmählich, zuerst stockend, dann jedoch zunehmend mehr dazu bereit, erzählt sie von ihrem Mann und den „Geschichten" dieser Fotos. Wie sie mir hinterher sagt, erlebt sie, nachdem sie anfangs nur Schmerz und den Wunsch nach Flucht verspürt, zu ihrer eigenen Überraschung ein wachsendes Bedürfnis, mir ihren Mann zu beschreiben und selbst noch einmal an verschiedene Erinnerungen zu rühren.

Ich spiegele ihr zurück, welches Bild sie in mir hat entstehen lassen: Ich sehe einen Mann, der das Zentrum der Familie war, ein sehr lebensfroher, aktiver Mensch, der es liebte, mit seiner Familie Abenteuer zu erleben, mit Motorrad und Zelt, immer gern unter Menschen, tierliebend, ein leidenschaftlicher Organisator und emsiger Arbeiter. Allerdings auch jemand, der durch eigene Krankheit geprägt war und der es nicht leicht in seiner Ursprungsfamilie hatte.

Sichtlich gerührt von dieser Skizze und erschöpft, schließt sie das Album. Auf meine Frage nach ihrem Befinden bestätigt sie meinen Eindruck, jedoch sei da auch etwas in ihr verändert, was sich gut anfühle. Was das sei, könne sie nicht sagen.

Auch mich hat diese Sitzung der vielen Tränen sehr berührt. Ich kann jetzt umso mehr nachfühlen, wie schlimm es sein muss, wenn sich diese Trauer schier endlos über alles ausbreitet, über alle übrigen Lebensthemen, über Tage und Nächte, Wochen und Monate.

Ich schildere Frau Blum, was in mir vorgeht. Sie nimmt das Thema auf und führt weiter aus, dass sie sich tatsächlich wie erdrückt und gelähmt fühlt – körperlich und psychisch –, dass sie sich jedoch gleichzeitig mit dem Gedanken an ihren Mann verbiete, den Blick wieder auf anderes in ihrem Leben zu richten. Dieses Gefühl, es dem Verstorbenen schuldig zu sein, sich selbst von dem Leben, dem Alltag, von Freude abzukehren und sich eben nicht mit dessen Tod „abzufinden", dies, so schildere ich ihr, sei eine sehr verständliche Reaktion innerhalb des Trauerprozesses und bei Menschen ganz unterschiedlicher Kulturen vorzufinden. Um auf dem Weg der Trauer – von dem Verlust bis hin zur Rückkehr ins Leben – Unterstützung zu erhalten, bildeten sich überall auf der Welt bestimmte Trauerrituale heraus. Sie sollen den Gefühlen und Bedürfnissen der Trauernden Raum geben und gleichzeitig ermöglichen, nicht in diesem Erleben festzuhängen, sondern sich weiterzuentwickeln. Psychotherapeutische Forschung hat sich die Bedeutung solcher Rituale zu Nutze gemacht. Genau auf diese Wissensbereiche greife ich zurück, als ich Frau Blum ein regelmäßiges, strukturiertes Vorgehen zur zeitlichen Eingrenzung ihrer Trauer anbiete:[8] Dieses soll ihrem Bedürfnis entsprechen, all die in ihr vorhanden Trauergefühle ausleben zu können, wie sie es möchte, gleichzeitig jedoch auch wieder Lebensbereiche und Zeiten zu erhalten, die nicht vollständig von ihrer Trauer überlagert sind. Ich mache ihr folgenden konkreten Vorschlag:

Sie möge sich feste Zeiten ihrer Trauer nehmen, in denen die damit verbundenen Gedanken und Gefühlen auftauchen dürfen. Dabei kann sie sich – ähnlich wie wir es heute gemacht haben – mit Dingen ihres Mannes beschäftigen, die sie sehr berühren; sie kann Musik anhören, die sie mit ihm verbindet, sie kann noch einmal in der Vorstellung oder schreibend das Wort an ihn richten und ihm all das mitteilen, was sie ihm jetzt sagen möchte. Sie kann sich dazu an einen ausgewählten Ort zurückziehen, der für eine solche Situation geeignet ist, kann Kerzen anzünden, abdunkeln: All dies soll helfen, dies als ihren Zeitpunkt und Ort der Trauer zu erleben. Wichtig ist, dass sie die Zeit, die sie hier verbringen will, vorab begrenzt und dies auch einhält.

Wenn sie zu anderen Zeitpunkten am Tag, am Abend oder in der Nacht von ihrer Trauer, von Sorgen und Grübeln eingeholt wird, möge sie versuchen, dies innerlich auf den Trauerzeitpunkt zu verschieben und/oder sich eine Notiz in einem dafür vorgesehenen Heft machen, um den Gedanken für die nächste Trauerzeit zu bewahren. Schlaf, so erkläre ich ihr, sei nicht nur grundsätzlich für ihr psychophysisches Wohlbefinden absolut wichtig, sondern helfe auch, Kraft für das Trauern zu tanken. Zusätzlich erarbeiten wir – unter Rückgriff auf ihre Erfahrungen mit früheren Schlafgewohnheiten und erfolgreichen Hilfen sowie allgemeine Schlafhygieneinformationen – konkrete Möglichkeiten, wie sie alternativ mit ihren Ein- und Durchschlafproblemen umgehen kann. Dies beinhaltet auch die Frage an den behandelnden Arzt, welche vorübergehende medikamentöse Hilfe zur Schlafförderung möglich ist.

Die folgenden Therapiesitzungen verwenden wir darauf, die Umsetzung der vorgeschlagenen Interventionen auszuwerten, zu korrigieren und daraus neue Aufgaben abzuleiten. Ich betone immer wieder, dass sie sich frei fühlen soll, auszuprobieren, was ihr geeignet und hilfreich erscheint, und ihr eigenes Tempo zu gehen.

Zuerst einmal möchte ich die trauertherapeutische Arbeit in der begonnenen Weise fortsetzen. Dann werde ich Zug um Zug versuchen, den Blick auf die weiteren Symptombereiche, die hauptsächlich mit der körperlichen Krankheitssituation von Frau Blum in Verbindung stehen, zu richten – wobei sich die Themen natürlich überschneiden.

Hierzu ist es für mich allerdings wichtig, meine Wissenslücke bzgl. ihrer Krankheitsgeschichte zu füllen. Nachdem die ersten Interventionen auf den Weg gebracht sind, halte ich den Zeitpunkt nun für günstig, Frau Blum darum zu bitten, mir von ihrem Leben zu erzählen, von dem Beginn bis zu dem Unfall ihres Mannes.

3.11   Frau Blums Lebensgeschichte

„Bei uns zu Hause, also, da war immer viel los. Wir waren vier Kinder, zwei Jungen, zwei Mädchen, ich war die Älteste. Mutter bekam mich mit knapp achtzehn, einen Beruf hatte sie nicht gelernt. Ordnung und Sauberkeit, einen guten Eindruck nach außen machen: Das stand bei ihr immer an oberster Stelle – vielleicht gerade, weil man dies in einer so großen Familie nicht erwartete. Für uns Kinder und auch für Vater war das manchmal nicht einfach und hat seine Spuren hinterlassen – positiv wie negativ. Vater arbeitete als Handwerker in einem Betrieb. Wenn er zu Hause war, packte er mit an. Wir haben gelernt, dass man in der Familie immer füreinander da zu sein hat und sich unterstützt. Das gilt auch noch bis heute: Wo wäre ich jetzt ohne meine Familie? Geld war immer knapp, wir mussten schon sehr sparsam sein, aber Not haben wir nicht gelitten."

Gegenüber Fremden und Autoritäten sei sie schüchtern und ängstlich gewesen. Sie habe versucht, nicht aufzufallen bzw. sich den Erwartungen, so sie konnte, zu fügen. Dies habe sich dann auch besonders in der Schule gezeigt – einen Kindergarten gab es nicht. Sie gehörte zu den Stillen der Klasse, meldete sich kaum, schon gar nicht bei Verständnisschwierigkeiten, was sich dann entsprechend negativ auf ihre Leistungen auswirkte. Nach der Realschule absolvierte sie eine Lehre als Schneiderin und nahm danach – wegen mangelnder Möglichkeiten – eine Stelle als Arbeiterin an. Mit sechzehn lernte sie ihren heutigen Ehemann kennen, drei Jahre später folgte die Heirat.

Nicht einmal ein Jahr darauf erkrankte ihr Mann an Diabetes. Er sei damals, nach der Diagnose, völlig zusammengebrochen. Die Aussicht auf die möglichen kurz- und langfristigen Folgen der Krankheit habe ihn extrem geängstigt und belastet. Ab diesem Zeitpunkt sei er, der schon vorher ein aktiver Mensch war, richtig ruhelos geworden. Unter dem zusätzlichen Eindruck eines plötzlichen Sterbefalls in seiner Familie habe er sich vorgenommen, so viel und so intensiv wie möglich zu leben und sich von den „schwarzen" Gedanken abzulenken. Auch sie sei voller Furcht gewesen, aber sie habe versucht, ihn – so gut es ging – zu unterstützen. Bald nachdem ihr erstes Kind – eine Tochter – geboren war, zog die junge Familie zu den Eltern des Ehemannes, die ein kleines Geschäft mit Handwerksbetrieb besaßen.

„Und damit begann ein neues Kapitel meines Lebens. Gleich von Anfang an machte man mir dort klar, dass ich, als eine, die von ‚da unten' kommt, hier keine Rechte besitzt, sondern froh zu sein habe, wenn ich mich nützlich machen darf. Das bedeutete, dass ich von morgens bis abends helfen musste, auch als später beide Kinder da waren. Mein Mann konnte nichts dagegen tun – er war ja selbst rund um die Uhr dort eingespannt, zusätzlich zu seiner eigenen Arbeit." Als er sich dann mit einem eigenen Betrieb selbstständig machte und bald darauf der Schwiegervater starb, habe ihr gemeinsames Leben fast nur noch aus Arbeit und einem widerspruchslosen Sich-Fügen bestanden.

„Wenn ich zurückdenke: Wie häufig habe ich einen großen Zorn in mir gespürt, aber ich musste mich still verhalten, und so hab ich's letztendlich immer runtergeschluckt." Trotz dieser Belastungen seien die Ehe und die Beziehung zu den Kindern gut gewesen.

„Mein Mann war ein begeisterter, liebevoller Vater und kümmerte sich rührend um uns." Man habe halt die wenigen Möglichkeiten, die sich boten, für Kurzausflüge und gemeinsame Aktivitäten ausgenutzt.

2007 stellten sich bei Frau Blum Magenschmerzen ein. Als sie nicht mehr verschwanden, sondern im Laufe der Zeit immer stärker wurden, wandte sie sich an ihren Arzt. Die Untersuchung erbrachte die Diagnose: „Magenkrebs in fortgeschrittenem Stadium. An der Bedrohlichkeit der Situation ließ man mir keinen Zweifel." Eine umgehende Operation des Magens war zwingend notwendig.

„Es war furchtbar, der Boden war mir unter den Füßen weggerissen, ich sah mein Leben auseinanderfallen: Was sollte aus meinen Kindern, meinem Mann, unseren Plänen werden? Ich machte mir nichts vor, selbst wenn ich gewollt hätte, ich konnte nicht an der Realität der Bedrohung vorbeisehen. Dazu müssen Sie folgendes wissen: In meiner Familie und auch in der meines Mannes hatte ich nicht nur einmal, sondern mehrmals miterleben müssen, was diese Krankheit bedeutete. Allein ab dem Zeitpunkt unserer Heirat war die Mutter meiner Mutter an Krebs gestorben, zwei Geschwister der Mutter starben im Alter von Mitte dreißig an Krebs, ein Bruder der Mutter ist aktuell an Krebs erkrankt, der Vater meines Mannes starb an Krebs ebenso eine Cousine. All diese Erkrankungen: Natürlich hatte ich die Augen nicht davor verschließen können, dass unsere beiden Familien hoch belastet waren. Trotz meiner Erschütterung spürte ich deshalb tief in mir drin etwas, das mir sagte: Du hast es doch immer gewusst, irgendwann bist du dran, jetzt also ist es soweit."

Obgleich dies die schon vorher bestehenden Krankheits- und Todesängste ihres Mannes noch mehr anfachte, habe er sich als der Starke erwiesen, der ihr immer wieder Mut machte, ihr Kraft gab, wenn sie nach der Operation, den Bestrahlungen und Chemotherapien glaubte, nicht mehr standhalten zu können.

„Er hat sich einfach rührend um mich gekümmert und ich hatte das Gefühl, er sorgt für alles, ich kann mich auf ihn verlassen, mit ihm kann ich das, was mir bevorsteht, vielleicht doch schaffen." Und alles schien für diese Sichtweise zu sprechen. Trotz der schweren Erkrankung hatte sich ihr Zustand nach zwei Jahren soweit gebessert, dass sie ihre Berufstätigkeit wieder aufnehmen konnte. „Unsere Kinder waren mittlerweile aus dem Haus, der Betrieb der Schwiegereltern geschlossen und wir beide, wir haben uns vorgenommen, unsere Zeit jetzt auch wieder als Paar zu genießen. Ich bin heute so dankbar dafür, dass uns das auch gelungen ist, das ist doch nicht selbstverständlich. Richtige Abenteuer haben wir erlebt, mit dem Motorrad und dem Zelt – und was hatten wir alles noch vor. Dann kam der Tag des Unfalls, der schlimmste in meinem Leben."

3.12   Problemanalyse

Das also war ihre Lebensgeschichte. Nun kann ich mich an die Auswertung dieser Informationen machen. Mein Ziel ist es, ein Bild von der Persönlichkeit Frau Blums, von den sie prägenden Faktoren, ihren Stärken und ihren Gefährdungspunkten zu gewinnen, sowie – darauf aufbauend – von der Bedeutung, die die Schicksalsschläge individuell für sie besaßen. Dies wiederum soll mir als Grundlage für die Benennung der weiteren therapeutischen Ziele und Interventionen dienen. Vorab sei mir jedoch – Missverständnissen vorbeugend – ein kleiner Exkurs dazu erlaubt, was ich mit meiner Analysearbeit *nicht* verfolgen möchte:

Psychotherapie der „Krebspersönlichkeit"?

In den Anfängen der Psychoonkologie (Mukherjee 2012; Reuter et al. 2011b; Steinvorth 2003; Verres 1991) war man lange von der Annahme einer sogenannten „Krebspersönlichkeit" ausgegangen. D. h., man postulierte, dass es bestimmte, den Krebs auslösende Persönlichkeitsmerkmale gibt und dass Psychotherapie – bei entsprechender Änderungsbereitschaft der Patientinnen – die prinzipielle Möglichkeit einer Heilung der somatischen Erkrankung durch Veränderung dieser Persönlichkeitsmerkmale besaß. Der logische Nebeneffekt war, dass sich die Patientinnen (und zum Teil natürlich auch die Therapeutinnen, aber deren psychische Ausgangssituation ist nicht vergleichbar) damit für die Krankheit und natürlich auch für die Heilung verantwortlich fühlten. Man mag sich vorstellen, was dies einerseits an Hoffnungen weckte – im Sinne einer Einflussmöglichkeit, die sich dann, im Falle einer Wiedererkrankung, in umso quälendere Selbstvorwürfe und Schuldgefühle verwandelten.[9] Für derartige Zusammenhänge ließen sich in den entsprechenden Forschungsarbeiten keine empirischen Belege finden. Dies jedoch spricht nicht gegen die Bedeutung von potenziell (anfälligen) vulnerablen, die psychische und physische Gesundheit gefährdenden intrapsychischen Bedingungen; allerdings: *Wie* sich diese *wann* auswirken werden, darüber kann generell keine Aussage gemacht werden, sondern dies obliegt dem Zusammenwirken aller sozio-psychosomatischen Faktoren. Was dies wiederum für die Psychotherapie impliziert, werde ich an späterer Stelle noch einmal aufgreifen.

Zurück zu meinem Auswertungsanliegen. Um ein Verständnis der kennzeichnenden inneren Prozesse und Verhaltensweisen meiner Patientin zu erhalten, untersuche ich nun die Beschreibung ihrer Lebensgeschichte hinsichtlich der Fragen, welches Selbst-, Menschen- und Weltbild diese Lernerfahrungen bei ihr hinterlassen haben mögen, welche obersten Lebensziele und -strategien damit für sie impliziert waren. Das Ergebnis dieser Analyse fasse ich in folgender hypothetischen Formulierung des inneren Konzepts von Frau Blum zusammen (im Weiteren Oberplan genannt):

„Die Welt und die Menschen außerhalb unserer Familie sind bedrohlich und ich selbst bin schwach. Nur wenn ich es schaffe, mich eng an meine Familie bzw. an einen starken Partner zu binden, wenn ich nicht unangenehm auffalle und die an mich gerichteten Forderungen klaglos erfülle, kann ich hoffen, Angriffen auszuweichen bzw. vielleicht sogar Anerkennung zu bekommen."

Wird man von einer solchen Sicht bzw. solchen Überzeugungen geleitet, so sind damit grundsätzlich ganz bestimmte weitere Lebensstrategien nahegelegt, was demnach auch für Frau Blum gilt: sich den Erwartungen und Forderungen anderer anpassen, sich nicht wehren und andere nicht zu Angriffen provozieren, eigene Bedürfnisse zurückstellen, anderen die Führung überlassen.

Diese Strategien wiederum erhöhen jedoch grundsätzlich die *Gefahr*, dass
- die eigenen psychischen und körperlichen Belastungsgrenzen gesundheitsgefährdend überschritten werden,
- Selbstfürsorge generell hinten ansteht,
- geringes Kontrollerleben vorhanden ist, stattdessen jedoch Ohnmachtsgefühle und Ängste,
- letztendlich keine Korrektur der eigenen Selbstunsicherheit und des negativen Selbstbewusstseins geschieht.

Anderseits jedoch fördert ein solches Vorgehen die Ausbildung u. a. folgender *Kompetenzen*:
- hohe Bindungsfähigkeit,
- starke soziale Verantwortungsbereitschaft,
- Bescheidenheit, Sparsamkeit,
- die Fähigkeit zu Genuss und Freude,
- die Fähigkeit, Dinge, die nicht als veränderbar eingeschätzt wurden, klaglos anzunehmen.

Und genau in diesen Strategien, den Gefährdungspunkten sowie den Kompetenzen, sehe ich die Patientin widergespiegelt – so wie ich sie selbst bisher erlebt habe, wie auch in der Beschreibung ihres Lebensweges. Hiermit verfüge ich nun über die Möglichkeit, ihr Verhalten in dem funktionalen Zusammenhang eines Oberplans zu verstehen.

Was heißt das für die individuelle Bedeutung der Schicksalsschläge?

Alle vorliegenden Informationen über Frau Blum sprechen für eine sehr hohe genetische Prädisposition zur Ausbildung einer Krebserkrankung. Die Konfrontation mit den Krankheiten ihres Mannes und dann mit ihrer eigenen verstärkte einerseits die Angst vor Kontrollverlust und Tod, die aufgrund des Wissens um die besondere Anfälligkeit in der Familie schon vorher latent präsent gewesen war. Anderseits hatte dies auch einen positiven, intensivierenden Effekt auf das Bindungserleben der Familienmitglieder und damit auf die Grundüberzeugung, dass man in der Familie Hoffnung auf Halt und Schutz finden könne. Und noch mehr: Frau Blum und ihr Mann nahmen nun die Qualität ihres aktuellen Lebens ernster als vorher und gönnten sich schöne gemeinsame Erlebnisse, gerade auch als Paar ohne die Kinder.

Umso härter musste Frau Blum der Tod ihres Mannes treffen.[10] Sie fiel sozusagen ins Bodenlose, beraubt ihres wichtigsten existenziellen Halts, ihres Beschützers und Hoffnungsträgers, ausgeliefert an eine körperliche und soziale Situation, der sie sich absolut ohnmächtig und hilflos gegenüber fühlte. So versank sie in Trauer und Verzweiflung und verlor ihren Lebensmut. Als dann der Krebs erneut auf den Plan trat, schien es fast wie eine logische, erwartete Konsequenz.

Diese neuen Informationen bedeuten auch, dass der bisherigen Symptomliste der Patientin ihre mangelnde Selbstbehauptungsfähigkeit, ihre Schüchternheit und Selbstunsicherheit hinzuzufügen und bei den therapeutischen Zielsetzungen zu berücksichtigen sind.

Nun gilt es, den schon begonnenen Weg fortzusetzen. Das heißt konkret, die Trauerarbeit weiterzuverfolgen, und jetzt parallel dazu, die Krebserkrankung mit deren belastenden Folgen in den Focus der Therapie zu nehmen.

Grundsätzliche Ziele und Aufgaben der psychoonkologischen Arbeit
Bevor ich mich der spezifischen, für Frau Blum geltenden Situation zuwende, halte ich es für wichtig, vorab etwas über die grundsätzlichen Ziele und Aufgaben psychoonkologischer Arbeit anzumerken.

Ich hatte schon erwähnt, dass das frühere Ziel psychoonkologischer Arbeit, eine Heilung der Krebserkrankung oder eine Lebensverlängerung erreichen zu wollen – und dies zudem über die Änderungen von krebsspezifischen Persönlichkeitsmerkmalen –, unrealistisch war und aufgegeben werden musste. Stattdessen rückte die Verbesserung der Lebensqualität der Betroffenen und damit auch deren Krankheits- und Behandlungsbewältigung in den Vordergrund psychotherapeutischer Interventionen. Allerdings tauchte bald auch hier die Frage auf, ob eine positivere Lebensqualität einschließlich Stressreduktion und Stärkung des Immunsystems dazu führt, dass neurobiologische Selbstheilungseffekte aktiviert und damit positive Auswirkungen auf den somatischen Krankheitsverlauf gefördert werden. Die aktuell vorliegenden wissenschaftlichen Ergebnisse sind noch widersprüchlich, und entsprechend heftig wie auch kontrovers sind die Diskussionen der Experten.[11]

Für meine konkrete psychoonkologische Behandlungssituation leite ich ab, dass ich einerseits verhindern möchte, bei der Patientin unrealistische Hoffnungen zu wecken, die nicht einge-halten werden können und damit zu doppelten Ent-Täuschungen führen, nämlich sowohl über den Therapeuten als auch über das Therapieergebnis. Andererseits werde ich alle Mög-lichkeiten ergreifen, eine Verbesserung ihrer aktuellen psychischen und körperlichen Situation bzw. ihrer Lebensqualität zu bewirken und damit – über die Stärkung des Immunsystems – das realistische Ziel zu verfolgen, das Auftreten sekundärer Erkrankungen zu beeinflussen, was ebenfalls ein wichtiger positiver Effekt wäre.

Was beinhaltet dies nun im Einzelnen?

Das alles dominierende Thema, das mit der Diagnose *Krebs* evoziert wird, lautet *Angst* und dies wiederum ist zum großen Teil Folge eines *Kontrollverlusterlebens*:[12] Auf diesen Aspekt werde ich den Schwerpunkt meiner therapeutischen Interventionen legen.

Das Feststellen einer körperlichen Unregelmäßigkeit und/oder das Erfahren der Diag-nose bedeutet für die meisten Betroffenen: Urplötzlich, wie aus dem Nichts heraus, schlägt die Schicksalskeule „Krebs" zu und ändert von einer Sekunde zur nächsten komplett das Leben (= Fremdkontrolle = Angst).

In den meisten Fällen verfügen wir in diesem Moment nicht über das medizinische Wissen, was diese Krankheit nun tatsächlich bedeutet, sowohl für unser weiteres Leben als auch für die bevorstehenden medizinischen Maßnahmen. Uninformiertheit und Nichtwissen wiederum fördern in der Regel Hilflosigkeits- und Auslieferungsgefühle mit der Folge von Angst.

Wenn wir nicht über die entsprechenden Informationen verfügen, wissen wir auch nicht, ob und was wir Gutes und Hilfreiches für uns tun können, während das Erleben von Hand-lungsfähigkeit angstreduzierend wirken kann.

Die medizinischen Maßnahmen, die auf die Diagnose folgen, verstärken allgemein in dem Maße die Angst, je uninformierter ich als Kranke bin,[13] je weniger ich in Entscheidungen einbe-zogen werde, je weniger ich als zu respektierendes Gegenüber ernstgenommen und wertschät-zend behandelt werde, je weniger Vertrauen ich zu dem Behandelnden und der Behandlungsme-thode habe, je weniger ich mich für meine Interessen einsetzen und mich wehren kann – kurz: je stärker Gefühle von Ohnmacht, Hilflosigkeit, Auslieferung und Abwertung sind. All dies fördert neben der Angst schließlich das Entwickeln von Depression, Hoffnungslosigkeit, Resignation, was – darauf weisen einige der (oben erwähnten) neueren Ergebnisse zur Angst- und Stressfor-schung hin – letztendlich weitere negative Effekte für Lebensqualität, Immunsystem und damit u. a. auch für die sekundäre Erkrankungsgefahr nach sich ziehen kann (vgl. Hüther 2010, 2012).

3.13   Therapiekonzept für das Leben mit der Krankheit

Aus all diesen Überlegungen lässt sich zusammenfassend folgern, dass eines der bedeutsamsten Mittel gegen die Angst in der Stärkung des Kontrollerlebens der Patientin liegt, und dies kann über die folgenden Wege erreicht werden:[14]

- durch Förderung relevanten Krankheits- und Behandlungswissens in dem von der Patientin gewünschten Ausmaß:
  konkret z. B. durch Aufklärung, Information bzgl. Erkrankung, Verlauf, unterschiedlicher Behandlungsmöglichkeiten, deren Effektivität und Nebenwirkungen etc.
- durch Förderung von Handlungsfähigkeit:
  konkret durch jede Möglichkeit, selbst aktiv zu werden und etwas Förderliches für sich tun, z. B. in den Bereichen Sport, Ernährung, Entspannung, Stressregulation; zur Erleichterung/Linderung der somatischen Symptome (z. B. Schmerzen, Missempfindungen) und belastender, schmerzhafter somatischer Behandlungen (z. B. bei Chemotherapie); Risikoverhalten reduzieren (z. B. Rauchen); Kraftquellen, Ressourcen identifizieren und einsetzen und damit Resilienz[15] stärken; Selbstfürsorge aufbauen, Achtsamkeit erlernen, Selbstbehauptungsfähigkeit stärken und sich für die eigenen Rechte „wehrhaft" einsetzen; hilfreiche Kommunikationsformen bzgl. des Sprechens über die Krankheit erlernen; alles tun, was positive Lebensqualität und Kontrollerleben unterstützt.
- durch Förderung positiver Emotionsregulation:
  konkret z. B. Emotionen Raum geben, Techniken zur Emotionsregulation erwerben, Ambivalenzen zulassen etc.; eigene Bedürfnisse wahrnehmen und einbringen; Spüren, was die eigene Lebensqualität unterstützt; Selbstwertgefühl, Autonomie- und Selbstwirksamkeitserleben stärken;
- durch Förderung von sozialer Unterstützung:
  konkret durch Auf- und Ausbau sozialer Unterstützungssysteme (Familie, Freunde) und angemessenes Nutzen; ggf. Anschluss an Selbsthilfegruppe.

Diese *Ziele und Interventionsmöglichkeiten* werden mich bei meiner Therapie von Frau Blum sowohl auf der inhaltlichen als auch auf der Beziehungsebene leiten; sie bilden meinen übergeordneten Handlungsplan einschließlich des „Fundus" an therapeutischem Instrumentarium.

Da die Patientin sich im Laufe ihrer Erkrankung bereits ein differenziertes Wissen über ihre Krankheit und die Behandlungsmöglichkeiten angeeignet hat, lasse ich diesen Punkt vorerst ruhen, d. h. bis dies evtl. notwendig erscheint. Stattdessen werde ich mit der Analyse ihrer Ressourcen beginnen, um zu prüfen, wie sich diese zur Stärkung ihrer psychischen Widerstandsfähigkeit und zur Verbesserung ihrer Lebensqualität einsetzen lassen. Die Entscheidung über die Auswahl und den Zeitpunkt des Einsatzes der weiteren Interventionen werde ich nicht vorab treffen, sondern von den im Therapieverlauf jeweils auftauchenden konkreten Problemen abhängig machen.

3.14   Konzeptbesprechung und Therapievereinbarungen

In der folgenden Sitzung trage ich Frau Blum mein Störungs- und Therapiekonzept vor, einschließlich meiner Sicht ihrer Geschichte, ihrer Persönlichkeitsspezifika und der Therapieziele. Wir nehmen uns viel Zeit für mögliche Korrekturen und Wünsche sowie für auftauchende Fragen und Erläuterungen. Ich gewinne dabei den Eindruck, dass allein schon die Beschäftigung mit diesem neuen Blick auf sich selbst sowie mit der Begründung und Beschreibung des weiteren Vorgehens bei ihr zu Ermutigung und Stärkung der Motivation führt, sich auf den Weg der Therapie einzulassen.

Währenddessen setzt sie weiterhin die zu Beginn vorgeschlagenen Maßnahmen zur zeitlichen und räumlichen Eingrenzung ihrer Trauer um. Und langsam, langsam, zeigen sich erste Änderungen: Sie berichtet, allmählich besser schlafen zu können und sich auch schon einmal wieder mit anderen, trauerunabhängigen Tätigkeiten und Gedanken beschäftigt zu haben. Wir vereinbaren, dass sie mit diesen Übungen fortfährt.

Und noch etwas Wichtiges ist erreicht: Sie hat sich über die Vermittlung von Bekannten an einen Anwalt gewandt, der bereit ist, für sie ohne Kosten die Akten des Unfalls darauf hin zu prüfen, inwieweit dort ein weiteres Eingreifen von ihrer Seite möglich und notwendig ist.

3.15   Zweite Therapiephase

Nun aber wenden wir uns entsprechend unserer Therapieplanung dem so ganz anderen Thema zu, und zwar dem der Stärkung der Resilienz und Verbesserung der Lebensqualität. Ich erläutere Frau Blum, dass sie selbst schon über eine der besten Möglichkeiten zur Erreichung dieser Ziele verfügt, allerdings bedarf es noch deren Identifizierung. Ich meine damit, dass wir beide den Blick auf die in ihrer Lebensgeschichte deutlich gewordenen Bewältigungs- und Kräftigungspotenziale richten, um diese hinsichtlich ihres Nutzens für die gegenwärtige Situation zu prüfen. Zur Einstimmung gebe ich ihr ein Blatt, das eine Auflistung kleiner und großer „Glücksmomente" enthält (Görlitz 1998a, S. 228–230), z. B. ein frisch bezogenes Bett, die ersten Sonnenstrahlen im Frühling, und bitte sie, diese durchzulesen. Dann rege ich sie an, zu überlegen, womit bei ihr bisher positive, angenehme Gefühle ausgelöst werden konnten. Zuerst zögerlich, dann jedoch zunehmend aktiver, beginnt sie, mir von sich zu erzählen. Im zweiten Schritt schlage ich ihr vor, darüber nachzudenken, was bisher Tätigkeiten, Interessen, Hobbys, Fähigkeiten und auch Kontakte etc. waren, die ihr halfen, schwierige Situationen zu überstehen, oder die ihr Freude und Kraft vermitteln konnten.[16] Sie nennt Menschen ihrer Familie, Freunde, aber auch ihren früheren Spaß am Kochen und Essen, ihre Freude an schönen Dingen, an der Natur, an Geselligkeit. Und es werden verborgene Fähigkeiten deutlich: Trotz ihrer Schüchternheit hatte sie in bestimmten Situationen mutig sein und auch für sich und andere kämpfen können, ja, manchmal schien sogar eine Freude an Herausforderungen durch. Ich weise sie auch auf ihren beharrlichen und letztendlich erfolgreichen Einsatz hin, mit dem sie mich als Therapeutin für sich gewann.

So entdecken wir nach und nach noch Weiteres, was für sie in der Vergangenheit kraftspendend und hilfreich war. Ihre Stimmung ist in unseren Sitzungen nicht mehr nur deprimiert, sondern sie schwankt jetzt auch schon einmal ein wenig zur positiven Seite. Natürlich rühren diese Gedanken aber immer wieder auch an die Trauer und lösen Tränen aus, denn vieles von dem, was Frau Blum bisher gestärkt und erfreut hat, verbindet sie mit ihrem Mann. Zumindest aber fördern unsere Gespräche die zaghafte Eröffnung einer neuen Blickrichtung und andere Emotionen. Auch bzgl. der Realisierung und Akzeptanz des Verlustes ihres Mannes scheint sie Fortschritte zu machen.

In den nächsten Stunden arbeiten wir an diesem Thema weiter, und ich ermutige Frau Blum darüber nachzudenken, welche dieser Ressourcen sie in ihrer heutigen Lebenssituation stärken könnten und was davon – zumindest ein klein wenig – zur Verbesserung ihrer Lebensqualität beitragen würde. Und sie fällt in dieser Phase eine bedeutsame Entscheidung: Nachdem sich ihr

Zustand aufgrund der eingeleiteten medizinischen Maßnahmen soweit gebessert hat, dass sie sich wieder allein ernähren kann, möchte sie nun in ihre eigene Wohnung zurückkehren. Sie fühle sich trotz aller Fürsorge und Liebe bei ihren Eltern zu sehr wieder in der „Kindposition", was ihr nicht behage. Mit fester Stimme formuliert Frau Blum: „Ich möchte ausprobieren, ob ich die Chance habe, wieder in mein Leben zurückzukehren." Gleichzeitig macht ihr dieser Schritt auch große Angst: Wie soll sie zukünftig allein zurechtkommen, sie, die sich immer auf ihren Mann gestützt hat und sich selbst als schwach einschätzte? Wie soll sie mit den Leerstellen, die alle auf ihren gestorbenen Mann verweisen, weiterleben? Die Tatsache, dass ihre älteste Tochter auch in ihrem Haus wohnt, ist ihr ein stützender Gedanke, allerdings fürchtet sie die Konfrontation mit der Tante ihres Mannes. Und plötzlich melden sich auch ihre Krankheitsängste wieder lautstark zu Wort: Was, wenn der Krebs doch schneller fortschreitet – hat es überhaupt einen Sinn, sich wieder aufzumachen?

Ich gebe Frau Blum in unseren Sitzungen Raum für diese unterschiedlichen Emotionen bzw. Gedanken. Gleichzeitig setzen wir jedoch, davon unbeirrt, den Weg der Ressourcenarbeit fort.

Sie erhält von mir die Hausaufgabe, ein Freudetagebuch zu schreiben: Sie soll alles notieren, was sie jenseits deprimierter Stimmungen erlebt hat – bis hin zu Freude. Das Ziel dieser Übung ist, ihre bisher selektiv auf negative Aspekte gerichtete Wahrnehmung auch für Positives zu öffnen. Dies fällt ihr anfänglich noch sehr schwer. Ein Nebeneffekt ist jedoch, dass sich in den Notizen die positive, kraftspendende Bedeutung ihrer Umzugspläne sehr klar abzeichnet. Hieraus bezieht sie, trotz allem, Vorfreude und gewinnt – indem sie nun wieder erste vorsichtige Pläne macht – wieder einen Blick für die Zukunft!

Immer häufiger fährt sie von den Eltern aus in ihre alte Wohnung und erste Gedanken an Neuanschaffungen bzw. Umgestaltungen keimen in ihr auf: Sie wünscht sich einen neuen Laptop und ein neues Sofa. Vor allem aber möchte sie ihren Garten verändern, den sie als dunkel und bedrückend erlebt.

Seit dem Beginn unserer Therapie ist mittlerweile ungefähr ein halbes Jahr vergangen.

Rückkehr ins Leben, Renovieren

Dann kommt der Moment des Umzugs in ihre Wohnung. Die Vorbereitungen machen sich positiv bemerkbar, neben dem Schweren erlebt sie es als richtig und wohltuend, wieder in den eigenen Wänden zu leben. Der Kontakt zu der zunehmend dementen Tante ist, wie von ihr erwartet, ungeheuer anstrengend und konfliktreich. Frau Blum hat sich jedoch ganz fest vorgenommen, sich abzugrenzen: „Das Bisschen, was mir noch vom Leben bleibt, werde ich mir nicht zerstören lassen." Wir nehmen uns für dieses Thema in unseren Sitzungen Zeit. Bei der Bearbeitung der relevanten Situationen, die sich immer wieder um das Thema Abgrenzung und Durchsetzung drehen, erlebt sie, dass das Spüren und Zulassen von Ärger und Wut ihr die nötige Kraft und Mut vermitteln. Mithilfe von Rollenspielen übt sie das neue Verhalten in unseren Sitzungen, um es dann zu Hause auszuprobieren. Das Selbstbehauptungsthema, das ich als ein zentrales Ziel zur Sicherung ihrer Selbstfürsorge und Abwehr von Übergriffen anvisiert hatte, ist damit aufgespielt und wird im Laufe der Behandlung sicherlich noch weitere Aufmerksamkeit verlangen.

Aber noch ein Therapieziel ist erreicht: Frau Blum teilt mir mit, dass sie, nach Abschluss der Chemotherapie eine stationäre Reha-Maßnahme durchführen wird. Sie habe den dringenden Empfehlungen ihrer behandelnden Ärzte nachgegeben, und mittlerweile bestehe bei ihr auch nicht mehr die frühere Angst, mit der Entfernung von ihrer Wohnung die Erinnerungen an ihren Mann zu gefährden.

Allerdings stehen ihr noch drei chemotherapeutische Anwendungen bevor, und die abschließende Untersuchung im CT. Je weiter sie mit der Behandlung fortgeschritten ist, desto
stärker ist ihr Widerwillen dagegen gewachsen. Schon Tage vorher ist ihr schlecht, und nur mit
größtem Kraftaufwand zwingt sie sich in die Klinik. Auf meine Frage, was sie denn dort erwarte,
gibt sie mir die folgende Schilderung:

In einem Raum, der nur für die Chemotherapie vorgesehen ist, sitzen bis zu 20 Patienten stumm nebeneinander – jeder angeschlossen an Flaschen, aus denen das Medikament
langsam in den Körper fließt. Die meisten schauen stumm vor sich hin oder halten den Blick
fortwährend auf die Uhr gerichtet, die groß und laut tickend an der Wand hängt. Die Begleiter
der Patienten, falls es diese gibt, befinden sich in einem Nebenraum. Ab und zu kommt eine
Schwester oder ein Arzt herein, zur Kontrolle der Flaschen. Die Frage, ob alles in Ordnung sei,
ist das Persönlichste, was hier vonseiten der Ärzte vermittelt wird.

„Können Sie sich vorstellen, wie man sich nach einem solchen Tag fühlt? Bei all diesem
Schlimmen der Krankheit, was auf jedem dort lastet und den Nebenwirkungen der Chemo – das
ist doch reines Gift – da gibt es kein einziges persönliches Wort von den Weißkitteln, nichts, geschweige denn eine Aufmunterung oder Trost. Man bekommt wirklich das Gefühl, als habe man
mit der Diagnose nicht nur seine Gesundheit, sondern auch seinen Wert als Mensch verloren."

Menschenunwürdige Behandlung

Diese Schilderung ist mir nicht neu, leider. Immer wieder erfahre ich von meinen Patienten
über medizinische Behandlungssituationen, in denen Würde, Respekt und Empathie zu
Fremdwörtern mutiert zu sein scheinen. Dies kann auch nicht mit dem Hinweis, dass man als
Kranke – natürlich – sehr empfindlich ist und die Nerven oftmals blank liegen, als Fehlwahr-
nehmung vom Tisch gewischt werden. Dafür gibt es zu viele gleichlautende Berichte. In
Veröffentlichungen von Experten und Betroffenen zum Thema Krebsbehandlung ist dies eine
wiederkehrende und mit Belegen untermauerte An-Klage, und Forderungen nach einer men-
schenwürdigeren Beziehungsgestaltung werden in dringlichster Form erhoben.[17]
Wenn wir uns schon als gesunde Menschen angesichts eines solchen Verhaltens furchtbar
fühlen würden, so trifft es uns, wenn wir krank sind, zentral und am wundesten Punkt:
Die Diagnose katapultiert uns in unserem Erleben mit einem Schlag heraus aus der großen
Gruppe der Nichtkrebskranken (= der „Normalen", der „Mehrheit"?). Jetzt, in dem Verlusterleben, werden wir uns dieser Kategorie erst so eigentlich bewusst, bis zu diesem Moment hatten wir ihr in (zumeist) unbewusster Selbstverständlichkeit angehört. Umso mehr wird eine
menschenverachtende, diskriminierende Begegnung uns in dem Gefühl des Ausgesondert-
und Ausgeschlossenseins bestärken, uns vielleicht sogar schon als Vorbote des Herausfallens
aus dem Leben gelten. Dies wiederum schafft zusätzlichen Nährboden für Angst, Depression,
Selbstaufgabe und Ohnmacht, denn mit den angegriffenen Kräften befinden wir uns in einer
zu schwachen Position, um uns angemessen wehren und das uns als Menschen zustehende
Verhalten einfordern zu können.

In dieser Sitzung versuche ich Frau Blum sehr in ihrem Anrecht auf eine respektvolle und
wertschätzende Haltung zu bestärken und ihr Mut zu machen, sich zu wehren. Wir erarbeiten
gemeinsam, wie sie dies konkret tun kann und was es ansonsten noch an hilfreichen Maßnahmen gibt (z. B. die Begleitperson vorher informieren und um Hilfe bitten; Fragen oder Kritik
vorab vorbereiten, evtl. schriftlich mitteilen und letztendlich auch mich als Therapeutin zur

Unterstützung einschalten). Im Vordergrund steht nun jedoch die konkrete Bewältigung der letzten chemotherapeutischen Anwendungen und der CT-Überprüfung.

Ich versuche mit ihr herauszufinden, was ihr die Situation erleichtern könnte, und mache verschiedene Vorschläge (Buch, Zeitschrift, CD mit Musik oder Hörbuch, kleiner Fernseher mit Kopfhörern, Gespräche mit Mitpatienten, Handarbeiten). Sie lehnt jedoch alle unter Hinweis auf ihre negativen Erfahrungen ab. Da sie zuvor die Chemikalie als „Gift" bezeichnet hatte, gehe ich an dieser Stelle noch einmal darauf ein. Ich informiere sie über die Zusammenhänge zwischen der Einstellung bzw. der Erwartungshaltung und dem nachfolgenden Erleben. Auf die konkrete Situation übertragen bedeutet dies, je negativer sie innerlich dem Medikament gegenübersteht, desto größer ist die Wahrscheinlichkeit, dass sie die Anwendung als belastend erleben wird.[18] Ich lade Frau Blum deshalb ein, mit mir eine Imagination zu erarbeiten und durchzuführen, bei der sie die chemische Substanz in ihren positiven Aspekten betont: Sie wählt Bilder aus wie das Zerschmettern der Krebszellen, das Reinigen des Körpers von Krankem und Destruktivem, was Platz schafft für Gesundes und Schönes. Wir führen diese Imagination in der Therapiestunde durch, und ich schlage ihr vor, zu Hause weiter zu üben, um die Imagination dann bei der nächsten Chemotherapie anzuwenden. Sie könne auch versuchen, weitere, für sie hilfreiche Imaginationen auszuprobieren – schöne Erlebnisse, Planungen ihres Gartens etc.

Leider klappt nichts davon. Sie berichtet mir, sie habe wie üblich nur auf die Zeiger der Uhr gestarrt, es sei schrecklich gewesen – bis zum Schluss, als sie endlich gehen konnte. Ich habe das Gefühl, dass sich meine Patientin innerlich weigert, sich mit einer Situation, die sie zutiefst ablehnt, ‚zu arrangieren'. Dies ist sicherlich nachvollziehbar.

Statt nun aber in unserer Sitzung in deprimierte Stimmungen zu verfallen, wendet sich Frau Blum einem ganz anderen Thema zu, und zwar den Zielen für die nächste Zukunft. Sie wolle versuchen, mit aller Kraft ein selbstständiges Leben aufzubauen. Dazu nehme sie sich vor, vieles zu lernen, z. B. bestimmte handwerkliche Fertigkeiten, das könne sie sich gut und spannend vorstellen. Diese benötige sie auch, um ihre immer konkreter werdenden Ideen zur Renovierung der Wohnung und der Gestaltung des Gartens umzusetzen. „Ich möchte Licht, Luft, Helles …" In diesem Wunsch lese ich deutliche Anzeichen einer Stimmungsverbesserung und ebenso einer positiven Änderung ihrer Selbstwirksamkeitserwartung.

Und, sie wolle einen neuen Bekanntenkreis aufbauen. Ihre Krankheit und der Tod ihres Mannes haben zu einer Schrumpfung ihrer Kontakte geführt. Die Besuche waren immer weniger geworden, so als wolle man nicht mit so viel Leid zu tun haben – sei es aus Unsicherheit oder aus Angst vor diesen Themen. Zuerst sei sie furchtbar enttäuscht über den Rückzug manches früheren Freundes gewesen, jetzt aber wolle sie damit abschließen und neue Kontakte knüpfen.[19]

Die nächste Sitzung wird von ihrer Schwester abgesagt: Frau Blum musste sich wegen einer akuten Lungenentzündung in der Klinik behandeln lassen, es ginge ihr aber schon wieder besser. Als wir uns wiedersehen, berichtet sie von dieser Erfahrung, die als weiteres Beispiel in meine Sammlung „unmenschliches Verhalten in medizinischen Institutionen" eingeht.

Frau Blum hatte an dem betreffenden Wochenende hohes Fieber entwickelt und wurde per Notarzt in die Klinik gebracht. Dort traf sie auf einen jungen Arzt, der genervt und sichtlich unter Stress stehend, ihrer körperlichen Untersuchung nur wenig Aufmerksamkeit schenkte. Stattdessen teilte er ihr – nach den Informationen über ihre Vorerkrankung – quasi im Hinausgehen mit, er hoffe, sie habe sich schon um einen Platz im Hospiz bemüht, denn jetzt ginge es mit ihr ganz offensichtlich zu Ende. Frau Blum berichtet, dass in diesem Moment eine unglaubliche Wut in ihr aufgestiegen sei. Sie habe ihm dann eine regelrechte Standpauke gehalten. „So ein arrogantes Arschloch: Erstens hab ich gespürt, dass er nicht Recht hat und zweitens, wenn jetzt mein letztes Stündlein eingeläutet worden wäre, gerade dann sagt man das doch nicht so!

Wo haben diese Menschen eigentlich ihr Herz gelassen?" Sie setzte sich zur Wehr, verzichtete „dankend" auf eine stationäre Übernachtung, verlangte, dass man ihr die nötigen Medikamente aushändigte und sie – auf eigenes Risiko – wieder nach Hause fahren ließ.

Sie erholte sich körperlich erstaunlich rasch, und dieses Erlebnis führte dazu, dass ihr Selbstbewusstsein um ein erhebliches Stück wuchs und sie mit Stolz auf ihre neuen Selbstbehauptungskompetenzen schauen konnte.

Ihr eigener Geburtstag und der Todestag des Mannes stehen bevor, wir überlegen, was sie an diesem Tag wohl brauchen und was ihr guttun könnte. Mithilfe ihrer Kinder gelingt die Umsetzung, so dass sie diese Tage einigermaßen unbeschadet übersteht.

Ihre letzte chemotherapeutische Anwendung ist geschafft. Dann folgt die Sonografie. Das Ergebnis sei „wie erwartet zufriedenstellend, aber man müsse abwarten". Veranlasst durch die unachtsame Äußerung einer Ärztin, wird die Angst der Patientin erneut angefacht: Ihre Lebenszeit sei doch so kurz, dass sich nichts mehr lohne und ihre ganzen Planungen unsinnig seien. Ich versuche, Frau Blum darin zu bestärken, den eingeschlagenen Weg weiterzugehen und sich nicht irritieren zu lassen: Es liegt von medizinischer Seite definitiv keine Aussage über die zeitliche Entwicklung ihrer Krebserkrankung vor! Warum also sollte sie keine weiteren Pläne machen? Wir konnten doch zusammen beobachten, wie sie bisher dabei aufgeblüht ist, wie dies ihr Erleben von Selbstwirksamkeit und von Kontrolle gestärkt und zu einer spürbaren Verbesserung ihrer Lebensqualität geführt hat. Was ich sage, meine ich auch genauso – und ich habe das Gefühl, dass meine Worte sie schließlich erreichen.

Nun werden wir uns eine gewisse Zeit nicht sehen, die stationäre Kurmaßnahme beginnt. Frau Blum fährt einerseits ängstlich angesichts des Alleinseins und des Unbekannten – aber andererseits auch mit der Hoffnung auf gesundheitsfördernde Anwendungen. Nach zweieinhalb Wochen erreicht mich eine Postkarte: „Viele liebe Grüße aus … Mir geht es hier sehr gut. Freue mich aber auch schon auf zu Hause."

Als ich sie schließlich wieder bei mir begrüße, fällt mir zuerst auf, dass sie anstelle der bisherigen schwarzen Kleidung ein farbiges T-Shirt trägt. Sie freue sich, wieder zurück zu sein, aber sie habe auch eine Überraschung mitgebracht – und während sie dies sagt, strahlt sie schier überschäumend vor Glück. „Stellen Sie sich vor, mein Arzt dort hat sich das Ergebnis meines letzten Ultraschallbilds angesehen und mir gesagt: ‚Frau Blum das ist doch ein Grund, sich zu freuen: Die Metastase ist nach ihrer letzten Chemotherapie verschwunden, ich kann nichts mehr davon sehen.' Warum hab ich solche Worte nicht von den Ärzten hier gehört? Das hätte mir doch so gut getan."

Diese Therapiesitzung wird eine des Lachens und der Freude – mit der unsichtbaren Überschrift „Zukunft" und „Hoffnung" auf ein wenig Lebensverlängerung.

Frau Blum berichtet, dass die Informationen und Anwendungen der Klinik für sie sehr hilfreich waren, mit vielen Anregungen für zu Hause. Zum Beispiel erhielt sie eine gezielte Ernährungsanleitung und Sportempfehlungen; auch die angeratenen spezifischen Maßnahmen gegen die schmerzhaften Blähungen waren erfolgreich. Daneben aber hat sie es als ganz persönlichen Erfolg erlebt, dass sie diesen Aufenthalt trotz ihrer Schüchternheit und Furcht „geschafft hat". Und noch mehr: Sie fand recht schnell Kontakt und am Ende hätten ihr mehrere Mitpatienten gesagt, dass sie für diese sehr hilfreich gewesen sei und man sie für die Art, wie sie mit ihrem Schicksal umginge, bewundere.

„Bisher hab ich mich so ganz anders gesehen, eher schwach. Das ist jetzt ganz neu für mich." All diese Erfahrungen haben einen großartigen, geradezu „beschwingenden" Effekt auf die Patientin. Mehr noch als zuvor setzt sie nun ihre schon begonnenen Projekte zu Hause fort. Die Garage, die Werkstatt, der Schuppen werden nach und nach von ihr leergeräumt und

Wichtiges, Bewahrenswertes wird heraussortiert. Bei all dem bearbeitet sie gleichzeitig ihre Trauer: Der Verlust ihres Mannes ist nun Realität für sie, bei jedem Stück seiner Sachen, das sie in die Hand nimmt, begegnet sie Erinnerungen an ihn und ihr gemeinsames Leben. Zu Beginn bricht die Wunde der Trauer immer wieder auf; mit der Zeit aber gelingen ihr sowohl die Konfrontation als auch das anschließende Ordnen und Loslassen immer besser. Was sie hierbei erlebt, bildet nun den Hauptgegenstand unserer Sitzungen. Sie berichtet mir, dass – je mehr sie die konkreten Orte leerräumt – sie auch so etwas wie einen inneren Freiraum spürt, in dem neue Gestaltungsideen einziehen dürfen. Ein Zimmer nach dem anderen wird entworfen, die Renovierungsmöglichkeiten geplant, auch der Garten soll verändert, gelichtet und neu gestaltet werden, die Krönung aber wird die neue geschaffene Terrasse sein, auf der sie – dies ist ihr großer Wunsch – im nächsten Frühjahr in einem bequemen Gartenstuhl, die Sonnenstrahlen und den Blick auf ihre Umgebung genießen möchte, mit eigenem Zugang, ohne Begegnungszwang mit der Schwiegermutter. Und diese zarte Frau, die bis vor kurzem nicht einmal mehr in der Lage war, ihren Alltagsaufgaben nachzukommen, und keinerlei Lebensmut mehr verspürte, sie entwickelt jetzt unglaubliche Energien. Soweit es geht, packt sie selbst an, wo sie Hilfe braucht, stehen ihr die Kinder, ihr Vater und der Bruder zur Seite. Meine Patientin erweist sich als gelehrige Schülerin, so dass sie sich im Laufe der Zeit etliche handwerkliche Fähigkeiten aneignet.

3.16 Zwischenbilanz

Die genehmigten Therapiestunden gehen zu Ende (18 Sitzungen, plus der 7 mit dem vorhergehenden Therapeuten), und ich beantrage ein weiteres Stundenkontingent.

In diesem Zusammenhang ziehen wir gemeinsam eine Zwischenbilanz: was wir bisher erreicht haben, wo sich die Patientin aktuell befindet und was sie weiterhin erreichen möchte. Sie beschreibt, dass das Wichtigste für sie sei, wieder den Willen zum Weiterleben entwickelt zu haben und die Fähigkeit zum Genießen; körperlich und psychisch gehe es ihr viel besser als zu Beginn unserer Arbeit. Wo vorher nur die Angst gewesen sei, allein nicht zurechtzukommen, sei jetzt das Gefühl: „Ich will und ich werde es schaffen."

Die Erfahrung, sich wehren zu können, hätte ihren Glauben an sich selbst gestärkt und zu wichtigen Änderungen in ihrem Alltag geführt. Sie sei körperlich aktiv, mache täglich ihre Walkingrunden, habe ihre Ernährung mit gutem Erfolg umgestellt. Das Aufräumen und Loslassen stehe jetzt ganz im Vordergrund und werde sicherlich noch längere Zeit in Anspruch nehmen. Ein anderer Erfolg sei, dass sie jetzt auch auf den Friedhof gehen könne und schon einen Stein für das Grab ausgesucht habe.

Als Therapieziele für die kommenden Sitzungen nennt sie:

„Weiter daran arbeiten, dass die Trauer ‚ihren Platz findet' und sie sich ein Leben ohne Ehemann aufbauen kann, dass sie noch selbstständiger wird und die dazu nötigen Fähigkeiten lernt, dass sie neue Kontakte findet, ihre Aktivitäten und Hobbys ausweitet (Tai-Chi, Wandern) und sich das Schlafen noch mehr bessert."

Dann verrät sie noch ein weiteres großes Ziel: Sie möchte reisen! Und dies hat sie schon konkretisiert („Wenn nicht jetzt, wann dann?"): Sie wird in vier Wochen zusammen mit ihren Kindern nach Barcelona fahren.

An dieser Stelle denke ich an meine anfängliche Fragestellung bzgl. meiner Attraktivität für Frau Blum. Unser erster Kontakt stand unter dem Einfluss meiner damaligen Reisepläne, der mich empfehlende Hausarzt brachte das Thema „Umsiedlung ins Ausland" mit – möglicherweise haben diese Informationen bei der Patientin an eigene Träume bzw. Erinnerungen gerührt und damit Bilder um mich gewoben, die meine Attraktivität für die Patientin verstärkten.

3.17 Dritte Therapiephase

Für mich ist es unglaublich eindrucksvoll, diese Entwicklung bei Frau Blum mitzuerleben, und ich fühle mich in meinem Therapiekonzept der Stärkung des Kontrollerlebens bestätigt: Diese Begeisterung an dem Tun, Einflussnehmen und Gestalten sowie die daraus bezogene psychische und physische Kraft haben ihre anfänglichen Ängste und ihre Resignation zurückdrängen können.

Allerdings beschleicht mich angesichts des Tempos und des Drucks, mit dem die Patientin ihre Pläne umsetzt, langsam die Sorge, dass sie ihre eigenen Kräfte überschätzt und sich überfordert. Damit würde sie ihren Zustand möglicherweise wieder gefährden.

Als ich dieses Thema in einer unserer nächsten Sitzungen anspreche, lächelt Frau Blum verlegen und reagiert wie eine auf frischer Tat ertappte Schülerin: Ja, da habe ich schon Recht, aber – sie sei einfach so wahnsinnig ungeduldig – einerseits „gezogen" von der Vorfreude auf all die geplanten Erfolgserlebnisse und andererseits „gedrängt" von der Todesbedrohung: „Verstehen Sie doch, ich möchte jede Minute, die ich noch habe, so intensiv nutzen, wie es nur geht!" Wer könnte das nicht nachvollziehen? Aber, so versuche ich ihr zu verdeutlichen, nur wenn sie die nötige Selbstfürsorge walten lässt, kann sie auch hoffen, ihr Ziel nicht selbst zu boykottieren! Ich benötige keine großartigen Motivierungsaktionen, um bei Frau Blum auf Verständnis zu stoßen: Ihre schmerzenden Gelenke, die Rückenbeschwerden, so „gesteht" sie, sprächen eigentlich schon eine deutliche Sprache und machten ihr auch Angst.

Damit nehmen wir uns also dieses Themas an: „Selbstfürsorge" heißt nun, sich den Tag von vornherein so zu planen, dass notwendige Ruhepausen wie auch zeitliche Begrenzungen der Arbeitszeiten vorhanden sind. Die innere Stimme, die zu mehr Eile drängt, soll durch Bilder wie die der Wanderin besänftigt werden, die nur dann ihr Ziel erreicht, wenn sie die Schritte langsam und kraftsparend setzt. Während ihrer Aktivitäten soll Frau Blum achtsam Signale ihres Körpers wahrnehmen und bei bestimmten Anzeichen „zurückschalten".

„Barcelona war unglaublich toll!" Mit diesen Worten beginnt Frau Blum nach der Rückkehr, von ihrer Reise zu schwärmen – vor Elan und Stolz blinkend wie ein von der Sonne bestrahlter Kristall. Das von ihr absolvierte Besichtigungsprogramm erweckt in mir allein schon bei der Vorstellung Erschöpfungsgefühle – ich hege deshalb einige Zweifel, inwieweit unsere Selbstfürsorge-Überlegungen „im Reisegepäck" meiner Patientin Platz gefunden haben. Angesichts ihrer Freude bringe ich es jedoch nicht über mich, dies jetzt zu thematisieren. Das hole ich später nach. Sie „strickt" schon an weiteren Reiseplänen: Sie möchte noch mehr Städte kennenlernen, zuerst Hamburg, mit den Eltern, dann später London mit den Kindern, und zwar per Flugzeug. – „Ich bin noch nie in meinem Leben geflogen, das ist schon lange mein großer Traum."

Wie in einer emotionalen Achterbahn, allerdings mittlerweile mit eindeutig mehr Höhen als Tiefen, gibt es immer wieder auch Zeiten, die Schweres und Leidvolles beinhalten: Die Weihnachts- und Erinnerungstage sind sehr belastend. Plötzlich ist der Lymphknoten am Hals stark geschwollen – obgleich sie dieses Symptom schon von früher kennt, löst es Angst vor dem Krebs aus. Glücklicherweise bestätigt sich dieser Verdacht nicht.

Dann steht irgendwann auch erneut die reguläre onkologische Untersuchung an. Sie schiebt den Termin immer wieder vor sich her – was sie anfangs zwar kurzfristig erleichtert, jedoch auf die Dauer ihre Angst verstärkt. Wir erarbeiten ein Vorgehen, dass ihr einerseits „Luft" lässt, sie andererseits jedoch an einen festen Termin bindet. Ich überlege auch mit ihr, ob sie sich diesen Untersuchungen überhaupt weiter stellen will: Sie könnte sich auch dagegen entscheiden, denn falls es keine weiteren hilfreichen medizinischen Maßnahmen gäbe, wäre zu überlegen, was ihr ein solches Untersuchungsergebnis bringen würde. Aber sie entscheidet ganz klar: Sie will die Überprüfung. Allerdings – aufgrund ihrer großen Unzufriedenheit bei ihrem bisherigen Onkologen – möchte sie eine neue Adresse ausprobieren. Ich ermutige sie zu diesem (selbstbestimmten!) Schritt.

Das Ergebnis: Blut und Ultraschall sind in Ordnung! Überglücklich kehrt sie zu ihren Aktivitäten zurück. Zusätzlich hat sie eine Adresse aus der Zeitung herausgesucht, in der eine Frau Kontakt zu einer anderen Frau sucht. – Leider stellt sich dies später als Fehlgriff heraus, diese Frau sagt die lange vereinbarte Verabredung ab und entzieht sich auch jedem weiteren Versuch. Schade, Frau Blum ist enttäuscht, aber nicht entmutigt, später einen neuen Versuch zu starten.

Wieder schwillt der Lymphknoten – in dieser Therapiestunde tauchen erneut viele traurige, ängstliche und schmerzvolle Gedanken auf. Am Ende aber überrascht sie mich, wie schon so häufig zuvor, mit einem aktiv von ihr vorgenommenen Wechsel der Stimmung. Sie trocknet sich die Tränen, richtet sich in ihrem Sessel auf, greift in ihr Haar und – zieht die schwarze Perücke ab! Vor mir scheint eine völlig andere Frau zu sitzen: Ihre zarten, hellen Gesichtszüge werden nun von einem dichten, silbrigen Kurzhaarschopf umrahmt. Ich bin völlig perplex, und spontan rutschen mir die Worte heraus: „Das sieht ja toll aus!" Sie lächelt, das habe ihre Friseurin auch gesagt, aber bisher habe sie, Frau Blum, sich noch zu sehr davor gefürchtet, sich so zu zeigen: „An die grauen Haare muss ich mich erst gewöhnen, die hab ich erst seit der Chemo und so kurz …" Für heute habe sie sich jedoch vorgenommen, dass sie die Perücke bei mir abnehmen und nachher ins Kaffee mitten auf dem Marktplatz gehen wolle.

Die „Premiere" klappt prima und ab diesem Zeitpunkt gehört die Perücke für sie zur Vergangenheit.

Die medikamentöse Behandlung ihres Hausarztes schlägt endlich an: Die Lymphknotenschwellung geht langsam zurück. Mit umso größerem Eifer nimmt Frau Blum wieder die Renovierungsarbeiten der Wohnung und des Gartens auf. In dem neu gestalteten Wohnzimmer hat sie einen zentralen Platz für ein von ihr liebevoll gerahmtes Foto ihres Mannes ausgewählt. Wieder ist sie damit einen Schritt weitergekommen auf dem Weg des Sortierens, Loslassens und des Neubeginns ihrer Trauerarbeit. Sie schildert, wie glücklich sie über diese Ergebnisse ist.

Und dann – einige Zeit später – erscheint sie mit einem Gipsverband an der linken Hand. Bevor ich noch dazu komme, meine Frage und mein Mitleid auszudrücken, wehrt sie lächelnd ab – es sei wirklich nicht der Rede wert. „Das ist nicht tragisch, verstehen Sie? Das ist doch etwas, was auch jedem nicht krebskranken Menschen passieren kann. Ich hab halt nicht aufgepasst. Na und? Bin eben normal, oder?" Und sie lacht so schelmisch, ist so guter Dinge, ich bin einfach sprachlos. Gibt es noch ein besseres Beispiel für Resilienz und Lebenskunst als das, was meine Patientin mir gerade vorführt? In diesem Moment erlebe ich – wie schon mehrere Male zuvor – *mich* in der Rolle der Lernenden: Ich kann mir nur wünschen, in ähnlicher Situation so mit den Dingen umgehen zu können, wie sie es jetzt tut. Ich zeige Frau Blum meine Bewunderung.

3.18 Erneute Bilanz

Wiederum sind unsere Stunden, nun insgesamt 45, fast aufgebraucht und wir ziehen, wie zuvor, im Zusammenhang mit der Neubeantragung weiterer Sitzungen eine Bilanz der Ergebnisse. Im

Vergleich zum Therapiebeginn geht es der Patientin nun nach ca. 14 Monaten physisch und psychisch deutlich besser.

Die anfangs formulierten Ziele der Trauerarbeit sind nahezu vollständig erreicht: Der Tod ihres Mannes ist für Frau Blum mittlerweile unbezweifelbare Realität; die Trauer „hat ihren Platz gefunden": Ihr Mann sei für sie jetzt der Schutzengel der Familie, und sie spreche immer wieder mit ihm; er sei ihr nah. Sie hat sich von vielen seiner Sachen getrennt und ihr Wichtiges aufbewahrt; sie konnte und kann die verschiedenen Gefühle zulassen und wird nicht mehr von der Trauer überschwemmt; sie hat neue Energien entwickelt, mit denen sie u. a. ihre häusliche Umgebung neu gestaltet hat; sie konnte die notwendige Reha-Maßnahme durchführen und sie besucht heute regelmäßig das Grab ihres Mannes. Leider hat auch die Unterstützung des hinzugezogenen Anwalts nicht zu einer Änderung der Rechtssituation bzgl. des Unfalls geführt. Frau Blum hat dies resignierend zur Kenntnis genommen.

Die Situation ihrer Krebserkrankung hat sich entgegen der anfänglichen ärztlichen Prognose bisher im Großen und Ganzen halten können; bzgl. der Begleitsymptomatik haben sich sogar Verbesserungen ergeben: Sie kann wieder selbst essen, das Schlafen klappt deutlich besser, die Blähungen konnten reduziert werden, sie hat wieder Appetit und an Gewicht zugenommen, ihr Antrieb ist deutlich gestiegen und sie fühlt neue Kräfte.

Anstelle der früheren negativen Kognitionen – Hoffnungslosigkeit, Grübeln und Sorgen, negative Sicht der Gegenwart und Zukunft, negatives Selbstbewusstsein – kann sie heute, zumeist, eine positive Sicht der Gegenwart und auch naher Zukunftsprojekte, der eigenen Person, Fähigkeiten und Rechte erleben.

Emotional stehen – statt Trauer, Verzweiflung, intensiver Ängste, depressiver Stimmungen, Kontrollverlusterleben, Hilflosigkeit, Schüchternheit, Selbstunsicherheit, kein Zutrauen zu den eigenen Fähigkeiten, Einsamkeit, Wut – heute im Vordergrund: das Erleben eigener Einfluss- und Kontrollmöglichkeiten, Vertrauen zu den eigenen Fähigkeiten, Erleben von Selbstständigkeit, von Glück, Genuss, Dankbarkeit, mehr Selbstbewusstsein und Selbstsicherheit; die Krankheitsängste sind auf bestimmte Situationen reduziert; Wut und Einsamkeit sind sicherlich noch da, wenn auch Letzteres mit der Perspektive, dies mit Aufnahme neuer Kontakte zu ändern.

Sie ist sehr aktiv, in jeder Beziehung, sie kann sich selbst behaupten bzw. wehren und geht wieder auf Menschen zu (statt des früheren sozialen Rückzugs, der Passivität und des Weinens), macht regelmäßig Sport (Walking) und hat ihre Ernährung umgestellt. Insgesamt hat sich ihre Lebensqualität deutlich verbessert.

Wir können die Sitzungen teilweise mit mehr als vierzehntägigem Abstand durchführen, und meine therapeutische Tätigkeit ist nun zumeist auf ein verstärkendes, anerkennendes, aktives Zuhören beschränkt. Ist also eine Fortführung überhaupt noch indiziert? Welche Bedeutung hat Psychotherapie denn jetzt noch für die Patientin und was ist das Ziel?

Welche Bedeutung hat psychoonkologische Therapie bei Besserung der Symptome?

Reuter et al. 2011b (S. 32) nehmen bei ihrer Beschreibung psychoonkologischer Therapieverläufe zu diesen Fragen Stellung: „Nun aber, wo die Beschwerden zurücktreten, wo im Freiraum der Krankheit sich Autonomiebestrebungen des Patienten erproben, wo neue Sichtweisen und Bewertungen Einzug halten und der Betroffene sich stärker von innen heraus fühlt und zum Regisseur des eigenen Lebens zu werden beginnt, kann der Psychotherapeut, der nun den nötigen Umwandlungs- oder Verlängerungsantrag stellen soll, ins Schwimmen geraten. Können Gutachter diese Therapiephase würdigen? Er denkt an Grawe[20] und Kollegen und schreibt den Verlängerungsantrag. Er freut sich über den Patienten, seinen Mut und seine Offenheit und spürt, dass Psychotherapie eine tolle Sache sein kann […]. Es scheint für alle Beteiligten wesentlich zu sein, in der Zeit nach lebensbedrohlicher Krankheit einen Prozess zu sehen, eine innere Entwicklung, die abläuft und in einer Psychotherapie sprachfähig gemacht wird. Die Therapie wird zum Resonanzraum, die den Prozess bewusster macht, ihm Worte verleiht und dadurch die Entwicklungsgeschwindigkeit verstärken kann."

Eben dies ist auch meine Position: Gerade weil meine Patientin im Moment solch positive Entwicklungen zeigt, die zudem noch ganz neu und fragil sind, ist es absolut wichtig, sie auf diesem Weg weiter zu bestärken und ihr diesen, oben erwähnten „Resonanzraum" weiter zur Verfügung zu stellen. Und: Es darf uns all dies nicht über die schwere Grunderkrankung der Patientin hinwegtäuschen, die sich jeder Zeit wieder melden kann.

Für Frau Blum ist es völlig klar: Sie möchte „selbstverständlich" eine Fortführung, die Therapie habe sich doch als so positiv erwiesen. Auf meine Frage, was sie denn dabei jetzt noch als hilfreich erlebe – bei all ihrer Selbstständigkeit und Kompetenz –, bestätigt sie in ihren Worten die obige Sichtweise: „Dass ich hier über all das sprechen kann, was ich fühle und denke! Nach all dem Schwierigen, was anfangs bewältigt werden musste und mit Ihren konkreten Anregungen auch gelang – da ist es jetzt ganz wichtig für mich, auch über das Schöne und über meine Erfolge zu berichten. Und, na ja, dass Sie ein wachsames Auge auf mich haben und mich manchmal ‚ins Gebet nehmen', das brauche ich natürlich auch weiterhin."

Der Antrag wird gestellt und von dem Gutachter bewilligt.

3.19 Vierte Therapiephase

Wiederum steht die regelmäßige onkologische Untersuchung an. Wie schon zuvor schiebt Frau Blum den Termin vor sich her – mit dem ebenfalls wiederholten Effekt der Angstverstärkung und dem Entstehen intensiver depressiver Stimmungen. Unter dem Ziel der Ressourcennutzung schlage ich ihr vor, dass wir uns noch einmal genau anschauen, was ihr bei der letzten Untersuchung geholfen hat. Am Ende dieser Arbeit beschließt sie, eine Tochter zu bitten, sie zu begleiten. Sie legt einen Zeitpunkt in nicht zu weiter Ferne fest, möglichst früh am Morgen, den sie noch heute bei ihrem Arzt vereinbaren wird. Zum „Bändigen" furchtsamer Gedanken will sie sich zum einen an das letzte gute Untersuchungsergebnis zu erinnern versuchen bzw., wenn die Sorgen überhand nehmen, möchte sie sich andererseits sagen: „Ich kann nicht in die Zukunft schauen. Erst wenn ich das Ergebnis habe, werde ich mich darauf einstellen können." Und – angesichts der real so schweren Situation (dies unterstreiche ich ihr gegenüber deutlich) – will sie versuchen, möglichst fürsorglich und liebevoll mit sich umzugehen.

Sie weicht nicht aus, geht den beschlossenen Weg und – man teilt ihr mit, dass keine Verschlechterung der Situation eingetreten ist – auch die folgende Blutuntersuchung bestätigt dies. Jubel, Glück pur!

Dann die Hiobsbotschaft: Wieder ein Krebsfall in der Familie, diesmal eine ihrer Tanten. Gerade erst diagnostiziert, wird ihr von den Ärzten nur noch eine wenige Monate umfassende Lebenszeit vorhergesagt. Frau Blum ist von Trauer, Angst und Verunsicherung gebeutelt. Nachdem sie in der Sitzung zuerst ausführlich Raum für ihre Gefühle hat, versuchen wir beide, Ziele für ihr Verhalten in dieser neuen Lebenssituation zu benennen (u. a. der Wunsch der Kranken nahe zu sein, aber ebenso nach Selbstschutz gegenüber zu belastenden Erfahrungen) und daraus konkrete Strategien abzuleiten.

Sie kann einiges davon umsetzen. Nach dem Krankenbesuch geht es ihr sogar besser als vorher; die Tante hat sich gefreut, und die Frau Blum konnte ihr einige hilfreiche Hinweise geben.

Und weiter geht's auf der besagten Achterbahn der Gefühle: Der Termin ihrer ersehnten großen Reise kommt; Frau Blum erlebt ihren ersten Flug und eine Woche London zusammen mit einer Tochter. Sie schildert mir in den lebendigsten Farben von all ihren neuen Erfahrungen und Eindrücken – es sei einfach nur wundervoll gewesen, und sie habe jeden Moment aus vollem Herzen genossen. Jetzt sei sie allerdings völlig erschöpft und brauche Zeit, um sich wieder zu erholen. Aber: „Das war's wert."

Allerdings gelingt die Erholung dann doch nicht so schnell wie gewünscht, Ischiasbeschwerden stellen sich ein und – bedrohlicher: Seit einiger Zeit kann Frau Blum wieder schwerer Nahrung hinunterschlucken. Voller Angst, aber tapfer, sucht sie ihren Arzt auf; dieser legt einen Termin zur Weitung der Speiseröhre fest. Leider hat dieser Eingriff nicht den erwünschten Erfolg – sie spürt danach kaum eine Besserung. Nicht genug damit, in der Leiste, wo vor Jahren eine Leistenbruchoperation durchgeführt wurde, sind die Lymphknoten stark geschwollen.

Nun folgt eine Untersuchung nach der anderen. Sie wird schließlich an der Leiste operiert, man erklärt ihr, dass die Beschwerden auf die Folgen der früheren Bruch-OP zurückzuführen sind und man nicht so sehr viel daran ändern könne. Dann wird der Verdacht formuliert, es handele sich vielleicht doch um eine Metastase. Dies bestätigt sich nicht.

Frau Blum hat wieder starke Blähungen, was zu starken Schmerzen an der Leistenbruchstelle führt. In die Speiseröhre wird ein Stent[21] eingelegt. Man weist sie daraufhin, dass sie ab jetzt nur noch Brei und Flüssiges zu sich nehmen kann. Fazit: Der ursprüngliche Tumor, der ja weiterhin an der Magenoperationsstelle vorhanden sei, verursache die Beschwerden beim Schlucken.

„Heißt das nun: Der Krebs ist wieder aktiv? Ich habe zuerst nur geweint, stundenlang, allein und zusammen mit meinen Kindern. Mittlerweile geht's schon wieder, besonders nachdem ich mit dem zuständigen Onkologen gesprochen habe. Er will die Möglichkeit einer operativen Behandlung prüfen und hat gesagt: ‚Vielleicht kann ich damit die Symptome lindern. Aber Sie müssen bedenken: Es ist ein Wunder, dass Sie bei Ihrer Krankheit noch leben! Schon vor zwei Jahren sprachen all Ihre Ergebnisse dafür, dass es nicht mehr lange gehen wird.' Und darauf hab ich ihm geantwortet, dass ich das sehr wohl weiß und so froh über diese geschenkte Zeit bin. Gerade deshalb: Wenn diese OP nur eine kleine Chance bedeutet, noch etwas vom Leben zu bekommen, dann bin ich sofort damit einverstanden."

In diesen Tagen stirbt ihre krebskranke Tante. Sie versucht, dies nicht zu sehr an sich heranzulassen, was ihr jetzt allerdings schwerfällt.

Da mir die Informationen über ihren gesundheitlichen Zustand im Moment sehr unklar und teilweise widersprüchlich scheinen, vereinbare ich mit ihr, dass ich noch einmal Rücksprache mit dem zuständigen Arzt nehme.[22] Dieser bestätigt, dass die Schluckbeschwerden der Patientin auf den Tumor zurückzuführen sind und man die Möglichkeit eines operativen Eingriffs in der Tumorkonferenz besprechen wird. Auch mir gegenüber formuliert er noch einmal sein Erstaunen darüber, wie unglaublich gut sich der Zustand der Patientin gehalten bzw. sogar positiv entwickelt habe.

In der nächsten Sitzung berichtet sie, dass sie trotz – bzw. gerade wegen – der beängstigenden, verunsichernden Situation Blumen für ihre Terrasse gekauft und eingepflanzt hat. Fast jeden Tag genieße sie es jetzt, dort, umgeben von den Pflanzen, in ihrem Stuhl zu sitzen. Unter anderem mit dem Ziel mehr soziale Kontakte zu bekommen, möchte sie zukünftig die Treffen der Selbsthilfegruppe „Leben mit Krebs" besuchen – bisher hatte sie dies abgelehnt. Und sie hat sich für zwei Volkshochschulkurse angemeldet („Tortenbacken" und „Gartengestaltung"). Entgegen der ärztlichen Vorschrift, nur Flüssiges oder Brei zu sich zu nehmen, habe sie auch schon etwas Festeres probiert – „und es ging!" Was sie denn gegessen habe? Verschmitzt und triumphierend: „Currywurst! Ich hatte so einen Appetit darauf! Hab sie ja aus der Pelle genommen. War total lecker."

Später erwähnt sie, sie habe ihren Kindern gesagt, dass sie im „Fall des Falles" nicht an Geräte zur Lebensverlängerung angeschlossen werden möchte. Und: Zu Hause zu sterben, das sei ihr Wunsch. Wir besprechen, dass wir in einer der nächsten Sitzungen ihre Patientenverfügung erstellen werden.

Ich werte das gegenwärtige Verhalten der Patientin so, dass sie auf der einen Seite bemüht ist, noch alles nur Mögliche vom Leben mitzunehmen, sich jedoch gleichzeitig stärker mit der Sterbe- und Todessituation auseinanderzusetzen beginnt.

Nun sind fast genau zwei Jahre seit Therapiebeginn vergangen – 60 Sitzungen – und weitere Behandlungsstunden sind jetzt notwendig.

3.20 Fünfte Therapiephase

„Mit geht es schlecht, es sieht schlimm aus", begrüßt mich Frau Blum unter Tränen. Man habe mit Sicherheit eine neue Metastase diagnostiziert. Unter Berücksichtigung der weiteren Befunde lehne man eine OP ab. Die Alternativen wäre eine Chemotherapie – ähnlich der letzten. Eine weitere Möglichkeit bestehe in einer Kombinationsbehandlung aus Tabletten und einer anderer Chemo. Dies allerdings setze voraus, dass Frau Blum bei einer Forschungsstudie mitmache. Der Vorteil wären eine nicht so starke Chemotherapie und damit vielleicht auch weniger heftige Nebenwirkungen. Der Nachteil: Sie könnte in die Gruppe jener Patienten fallen, die nicht das eigentliche Medikament, sondern Placebos erhält.

Wir gehen die Situation noch einmal zusammen in Ruhe durch. Daraus entsteht folgender Plan:

- Sie wird sich mit diesen neuen Informationen an ihren (neuen) ambulanten Onkologen wenden und seine Meinung dazu einholen.
- Wir analysieren die letzte Chemotherapie und filtern jene Faktoren heraus, die für meine Patientin damals besonders belastend waren. Diese betreffen den Raum in der Klinik, die Dauer der Anwendung (einen ganzen Tag), die vorher verabreichte Medikation gegen die Nebenwirkungen, was ihr das Gefühl von körperlicher Entfremdung und Stumpfheit gab („als ob mir mein Körper nicht mehr gehört"). Falls sie die Chemotherapie macht, könnte sie prüfen, ob sie diese lieber bei der ambulanten onkologischen Praxis am Ort durchführen möchte; sie könnte nachfragen, ob diese Chemo auch so lange wie bisher dauert und evtl. die Möglichkeit eines anderen Begleitmedikaments besteht. Und all dies muss jetzt nicht in Eile geklärt werden, es weist nichts auf ein schnelles Wachstum von Tumor oder Metastase hin.
- Ich lege ihr nahe, sich zu überlegen, was ihr jetzt guttun und helfen könnte. Sie nennt nach kurzer Überlegung Massagen bei ihrem naturheilkundlich arbeitenden Krankengymnasten, und evtl. Kurzreisen, d.h. ein „Tapetenwechsel", allein oder mit den Kindern (eine Tochter hat in vierzehn Tagen Urlaub), vielleicht einmal nach Köln, eine Bootsfahrt auf dem Rhein oder Ähnliches.

Ich bestätige sie auch darin, selbst wieder die „Zügel in die Hand zu nehmen", d. h. sich auf ihr Körpergefühl und ihr Tempo zu verlassen – gegen das von der Umwelt nun wieder stärker an sie herangetragene „Du musst, du sollst, du darfst nicht …".

Als wir uns schon verabschiedet haben, dreht sie sich kurz vor dem Verlassen meines Zimmers noch einmal zu mir um: „Übrigens, am Sonntag beginnt mein Volkshochschulkurs ‚Tortenbacken'; der erste Termin dauert fünf Stunden – und ich werde hingehen! Schönen Tag noch."

Frau Blum entscheidet sich nach Rücksprache mit ihrem Onkologen schließlich für die Teilnahme an der Studie – trotz allen Widerwillens gegen die erwartete Tortur der Therapie. Es ist überdeutlich: Sie möchte einfach nichts unversucht lassen, was auch nur die geringste Chance eines Herauszögerns des Krankheitsprozesses beinhalten könnte.

Als sie – von einem Arzt der Klinik nach ihrem aktuellen Befinden befragt – antwortet: „Danke, mir geht es gut", erhält sie erneut die schon früher erfahrene erstaunte Reaktion, wie unfassbar es sei, dass sie mit dieser Krankheit überhaupt noch lebe und dann sogar mit dieser Qualität. Bei mir kommentiert sie dies nachträglich, gleichermaßen stolz und wütend: „Ja, was denken die denn? Ich bin doch noch kein Pflegefall."

Sie hat sich Massagen geben lassen, was sehr wohltuend gewesen sei, hat leckere, von ihrer Tochter extra für sie zubereitete Gerichte genossen – anstelle der verordneten Breimahlzeiten – „Gutes Essen ist für mich etwas ganz Wundervolles" – und hat mit ihren Kindern Ausflüge vereinbart.

Dann beginnt die Behandlung. Es stellen sich sehr schnell schwerste Nebenwirkungen ein. Frau Blum ist mehrere Tage nach der Chemotherapie extrem übel, sie ist kraftlos und muss sich viel hinlegen. Alle acht Wochen soll per CT der Effekt überprüft werden. Auf diesen Zeitpunkt richtet sie all ihre Hoffnung und sie schöpft daraus die notwendige Energie zum Durchhalten. Aufgrund ihrer Teilnahme an der Studie erhält sie nun auch – im Vergleich zu früher – mehr wertschätzende Aufmerksamkeit von ärztlicher Seite, verschiedene Befragungen und begleitende Untersuchungen werden durchgeführt, und man ist bemüht, ihr, wo es geht, Erleichterungen zu verschaffen. Dies tut ihr merklich gut.

In unserer Sitzung berührt sie das Thema der letzten Lebensphase. Sie stellt sich und mir die bange Frage, wann und ob es jetzt vielleicht schon „soweit" sei – sie würde doch noch so gerne ein wenig mehr Zeit haben. Tränen fließen, und ihre Ängste und Verzweiflung brechen nun mit aller Heftigkeit hervor. Meine Interventionen bestehen vor allem darin, ihr den Raum und die Zeit für diese Gefühle zu geben, ihr zu zeigen, dass ich mich ihr sehr nah fühle, dass ich sie begleite – auch bei dem Schmerzvollsten, wo es keinen Trost mehr zu geben scheint – und dass ich dafür Sorge trage, dass sie diese Themen zum Ende der Therapiestunde wieder loslassen und in ihren Alltag zurückkehren kann. Als wichtigstes Fazit zieht sie abschließend, sie wolle sich trotz allem nicht beirren lassen, das Jetzt zu genießen und bei ihren Entscheidungen auf ihr eigenes Empfinden zu vertrauen.

Aber der Weg ist schwer. Die Haare fallen aus; sie wartet diesmal nicht lange ab, sondern rasiert sich den Kopf und trägt – statt der früheren (von ihr gehassten) Perücke – außerhalb des Hauses Kopftücher. Mittlerweile hat sie schon vier chemotherapeutische Anwendungen hinter sich gebracht. Sie erzählt mir, dass sie ständig überlege, ob sie noch weitermachen soll. Dieses Hin und Her zermürbe sie vollends. Der zuständige Arzt habe ihr allein die Entscheidung überlassen. Da die Dauer der Therapie von ärztlicher Seite unbegrenzt sei, habe sie keinen Zielpunkt und verliere ihre Kraft. Zu Hause muss sie weiterhin viel liegen. Andererseits isst sie jetzt alles, worauf sie Appetit hat – „Wozu soll ich mir den Spaß nicht mehr gönnen?"

Ich richte meine Interventionen heute darauf, meiner Patientin wieder zu einer Handlungsstruktur und Perspektive zu verhelfen. Am Ende beschließt sie, mit dem Arzt ein Etappenziel

81

3

zu vereinbaren. Anbieten würde sich der Zeitpunkt eines der nächsten CTs, wo man dann – nach der Durchführung einiger Behandlungen – den Effekt der Chemotherapie prüfen und darauf aufbauend das weitere Vorgehen entscheiden könnte. Da Frau Blum auf jeden Fall eine Urlaubsreise im Sommer machen möchte, wird sie eine vorherige Behandlungspause einlegen, damit sie sich erholt auf den Weg machen kann. Weiterhin erarbeitet sie mit mir folgende, ihr gegen die Angst hilfreich erscheinende Einstellung:

„Wenn ich mich nach der Chemo so schlapp fühle, drückt dies nicht mein nahes Sterben aus, sondern ist darin begründet, dass der Körper alle Kraft benötigt und abzieht, um die Chemo zu verarbeiten, alles andere muss dann warten."

Was sie zusätzlich sehr belastet ist, dass ihre Kinder so unter ihrem Krankheitszustand leiden. Wir überlegen, wie sie damit umgehen könnte, welche Themen sie mit ihnen bzw. – um sie zu schonen – nicht mit ihnen besprechen will. Ich biete ihr an, dass wir hier bei mir ein oder mehrere Sitzungen gemeinsam mit beiden Töchtern durchführen, wenn sie meine Hilfe bei der Kommunikation über bestimmte Inhalte benötigt.

Zwei Sitzungen später erscheint meine Patientin, dünn, zerbrechlich, aber mit blitzenden Augen: Das CT habe eine leichte Veränderung der Metastasen gezeigt: „Sie gehen zurück!" Frau Blum ist voller Freude und Glück. Jetzt nehme sie auch die Nebenwirkungen der Chemo anders hin: „Wenn es doch etwas bringt, dann kann ich das schultern."

Nach Absetzen des Antiallergikums und des Beruhigungsmittels während der chemotherapeutischen Anwendung habe sie auch nicht mehr dieses unangenehme Gefühl der Sedierung sondern sei – für sie sehr positiv – völlig klar. Nun möchte sie erst einmal bis zum nächsten CT-Termin weitermachen. Zu Hause ist sie wieder – soweit dies ihre Kräfte zulassen – mit dem Umbau von Wohnung und Garten beschäftigt, wobei die Kinder helfen.

Essen und Trinken sind sehr eingeschränkt, aber sie lässt sich nicht entmutigen, sondern isst je nach Appetit und probiert alles Mögliche aus.

Bis zu ihrem nächsten CT-Termin hat Frau Blum wieder eine Leidenszeit hinter sich zu bringen. Aber sie ist hochmotiviert, durchzuhalten. Sie beschäftigt sich jetzt mehr mit dem, was auf sie zukommt – voller Hoffnung und gleichermaßen voller Angst. Wir sammeln die Fragen, die sie dem Arzt bei der nächsten Besprechung stellen möchte. Dann aber erzählt sie ausführlich von aktuellen beruflichen und privaten Themen ihrer Töchter und anderer Familienmitglieder. Diesen „Geschichten" ist allen eines gemeinsam, dass sie nämlich nichts mit ihrer Krankheit zu tun haben. Dieser Themenwechsel tut ihr augenscheinlich gut – sie zeigt sich hierbei kraftvoll und ja, fast munter.

Dann erhält sie das Ergebnis der CT-Untersuchung: Es beinhaltet erneut gute Nachrichten! Tatsächlich scheint die Behandlung in die erwünschte Richtung zu wirken. Natürlich fällt Frau Blum ein Stein vom Herzen, aber diesmal hält sich die Euphorie in Grenzen, denn sie fühlt sich sehr schlecht. Man gibt ihr eine Bluttransfusion, was sie als stärkend erlebt.

In 22 Tagen ist ihr Geburtstag. Sie hatte alle Gedanken daran bis zum Zeitpunkt der Ergebnismitteilung verschoben. Nun aber entwickelt sie Pläne, wen sie wann und zu welchen Essen einladen will. Und: Sie möchte alles selbst organisieren bzw. zum Teil auch selbst anfertigen (z. B. die Kuchen und Torten). Dass sie freundlich gemeinte Hilfsangebote ablehnt, stößt teilweise auf Unverständnis – aber für sie ist dieser Beweis ihrer Eigenständigkeit unglaublich wichtig, gerade jetzt und in dieser Krankheitsphase!

Vorher steht auch noch ein dreitägiger Ausflug mit einer Tochter nach Berlin an, auf den sie sich schon lange freut.

Kurz vor ihrem Geburtstag erscheint sie bei mir, zart, dünn, aber diesmal mit türkisfarbener Bluse, weißer Hose und knallrotem Kopftuch. Die drei Tage Berlin seien fantastisch gewesen.

Zuvor habe sie eine Chemo ausgesetzt und noch eine Bluttransfusion erhalten. Sie habe sich so kräftig gefühlt, von morgens bis abends hätten sie beide „Programm" gehabt. „Es ging mir so gut. Dort konnte ich sogar wieder etwas essen und trinken, geschlafen hab ich wie ein Stein." Sie habe auch das Zusammensein mit der Tochter sehr genossen, es sei so harmonisch und schön gewesen. Zu Hause seien dann wieder Schmerzen beim Essen aufgetreten, und häufig habe sie es auch gar nicht bei sich behalten können.

Ihr Wunsch nach künstlicher Ernährung wird vorerst abgelehnt. Man gibt ihr etwas gegen ihren Kaliummangel und verweist sie an eine Ernährungsberaterin – was Frau Blum verärgert.

Sie beklagt sich über die Reaktionen anderer, die sie mit einem „Du siehst aber nicht gut aus" begrüßen. „So was, das brauche ich jetzt gar nicht, was denken die sich denn dabei?"

Bei allem Verständnis für ihr Erleben versuche ich ihr auch die Schwierigkeiten und Verunsicherungen ihrer Umwelt deutlich zu machen. Wir besprechen, wie sie Missverständnisse und Verletzungen dadurch vermeiden kann, dass sie ihre Bedürfnisse und ihr Empfinden klar und angemessen mitteilt.[23]

Dies ist der letzte Termin vor meinem und ihrem Urlaub. Noch immer haben wir nicht die Patientenverfügung ausgefüllt. Immer ist meiner Patientin bisher etwas anderes wichtiger gewesen, was ich für mich registriere und akzeptiere. Auch heute soll die Sitzungszeit nicht damit zugebracht werden, aber – da wir uns jetzt für einige Wochen nicht sehen werden – möchte Frau Blum nun das von mir besorgte Exemplar mit nach Hause nehmen und es schon einmal allein durcharbeiten. Ich gehe mit ihr in der Stunde deshalb doch noch die wichtigsten Punkte durch, damit sie weiß, welche Absätze für sie wichtig sind und worüber sie sich Gedanken machen kann. Bei der Frage, wen sie als für sich bevollmächtigte Personen einsetzen möchte, ist ihre Entscheidung schon jetzt klar, dies sollen ihre Kinder sein. Wir vereinbaren, diese Patientenverfügung beim nächsten Termin gemeinsam fertigzustellen. Nun aber ist all ihre Energie auf ihren geplanten Urlaub gerichtet: Sie will mit den Töchtern auf die Kanaren. „Ich würde am liebsten sofort losfliegen. Sie glauben nicht, wie ich mich freue!" Meine Empfehlung, für sie in der Zeit meiner Abwesenheit Sitzungen bei einer anderen Therapeutin zu organisieren, lehnt Frau Blum u. a. mit dem Hinweis auf ihre früheren Erfahrungen am Anfang unserer Therapie ab. Nein, sie wäre ja auch auf Reisen und nein, sie wolle und bräuchte dies nicht. Die medizinische Versorgung ginge ja ohnehin weiter.

Loslassen

Nach meiner Rückkehr erreicht mich der Anruf der Schwester von Frau Blum. Diese könne nicht zu unserem vereinbarten Termin kommen, da sie in der Klinik läge. Ihr Zustand habe sich sofort im Anschluss an ihren Urlaub so dramatisch verschlechtert, dass sie stationär aufgenommen werden musste. Das weitere Vorgehen werde noch entschieden; Frau Blum bitte mich, sie anzurufen.

Ich komme diesem Wunsch umgehend nach und höre am anderen Ende der Leitung die schwache, von Tränen begleitete Stimme meiner Patientin. Ich sage ihr, dass ich jetzt Zeit für sie habe und wir unsere Sitzung telefonisch durchführen können – wenn sie dies möchte. Sie nimmt dies Angebot gerne an und beschreibt mir ihre Beschwerden sowie ihren dringenden Wunsch, nach einer weiteren chemotherapeutischen Behandlung. Sie habe große Angst.

„Wovor?" frage ich sie. „Das es jetzt wirklich zu Ende ist; vor dem Sterben, vor dem Tod." Zum ersten Mal sprechen wir nun offen und ausführlich über diese Themen; bisher hatte sie dies vermieden. Ich bitte sie zu erzählen, was sie konkret befürchtet, frage sie nach ihren Vorstellungen und Erwartungen, sowohl nach jenen, die sie ängstigen, als auch nach solchen, die sie trösten.

Im weiteren Verlauf unseres Gespräches zeigt sich erneut, dass sie an ein Leben nach dem physischen Tod glaubt und fest davon ausgeht, dann ihren Mann wiederzutreffen. Damals in ihrer Trauer über seinen Tod hatte sie sich gewünscht, selbst zu sterben, um ihm dann wieder nahe sein zu können. Je mehr sie davon erzählt, wird ihr deutlich, dass sie sich eigentlich nicht so sehr vor dem Tod fürchtet, ja dass dieser Zustand für sie sogar mit einer hoffnungsvollen Erwartung verbunden ist. Es sind vor allem die Angst vor einem langen, schmerzvollen Sterbeprozess und die Sorge um ihre Kinder, wie diese allein mit dem Leben zurechtkommen werden. Bezüglich des ersten Punktes biete ich ihr noch einmal an, dass wir ihre Wünsche in der Patientenverfügung niederschreiben und sie diese auch mit ihrem Arzt und den Verwandten persönlich besprechen soll. Das Loslassen der Töchter hingegen bleibt für sie eine unerträgliche, schmerzhafte Vorstellung, für die sie auch keinen tröstlichen Gedanken findet. Allerdings, so fügt sie nach einiger Zeit hinzu, sei sie froh, den Kindern das Haus so aufgeräumt hinterlassen zu können. Diese Arbeit habe sich in jedem Fall gelohnt.

Irgendwann gibt es dann einen Themenwechsel und Frau Blum beginnt, mir von ihrem Urlaub auf der Kanarischen Insel zu berichten. Währenddessen gewinnt die Stimme meiner Patientin zunehmend an Kraft. Wortreich, in lebhaften Bildern schildert sie mir nun ihre Erlebnisse, ihr Genießen der für sie eindrucksvollen Insellandschaft und des Zusammenseins mit den Töchtern. Am Schluss aber kommt sie noch einmal auf die aktuelle Situation zu sprechen: „Dass dann alles so schnell ging, damit hab ich einfach nicht gerechnet. Ich hoffe so sehr, dass man mir noch eine Chance gibt."

Hoffen und Bangen auf noch ein wenig mehr vom Leben, das sich ihr doch gerade jetzt noch in seiner Köstlichkeit gezeigt hat. Ich erinnere den Titel des Buches von C. Schlingensief (2010) über die Geschichte seiner Krebserkrankung: „So schön wie hier kanns im Himmel gar nicht sein."

Dieser Satz klingt für mich wie eine trotzige, verzweifelte Liebeserklärung an das Leben, im Bewusstsein des aufgezwungenen, kurz bevorstehenden Endes. Aus ihrer letzten Äußerung schließe ich, auch für Frau Blum steht dieses Thema immer noch an erster Stelle, der Blick auf den Tod und das Sterben kommen danach.

Das Ergebnis der ärztlichen Beratung erhält sie am nächsten Tag. Es lautet, dass in Abwägung aller relevanten Faktoren keine weitere chemotherapeutische oder operative Behandlung mehr durchgeführt wird.

Frau Blum soll am nächsten Tag nach Hause entlassen werden, übergeben an die Versorgung des häuslichen Palliativpflegeteams. In einem kurzen Anruf informiert sie mich über die Situation. Ihre Stimme lässt das große Ausmaß ihrer Enttäuschung und Trauer erkennen. Was sie in dieser schweren Situation als sehr stützend und tröstend erlebt, ist ihre Familie, die sich in inniger Weise um sie kümmert: Das sei einfach unglaublich schön.

Ihr ist es jetzt dringlichstes Anliegen, mit mir die Patientenverfügung zu erstellen. Wir vereinbaren einen Termin bei ihr zu Hause

Wenige Tage später werde ich von Frau Blum und ihrer ältesten Tochter in deren Wohnung empfangen. Sie möchte, dass diese bei unserem Gespräch anwesend ist und für sie das schriftliche Ausfüllen des Bogens übernimmt. Frau Blum wirkt gefasst, ruhig und ernst. Nach ihrem Befinden gefragt, antwortet sie, sie sei froh, dass die Medikamente ihr geholfen hätten, gut zu schlafen und dass sie auch keine Schmerzen mehr erleiden müsse. Sie fühle sich bei dem freundlichen und hilfsbereiten Team der Palliativpflege sehr gut aufgehoben.

Da ich erkältet bin, gebe ich ihr nicht die Hand zur Begrüßung, setze mich etwas von ihr entfernt an den Tisch und trage einen Mundschutz. All dies widerspricht und behindert mich in meinem Bedürfnis, Frau Blum gerade jetzt, in dieser Situation zu zeigen, dass ich mich nicht durch ihren Zustand abgeschreckt oder geängstigt fühle, sondern ihr meine emotionale Nähe zu ihr z. B. auch durch körperliche Berührung und konkrete räumliche Nähe zu versichern. Jedoch ist es mir jedoch noch wichtiger, sie vor meinen Bakterien zu schützen. Ich hatte sie schon vorab über meinen Infekt informiert. Sie bat mich dringlich, diesen Termin dennoch durchzuführen, und wir verabredeten meine „Schutzvorkehrungen".

Nun beginnen wir mit der Erstellung der Patientenverfügung. Nach mehr als einer Stunde haben wir die Arbeit abgeschlossen. Frau Blum wirkt erschöpft, müde, aber auch erleichtert. Als ich sie frage, was ihr Wunsch sei, wie wir beide weiter miteinander verbleiben sollen – ich denke dabei an einen Hausbesuch bzw. einen Telefontermin –, antwortet Frau Blum zu meiner Verblüffung, sie hoffe, nächste Woche doch wieder selbst zu mir in die Praxis kommen zu können. Sie wolle mich in den nächsten Tagen anrufen, um dann, je nach ihrem Zustand, Ort und Zeitpunkt des Treffens festzulegen. Ich stimme zu, dann verabschieden wir uns.

Draußen am Auto spüre ich, wie sehr diese Sitzung auch meine Kräfte beansprucht hat. Erst im Kontakt mit meiner Alltagsrealität wird mir die Intensität der vergangenen Stunde bewusst. Ich fühle mich wie bei der Rückkehr von einem fernen Ort, in einem Kokon der vorangegangenen Erlebnisse um- und abgeschlossen, gegenüber meiner aktuellen Realität fremdelnd und nach Orientierung suchend. Ich lasse mir Zeit, spüre dem nach, was noch in mir arbeitet.

Dabei tauchenden Bilder und Gefühle auf, die mich das Geschehene in einem weiteren Bedeutungszusammenhang sehen lassen:

Die Tatsache, dass Frau Blum ihre älteste Tochter beim Erstellen der Patientenverfügung nicht nur dabei haben wollte, sondern sie auch den Stift hat führen lassen, wirkt auf mich wie ein deutliches Zeichen an sie selbst und ihre Umwelt, dass sie mit diesem Schritt nun das unabwendbare Schicksal des bevorstehenden Sterbens annimmt, dass sie diesbezüglich für sich sorgt und gleichzeitig der Tochter signalisiert: Ich gebe nun die *Federführung*, die Verantwortung und Aktivität an dich ab. Als dieser Schritt getan ist, kann sie sich, von einer Last befreit, in das Kommende fallenlassen. Trotz ihrer letzten Äußerung bzgl. unseres Treffens breitet sich während der Heimfahrt in mir das Gefühl aus, dass dies vielleicht unsere letzte Begegnung gewesen sein könnte.

Am Ende der Woche erreicht mich der Anruf der Tochter.

Frau Blum ist am Tag nach unserem Treffen in einen schlafähnlichen Zustand gefallen, aus dem sie nicht mehr erwacht. Zwei weitere Tage später stirbt sie friedlich, ohne Schmerzen – so wie sie es sich und wir, die sie kennenlernen durften, es ihr gewünscht haben.

3.21   **Reflexion**[24]

Warum habe ich diese Therapiegeschichte ausgewählt?

Sie konfrontiert uns mit schicksalhaften, plötzlich hereinbrechenden, unverschuldeten Verlusten: dem des Partners durch einen tödlichen Unfall, dem der eigenen Gesundheit durch die Entwicklung einer Krebserkrankung, dem erfolglosen Kampf gegen die Krankheit und schließlich mit dem Sterben und dem Tod.

Sie zeigt uns das schmerzhafte Erleben von Isolation (Yalom 1989), zum einen im existenziellen Sinne letztendlich den Weg unseres Schicksals, allein leben und sterben zu müssen, wie auch im interpersonellen Sinne durch die Erfahrung des Rückzugs anderer Menschen, sogar manch sogenannter Freunde.

Diese Geschichte zeigt die Ungleichheit, mit der wir von Schicksalsschlägen getroffen werden. Warum muss Frau Blum so viel erleiden, so massiv und so gehäuft – während manch anderer sein Leben lang fast gänzlich verschont bleibt? Empörung und Wut mag in uns aufsteigen angesichts dieser vermeintlichen Ungerechtigkeit – trotz des Wissens um die Absurdität der Annahme, auf eine „gerechte" Zuteilung von Leid Anspruch zu haben.

Und: Diese Geschichte handelt von der Lebensaufgabe, unveränderbar Vorgegebenes anzunehmen, bei gleichzeitig aktivem Nutzen von Einflussmöglichkeiten.[25]

All dies sind, wie schon zu Beginn der Geschichte angemerkt, Themen, die für die meisten von uns angstbesetzt sind. Darf ich dies meinen Lesern, unter denen sich vielleicht sogar Menschen befinden, die selbst an Krebs erkrankt sind, zumuten? Wäre es nicht „anständiger" gewesen, wenn überhaupt, dann das Beispiel der psychotherapeutischen Begleitung einer geglückten medizinischen Heilung darzustellen?

Ich habe die Geschichte von Frau Blum aufgeschrieben, weil irgendwann im Leben jeder von uns mit diesen oder ähnlichen existenziellen Themen konfrontiert sein wird – unausweichlich, egal ob und wie sehr wir uns davor fürchten. Die Themen der Endlichkeit des Lebens, der Bedrohung durch Krankheit und Schmerzen, des Verlusts naher Menschen, der Isolation und der Bewältigungsmöglichkeit von Schicksalssituationen – all dies ist in unser aller Lebensplan vorgesehen.

Sich damit auseinanderzusetzen, z. B. indem man schaut, wie jemand anderes hilfreich damit umgeht, könnte deshalb auch für uns selbst von Nutzen sein. Und dies, so ist meine Annahme, gilt auch (wenn nicht sogar besonders) für Betroffene. Allerdings ist es mir wichtig zu betonen, dass eine Krebserkrankung heute nicht mehr automatisch mit „unheilbar" gleichzusetzen ist, eine Tatsache, die unter diesem Aspekt wiederum die Besonderheit und den ganz individuellen, nicht vergleichbaren Krankheitsverlauf von Frau Blum hervorhebt.

Die Bereitschaft, ihre Geschichte aufschreiben und veröffentlichen zu dürfen, erlebe ich deshalb als ein wertvolles Geschenk, das Frau Blum uns, den sie aktuell Überlebenden, gemacht hat – mir, der Autorin bzw. Therapeutin, wie auch Ihnen, den Lesern.

Ich habe voller Bewunderung an ihr erlebt, wie sie es schaffte, ihre Schicksalsschläge im Laufe der Zeit anzunehmen, ja diese sogar als Anstoß für die Entwicklung neuer Verhaltenskompetenzen zu nutzen. Trotz allen Leids schaute sie bald mit Dankbarkeit auf das zurück, was sie als wertvoll erlebt hatte. Gegenüber der Zukunft gelang es ihr, sich neue Ziele für das zu stecken, was ihr an Gestaltungsmöglichkeiten blieb. Sie verfolgte diese mit einem unglaublichen Eifer und gewann darüber wieder Sinn-, Struktur-, Selbstwirksamkeits- bzw. Kontrollerleben. Ich hatte das deutliche Gefühl, dass Frau Blum ihr Leben mehr denn je, gerade aufgrund des Wissens um die Begrenztheit, genoss. Hierin ist sie mir ein Vorbild – gegen das hadernde oder gleichgültige Vergeuden von Lebenszeit. Sie richtete ihre Aufmerksamkeit auf das, was ihr – auch körperlich – möglich war, probierte aus, ging mutige Schritte und erlaubte sich, Träume zu verwirklichen. Auch mit den Enttäuschungen an manchen Mitmenschen schloss sie irgendwann ab, umso mehr wertschätzte sie die liebevollen unterstützenden Beziehungen in ihrer Familie und zu einigen neuen Freunden.

Mit der erfolgreichen Eroberung und Umsetzung ihrer Ziele verstärkte sich gleichzeitig die Sehnsucht, dieses Leben noch ein wenig länger behalten zu dürfen. Dafür war sie bereit, Chemotherapien und Operationen mit all den harten Nebenwirkungen auf sich zu nehmen, bis zuletzt. Trotz alledem hatte auch sie ihre „Schmerzgrenze" bzgl. dessen, was sie als lebensverlängernde Maßnahme bereit war, in Kauf zu nehmen und was nicht. Letzteres schrieb sie in der Patientenverfügung nieder.

Wie häufig hatte ich das kopfschüttelnde Nichtverstehen bzw. Ablehnen von nicht kranken Menschen erlebt, wenn von solchen Patienten berichtet wurde: „Muss denn diese Chemo noch sein, wozu denn, das ist doch nur Qual, unnützes Herausschieben von etwas Unabänderlichem" oder „Nein, das weiß ich jetzt schon, auf keinen Fall, das würde ich mir nicht zumuten …" etc. Und hier begleitete ich nun eine Frau, die mich lehrte zu verstehen, warum sie sich so, wie sie es tat, entschied. Ich konnte mitverfolgen, wie sie sich im Verlaufe ihres Krankheitsprozesses durch die vielfältigen existenziellen Erfahrungen wandelte. Zu Beginn der Therapie, als ich sie kennenlernte, in ihrer Verzweiflung um den verlorenen Mann und ihre Krankheit, hielt sie kaum noch etwas im und am Leben. Allein ihre Verantwortung der Familie gegenüber hinderte sie daran, sich selbst aufzugeben. Und dann später diese Änderung ihrer Haltung.

Heute bin ich vorsichtiger geworden, Prognosen von dem Zeitpunkt eines gesunden Lebens aus für mein Verhalten in Konfrontation mit tödlicher Krankheit zu formulieren. Ich glaube, es ist wie bei anderen einschneidenden ersten Lebenssituationen (Schwangerschaft, Geburt, das erste Kind, Verlassenwerden …): Erst wenn wir sie erleben, erfahren wir, was es mit uns macht. Dies schließt die Möglichkeit ein, dass wir uns völlig neu begegnen, konträr zu unseren Verhaltensvorhersagen.

Frau Blum hat *ihren* Zeitpunkt für die explizite Auseinandersetzung mit ihrem Tod und dem Sterben gewählt. Es gibt Menschen, die sich früher damit beschäftigen. Manch einer richtet noch einmal viel Energie darauf, das eigene Begräbnis und die Gestaltung des eigenen Grabes vorzubereiten, seine Habe zu verteilen etc. Hierfür blieb Frau Blum nicht mehr viel Zeit, sie hatte sich entschieden, diese für den Kampf um das Leben zu verwenden.

Schließlich ist dies auch die Geschichte einer Therapie und einer Therapeutin, die sich den besonderen Herausforderungen der Begleitung und Unterstützung eines Menschen in diesen Schicksalssituationen stellt. Ich werde immer wieder gefragt, warum ich denn mit diesen „schweren" Patienten arbeite, wie es mir denn dabei geht und wie ich das denn persönlich aushalte. Vielleicht werden Sie, die diese Geschichte gelesen haben, eine solche Frage nicht mehr stellen. Vielleicht ist es mir gelungen Ihnen zu vermitteln, dass es gerade in diesen Therapien über die Anerkennung und das Aushalten deren existenzieller Erlebnisdimensionen ganz viel auch um Lebensfreude und Genuss geht (angesichts der Endlichkeit), um Dankbarkeit für das Erhaltene (angesichts von Verlusterlebnissen, Trauerfällen), um tiefe befriedigende liebevolle menschliche Beziehungserfahrungen (angesichts der Isolation), um das Sortieren von Wichtigem und Unwichtigem, d. h. um praktizierte Lebenskunst im kleineren und größeren Sinne. Patienten hierbei begleiten zu dürfen, ist für mich unglaublich wertvoll.

Die Begegnung mit Menschen in diesen Lebenssituationen sind so „pur", so schnörkellos, ohne die sonst üblichen Effekthaschereien, Anerkennungs-, Machtspielchen unserer „normalen" Kommunikation, das macht mir diese Arbeit einerseits leicht und angenehm. Anderseits aber bedeutet genau dies, hier geht es um Zentrales, mehr als in anderen Therapien, um zutiefst Menschliches, was mich mit einer besonderen Anforderung konfrontiert:

Diese Arbeit beinhaltet, dass ich mich bei meinem konkreten therapeutischen Vorgehen – in einem sehr viel stärkeren Maße als in anderen Therapien – von den jeweils aktuellen Bedürfnissen der Patientin leiten lasse. Diese Arbeit erfordert, dass ich mich selbst mit den hier berührten Themen auseinandergesetzt habe, und zwar nicht nur auf theoretischer, sondern auch auf Selbsterfahrungsebenen.[26] Sie verlangt, dass ich mich ebenso wie meine Patientin als der Mensch zeige, der ich bin, authentisch und mitfühlend (ohne mich hinter einer Therapeutenfassade zu verstecken), gleichzeitig aber auch Stärke darin beweise, dass sich mein Gegenüber in all dem, was es bewegt, bei mir anlehnen und fallen lassen kann, ohne Angst zu haben, dass ich darunter zerbreche. Dies betrifft nicht nur die emotionale Nähe, sondern kann auch bedeuten, dass jemand an meiner Schulter weint, dass ich am Bett meiner Patientin sitzend ihr Bein, ihren Arm streichle, ihre Hand halte oder den Kopf stütze, während sie plötzlich von einem Brechkrampf überfallen wird. Die ansonsten in der Therapie geltenden Regeln bzgl. körperlicher Distanz stellen sich hier anders, und dies umso mehr, je stärker es in die Sterbebegleitung hineingeht (vgl. Yalom 2008).

Mich auf eine solch große Nähe einzulassen, Anspannung auszuhalten und dann die nötige Abgrenzung bzw. Hinwendung zu meinem Leben zu schaffen, erfordert ein hohes Ausmaß an Selbstfürsorge (vgl. Hoffmann & Hofmann 2008).

Das bedeutet für mich, bei solcher Arbeit besonders achtsam mit mir umzugehen, zu spüren, was ich brauche, um dann auf meine bewährten Ressourcen zurückzugreifen, z. B. mir den inneren und äußeren „Raum" für das Nachklingen der berührten Gefühle und Themen zu nehmen, das verständnisvolle Gespräch mit Kolleginnen, das Klavierspielen, das Joggen im Wald, die liebevolle Unterstützung und Ablenkung durch Mann und Tochter, das Zusammensein mit Freunden, die Gartenarbeit, das Spielen mit Tieren – eben alles, was mir hilft, meine Kraft zu stärken und mich vor dem Ausbrennen zu bewahren.

Die Achterbahn der Gefühle, die Frau Blum erlebte, auch ich habe sie an mir gespürt. Natürlich. Umso wichtiger war es, dass ich mir immer wieder auch meiner eigenen dadurch ausgelösten Wünsche und Ängste bewusst wurde – um nicht realitätsblind zu werden bzw. Frau Blum in die eine oder andere Richtung zu beeinflussen.

Und ihr Tod? Ich war traurig und spürte gleichzeitig in mir eine große Ruhe.

Es gelang mir sie innerlich loszulassen.

Die Erinnerung an sie und unsere gemeinsame Arbeit, die hingegen halte ich fest, in mir und mit dieser Geschichte.

Seit dem ersten bis zu dem letzten Treffen mit Frau Blum vergingen 3 Jahre und ein Monat. Die anfängliche Wartezeit abgezogen, erstreckte sich die Therapie auf 2 Jahre und 8 Monate über insgesamt 74 Sitzungen.

Literatur

Bonanno, G. (2012). *Die andere Seite der Trauer*. Bielefeld: Aisthesis Verlag. Edition Siruius

Bowlby (2006). *Verlust Trauer und Depression*. München: Reinhardt.

Canacakis, J. (2002). *Ich sehe deine Tränen*. Marburg: Kreuz..

Diegelmann, C. (2010). TRUST: Impulse für einen integrativen Behandlungsansatz – Salutogenese, Resilienz und Positive Psychologie als Fundament. In C. Diegelmann, & M. Isermann (Hrsg.), *Ressourcenorientierte Psychoonkologie* (S. 80–98). Stuttgart: Kohlhammer.

Frances, A. (2013). *Normal. Gegen die Inflation psychiatrischer Diagnosen*. Köln: Dumont..

Glomp, I. (2010). Die Psychotherapie und der Krebs. *Psychologie Heute, 10*, 52–53.

Görlitz, G. (1998a). *Körper und Gefühl in der Psychotherapie – Basisübungen*. München: Pfeiffer. Leben lernen

Görlitz, G. (1998b). *Körper und Gefühl in der Psychotherapie – Aufbauübungen*. München: Pfeiffer. Leben lernen

Heidenreich, T., & Noyon, A. (2011). Existentielle Therapieansätze: Entwicklungen und Potentiale für die kognitive Verhaltenstherapie. *Verhaltenstherapie und Psychosoziale Praxis, 43*, 571–581.

Hermer, M. (2012b). Therapeutinnen, die nicht mehr ganz unbekannten Wesen. Teil II: Therapeutische Beziehung. *Verhaltenstherapie und Psychosoziale Praxis, 3*, 573–585.

Hermer, M. & Röhrle, B. (2008). *Handbuch der therapeutischen Beziehung*. Band 1 und 2. Tübingen: DGVT Verlag.

Hippler, B., & Görlitz, G. (2001). *Selbsterfahrung in der Gruppe*. Stuttgart: Pfeiffer bei Klett-Cotta.

Hofmann, M., Seifart, C., Seifart, U., & Rief, W. (2013). *Assessing patient's preferences for Breaking Bad News: Development of the MABBAN*. Marburg: Philipps University. submitted.

Hoffmann, N., & Hofmann, B. (2008). *Selbstfürsorge für Therapeuten und Berater*. Weinheim: Beltz.

Horwitz, A. V., & Wakefield, J. C. (2007). *The Loss of Sadness – How Psychiatry Transformed Normal Sorrow Into Depressive Disorder* (S. 561–562). New York: Oxford University Press. Zitiert nach Goddemeier, C. (2008). Diskrimination und Validität. Normale Trauerreaktion oder depressive Störung? Deutsches Ärzteblatt, 12, 561–562

Hüther, G. (2010). Psycho-somatik und Somato-psychik – Die untrennbare Einheit von Körper und Gehirn. In C. Diegelmann, & M. Isermann (Hrsg.), *Ressourcenorientierte Psychoonkologie* (S. 51–60). Stuttgart: Kohlhammer.

Hüther, G. (2012). Selbstheilungskräfte aktivieren. *Deutsches Ärzteblatt, 3,* 110–111.

Isermann, M. (2010). Krebs und Stress: Hinweise aus der Psychoneuroimmunologie für therapeutisches Handeln. In C. Diegelmann, & M. Isermann (Hrsg.), *Ressourcenorientierte Psychoonkologie* (S. 61–79). Stuttgart: Kohlhammer.

Koch, U., & Weis, J. (Hrsg.). (2009). *Psychoonkologie. Eine Disziplin in der Entwicklung.* Göttingen: Hogrefe.

Kröger, L., & Bullinger, M. (2009). Lebensqualität von krebsbetroffenen Familien. Ergebnisse aus einer psychoonkologischen Nachsorgeeinrichtung. In U. Koch, & J. Weis (Hrsg.), *Psychoonkologie. Eine Disziplin in der Entwicklung* (S. 28–43). Göttingen: Hogrefe.

Kübler-Ross, E. (1969). *On death and dying.* New York: Macmillan.

Liebsch, B. (2009). Anhaltende Trauer kann sozial und politisch fruchtbar werden. Ein Gespräch mit dem Philosophen B. Liebsch von Gosmann, U., *Psychologie Heute, 11,* 60–63.

Maciejewsky, P. K., Zang, B., Block, S. D., & Prigerson, H. G. (2007). An empirical Examination of the Stage Theory of Grief. *JAMA, 297,* 7.

Mukherjee, S. (2012). *Der König aller Krankheiten. Krebs – eine Biographie.* Köln: DuMont.

Müller-Busch, H. C. (2010). Neue Entwicklungen in der Palliativmedizin und Schmerztherapie. In C. Diegelmann, & M. Isermann (Hrsg.), *Ressoucenorientierte Psychoonkologie* (S. 35–48). Stuttgart: Kohlhammer.

Nestoriuc, Y., Schuricht, F., von Blankenburg, P., Albert, U. S., & Rief, W. (2011). Der Einfluss von Erwartungen auf den Behandlungsverlauf der Antihormonellen Therapie bei Brustkrebs-Patientinnen. *Verhaltenstherapie, 21*(1), 17.

Nijs, M. (2003). *Trauern hat seine Zeit. Abschiedsrituale beim frühen Tod eines Kindes.* Göttingen: Hogrefe.

Noyon, A., & Heidenreich, T. (2011). Umgang mit Tod und Sterben in Psychotherapie und Beratung. *Verhaltenstherapie und Psychosoziale Praxis, 43,* 605–620.

Noyon, A., & Heidenreich, T. (2012b). *Existentielle Perspektiven in Psychotherapie und Beratung.* Weinheim: Beltz.

Nuber, U. (2012). Trauer: Der Preis der Liebe. *Psychologie Heute, 6,* 19–26.

Reddemann, L. (2008). *Würde – Annäherung an einen vergessenen Wert in der Psychotherapie.* Stuttgart: Klett-Cotta.

Reuter, E., Schuster, S., Schwickerath, J., Schneider, B., Steger, P., König, N., & Rehse, B. (2011a). Der Krebspatient in der Psychotherapie. 1. Teil. *Psychotherapie Aktuell, 2*(11), 26–29.

Reuter, E., Schuster, S., Schwickerath, J., Schneider, B., Steger, P., König, N., & Rehse, B. (2011b). Der Krebspatient in der Psychotherapie. 2. Teil. *Psychotherapie Aktuell, 3*(11), 29–36.

Rilke, R. M. (2006). Schlussstück. In. In *Die Gedichte* (S. 357). Leipzig: Insel.

Schlingensief, C. (2010). *So schön wie hier kanns im Himmel gar nicht sein. Tagebuch einer Krebserkrankung.* München: btb.

Steinvorth, M. G. (2003). *Psychoonkologie in freier Praxis.* Bonn: Deutscher Psychologen Verlag.

Tschuschke, V. (2002). *Psychoonkologie. Psychologische Aspekte der Entstehung und Bewältigung von Krebs.* Stuttgart: Schattauer.

Verres, R. (1991). *Die Kunst zu leben. Krebsrisiko und Psyche.* München: Piper.

Von Blanckenburg, P., Schuricht, F., Heisig, S. R., Shedden-Mora, M., Rehahn-Sommer, S., Albert, U.-S., Rief, W., & Nestoriuc, Y. (2014). Psychologische Optimierung von Erwartungen zur Prävention von Nebenwirkungen – Fallberichte einer randomisiert kontrollierten Studie bei Patientinnen mit Brustkrebs. Eingereicht bei: Verhaltenstherapie. Freiburg: Karger.

Waadt, S., Dran, G., Berg, P., & Herschbach, P. (2011). *Progredienzangst. Manual zur Behandlung von Zukunftsängsten bei chronisch Kranken.* Stuttgart: Schattauer.

Wolf, D. (2000). *Einen geliebten Menschen verlieren. Vom schmerzlichen Umgang mit der Trauer.* Mannheim: PAL-Verlag.

Yalom, I. D. (1989). *Existentielle Psychotherapie.* Hamburg: Edition Humanistische Psychologie.

Yalom, I. D. (2008). *In die Sonne schauen. Wie man die Angst vor dem Tod überwindet.* München: btb.

Zettl, S. (2003). Das Unsagbare aussprechen: Eine Krebserkrankung gemeinsam bewältigen. Vortrag gehalten 26.11.203 in Biedenkopf/Hessen.

Zettl, S. (2010). Krebs und Sexualität. In R. Kreienberg et al. (Hrsg.), *Mamakarzinom Interdisziplinär* (S. 354–364). Heidelberg: Springer.

Znoj, H. (2004). *Komplizierte Trauer.* Fortschritte der Psychotherapie, Bd. 23. Göttingen: Hogrefe.

Anmerkungen

1   Dieses Ergebnis zeigt sich auch wiederholt in entsprechenden wissenschaftlichen Untersuchungen, vgl. z. B. Kröger und Bullinger (2009, S. 35.); Zettl (2003).

2   Zum Thema der Angst vor dem Tod, seiner Rolle in der Menschheitsgeschichte, in der Philosophie und in der Sterbebegleitung empfehle ich das wunderbare Buch von Yalom (2008).

3   Zur Entwicklung der Therapieziele in der Geschichte der Psychoonkologie s. Reuter et al. (2011a; 2011b).

4   Zur besonderen Bedeutung der Therapeut-Patient-Beziehung s. Hermer und Röhrle (2008) sowie Hermer (2012b).

5   Palliativmedizinische Betreuung bedeutet, in Abgrenzung zur heilungsorientierten Behandlung, dass hier der Schwerpunkt auf der – soweit möglichen – Erhaltung einer positiven Lebensqualität liegt, was vor allem auch die Linderung der durch die Krebserkrankung entstandenen Symptome und Leiden körperlicher Art (Schmerzen) sowie die Unterstützung psychosozialer und spiritueller Aspekte betrifft (Müller-Busch 2010).

6   Vgl. u. a. Kübler-Ross (1969); Canacakis (2002); Wolf (2000); Bowlby (2006).

7   In ihrem sehr interessanten Beitrag diskutieren die Psychologen Horowitz und Wakefield (2007) die Unterscheidungskriterien von normaler und pathologischer Trauer und verweisen hierbei im Besonderen auf die Problematik der Diagnosekriterien im DSM-IV (Diagnostisches und Statistisches Manual Psychischer Störungen), die ihrer Meinung nach eine unangemessene, zu schnelle Etikettierung von Trauerverhalten als Depression nahelegen. Diese beinhaltet eine Festlegung der normalen Trauer auf die Dauer von 2 Monaten. Im DSM-5 ist diese Entwicklung noch auf die Spitze getrieben: Hier wird die normale Trauerzeit auf 2 Wochen reduziert, d. h., wer über diesen Zeitraum hinaus in tiefer Trauer um seine Liebsten verbleibt, ist demnach psychisch krank und kann u. a. mit Psychopharmaka behandelt werden (s. hierzu auch Frances 2013). Den negativen Auswirkungen der besonders in psychologischer Literatur vorzufindenden Normen über ein „gesundes" und „richtiges" Trauerverhalten, d. h. *wann* man *wie* und *wie lange* zu trauern hat, geht u. a. der Philosoph Liebsch (2009) nach und fordert eine differenziertere Betrachtung und Bewertung unter Berücksichtigung kulturell-gesellschaftlicher, psychologischer und moralischer Aspekte; hierbei hebt er speziell den Unterschied zwischen *akuter* Trauer und einer Trauer, die *die Erinnerung bewahren möchte*, hervor. Zu den genannten Themen sowie zur Kritik des Phasenmodells s. auch Nuber (2012); Bonano (2012); Maciejewsky et al. (2007); zudem s. Znoj (2004), auf dessen Ausführungen zum Störungs- und Behandlungskonzept der komplizierten Trauer ich mich im Folgenden teilweise beziehe.

8   Zur Bedeutung von Abschiedsritualen s. auch Nijs (2003). Mein in diesem Fall gewähltes Vorgehen soll der zeitlichen Eingrenzung der Trauerreaktionen dienen, indem Frau Blum diese auf den dafür vorgesehenen Zeitraum verschieben kann. Wie Znoj (2004, S. 49) richtig hinweist, ist bei dem Einsatz von therapeutischen Trauerritualen darauf zu achten, dass dies nicht im Sinne eines forcierten Hervorrufens besonders intensiver Trauerreaktionen eingesetzt wird. Ein solches Vorgehen lasse im Gegenteil eher destruktive Effekte erwarten und sei kontraindiziert.

9   Zur Thematik weiterer Auswirkungen subjektiver Krankheitstheorien s. Verres (1991).

10 Zum Einfluss der schon vorab vorhandenen Kontrollüberzeugungen des Trauernden auf die Art und Dauer seiner Verlustverarbeitung s. Znoj (2004, S. 35): Je geringer die grundsätzliche Kontrollüberzeugung, desto depressiver reagieren Betroffene auf den Verlust.

11 vgl. Hüther (2010); Isermann (2010); Glomb (2010); Reuter et al. (2011a; 2011b).

12 Die folgende Ausführungen sind nach den von Zettl (2003) vorgestellten Gliederungspunkten geordnet, sie beziehen zudem eigene Überlegungen der Autorin ein sowie einzelne Aspekte der Konzepte von Reuter et al. (2011a; 2011b); Diegelmann (2010); Tschuschke (2002); Steinvorth (2003); Koch und Weis (2009); Hüther (2010, 2012); Zettl (2010). Einen sehr interessanten anderen therapeutischen Ansatz (allerdings einzelne Überschneidungen mit meinem Vorgehen beinhaltend) liefert das Therapiemanual von Waadt et al. (2011) zur (gruppentherapeutischen) Behandlung der Progredienzangst bei chronisch Kranken, indem es einen Schwerpunkt auf die direkte kognitiv-emotionale Umstrukturierung der Angstreaktionen (wie z. B. durch Angstkonfrontationsübungen des Zu-Ende-Denkens) legt.

13 Auch wenn Menschen sich darin unterscheiden, in welchem Ausmaß sie in solchen Situationen Informationen suchen und selbst- bzw. mitentscheiden wollen (s. Hofmann et al. 2013), ist hiermit gemeint, dass man zumindest mit einem Basiswissen über die grundlegenden Krankheits- und Behandlungsfakten ausgestattet sein sollte, welches für die Orientierung und das Handeln in dieser neuen Situation notwendig ist. Ich denke z. B. an einen anderen meiner Patienten, der von seinem Arzt nach Auswertung der Untersuchungsbefunde die knappe Mitteilung erhielt: „Eindeutig, Sie haben MS (Multiple Sklerose), warten Sie draußen, meine Helferin wird Ihnen ein Rezept und die weiteren Termine mitteilen." So sei er mit den nun in ihm auftauchenden Schreckensbildern dieser Krankheit und der daraus folgenden Angst völlig alleingelassen worden. Erst viel später habe man ihn genauer über seinen Zustand informiert, auch darüber, dass es unterschiedlich schwere Verläufe und mittlerweile gute Behandlungsmöglichkeiten gibt. Dies habe ihm gutgetan und geholfen, sein Leben darauf einzustellen.

14 Dem entspricht A. Antonovsky, der bzgl. der Frage, was für den Patienten gesundheitsfördernd, salutogenetisch wirkt, antwortet: „Wenn er versteht, was der Arzt weshalb tut und worauf es für seine Gesundung ankommt, wenn er das Gefühl hat, den Heilungsprozess selbst auch aktiv unterstützen zu können, und wenn er das, was

er in seinem Zustand erlebt, in einem größeren, sinnhaften Zustand einordnen kann" (zit. nach Hüther 2012, S. 111).

15 Mit Resilienz bezeichnet man grundsätzlich das Ausmaß psychischer Widerstandkraft bei der Bewältigung von Krisen und Belastungen (Diegelmann 2010).

16 7-Säulen-Übung (Görlitz 1998b, S. 261f.), Ressourcenorientierter Explorationsfragebogen (Hippler und Görlitz 2001, S. 311).

17 Vgl. hierzu u. a. auch Reddemann (2008); Zettl (2003); Hüther (2012). Schlingensief (2010) schrieb über seine medizinischen Behandlungserfahrungen aufgrund seiner Krebserkrankung: „Ich meine, was soll man denn denken, wenn einer da sagt: ‚Wir geben jetzt volle Kanne, es gibt keine Gnade.' Ja wo sind wir denn? Keine Gnade! Meinen die, sie müssten dem Typen aus dem Sensibelchenverein unbedingt reinen Wein einschenken, weil er damit sonst nicht fertig wird? Knallharte Aufklärung zwecks Abhärtung oder was? […] Ich finde, sie sollen die Chemo nicht verniedlichen, aber sie sollen sagen: ‚Okay, wir machen das, Sie schaffen das schon und los geht's.' […] Man fühlt sich doch eh schon so hilflos und ausgeliefert, und dann sagen die noch hämisch: ‚Tja, jetzt surfen Sie nicht mehr, jetzt werden Sie gesurft. Eins kann ich Ihnen sagen: Sie werden es hassen! […] Sie werden gelb werden. Sie werden stinken. […] Sie werden allein sein. Wenn Sie Kinder hätten, wäre Ihnen das nicht passiert.' So was sagt der einem. […] Was soll das? Das ist doch gestört. […] Was soll der Scheiß?" (S. 184f.)

18 Vor dem Hintergrund, der schon in anderen Bereichen nachgewiesenen Effekte, läuft an der Universität Marburg aktuell ein Forschungsprojekt zur Hormontherapie bei krebskranken Frauen, welches den Einfluss einer positiven und akzeptierenden Haltung gegenüber dieser Behandlung auf das folgende Belastungserleben der Frauen und Art bzw. Ausmaß der Nebenwirkungen untersucht (Nestoriuc et al. 2011; von Blanckenburg et al. 2014).

19 Dieser Abbruch der Kontakte hatte schon vor unserer Therapie stattgefunden. Ansonsten hätte eine Intervention von mir sicherlich darin bestanden, meine Patientin dabei zu unterstützen, auf verunsicherte Freunde zuzugehen und ihr notwendige Kommunikationshilfen dafür zur Verfügung zu stellen.

20 K. Grawe war ein für die Klinische Psychologie und Therapieentwicklung richtungsweisender Wissenschaftler und Psychotherapeut, dessen Veröffentlichungen hier als Ermutigung zu diesem Schritt verstanden werden (Kap. 1).

21 Ein Stent ist ein medizinisches Implantat in Form einer Röhre, das eingesetzt wird, um die Speiseröhre nach einer Aufdehnung (das Tumorwachstum führte zu einer Einengung der Speiseröhre) offenzuhalten.

22 Frau Blum hatte bisher meine Angebote, mich an die jeweiligen medizinischen Behandler zu wenden und mich für sie einzusetzen, abgelehnt, deshalb reduzierten sich meine Kontakte auf einige wenige konsiliarische Gespräche, die vor allem auch meiner Information dienten. Im Allgemeinen stehe ich bei psychoonkologischen Therapien in engerem Austausch mit den Ärzten.

23 Die Kommunikation zwischen den Betroffenen und ihrer Umwelt ist ein wichtiges Thema, sowohl bei der Trauer als auch bei der Psychoonkologischen Therapie. Sehr schnell können hier – trotz genau entgegengesetzter Absicht der Interaktionspartner – Verletzungen auftreten. Das probeweise Einnehmen der Rolle des anderen kann gegenseitiges Verständnis fördern, das Erlernen von angemessenen Kommunikationsformen die soziale Beziehung stützen sowie Handlungsmöglichkeiten ausbauen.

24 Bei der folgenden Reflexion existenzieller Themen habe ich mich – auf der Grundlage des Gedankenguts existenzial-philosophischer Klassiker wie u. a. Camus, Sartre, Heidegger – durch die Publikationen existenzieller Psychotherapeuten anregen und leiten lassen, insbesondere: Yalom (1989, 2008); Heidenreich und Noyon (2011); Noyon und Heidenreich (2011, 2012b).

25 R. Niebuhr drückt dies in folgenden Zeilen aus: „Gott gebe mir die Gelassenheit, Dinge hinzunehmen, die ich nicht ändern kann, den Mut, Dinge zu ändern, die ich ändern kann, und die Weisheit, das eine vom anderen zu unterscheiden" (zit. nach Noyon und Heidenreich 2012b, S. 152).

26 Es gibt heute umfassende Ausbildungs- und Fortbildungscurricula zur Psychoonkologie von verschiedenen Instituten bzw. Gesellschaften, z. B. des ID Instituts für Innovative Gesundheitskonzepte (idinstitut@aol.com) oder der Deutschen Arbeitsgemeinschaft für Psychosoziale Onkologie e. V. (dapo; www.dapo-ev.de).

Das Opfer Selberschuld

4.1   Frau Ahrends Lebensgeschichte – 95

4.2   Drei Monate später – 97

4.3   Symptomatik – 99

4.4   Problemanalyse – 100

4.5   Diagnostische Beurteilung – 103

4.6   Besprechen der Ergebnisse der
       Problemanalyse: Widerspruch – 104

4.7   Therapiekonzept – 105

4.8   Konzeptbesprechung und
       Therapievereinbarungen – 107

4.9   Erste Therapiephase: Stress reduzieren – 107

4.10   Zweite Therapiephase: Das Trauma integrieren – 115

4.11   Dritte Therapiephase: Arbeit am Oberplan – 126

4.12   Abschlussbilanz – 130

4.13   10 Monate später – 134

4.14   Reflexion – 134

       Literatur – 137

       Anmerkungen – 138

S. Rehahn-Sommer, *Verhaltenstherapeutische Praxis in Fallbeispielen*,
DOI 10.1007/978-3-642-55078-2_4, © Springer-Verlag Berlin Heidelberg 2015

Mein altes Ich war etwas, das im Sterben lag,
Ich hatte einen neuen Namen,
Ich hieß Opfer und das Opfer Selberschuld.
(U. Hahn)[1]

Als ich die Tür meines Behandlungsraumes öffne, steht eine hübsche, mädchenhaft wirkende junge Frau vor mir, Frau Ahrend. Mit leicht geröteten Wangen, freundlich lächelnd, reicht sie mir ihre passiv bleibende Hand zur Begrüßung.

In dem Anmeldungstelefonat habe ich von ihr erfahren, dass sie eine Verhaltenstherapeutin sucht, die sich mit der Behandlung von Traumafolgen auskennt. Es habe da etwas in der Vergangenheit gegeben, was ihr Leben immer noch belaste. Genaueres möchte sie mir aber lieber nicht am Telefon, sondern im persönlichen Gespräch erzählen. Zusätzlich weiß ich von ihr, dass sie 22 Jahre alt ist, Sprachwissenschaft studiert und in einer Wohngemeinschaft lebt.

Ich bitte die Patientin herein, sie nimmt mir gegenüber, weiterhin lächelnd, Platz, und ich fordere sie auf, mir ihr Anliegen zu schildern.

Sie habe nach einem „schlimmen Erlebnis" vor sechs Jahren bisher nur kürzere, längstens ein halbes Jahr dauernde Beziehungen zu einem Mann erlebt. Je mehr Nähe sich zwischen ihr und dem jeweiligen Partner entwickele oder auch so etwas wie Verbindlichkeit, träte sie den Rückzug an und mache Schluss, oder „es geht dann einfach nicht weiter". Sexuell habe sie keine Probleme, jedenfalls nicht, solange die Beziehung noch neu sei.

„Möchten Sie denn eine längere Partnerschaft? Ich meine, nicht jede junge Frau Ihres Alters sähe das als Problem. Können Sie mir bitte noch verständlicher machen, was das für Sie bedeutet?"

„Ich glaube, es hat zumindest teilweise mit dem, was damals passiert ist, zu tun. Denn, das ist es ja, ich weiß eigentlich selbst gar nicht, ob ich die Sehnsucht nach einer langen Beziehung habe oder ob zu meinem jetzigen Leben mit vielen Auslandsaufenthalten eher wechselnde, lockere Partnerschaften gehören. Ich hab das Gefühl, gar nicht selbst entscheiden zu können. Ab einem bestimmten Punkt ist da nur noch der Gedanke: weg, Schluss, Rückwärtsgang, Flucht – und das war's dann mal wieder."

Ich spüre, dass die Patientin Schwierigkeiten hat, mir von diesem Ereignis zu erzählen. Deshalb warte ich ab und gebe ihr die Möglichkeit, mir zuerst einmal weitere Therapieanliegen zu nennen.

„Mein anderes Problem ist, dass ich nur schwer *Nein* sagen kann und mich auch sehr schwer damit tue, Hilfe von anderen anzunehmen. Beides ist mir gleichermaßen unangenehm. Beim Neinsagen weiß ich zum einen gar nicht, wie ich das machen soll, und zum anderen fürchte ich mich auch vor den Folgen."

„Vor welchen? An was denken Sie?"

„Na, dass der andere sauer auf mich ist und es mich spüren lässt oder dass ich ihn damit verletze, das möchte ich auf keinen Fall."

„Und was bedeutet das für Sie, was machen Sie, wenn Sie nicht *Nein* sagen können?"

Sie lacht: „Ich sage: *ja.*"

„Immer? Wie geht denn das?"

„Eben, das geht eben gar nicht. Jeder, der mich um etwas bittet, etwas von mir erwartet, wird sozusagen von mir bedient. Und das führt dann dazu, dass ich völlig über meine Kräfte gehe, meine eigenen Angelegenheiten nur noch mit Mühe erledige und mich auch nicht wehre, wenn man mich ungerecht behandelt."

„Aber Ihre Mitmenschen sind bestimmt sehr zufrieden mit Ihnen, oder?"

„Kommt drauf an. Meistens ja, das stimmt, aber vielen fällt das gar nicht mehr auf, ich war einfach schon immer so. Schlimm wird's, wenn ich unterschiedliche Erwartungen an mich gerichtet fühle. Dann gerate ich ins Schleudern. Und außerdem kann ich das auf die Dauer nicht mehr so weiter machen, gerade jetzt, in meinem Studium. Dabei geh ich drauf und alle meine eigenen Ziele ebenso. Das ist auch der Hauptgrund, warum ich mich jetzt bei Ihnen gemeldet habe. Während meines einjährigen Auslandsstudiums bis zum Sommer diesen Jahres, hatte sich eine andere Kommilitonin total an mich gehängt. Ich war praktisch nie allein, das waren mir viel zu viel Nähe und zu viele Aktivitäten, aber ich hab nichts dagegen gemacht, außer mich manchmal in die Kirche zurückgezogen. Als ich wieder hier war, habe ich direkt mit vielen Leuten Geburtstag gefeiert, mich ständig verabredet und gleichzeitig begann ich mit der Schichtarbeit, während ich unter Druck stand, Arbeiten für die Uni erledigen zu müssen. Ich bin dann wegen extremer Bauchschmerzen mit Verdacht auf Blinddarmentzündung in die Klinik gekommen. Aber, sobald ich in guten Händen war und wusste, die kümmern sich um mich, da ging's besser. Das ist zwar peinlich, aber …

Meine Eltern haben dann gesagt, dass ich zu Hause bleiben, keine Verabredungen mehr treffen und einfach mal nichts tun soll. Ich hab dann mit meiner Mutter besprochen, wieder eine Therapie zu machen und sie gab mir Ihre Adresse."

„Nun verstehe ich, warum Sie gerade zum jetzigen Zeitpunkt zu mir gekommen sind. Aber, was meinten Sie vorhin mit dem Problem, keine Hilfe annehmen zu können?"

„Ich denke immer, dass ich mich revanchieren muss, zur Dankbarkeit verpflichtet bin und auch, dass ich damit als schwach dastehen würde, als jemand, der es allein nicht hinbekommt."

„Und was ist hier die für sie schwierige Folge?"

„Auch, dass ich von den anderen wenig Rücksicht erfahre und dass ich mich gnadenlos überfordere."

„Ich überlege gerade, wie es Ihnen hier jetzt mit mir geht. Ist das etwas anderes als das, was Sie mit ,Hilfe annehmen' meinen, oder fällt Ihnen dieser Schritt hier bei mir auch schwer?"

„Nein, das geht schon besser, aber ich glaube deshalb, weil ich schon in Therapie war und es ähnlich sehe, wie bei einem Arztbesuch. Leicht fällt es mir dennoch nicht, hierher zu kommen und mich auf eine Behandlung einzulassen. Ich hatte gedacht, dass ich schon drüber weg wäre und keine therapeutische Hilfe mehr bräuchte, aber jetzt muss ich mir eingestehen, ich schaffe es nicht allein und muss etwas unternehmen, sonst wird es noch schlimmer."

„Meinen Sie damit die Punkte, die Sie genannt haben, oder gibt es noch etwas?"

„Ja, da ist noch etwas. Ich habe totale Schlafstörungen. Das hängt einmal damit zusammen, dass ich innerlich kaum zur Ruhe kommen kann, weil mich noch so viel vom Tag beschäftigt und ich nicht abschalten kann. Zum anderen träume ich nachts noch regelmäßig von dem damaligen Erlebnis bzw. habe auch Angst vor diesen Träumen. Ich schlafe manche Nacht nur drei bis vier Stunden. Tagsüber bin ich dann total kaputt und gleichzeitig fühle ich mich wie ein Motor kurz vor dem Durchbrennen, kann mich nur schwer konzentrieren, mein Körper ist total verspannt und tut an unterschiedlichsten Stellen weh."

„Ist das auch heute, jetzt, so?"

„Heute geht es etwas besser, aber eigentlich ist das schon zu einem Dauerzustand geworden."

„Sie haben mehrmals ein Ereignis erwähnt, das mit einem Teil ihrer Probleme zusammenhängt. Darf ich Sie fragen, um was es dabei gegangen ist? Wenn es für Sie zu schwer ist, darüber zu sprechen, können Sie es mir auch nur kurz skizzieren, damit ich eine ungefähre Vorstellung davon habe."

„Nein, das geht schon. Also, vor sechs Jahren bin ich vergewaltigt worden. Ich war sechzehn. Und seit damals ist das so. Ich bin dann drei Monate in einer psychosomatischen Klinik gewesen und anschließend habe ich auch noch ambulant Gespräche bei einer Psychoanalytikerin, einer Jugendpsychiaterin, bekommen. Das hat gut getan. In der Klinik wurde auch traumatherapeutisch mit mir gearbeitet, unter anderem mit der EMDR-Methode.[2] Aber ich hab dort, ehrlich gesagt, vieles nicht erzählt. Ich wollte das weghaben, vergessen, einfach nicht mehr daran denken müssen. Der Mann ist übrigens bei meinem Prozess mangels Beweisen freigesprochen worden und …"

Während Frau Ahrend erzählt, geht zunehmend eine Veränderung mit ihr vor. Als sie den Satz nicht mehr zu Ende führt, frage ich sie, was sie noch sagen möchte und was jetzt gerade mit ihr passiert. Sie lächelt, zuckt mit den Schultern, wirkt wie abwesend, innerlich gar nicht mehr hier bei mir. Sie reagiert mit nervösen, fahrigen Bewegungen, als falle es ihr schwer, noch weiter im Kontakt mit mir und auf ihrem Sessel sitzen zu bleiben.

Ich habe den deutlichen Eindruck, dass die Patientin während ihres Berichtes innerlich „ausgestiegen" ist, sie wirkt dabei auffallend unbeteiligt, und ich erlebe sie jetzt als von mir wegstrebend, auf der Flucht. Ich werte dies als *dissoziatives Verhalten*. Dies ist ein Mechanismus unserer Psyche, der dann auftritt, wenn wir aktuelle Gefühle oder Bilder nicht mehr ertragen können: Wir trennen uns innerlich von der Person, der das passiert ist, und können dann ohne emotionale Beteiligung, wie in einer Reportage über jemand anderes, berichten.

Ich spiegele Frau Ahrend meinen Eindruck und frage sie, ob sie jetzt gerne unsere Sitzung beenden möchte. Sie bejaht. Ich bedanke mich für ihre Information, die für sie leider doch schmerzhaft war, und bitte sie um eine letzte Anstrengung für eine Übung, die helfen soll, sie wieder im Hier und Jetzt zu verankern. Ich möchte damit verhindern, dass meine Patientin noch nach der Sitzung von den berührten negativen Emotionen der Vergangenheit überflutet wird bzw. in einem dissoziativen Zustand verbleibt, der ein adäquates Orientieren und Reagieren in der Realität verhindert.[3] Ich lasse sie aufstehen, gehe mit ihr im Raum herum, werfe ihr einen Ball zu, bitte sie, mir einen Gegenstand in meinem Zimmer zu beschreiben. Bei der Verabschiedung ermahne ich sie, auch draußen, bevor sie ins Auto steigt, erst einmal mit allen Sinnen die Realität wahrzunehmen.

Diese erste Sitzung hinterlässt bei mir einen nachhaltigen Eindruck: Es weist einiges darauf hin, dass diese junge Frau mir mit ihren Problemschilderungen nur einen Teil ihrer Belastungen, oder besser gesagt, nur die Spitze eines Eisberges gezeigt hat. Ihre Reaktion auf das Berühren des Vergewaltigungsthemas lässt vermuten, dass es hier um gravierende Symptome geht, die sie bisher jedoch in diesem Ausmaß noch nicht erwähnt hat, entweder weil sie ihr gar nicht mehr auffallen, schon zum Alltag gehören, oder aber weil sie zu schmerzhaft sind.

Da ich die Patientin noch zu wenig kenne und die Destabilisierungsgefahr nicht einschätzen kann, nehme ich mir vor, ihre Problemdarstellung vorerst zu respektieren[4] und mit Geduld darauf zu vertrauen, dass ich im Laufe der Zeit mehr erkennen und verstehen werde. Ich beschließe, in der folgenden Sitzung mit Frau Ahrend Regeln zu erarbeiten, die zu ihrem Schutz gedacht sind und mir die für mein Vorgehen notwendige Rückmeldung geben – z. B. dass sie mir möglichst schnell signalisiert, wenn etwas zu belastend für sie wird und was ihr dann helfen kann. So gewappnet, werde ich den Balanceakt versuchen, einerseits die Hintergründe, Zusammenhänge und Ausprägungen ihrer Symptomatik in Erfahrung zu bringen und anderseits dabei so viel Vorsicht walten zu lassen, dass erneute Verletzungen vermieden werden.

Aber, ich habe auch noch etwas anderes bei ihr wahrgenommen: etwas sehr Lebendiges, Junges, einen starken Willen, den Ehrgeiz, sich nicht unterkriegen zu lassen, und die Fähigkeit, trotz allem die Realität im Blick zu behalten, z. B. indem sie die möglichen negativen Folgen ihres Verhaltens antizipiert und diese so ernst nimmt, dass sie mich aufgesucht hat. Ein Schritt, der ihr bestimmt nicht leichtgefallen ist.

In der nächsten Stunde frage ich sie zu Beginn, wie es ihr nach unserem letzten Treffen gegangen sei. Sie antwortet mit einem eher leisen: „Ganz gut." Ich schildere meinen Eindruck ihrer „Ausstiegsreaktionen" und sie bestätigt mir, dass sie dies auch aus anderen Situationen kenne, und zwar dann, wenn sie Gefühle und Bilder der „schlimmen Ereignisse" einholen und diese für sie nicht mehr zu kontrollieren seien. Wir vereinbaren, dass sie mich zukünftig per Handzeichen oder mit einem kurzen Wort informiert, wenn es für sie in unserer Stunde zu schwierig wird. Falls sie spürt, was ihr guttue, soll sie dies mitteilen. Ansonsten werde ich Interventionen einsetzen, die das aktuelle Thema beenden, eine Distanzierung ermöglichen und die Aufmerksamkeit auf die Gegenwart lenken. Was speziell für sie günstig ist, werden wir zusammen herausfinden müssen. Während der Stunden wird sie auch ausprobieren, ständig einen Igelball in der Hand zu bewegen, der ihr ermöglicht, sich in der Gegenwart zu spüren. Letzteres kennt sie auch aus ihrer stationären Behandlung. Auch bzgl. der Sitzungsdauer werde ich flexibel sein.

Nun müssen wir jedoch zuerst einmal das weitere zeitliche, organisatorische und inhaltliche Vorgehen planen. Frau Ahrend hat mir schon vorab mitgeteilt, dass sie sich für ein dreimonatiges Auslandspraktikum beworben hat, was in sechs Wochen beginnen wird. Da sich dies zum Teil auch mit meinem Urlaub und den Feiertagen zum Jahreswechsel überschneidet, sehe ich darin kein grundsätzliches Problem, sondern schlage vor, die Sitzungen bis zu ihrer Abreise zur Vorbereitung der späteren Behandlung zu nutzen. Inhaltlich möchte ich nun als Erstes den Fokus auf ihr bisheriges und gegenwärtiges Leben richten – vorerst unter Aussparung der traumatischen Ereignisse. Sie ist damit einverstanden und in der nächsten Stunde erfahre ich ihre Lebensgeschichte.

4.1 Frau Ahrends Lebensgeschichte

Frau Ahrend ist in einer Großfamilie auf einem Bauernhof aufgewachsen, mit Urgroßeltern, Großeltern, Mutter, Vater und dem fünf Jahre älteren Bruder. Besonders die Frauen hatten einen innigen Kontakt untereinander. Der Vater der Mutter, der auch heute noch lebt, ist schon solange Frau Ahrend zurückdenken kann, Alkoholiker. Zwischen ihm und dem Vater der Patientin gab es häufig lautstarken Streit. Beide seien absolut dominante Menschen und obwohl „Opa" seine Aufgabe im Betrieb aufgrund seines Trinkens nicht mehr wahrnehmen konnte, mischte er sich noch dauernd ein. Aber auch gegenüber dem Bruder wurde der Vater gerne laut. Frau Ahrend erinnert sich, dass ihr – wie auch der Mutter – diese Situationen Angst machten und zuwider waren. Sie habe dann jede Möglichkeit genutzt zu fliehen. „Für mich ist Harmonie das Allerwichtigste, direkten Konfrontationen bin ich schon damals am liebsten aus dem Weg gegangen." Im Kontakt zu den Nachbarn und Bekannten wurde allerdings – auch von den Männern – sehr darauf geachtet, Streit und Konflikte zu vermeiden. Stattdessen galt, sich den Erwartungen, Normen und Wünschen anderer anzupassen, auch wenn man dabei vielleicht selbst zurückstecken musste. Das Gebot, unter dem dies geschah, lautete: „Achte immer darauf, dass dein Ruf bei *den Leuten* nicht beschädigt wird, sonst geht es uns allen schlecht." Sie selbst sei ein eher schüchternes Mädchen gewesen; es sei ihr immer schon schwergefallen, sich zu wehren oder Forderungen abzulehnen und zu widersprechen.

„Deshalb war ich aber auch die, mit der alle konnten." Gleichzeitig sei sie jedoch sehr darum bemüht gewesen, beste Leistungen in der Schule und auch jetzt im Studium zu erzielen. „Dabei habe ich mich manchmal so unter Druck gesetzt, dass ich Schlafstörungen bekam – ich hätte es einfach nicht ertragen, eine schlechte Zensur nach Hause zu bringen. Ich glaube, zentral ist bei mir im Kopf: ‚Ich werde euch beweisen, dass ich ernst zu nehmen bin.' Besonders mein Opa sah und sieht Frauen nicht als ebenbürtig an, das ist ein richtiges Familienthema bei uns. Der hat zum Beispiel kein *Nein* von mir akzeptiert, das galt einfach nicht, aber mein Bruder, der war von Anfang an sein bester Kumpel. Darüber kann ich mich immer noch aufregen."

Der Bruder lebt bis heute noch zu Hause, hat schwere gesundheitliche Probleme, ist übergewichtig und hadert mit seinen beruflichen Plänen. Frau Ahrend wurde eine der besten Schülerinnen, auch im Studium bekam sie bisher sehr gute Noten.

Mit ihrer Mutter verband sie von Anbeginn eine sehr enge Beziehung.

„Wir sind uns ganz ähnlich im Denken und Handeln, wir wissen sofort, wann es dem anderen schlecht geht. Es war deshalb gut, dass ich ausgezogen bin, diese Enge wäre uns, mir, bestimmt auf die Dauer nicht gut bekommen. Vater steht mir emotional nicht so nah wie Mutter, aber ich habe ihn auch sehr, sehr gern und mag es z. B., wenn wir zusammen auf dem Hof oder im Wald arbeiten. Er ist, glaube ich, auch sehr stolz auf mich und würde mich jederzeit unterstützen."

Die Beziehung zum Bruder ist ambivalent. Einerseits ärgert sie sich über sein undiszipliniertes, auf Bequemlichkeit ausgerichtetes Verhalten und mischt sich immer wieder ein; andererseits fühlt sie sich ihm ebenfalls sehr verbunden, kann mit ihm viel Spaß haben. „Er ist halt meine Familie, und die ist mir total wichtig."

Hatte sie auch schon vorher viel Kontakt zu Freunden, so bekamen in der Pubertät Themen wie Jungs, eigenes Aussehen und die Clique eine noch größere Bedeutung.

„Ich wurde damals auch richtig zickig, sowohl gegenüber meinen Eltern, als auch schon mal in der Schule gegenüber Lehrern, speziell, wenn ich mich bei Ungerechtigkeiten für andere einsetzen konnte. Für meine Eltern war das natürlich hart, so kannten sie mich bisher nicht, aber bei meinen Mitschülern war ich gut angesehen. Bei denen war es mir auch immer wichtig, gemocht zu werden, und dass zwischen uns alles glatt lief. Klassensprecherin hätte ich trotzdem nie werden wollen. So offiziell im Mittelpunkt zu stehen, das hätte ich mich nie getraut."

Da wir nun bald den Zeitpunkt berühren, in dem die Vergewaltigung stattgefunden haben muss, überspringe ich diesen und bitte Frau Ahrend, mir von ihrem Leben nach der Schulzeit zu erzählen.

Nach ihrem Abitur hatte sie den Wunsch, ein Studium zu beginnen, bei dem sie viel in der Welt unterwegs sein und Menschen und Länder kennenlernen könnte. Ihr Bedürfnis, sich frei zu fühlen, ohne enge Einbindung und Normen, war mit der Zeit immer stärker geworden. So begann sie ihr Sprachenstudium. Sie verbrachte mehrere Monate in Frankreich, kehrte begeistert zurück, mit einer großen Portion Selbstständigkeit, Selbstbewusstsein und vielen neuen Freundschaften. Zuvor und auch danach war sie – wann immer möglich – auf Reisen gegangen, zuletzt hatte sie ein Auslandsstudienjahr absolviert. Ihre Freunde waren bald auf ganz Europa verteilt. Finanziell hatte sie sich von den Eltern nahezu unabhängig gemacht, weil sie die eher geringen Einkünfte der Eltern nicht belasten wollte und will, zudem ist sie auf diese selbstgeschaffene Autonomie stolz: Sie jobbt in den Semesterferien regelmäßig bei einer Firma an ihrem Heimatort und während des Semesters in einem Studentenrestaurant, außerdem arbeitet sie als Tutorin am Fachbereich.

Als Ressourcen nennt sie: Freude am Kochen, die Liebe zur Natur, Arbeit draußen mit der Familie, ihre Begeisterung für das Studium, Freunde, Reiselust und Faszination an Neuem; die Fähigkeit zur Selbstdisziplin, Bescheidenheit und soziales Denken. Neben all diesem Positiven ist jedoch auch zu bedenken – wie von der Patientin zuvor beschrieben –, dass sie sich ständig am Rande der Selbstüberforderung befindet, mit Gefahr für ihre Gesundheit und ihre beruflichen Ziele.

Soweit sind wir gekommen, als Frau Ahrend zu ihrem Praktikum aufbricht. Wir vereinbaren, nach ihrer Rückkehr eine Bilanz ihrer Situation vorzunehmen und die Therapieziele zu erarbeiten.

4.2 Drei Monate später

Als wir uns nach drei Monaten wiedersehen, wirkt Frau Ahrend auf mich müde und mit ihrer Porzellanhaut fast durchscheinend. Sie berichtet, ihr Praktikum sei sehr spannend gewesen, allerdings habe sie sich jetzt, hier an ihrem Studienort, in Windeseile so „zugebaggert", dass sie nun wie unter Hochdruck laufe. Sie schlafe wieder sehr schlecht, nur wenige Stunden, denke dabei entweder an ihre noch anstehenden Aufgaben oder träume von der Vergewaltigung. Sie verliere mehr und mehr ihre Arbeitsstruktur, könne sich nicht mehr entspannen.

„Das heißt mit wenigen Worten: Ich drehe total am Rad und hab Angst, alles nicht mehr zu schaffen. Und dabei weiß ich nicht, ob ich das letztendlich auch deshalb mache, um den schlimmen Bildern keinen Raum zu geben, nicht nachdenken zu müssen. Aber so geht's auf keinen Fall."

Als sie mir auf meine Bitte hin schildert, wie sie aktuell ihre Tage und Nächte verbringt, wird mir einiges klar.

Neben ihren Jobs als Tutorin und Kellnerin absolviert sie mit großem Ehrgeiz ein sehr aufwendiges Studienprogramm, d. h. Lehrveranstaltungen sind zu besuchen, Berichte, Referate anzufertigen, Klausuren zu schreiben. All dies würde ausreichen, um ihr ein übervolles Zeitprogramm zu bescheren. Aber als Drittes folgt sie dem Anspruch, bei ihren Freunden als locker, lustig und spontan zu gelten – statt verbissen, spießig, streberhaft –, d. h. beispielsweise bei Besuchsanfragen selbstverständlich zur Verfügung zu stehen, ebenso immer für Unternehmungen bereit zu sein. Sie möchte geschätzt werden und alle Erwartungen erfüllen. Hierbei wirkt sich auch ihre Schwierigkeit aus, Nein zu sagen oder Hilfe anzunehmen, bzw. ihre Angst vor Konflikten. Dies trifft ebenso bei den Jobs zu, wo sie immer zur Verfügung steht, wenn jemand zusätzlich gebraucht wird. Ablehnungen ihrerseits gibt es nicht.

Nun erzählt sie auch, dass sie jetzt manchmal tagsüber von traumatischen Erinnerungen eingeholt wird, und zwar umso häufiger, je mehr sie körperlich erschöpft ist und das Gefühl hat, ihr Leben nicht mehr selbst in der Hand zu haben. Sie reagiere dann so, wie sie es auch bei mir in der ersten Stunde getan hat.

Ich schlage Frau Ahrend vor, dass wir noch einmal zusammentragen, was sie an Problemen „mitgebracht" hat, um darauf aufbauend die Diagnose, die Therapieziele und die zeitliche Abfolge für deren Bearbeitung zu bestimmen.

Da es sich augenscheinlich bei einem Teil der vorliegenden Problematik um die Folgen eines traumatischen Erlebnisses handelt, verwende ich nun die im ICD-10 (Dilling et al. 2008, S. 183f.) aufgeführten Kennzeichen einer Posttraumatischen Belastungsstörung (PTBS; F 43.1), um Art und Ausmaß dieser Symptomatik bei meiner Patientin zu prüfen.

Ich lese Frau Ahrend diese Ausführungen vor und bitte sie, sich selbst danach zu beurteilen.

„Typische Merkmale sind das wiederholte Erleben des Traumas in sich aufdrängenden Erinnerungen – Nachhallerinnerungen, Flashbacks[5] – oder in Träumen, vor dem Hintergrund eines andauernden Gefühls von Betäubtsein und emotionaler Stumpfheit, Gleichgültigkeit gegenüber anderen Menschen, Teilnahmslosigkeit der Umgebung gegenüber, sexueller Lustlosigkeit und Vermeidung von Aktivitäten und Situationen, die Erinnerungen an das Trauma wachrufen könnten."

Diese sie emotional wiedereinholenden einzelnen Bilder des Traumas seien damals ganz schlimm gewesen. Das habe sie heute nicht mehr, aber Träume davon, ja: kleine Sequenzen von der Vergewaltigung oder leicht verändert, einzelne Situationen. Sie wache dann auch häufig auf und habe Angst vor dem Einschlafen. Allerdings seien die Schlafstörungen – wie sie schon gesagt habe – sicherlich auch bedingt durch ihren unglaublich vollgestopften Alltag, so dass sie kaum abschalten und entspannen könne. Wenn das Traumathema berührt wird, reagiere sie so, wie sie es bei mir getan habe:

„Zuerst ist da das Gefühl der Betäubung, dann hört man einfach nicht mehr zu, man schaut und lächelt und nickt, aber ist einfach woanders. Man bekommt zwar noch was mit, aber ist dann eigentlich nicht mehr da. Das passiert mir auch z. B., wenn Menschen mir im Gespräch körperlich zu nahe kommen, also das ist mir dann so unangenehm, da geh ich innerlich und äußerlich zurück, und dann weiß ich auch nicht mehr, was der andere sagt."

Angestoßen durch unseren Blick auf die Kennzeichen der PTBS berichtet sie, dass sie sich in der stationären Behandlung immer hinsichtlich dieser Symptome beobachtet habe:

„Ich hab mich so schuldig gefühlt und hab auch gedacht: Oh Gott, vielleicht hast du dir alles nur eingebildet. So weit war ich, dass ich mir selbst nicht mehr geglaubt habe, weil ich den konkreten Ablauf der Vergewaltigung damals nicht mehr richtig wusste, da war alles so verschwommen, ich konnte gar nicht sagen, was war und was nicht. Und als ich mir meinen Glauben an mich wieder erkämpft hatte, da wurde der Mann bei der Verhandlung mangels Beweisen freigesprochen, und das hat alles wieder kaputtgemacht. Man denkt, wenn einem schon so was Schlimmes passiert, dann muss es zumindest eine höhere Gerechtigkeit geben, die das wieder herstellt. Aber die Erfahrung zu machen, es ist einfach nicht so, das war extrem schmerzhaft. Die Schuld- und Schamgefühle habe ich trotzdem auch heute noch."

Ich erwähne an dieser Stelle, dass das bruchstückhafte Erinnern des Geschehens ein typisches Kennzeichen des Traumagedächtnisses ist, da die Informationen aufgrund der Intensität des Erlebten nicht wie üblich, zeitlich und räumlich elaboriert (ausgewertet) und integriert (einsortiert) sind. Da ich später noch einmal auf diese Aspekte eingehen werde, bitte ich Frau Ahrend zunächst, mit ihrer Symptombeschreibung fortzufahren.

Gleichgültigkeit und Teilnahmslosigkeit seien damals sehr stark gewesen. Sie sei nicht mehr zur Schule gegangen, habe im Geschäft Regale eingeräumt: „Ich war nur körperlich da", und dann sei sie mit Unterstützung der Opferschutzorganisation „Weißer Ring" sehr schnell in die Klinik gekommen. Sexuelle Lustlosigkeit und Vermeidung von Erinnerungen an das Trauma, ja, das habe auch für sie zugetroffen.

Heute allerding stimme dies nicht mehr, Gleichgültigkeit und Teilnahmslosigkeit seien so nicht mehr vorhanden. Und wie sie schon berichtet habe, könne sie durchaus Lust auf und an Sex haben, jedoch gäbe es da die Schwierigkeit, längere Beziehungen zu führen. Erinnerungen an das Trauma vermeide sie auch heute noch.

Ich lese weiter den Text aus dem ICD-10 vor: „Üblicherweise findet sich Furcht vor und Vermeidung von Stichworten, die den Leidenden an das ursprüngliche Trauma erinnern könnten. Selten kommt es zu dramatischen akuten Ausbrüchen von Angst, Panik oder Aggression, ausgelöst durch ein plötzliches Erinnern und intensives Wiedererleben des Traumas oder der ursprünglichen Reaktion darauf."

„Vermeidung: ja, bzw. die Reaktion des ‚Aussteigens', wie ich sie vorhin beschrieben habe, aber keine emotionalen Ausbrüche, nein, weder früher noch heute."

Ich fahre fort: „Gewöhnlich tritt ein Zustand der Übererregtheit und erhöhten Wachsamkeit, einer übermäßigen Schreckhaftigkeit und Schlaflosigkeit auf."

„Ja, früher noch viel schlimmer, aber auch heute bin ich immer noch häufig sehr aufgedreht, kann mich nicht entspannen, nicht abschalten und finde keinen Schlaf und tagsüber *glühen die Drähte*."

ICD-10: „Angst und Depression sind häufig mit den genannten Symptomen und Merkmalen assoziiert und Suizidgedanken nicht selten …"

„Ja, ganz am Anfang, aber jetzt nicht mehr."

„… Drogeneinnahme oder übermäßiger Alkoholkonsum können als komplizierende Faktoren hinzukommen."

„Ja, Alkohol, damals ganz bestimmt, aber heute muss ich da auch noch aufpassen."

„Sie hatten mir zu Beginn unseres Kontaktes gesagt, dass Sie sich sehr verspannt fühlen, gibt es weitere körperliche Beschwerden?"

„Ja, Rücken- und Bauchschmerzen, besonders morgens, wenn ich aufwache, da hab ich richtig Muskelkater im Bauch, weil ich so verkrampft war und bin."

„Und Konzentrationsprobleme sowie Müdigkeit am Tag, aufgrund des mangelnden und unruhigen Schlafs und der Gedanken?"

„Ja, sehr stark."

„Dann nannten Sie Schwierigkeiten, längere partnerschaftliche Beziehungen zu führen, und Probleme, sich abzugrenzen und zu wehren, was wiederum dazu führe, dass Sie ihre eigenen Interessen und Aufgaben nur unter großem Druck und Aufwand erledigen könnten und Gefahr liefen, von anderen ausgenutzt zu werden."

„Ja, genau."

Wir beenden hier die Sitzung, und ich vereinbare mit ihr, dass ich die erhaltenen Informationen bis zum nächsten Treffen hinsichtlich der Erklärung ihres Krankheitsbildes auswerten werde. Dieses Material soll uns dann als Grundlage für das weitere Vorgehen – Diagnose, Zielbestimmung und Behandlungsplan – dienen.

4.3 Symptomatik

Ich mache mich also an die Arbeit und sortiere zunächst die von der Patientin genannte Symptomatik nach der Ebene ihres Auftretens. Sie beschreibt folgende Symptome

- auf der *physiologischen Ebene:*
  Ein- und Durchschlafstörungen (teilweise nur 3 Stunden Schlaf pro Nacht); Verspannungen/Probleme, sich zu entspannen; Folgen der nächtlichen Verspannungen sind (besonders am Morgen) Rücken- und Bauchschmerzen; „Überdrehtheit"/Übererregtheit.
- auf der *kognitiven Ebene:*
  eine negative Einschätzung der eigenen Fähigkeit und Rechte zur Abgrenzung und Selbstbehauptung; Konzentrations- und Gedächtnisprobleme.
- auf der *emotionalen Ebene:*
  Schuld und Schamgefühle im Zusammenhang mit den traumatischen Ereignissen; emotionale Betäubung bzw. Abschalten/Aussteigen (Dissoziieren) bei Berührung des Traumas und bei einem bestimmten Ausmaß an emotionaler und körperlicher Nähe in sozialen Beziehungen; Angst vor Ablehnung, Kritik, Schuld und Respektlosigkeit von anderen (nicht ernst genommen werden), vor Auseinandersetzungen und Konflikten; Ängste vor Abhängigkeit; starkes Harmonie- und Anerkennungsbedürfnis.
- auf der *kognitiven und emotionalen Ebene:*
  Albträume und Erinnerungen am Tage von den traumatischen Erlebnissen.
- auf der *motorischen Ebene:*
  Vermeidungs- und Fluchtverhalten bzgl. Konflikten, Auseinandersetzungen, Abgrenzung; Vermeidung von bzw. Flucht aus längerfristigen partnerschaftlichen Beziehungen, die

emotionale und körperlich große Nähe implizieren, da damit die Gefahr des Verlustes von Autonomie bzw. die Gefahr von Abhängigkeit assoziiert wird; grenzüberschreitende Arbeits- und Aktivitätsbelastung aus Vermeidung von Konflikten, um Beliebtheit und Anerkennung zu erhalten, und aufgrund des eigenen Ehrgeizes, durch sehr gute Leistungsergebnisse zu beweisen, dass sie ernst genommen, respektiert werden muss.

▬ *Defizite* bestehen in:
Selbstbehauptungskompetenzen, Entspannung, Schlaf bzw. angemessenem schlaffördernddem Verhalten; selbstfürsorglichen Verhaltensweisen, angemessener Alltags- und Arbeitsstruktur; Nähe/Distanz/Abgrenzungs-Kompetenzen in partnerschaftlichen Beziehungen.

▬ *Exzesse* bestehen in:
Verspannung, Vermeidungs- und Fluchtverhalten gegenüber abgrenzenden, selbstbehauptenden Verhaltensweisen, Vermeidung von längerfristigen partnerschaftlichen Beziehungen, anerkennungsorientiertem Verhalten, Harmoniebedürfnis, selbstschädigendem, die eigenen Grenzen missachtendem Verhalten, Autonomiebestreben, posttraumatischen Belastungsreaktionen (u. a. Albträume, Dissoziationen, Erinnerungen, Erregungsniveau, Schuld- und Schamgefühle, Vermeidungsverhalten bzgl. Traumaberührungen, Gefahr von Alkoholmissbrauch).

Und letztendlich – aber genauso wichtig – sind für mich schon jetzt an *Ressourcen* zu erkennen:
▬ ihre Fähigkeit zur sozialen Kontaktaufnahme und -pflege, was in einem großen Freundeskreis resultiert; ihre Selbstständigkeit, ihr Mut und ihre Neugierde, sich in anderen Ländern und Strukturen zu bewegen; ihre Begeisterung für ihr Studium; ihre Fähigkeit, sich für eigene Ziele einzusetzen; Anpassungsfähigkeit, Selbstdisziplin, Intelligenz, Ehrgeiz, Freude an der Natur und Heimat, Genussfähigkeit.

Die körperliche Untersuchung hat keine neuen Informationen erbracht; eine psychotherapeutische Behandlung wird auch aus organmedizinischer Sicht empfohlen.

4.4   Problemanalyse

Was sagt mir diese Zusammenstellung? Ich vergleiche sie mit der Beschreibung der Lebensgeschichte der Patientin. Lassen sich hier Spuren, Hinweise dafür finden, wie es zur Ausbildung dieser Symptomatik kam? Mehr noch, gibt es Hinweise darauf, dass sich hierunter Verhaltensweisen finden, die ursprünglich sinnhaft, auf die Erreichung bestimmter Ziele hin erlernt und eingeübt wurden – als Folge der subjektiv erlebten Welt und deren Gesetze? Und wie könnte sich dies wiederum auf die Verarbeitung der traumatischen Situation – die mir allerdings zu diesem Zeitpunkt immer noch nicht genauer bekannt ist – ausgewirkt haben? Ich mache mich an die Arbeit, mögliche Zusammenhänge aufzufinden und sie in Form von Hypothesen zu formulieren. Hier nun ist das Ergebnis meiner Problemanalyse.

Aufgewachsen in einer autoritär strukturierten Welt, in der die Männer den Ton an- und die Regeln vorgaben und das öffentliche Ansehen zählte, machte Frau Ahrend Lernerfahrungen, die in ihr folgendes Welt-, Menschen- und Selbstbild sowie folgende oberste Lebensziele und -strategien (im Weiteren *Oberplan* genannt) geprägt haben könnten:

„Die Welt und die Menschen funktionieren nach festgelegten Regeln.

Ich (als weibliches Wesen und Tochter) habe mich dem zu fügen, zu Widerspruch und Selbstbehauptung bin ich nicht berechtigt und befähigt.

Nur wenn ich mich als freundliches, gefälliges Wesen beweise, das alle Erwartungen widerspruchslos erfüllt und zudem im Leistungsbereich brilliert, kann ich hoffen, Beachtung, Anerkennung sowie Respekt zu erhalten und andererseits Nichtbeachtung, Ablehnung, Zorn, Kritik und Respektlosigkeit zu vermeiden."

Die mit diesem Oberplan implizierten einzelnen *Strategien* sind:

- sich den Wünschen anderer widerspruchslos, freundlich anpassen und sie erfüllen;
- jede Möglichkeit, dass der andere sich in irgendeiner Weise frustriert oder brüskiert fühlt, so dass die Gefahr eines Konfliktes besteht, vermeiden, stattdessen Harmonie suchen;
- eigene „Schmerzgrenzen" ausweiten oder überschreiten, ohne zu klagen;
- mit Ehrgeiz und Selbstdisziplin gute Leistungsergebnisse (vielleicht sogar bessere als Männer) erbringen und gleichzeitig keine Anstrengungen zeigen, sondern die Rolle der „Lockeren" einnehmen – um dadurch ernst genommen, anerkannt und gemocht zu werden, statt z. B. als Streberin Ablehnung und Kritik zu ernten;
- nie zum „Ballast" für andere werden oder in deren Schuld stehen, zu enge emotionale Beziehungen vermeiden, sich niemals abhängig machen, immer auf Autonomie achten – um sich damit angesichts der anderen Verhaltensvorgaben ein Stück Freiheit und Selbstschutz zu ermöglichen.

Der Preis, die Kosten eines solchen Vorgehens sind u. a.:

- Andere Bedürfnisse und Selbstfürsorgemaßnahmen müssen hinter der Befriedigung der oben genannten Motive zurückstehen, was die Gefahr impliziert, dass die eigenen körperlichen und psychischen Grenzen überschritten werden, mit negativen Folgen für die eigene Gesundheit sowie für die Umsetzung eigener Lebens- und Leistungsziele;
- die Gefahr der Ausbeutung und des Missbrauchs durch andere;
- Verhinderung von befriedigenden längerfristigen partnerschaftlichen Beziehungen.

Die Sonnen- dieser Schattenseite, das heißt, die daraus resultierenden Kompetenzen sind u. a. ein hohes Ausmaß an Anpassungsfähigkeit, Flexibilität, hohe Sensibilität für die Bedürfnisse anderer Menschen, Kontaktfähigkeit, Belastungsbereitschaft und Belastungsfähigkeit, Selbstständigkeit.

Geleitet von diesen Regeln führte Frau Ahrend ihr Leben – bis das traumatische Ereignis geschah. Sie war damals 16 Jahre alt und unternahm (altersentsprechend) gerade erste Versuche der Distanzierung bzw. Auseinandersetzung bzgl. der Eltern und Autoritäten, wollte nicht mehr nur „die Brave", „Papas und Mamas Liebling" sein, sondern orientierte sich stattdessen mehr an ihren Altersgenossen und deren Anerkennung. Und genau in dieser Lebensphase wird Frau Ahrend vergewaltigt, mit bis heute sichtbaren Spuren in ihrem Erleben und Verhalten.

Ohne detaillierte Informationen über den Hergang zu besitzen, vermute ich, dass dies an die grundlegenden Ängste der Patientin rührte, ihr Welt- und Menschenbild sowie ihre bisherigen Lebensstrategien erschütterte und sie in der Bewertung ihrer eigenen Person zutiefst verunsicherte.[6] Hierüber jedoch weiß ich, wie gesagt, zu diesem Zeitpunkt noch nichts Näheres, ich werde diese Fragestellung später gemeinsam mit ihr erarbeiten.

Folgendes jedoch habe ich von ihr erfahren: Sie beschrieb, dass sie heute noch starke Schuld- und Schamgefühle besitzt, was darauf hinweist, dass sie sich – obwohl Opfer – für das Ereignis und seinen Ausgang verantwortlich fühlt und sich vorwirft, Verhaltensregeln verletzt zu haben.[7] Worin sie ihre Schuld sieht und wofür sie sich schämt, dies bleibt zu klären.

Eines jedoch lässt sich schon jetzt ableiten und zum Verständnis ihrer weiteren Verhaltensweisen heranziehen: Solche Schuld- und Schamreaktionen erhöhen die Wahrscheinlichkeit dafür, dass die Traumatisierte keine klare emotionale und kognitive Position gegenüber dem Täter und dem Geschehen gewinnen kann, sondern innerlich weiter „verwickelt" und verhaftet bleibt, was eine emotionale Loslösung von dem Ereignis und damit ein Freiwerden für das weitere Leben verhindert. Die Ereignisse werden nicht als ein – durch den Täter begangenes – Unrecht bewertet, das in der Vergangenheit stattgefunden hat und nun vorbei ist, sondern die „Wunde", die dem Selbstbild zugefügt worden ist, „blutet" weiter: „Ich war schuld, weil ich so bin, wie ich bin, weil ich dies oder jenes nicht getan habe etc." Das heißt: „An mir war und ist bis heute etwas verkehrt." So wird aus einem vergangenen Ereignis ein in der Gegenwart weiterhin destruktiv wirkender Prozess (Ehlers 1999).

Scham- und Schuldgefühle bei Traumatisierten

Grundsätzlich können nach einem Trauma verschiedene Emotionen vorherrschen, diese sind vor allem Schuld, Ärger, Scham, Trauer, Furcht und Ekel.

In meiner traumatherapeutischen Arbeit allerdings habe ich die Schuld- und Schamgefühle immer wieder als im Vordergrund stehend erlebt, überproportional häufiger als die anderen Emotionen, auch über die verschiedensten Persönlichkeitsstile hinweg.[8]

Dieses Thema berührt für mich die folgende generelle Frage:

Wie lässt es sich erklären, dass Menschen überhaupt – nach einer solchen traumatischen Erfahrung – dermaßen bereit sind, sich selbst anzuzweifeln, sich zu schämen und zwar teilweise so radikal, dass die Schuld des Täters fast nebensächlich erscheint? Warum steht nicht das Bedürfnis im Vordergrund, den Täter mit aller Wut anzuklagen und sich von Schuld zu entlasten? In der Forschung zur Traumaverarbeitung werden u. a. zwei Funktionen benannt, denen eine solche Schuldübernahme dienen kann.[9] Die erste betrifft die soziale Funktion. D. h.: Ich übernehme die Schuld für das Geschehen, um mich vor einem sozialen Ausschluss zu schützen, den ich befürchte, weil ich gegen eine Norm bzw. ein moralisches Gebot verstoßen habe. Durch diese Selbstbeschuldigung erhoffe ich mir, meine soziale Integration zu erhalten bzw. zu sichern. Die zweite betrifft die individuelle Funktion, und zwar den Schutz vor dem Erleben von Ohnmacht. Hier übernimmt unser grundlegendes Bedürfnis nach Orientierung und Kontrolle die Regie und (ver-)führt zum Kreieren „pseudokausaler Erklärungsmodelle" und von Kontrollillusionen: Anscheinend ist es für uns leichter zu ertragen, dass wir eine aktive Rolle im Ablauf der Geschehnisse spielen – auch wenn dies Schuldübernahme bedeutet –, als damit zu leben, dass wir zufälliges (Krankheit, Unfall) oder sogar ausgesuchtes, ohnmächtig und passiv ausgeliefertes Opfer eines anderen Menschen oder des Schicksals sind. Zudem könnte damit die Hoffnung berührt sein, in Zukunft eine Wiederholung der schrecklichen Ereignisse verhindern zu können – nach dem Motto: aus Fehlern lernen.

Weiterhin gehört das Bestreben, die Ereignisse der Umwelt zu sich in Beziehung zu setzen und Folgerungen über die eigene Person und den Selbstwert zu ziehen, zu den grundlegenden Prozessen, die unsere psychische Entwicklung bedingen und formen.[10] Unser Lernen basiert auf Beziehungserfahrungen, in denen wir unser Selbst- und Menschenbild entwickeln. Deshalb ist dieser Blick auf uns und unseren Einfluss auf die Ereignisse latent immer vorhanden, obgleich in unterschiedlich starker und auch nicht immer ganz bewusster Form. Erfahren wir einen gewaltsamen Übergriff von einem anderen Menschen, so wäre die Selbstwertfrage aufgeworfen: Warum verhält er sich *mir* gegenüber so? Eine Antwort könnte dann lauten: Da er sich mir gegenüber so verhält, hatte er augenscheinlich den Eindruck, dass ich ein Mensch bin, dem man sich so respektlos, gewalttätig etc. gegenüber verhalten kann. Folgerung: Ich bin demzufolge ein Mensch, der es dem anderen leicht macht, sich so zu verhalten. Folgerung: Es ist mir passiert, weil ich so bin, wie ich bin. Es hat etwas mit mir zu tun, und deshalb muss ich mich schuldig fühlen und schäme mich vor den anderen.[11] Schließlich sind besonders sexuelle Gewalt sowie Übergriffe, die mit Verschmutzung, Fäkalien etc. zu tun haben (s. Kohl 2011), prädestiniert, Gefühle der Scham, aber auch der Schuld und des Ekels auszulösen. Zu erleben, dass mich jemand psychisch und körperlich demütigt, erniedrigt – dieser nachträgliche Blick auf meine Person in der damaligen Situation bei gleichzeitiger Identifikation mit diesem Opfer, er ist kaum auszuhalten (man möchte sich von sich selbst distanzieren) –, hat direkte Auswirkungen auf mein Selbstbild und Selbstwertgefühl: Wer bin ich, dass man so etwas mit mir zu tun wagt? Sich mit dem Erlebten in die Öffentlichkeit zu begeben, ist entsprechend von der intensiven Furcht belegt, dass ich mich mit meinen Erniedrigungserfahrungen den Blicken und Gedanken noch weiterer Menschen aussetze, in der Erwartung, dass man dieselben Folgerungen wie ich vornimmt, was letztlich bedeutet, dass ich mit Scham- und Schuldgefühlen in meinem Handeln gelähmt zurückbleibe.

Soweit der Exkurs mit allgemeinen Überlegungen zum Thema.

Der Frage, was das Schuld- und Schamerleben meiner Patientin beinhaltet, werde ich – wie gesagt – erst nach weiterer Information nachgehen können. Ich kehre deshalb zunächst zur Auswertung der Symptomatik zurück.

4.5 Diagnostische Beurteilung

Wenn ich all meine bisher zusammengetragenen Ergebnisse zusammenfasse, führen sie mich zu folgender diagnostischer Beurteilung:

Zum einen leidet Frau Ahrend an einer grundlegenden, mit ihrem Oberplan verbundenen Selbstbehauptungsproblematik. Diese beinhaltet u. a. den großen Wunsch nach Anerkennung bzw. eine ausgeprägte Sorge und Überempfindlichkeit bzgl. Ablehnung und Kritik.

Die vorhandenen Reaktionen der Patientin auf das traumatische Erlebnis entsprechen den Kriterien einer Posttraumatischen Belastungsstörung (F 43.1).

Die Symptomatik beider Bereiche hat sich teilweise innerhalb eines ständig gegenseitig verstärkenden, symptomspezifischen Handlungszirkels miteinander verbunden. Nachstehendes, von der Patientin geschildertes Beispiel mag dies verdeutlichen:

Frau Ahrend hatte wieder einmal einen Tag hinter sich gebracht, der randvoll gepackt war mit spontan geforderten Überstunden in ihrem Job, Verabredungen mit Kommilitoninnen zum Kaffeetrinken, die sie nicht ausschlagen mochte, und dem Tutorenseminar. Für die Vorbereitung der bevorstehenden Klausur hatte sie bisher keine Zeit gehabt. Sie arbeitet deshalb bis spät in die Nacht und geht dann mit einem Fachbuch ins Bett.

— *physiologische Reaktion:*
Anspannung, hohes Erregungsniveau, Müdigkeit;

— *kognitive Reaktion:*
„Ob ich wohl schlafen kann, oder werden mich meine Tagesaufgaben noch verfolgen? Hoffentlich hab ich keine Albträume", ängstliche Selbstbeobachtung;

— *emotionale Reaktion:*
Angst;

- motorische Reaktion:
  Legt irgendwann das Buch zur Seite, versucht sich zum Schlafen zu zwingen, wälzt sich im Bett herum, schläft nur drei Stunden.

Nach den Lerngesetzen bewertet, wird dieses Verhalten durch folgende Konsequenzen verstärkt und aufrechterhalten:

a. Durch die geringe Schlafzeit glaubt Frau Ahrend die Gefahr für die angstvoll antizipierten Träume zu vermeiden;

b. zudem hat sie mit ihrem alle Erwartungen erfüllenden Verhalten am Tag die gefürchtete Situation vermieden, Chef und Kommilitoninnen in deren Wünschen zu beschneiden;

c. hofft Frau Ahrend, damit die Anerkennung vom Chef zu erhalten, sowie auf Harmonie mit den Kommilitoninnen und weiterhin auf Bestätigung ihres Bildes als lockere, soziale Person.[12]

Der Preis, d. h. die negative Konsequenz ihres Vorgehens, zeigt sich dann jedoch bald darauf:

- Sie ist am nächsten Tag nicht ausgeruht, kann sich noch schwerer als sonst konzentrieren, körperlich und psychisch ist sie erschöpft, angespannt, die Traumaerinnerungen tauchen jetzt auch tagsüber vermehrt auf, ihre Leistungsfähigkeit ist eingeschränkt und die Klausur leidet darunter.

Blickt man aus dieser Perspektive auf das Verhalten und die Symptome von Frau Ahrend, erscheinen sie nicht mehr als zufällig, als nur ineffektiv oder sogar destruktiv, sondern stattdessen hinsichtlich spezieller Bedürfnisse als – zumindest ursprünglich – funktional und verständlich, wenngleich mit einem hohen Preis behaftet. Und genau dieser ist es, der die Patientin aktuell dazu bringt, sich erneut um therapeutische Hilfe zu bemühen. Als sie zu mir in die Therapie kommt, ist sie am Rande ihrer Kräfte, ihr Leben droht – trotz aller Anstrengungen – zu entgleiten, jedoch findet sie, mangels Alternativen, allein keinen Weg aus dem Hamsterrad ihres Alltagsstresses.

Meinem Eindruck nach haben die stationäre und die ambulante Vortherapie der Patientin vor allem eine externe stützende und strukturierende Hilfe in der damaligen Lebens- und Krisensituation geboten. Eine ausreichende Bewältigung des Traumas, wie auch eine Änderung der grundlegenden, symptomspezifischen Verhaltensmuster hat bis heute nicht stattgefunden. Insofern ist es nicht verwunderlich, dass Frau Ahrend ohne diese externe Hilfe nach einer gewissen Zeit wieder in eine Krise geriet. Auf meine zu Beginn gestellte Frage hatte sie mir geantwortet: „Die Kinder- und Jugendlichentherapeutin war eine Anlaufstelle für mich, die mir Sicherheit gegeben hat, in einer Situation, als ich total verunsichert war."

4.6   Besprechen der Ergebnisses der Problemanalyse: Widerspruch

In den folgenden Sitzungen teile ich Frau Ahrend das Ergebnis meiner Auswertungsarbeit mit.

Ich schildere ihr meine Oberplanformulierung und die darin enthaltenen Hypothesen bzgl. ihrer Symptomatik, deren Entstehung und Zusammenhänge. Dann bitte ich sie bei ihrer Überprüfung meiner Annahmen auch darauf zu schauen, welche Änderungen das traumatische Geschehen bei ihrer früheren Welt-, Menschen- und Selbstsicht sowie bei ihren obersten Lebenszielen und -strategien bewirkt hat und wie dies in der heutigen Oberplanformulierung berücksichtigt werden könnte.

Nach eingehender Beschäftigung mit meinem schriftlich vorgelegten Konzept bestätigt sie zunächst meine Sichtweise: Ja, in meinen Beschreibungen und Schlussfolgerungen könne sie sich grundsätzlich wiederfinden. Dieser Blick auf sich sei zwar nicht nur angenehm, aber, ja, er beschreibe das, was sie auch selbst spüre.

Die Folgen der Vergewaltigungserfahrung seien diesbezüglich schwer zu nennen. Auf jeden Fall habe dies nichts an ihrem schon immer vorhandenen, grundlegend positiven Menschenbild geändert: „Ich glaube nach wie vor, dass die Menschen im Allgemeinen gut sind. Das, was ich erlebt habe, bedeutet für mich nur, es gibt einige wenige Ausnahmen.

Mir ist das wirklich wichtig: Ich wollte und will diesem Typen von damals nicht die Macht geben, mir mein Menschenbild kaputtzumachen! Dann müsste ich mich doch nur noch mit Vorsicht und Furcht bewegen und würde Gefahr laufen, anderen Unrecht zu tun. Nein. Meine Mutter warnt mich zwar immer, ich sei viel zu naiv und müsste mehr auf der Hut sein. Manchmal schwanke ich da selbst, vielleicht sollte ich mich tatsächlich mehr vorsehen, misstrauen, aber – gerade jetzt, bei dieser Formulierung, da merke ich, wie sich alles in mir dagegen sträubt."

Ich kann diese innere Ablehnung meiner Patientin intensiv spüren und erlebe es wie ein trotziges Aufstampfen. Dieses Bedürfnis ist für mich nachvollziehbar, aber reicht es als alleinige Erklärung für ihr Festhalten an ihrem Menschenbild aus? Nach einer solchen Erfahrung? Und ihre anderen, im Oberplan benannten Lebensziele und -strategien, sind die nicht erschüttert worden? Hierzu wäre es wichtig zu wissen, wie sich die Vergewaltigung ereignet hat.

Zudem, auch die Erfahrungen mit ihren Familienmitgliedern, bewertet sie diese trotz allem nur positiv? Anscheinend.

Spannend! Ich erläutere ihr kurz, was in mir vorgeht, ohne jedoch an dieser Stelle vertiefend darauf einzugehen. Das hebe ich mir für später auf, denn – davon bin ich überzeugt – diesem Thema werden wir uns mit Sicherheit noch widmen müssen.

Frau Ahrend bleibt bei ihrer Sichtweise und wünscht, dass die Oberplanformulierung in der von mir vorgelegten Form um den Satz ergänzt wird: „Die Menschen sehe ich positiv, auch wenn es Ausnahmen gibt und die prinzipielle Gefahr besteht, dass die persönlichen Grenzen von anderen (evtl. besonders bei Frauen) missachtet und übergangen werden."

Ich lobe sie dafür, dass sie meine Auffassung nicht einfach kritiklos übernimmt, sondern sich traut, die ihre dagegen zu setzen. So geht sie zum einen schon Schritte in Richtung Verhaltensänderung, nämlich der Ausbildung von Abgrenzungskompetenzen, und zum anderen regt sie mich zu einer weiteren „Suchrichtung" bzgl. des Verständnisses ihres Verhaltens an.

4.7 Therapiekonzept

Nun ist der Zeitpunkt gekommen, dass wir die *Therapieziele* festlegen.

Meine grundsätzliche Überlegung ist: Ich werde die Traumabearbeitung, die ein bestimmtes Ausmaß an externer und intrapsychischer Stabilität voraussetzt, erst dann durchführen, wenn der alltägliche Stresspegel meiner Patientin verändert und damit eine beruhigende Wirkung auf ihre psychophysische Situation eingetreten ist.[13] Dies bedeutet:

Das *1. Ziel* betrifft den Aufbau einer angemessenen Schlafhygiene.

Als *2. Ziel* sollen entspannungsfördernde Aktivitäten installiert werden: Zum einen durch körperlich erschöpfende sportliche Aktivitäten, die vorhandene Spannungen abbauen helfen (Joggen, Schwimmen etc.); zum anderen durch direkte Entspannungs- und Achtsamkeitsübungen (Yoga, Meditationsübungen, Entspannungstraining etc.).

Das *3. Ziel* betrifft das Erlernen von Selbstbehauptungskompetenzen. Dies beinhaltet, dass Frau Ahrend sich über ihre Selbstbehauptungsrechte und -wünsche besonders auch unter dem Aspekt der Selbstfürsorge klar wird, angemessene Formen der Selbstbehauptung einübt und auch einsetzt. Dies wiederum impliziert die Konfrontation mit ihren Konflikt- und Ablehnungsängsten bzw. Anerkennungswünschen und den Aufbau dafür angemessener Bewältigungsstrategien. Weiterhin soll sie eine Kampfsportart erlernen bzw. ein Selbstverteidigungstraining absolvieren, um sich im direkten Kontakt wehren zu können sowie die eigene Aggressivität unter den Bedingungen eines Schiedsrichters und von Spielregeln zu erfahren und damit umgehen zu lernen.

Als *4. Ziel* soll eine angemessene Alltags- und Arbeitsstruktur aufgebaut werden (zeitliche Einteilung, Arbeits- und Pausenphasen etc.).

Alle genannten Zielbereiche sind sehr eng miteinander verflochten und werden sicherlich nicht gänzlich voneinander getrennt zu bearbeiten sein. Ich werde den „Faden" da aufnehmen, wo es sich aktuell am besten anbietet, und – wo möglich – die Problembereiche parallel anzugehen versuchen.

Das *5. Ziel* ist die Integration des Traumas und damit die Reduktion der noch vorhandenen PTBS-Symptomatik.[14] Dies beinhaltet (vgl. Ehlers 1999):

- das Elaborieren des Traumagedächtnisses, das heißt, dass es Frau Ahrend möglich wird, sich an die traumatischen Ereignisse nachträglich zeitlich und räumlich zu erinnern, sie zu sortieren, zuzuordnen und abschließend zu verarbeiten;
- die Änderung der Schuld- und Schamgefühle im Sinne einer Differenzierung zwischen der eindeutigen Identifikation der Schuld des Täters und der – diese Schuld nicht mindernden – Bewertung des eigenen Verhaltens;
- den Abbau der Vermeidungs- und Kontrollverhaltensweisen bzgl. des Traumas und der PTBS-Symptomatik unter Einsatz kognitiver, konfrontativer und stabilisierender Therapieverfahren.

Das *6. Ziel* ist die Förderung von Kompetenzen, die eine längerfristige Partnerschaft ermöglichen.

Das Erreichen dieser inhaltlichen Therapieziele setzt allerdings voraus, dass ich die Patientin dort „abhole", wo sie sich mit ihrer Welt-, Menschen- und Selbstsicht sowie ihren leitenden Lebenszielen und -strategien zum jetzigen Zeitpunkt befindet. Mit den zunehmenden neuen Erfahrungen im Verlaufe der Therapie, deren expliziter Auswertung sowie der Konfrontation mit ihren typischen – symptomaufrechterhaltenden – Grundannahmen erhoffe ich dann, auch eine Änderung dieser grundlegenden Muster zu bewirken.

Unter Berücksichtigung der persönlichkeitsspezifischen Aspekte und der PTBS setze ich mir deshalb für mein therapeutisches Vorgehen folgende Ziele bzgl. unserer Beziehung:[15] Ich möchte der Patientin bei unserer gemeinsamen Arbeit ein hohes Ausmaß an Kontrolle, Übersicht und Einblick vermitteln, mich dabei flexibel auf ihre inhaltlichen oder settingbezogenen Wünsche verhalten, möglichst wenig Druck ausüben, ihr Autonomie zusichern, ein hohes Ausmaß an Respekt realisieren und ihr vermitteln, dass ich sie ernst nehme. Im Vordergrund steht dabei immer die Achtung ihrer Grenzen und die Anerkennung und Wertschätzung ihrer Person. Zudem möchte ich selbst darauf achten und Frau Ahrend ermutigen, im Sinne der Einübung eines neuen, bisher vermiedenen Verhaltens, Kritik oder abweichende Meinungen mir gegenüber zu äußern, statt sich selbstverständlich anzupassen.

Zunächst intuitiv und später dann konzeptgebunden, habe ich mich schon ab der ersten Sitzung von diesen übergeordneten therapiestrategischen Zielen leiten lassen, gerade auch wenn ich an die Regelabsprache in der zweiten Sitzung denke, und natürlich auch mit der Offenlegung meiner Hypothesen bzgl. der Hintergründe und Zusammenhänge ihrer Symptomatik und nun durch den Einbezug meiner Patientin in die Therapieplanung. All dies war vermutlich bedeutsam für unsere, schon jetzt vorhandene, positive therapeutische Beziehungsqualität.

Zusammenfassend lässt mich mein bisheriger Eindruck einerseits zuversichtlich auf den zu erwartenden Therapieverlauf blicken: Die Patientin ist noch sehr jung, was gute Entwicklungsmöglichkeiten bedeuten könnte; sie hat aufgrund ihrer positiven Vortherapieerfahrungen eine Erfolgserwartung an diese Behandlung, sie hat einen großen Leidensdruck, sie ist grundsätzlich bereit, in dieser Therapie mehr als in der früheren von sich zu zeigen und zu bearbeiten, sie besitzt einen starken Willen und Ehrgeiz, sie verfügt über vielfältige Ressourcen, die in der Therapie zu nutzen wären und wir haben jetzt schon eine gute therapeutische Beziehung. Anderseits wird das Therapieergebnis davon abhängen, ob und in wieweit die Patientin bereit ist, etwas an den, ihre Symptomatik aufrechterhaltenden, kognitiv-emotionalen Handlungsmustern zu verändern und sich zudem der PTBS-Bearbeitung zu stellen.

4.8 Konzeptbesprechung und Therapievereinbarungen

Ich erläutere und begründe Frau Ahrend ausführlich meine Zielformulierungen und die Reihenfolge, in der ich deren therapeutische Umsetzung geplant habe.

Am Ende dieses Gesprächs erklärt sie sich damit einverstanden, und wir können nun das konkrete Vorgehen für unsere Therapie festlegen. Die Vereinbarungen lauten, dass wir uns grundsätzlich einmal wöchentlich treffen. Da sich Frau Ahrend immer wieder in den Ferien für ihren Job im Heimatort aufhalten und auch auf Auslandsreisen sein wird, sollen sich die Termine nach ihren Möglichkeiten und Wünschen richten. Falls ich damit aus therapeutischen Gründen Probleme habe, werde ich dies sagen. Die Dauer der Sitzungen, die Inhalte und Vorgehensweisen wollen wir – wie schon zu Beginn besprochen – flexibel halten. Ich werde die jeweilige Intervention vorschlagen und begründen, sie soll dann entscheiden und gegebenenfalls korrigieren.

Zur Vorbereitung unserer kommenden Arbeit gebe ich Frau Ahrend zwei Bücher mit: *Schlaf schön* (Franz 2005) mit allgemeinen Erläuterungen und konkreten Vorschlägen zum Thema Schlafhygiene und den Patientenratgeber *Lass dir nicht alles gefallen* (Merkle 2011) für unsere Selbstbehauptungsarbeit. Ich empfehle ihr, mit der Lektüre des „Schlafbuchs" zu beginnen und zu prüfen, was ihr dabei für sie selbst interessant erscheint.

4.9 Erste Therapiephase: Stress reduzieren

Schlafen, Anspannung reduzieren und Entspannung fördern

Nachdem die Bewilligung der beantragten Therapie von der Krankenkasse eingetroffen ist, kann es losgehen. In den folgenden Sitzungen konzentrieren wir uns zuerst auf das Thema „Schlafen". Ich bin gespannt, ob es gelingen wird, diesbezüglich eine Änderung herbeizuführen, denn die Ausgangslage des grundsätzlich überhöhten physiologischen Erregungslevels meiner Patientin macht diese Aufgabe nicht gerade leicht. Anderseits spielt ihr Schlafverhalten eine zentrale Rolle bei der Aufrechterhaltung dieser Übererregung, was meine Entscheidung, mit diesem Problembereich zu starten, begründet. Wir werden sehen.

Sowohl durch die Lektüre als auch durch ihre – von mir angeregte – gezielte Beobachtung ihres Schlafverhaltens, erkennt Frau Ahrend sehr bald, wo ihr Vorgehen teilweise nicht nur nicht schlaf*fördernd*, sondern sogar schlaf*be*- oder *-verhindernd* ist. Dies kann zum Teil auf die Angst vor Albträumen zurückgeführt werden. Unsere gemeinsame Auswertung zeigt nun jedoch, dass ihr Bemühen, die Albträume dadurch vermeiden zu wollen, indem sie Schlaf reduziert oder den Schlaf zu erzwingen sucht, viel Alkohol trinkt etc., sogar die Wahrscheinlichkeit für deren Auftreten wie auch für die Erinnerungsbilder am Tag erhöht, da sie sich damit physiologisch schwächt. Sie hat sich bisher auch noch keine Gedanken darüber gemacht, dass das Schlafen nicht „auf Knopfdruck" eingefordert werden kann, sondern aufgrund der miteinander verbundenen physiologischen und psychischen Prozesse einer Vorbereitung bedarf.

Zuerst überlegen wir deshalb gemeinsam, was ihr helfen könnte, ein hohes körperliches Anspannungsniveau zu reduzieren. Dazu wähle ich die Strategie des „Austobens", bei deren Ende üblicherweise wohlige Entspannung erlebt wird. Unter diesem Motto tragen wir alle sportlichen oder körperlichen Aktivitäten zusammen, die ihr Spaß machen. Sie nennt: Schwimmen, Salsatanzen, Joggen, schnell zu Fuß gehen, Fahrradfahren. Für den Fall, dass dies aus bestimmten Gründen nicht möglich sein sollte, ergänze ich den Vorschlag: Seilspringen – denn dies könnte sie auch bei sich zu Hause durchführen. Grundsätzlich soll sie jede Möglichkeit wahrnehmen, sich am Tag körperlich zu bewegen, also z. B. zu Fuß zu gehen, statt Auto zu fahren etc., selbst wenn dies gegen ihr Prinzip verstößt, möglichst viel in geringster Zeit zu schaffen. Langfristig, so zeige ich ihr anhand physiologischer Forschungsergebnisse auf, bedeutet dies einen Gewinn, nicht nur für ihr nächtliches Schlafverhalten, sondern auch für ihre intellektuelle und körperliche Leistungskraft am Tag. Ich rege Frau Ahrend an, konkret in ihrem Terminkalender einzutragen, wo und wann sie in der nächsten Woche welche dieser Aktivitäten probehalber ausführen möchte. Anschließend werden wir dies gemeinsam auswerten.

Dann gilt es die andere Seite zu betrachten: das Fördern von Entspannung, speziell am Abend vor dem Einschlafen. Auch hier können wir zunächst auf die Ressourcen der Patientin zurückgreifen. Sie berichtet, früher einmal mit viel Freude und Gewinn an einem Yogakurs teilgenommen zu haben; also beschließt sie, die aktuelle Möglichkeit für eine erneute Teilnahme zu prüfen; die Alternative wäre für sie auch ein Tai-Chi-Seminar. Da wir die zeitliche Auslastung von Frau Ahrend kennen, ist es wichtig, dies in Form realistischer Planungen zu berücksichtigen. Sie soll entscheiden, was ihr bei ihrem momentanen Arbeitsalltag möglich und hilfreich sein könnte. Ich stelle ihr eine weitere, wenig aufwendige und leicht zu praktizierende Methode zur Entspannungsförderung vor, die Progressive Muskelrelaxation (PMR) nach Jacobson (1938) und führe diese gleich in unserer Sitzung mit ihr durch. Ich leite sie an, nach und nach alle Teile ihres Körpers immer im Wechsel zuerst anzuspannen und dann entspannt loszulassen. Dies zielt darauf ab, die Sensibilität für die beiden unterschiedlichen Zustände zu fördern, d. h., man lernt wahrzunehmen, wo man sich verspannt und wie sich im Gegensatz dazu der Zustand der Entspannung anfühlt. Bei regelmäßigem Training gelingt es auf diese Weise, sich immer schneller gezielt zu entspannen.

Nachdem wir ihren gesamten Körper durchgegangen sind, bitte ich sie, in der körperlich entspannten Position zu verbleiben und in der Fantasie „auf Reise zu gehen", hin zu einem realen oder nur vorgestellten Ort, der für sie mit Sicherheit, Ruhe, Entspannung und Wohlbehagen verbunden ist. Unter Einbezug aller Sinne („Was gibt es dort zu sehen, zu hören, zu riechen, zu spüren?") rege ich sie an, dieses positive Erleben noch zu intensivieren (Reddemann 2001). Nach einiger Zeit bitte ich sie, das Bild zu verlassen und mit ihrer Aufmerksamkeit wieder in unseren Raum zurückzukehren.

Frau Ahrend berichtet, dass es ihr schon recht gut gelungen sei, sich auf diese Übung einzulassen (ihr habe die Erinnerung an frühere Erfahrungen mit Entspannungsübungen aus dem Yogakurs geholfen), und sie fühle sich jetzt angenehm gelöst und ruhig. Ich händige ihr eine CD mit den PMR-Instruktionen aus (Basler und Rehfisch 2007) und wir vereinbaren, dass sie diese Übungen nun regelmäßig vor dem Einschlafen durchführt.

Damit kommen wir zum dritten Punkt der Schlafhygiene. Dieser betrifft die Frage des Übergangs vom Tag zur Nacht und die Möglichkeit, das, was einen vom Tag noch beschwert und beschäftigt, loslassen zu können und sich auf das Schlafen vorzubereiten. In dem Schlafbuch war die Notwendigkeit für die besondere Berücksichtigung dieses Übergangs verdeutlicht und dazu verschiedene Vorschläge aufgeführt worden. Wir überlegen nun zusammen, was für sie hilfreiche kleine Rituale wären. Nach Abwägen der zusammengetragenen Möglichkeiten wählt Frau Ahrend aus:

- einen festen Zeitpunkt für das Zubettgehen und das Aufstehen benennen, der an der für sie angemessenen Schlafenszeit orientiert ist;
- zudem die Arbeitsphase des Tages damit abschließen, dass vorhandene Ideen für die morgige Weiterarbeit notiert werden, damit sie „aus dem Kopf" sind, aber nicht in Vergessenheit geraten;
- so früh Schluss machen, dass noch Zeit bleibt für das Trinken eines Tees oder eines anderen Getränks, welches sie mit Beruhigung und Wohlbefinden verbindet, für kleinere, angenehme private Tätigkeiten (Gießen von Blumen, Kleider wegsortieren und neu raussuchen), die nicht mit der Arbeit verbunden sind und die Aufmerksamkeit auf etwas anderes lenken, sich eventuell duschen, sich mit einer duftenden Lotion eincremen, im Bett ein Buch lesen, das nichts mit Leistung zu tun hat, nicht aufregt, sondern andere, angenehme Gedanken und Gefühle initiiert, dann zum Schluss mit der CD Entspannungsübungen und Imaginationen durchführen.

Wenn sie merkt, dass sie trotz allem nicht schlafen kann, soll sie einige der Anregungen des Schlafbuchs aufnehmen:

- z. B. die Vorstellung, alles, was einem durch den Kopf geht, auf einen Lastwagen zu packen und an einen anderen Ort fahren, oder dass man in einem Zug sitzt, aus dem Fenster schaut und die dort wahrgenommenen Gedanken vorüberziehen lässt.

Sowohl hier wie auch beim Nicht-wieder-Einschlafen nach dem nächtlichen Aufwachen:

- sich sagen, dass auch schon entspanntes Liegen für den Körper gut ist und er sich selbst den Schlaf holen wird;
- falls nötig, statt langem Herumwälzen aufstehen, etwas trinken etc., um einen bewussten Wechsel der Gedanken, ein Erleben der Realität zu ermöglichen, dann erneut Entspannungsübungen und Imaginationen einsetzen.[16]

Mit diesem Werkzeug ausgestattet versucht meine Patientin nun an diesem Punkt ihres Lebens eine Beruhigung einzuleiten – und die Erfahrungen der nächsten zwei Wochen sind vielversprechend. Vor allem der Sport – sie hat sich regelmäßiges Schwimmen und Salsatanzen am Wochenende verordnet – und die Berücksichtigung des Abendrituals bewirken positive Effekte. Der Yogakurs soll später beginnen.

Selbstbehauptung und Selbstfürsorge: Zwei schwierige Themen

Jetzt aber haben wir uns dem anderen Thema zuzuwenden, das sich intensiv in den Vordergrund drängt und dieses positive Ergebnis zu gefährden droht. Frau Ahrend muss ihre Bachelorarbeit schreiben, zwei Praktikumsberichte sind noch fertigzustellen, und sie schafft es nicht, sich die dafür nötige Zeit frei zu halten. Stattdessen gibt sie Verabredungswünschen nach, ebenso

Anfragen des Chefs bzgl. Überstunden, was sie zunehmend unter Druck setzt und nachts mit endlosen Grübeleien beschäftigt: *Wo* sie sich *wie* hätte anders verhalten sollen, *was* die anderen nun über sie denken, *wie* sie *was* am nächsten Tag unbedingt schaffen müsse etc.

Frau Ahrend hat das von mir empfohlene Buch (Merkle 2011) durchgelesen und sich auch schon einige Notizen dazu gemacht. In vielem konnte sie sich wiedererkennen und wurde auch zum Nachdenken angeregt, allerdings: ausprobiert habe sie von den darin vorgestellten Anregungen oder Übungen noch nichts. Ausgehend von den Inhalten dieser Lektüre beginnen wir, uns zuerst einmal mit den Grundlagen selbstbehauptenden Verhaltens zu beschäftigen. Dies beinhaltet Themen wie z. B.: Was ist der Unterschied zwischen selbstbehauptendem, offen aggressivem, unsozialem und egoistischem Verhalten? Welche Rechte haben wir Menschen, uns selbst zu behaupten? Anschließend lenke ich den Blick auf ihre Person: Welche Regeln, Botschaften, Sollens- und Tabusätze hat sie diesbezüglich in ihrer Familie gelernt?

Neben anderem benennt sie noch einmal die erfahrene Haltung, dass man ein Nein von ihr (dem Kind und weiblichen Wesen) nicht akzeptierte, man erwartete, dass sie sich der vorgegeben Ordnung und Hierarchie widerspruchslos zu fügen hatte und dass den Geschlechtern generell unterschiedliche Rechte zugesprochen wurden. Dann gab es noch den Grundsatz vom Vater „Arbeit und Pflicht gehen vor" – nämlich gegenüber dem „Vergnügen" und die eher mütterliche Regel „Vermeide den Eindruck von Egoismus, deshalb gebe den Bedürfnisbefriedigungen anderer den Vorrang" und natürlich das alles umfassende warnende Gebot „Denk an die Leut' …".

Wie schon in ihrem Oberplan beschrieben, repräsentieren pointiert zusammengefasst ihr Wunsch nach Anerkennung bzw. die Angst vor deren Verlust die größten „Feinde" von abgrenzenden, selbstbehauptenden Verhaltensweisen. Hinzu gesellt sich, so wird jetzt bei unserer Analyse deutlich, oftmals noch die Angst vor Schuld bzw. deren Vermeidung. Beides – die Anerkennung und die Vermeidung von Schuld – aufs Spiel zu setzen, scheint für meine Patientin bedrohlicher als die Gefährdung ihrer eigenen Gesundheit, ihrer Ziele und letztendlich auch des Respekts der anderen. Wenn wir also unser Ziel einer besseren Abgrenzung erreichen wollen, müssen wir uns mit diesen Aspekten beschäftigen.

Zunächst versuche ich mit ihr, die mit diesen Sätzen und Regeln verbundenen Sichtweisen herauszuarbeiten und prüfend zu hinterfragen, andere Konzepte, wie sie z. B. auch in dem Selbstbehauptungsbuch, in der Allgemeinen Erklärung der Menschenrechte (Vereinte Nationen 1948; Sommer und Stellmacher 2009) oder auch von ihr bekannten und geachteten Menschen praktiziert werden, danebenzustellen und Widersprüche aufzuzeigen. Des Weiteren rege ich sie an, die möglichen Folgen und die Funktion solcher Lebensregeln zu betrachten, auch an ihrem konkreten Beispiel und dem ihrer Familie. Besondere Aufmerksamkeit richten wir hierbei auch auf das Geschlechterthema, die von ihr erfahrenen Rollen, Rechte und Verbote. Schließlich schildere ich ihr das Konzept der Selbstfürsorge und Psychohygiene: Um die eigenen Kräfte und die Gesundheit zu erhalten, ist es nicht nur das gute Recht, sondern sogar eine Notwendigkeit, die eigenen physischen und psychischen Bedingungen selbstfürsorglich im Blick zu behalten – bei gleichzeitiger Berücksichtigung des sozialen Systems, in dem wir uns befinden und für das wir eine Mitverantwortung tragen.

Mir ist es wichtig, dass ich ihr nicht lange Vorträge halte, sondern sie zu einer eigenen, suchenden Überprüfung ermutige. Denn: Sich selbst die eigenen, bisher leitenden Lebensregeln bewusst zu machen, sich das Recht zu geben, diese hinterfragend zu prüfen (statt sie als selbstverständlich zu akzeptieren), repräsentiert eine der wichtigen Voraussetzungen dafür, das eigene Leben in die Hand zu nehmen.

Wie sich später zeigen wird, erweist sich diese Perspektivenänderung von der „moralischen Verurteilung" hin zur „Legitimation, Berechtigung", sich selbst wichtig zu nehmen und für sich zu sorgen, als einer der bedeutsamsten Wirkmechanismen der Therapie. Vorerst merke ich nur an ihrem Engagement und ihrem eifrigen Gesprächsverhalten, dass hier etwas Zentrales passiert.

Im zweiten Schritt wende ich mich ihrer Ablehnungsbefürchtung zu. Ich erläutere ihr anhand des A-B-C-Schemas (Beck 1976; Stavemann 2010), dass allein schon die Wahrnehmung einer Situation (A) von unseren Erwartungen geleitet wird, was dann die folgende Bewertung (B) beeinflusst und dies wiederum bedeutsame Konsequenzen für unsere darauffolgende emotionale Reaktion und unser Handeln besitzt (C). Auf ihr konkretes Thema bezogen möchte ich nun mit ihr prüfen: Wie verhält sie sich in den entsprechenden Situationen? Gibt sie sich z. B. die Chance, Zeichen der Anerkennung anderer wahrzunehmen oder ist sie durch die hochsensible Entdeckungssuche von Ablehnung bzw. ihrem starken Bemühen, es dem andern recht zu machen, abgelenkt (A)? Welches sind ihre damit verbundenen Interpretationsmuster? Führt sie wahrgenommene Unfreundlichkeiten beim anderen tendenziell eher auf sich zurück, oder kann sie auch andere Erklärungen heranziehen (B)? – Genau diese Differenzierung hätte sehr unterschiedliche kognitive und emotionale Folgen (C), nämlich entweder eine positive Neuerfahrung oder aber eine Erwartungsbestätigung; Letzteres würde damit die Verstärkung ihres bisherigen Verhaltensmusters bedeuten.

Bei den folgenden Situationsanalysen erkennt Frau Ahrend zudem, dass sie sich zumeist gar keine Chance gibt zu prüfen, wie wahrscheinlich ihr Gegenüber (z. B. Arbeitgeber oder Freundin) sie wegen einer Abgrenzung (z. B. ihr *Nein* gegenüber einem Wunsch oder einer Anfrage) ablehnen würde: Sie geht einfach *selbstverständlich* davon aus.

Ich lade meine Patientin zu folgendem Gedankenspiel ein: „Stellen Sie sich bitte vor, Sie haben die Einladung der Freundin zu einem netten gemeinsamen Plauderabend abgelehnt. Was würde passieren, wenn die Freundin tatsächlich sauer reagiert?" „Na ja, ich könnte das einfach schwer aushalten." „Was könnten Sie schwer aushalten?" „Sie vielleicht verletzt zu haben. Ich möchte ja auch nicht verletzt werden." „Warum glauben Sie, dass Sie sie verletzt haben?" „Na, sie könnte denken, wenn die mir absagt, nimmt sie mich nicht ernst und mag mich nicht." „Und die Folge wäre?" „Dass sie mich ablehnt. Ich wäre schuld sowohl an ihrer Verletzung als auch an ihrem Verhalten und hätte ein furchtbar schlechtes Gewissen." „Und was wäre dann die schlimmste Konsequenz?" „Das will ich einfach nicht, das ist für mich unerträglich." „Das heißt, Sie würden sterben oder die andere?" Frau Ahrend lacht: „Nein." „Oder vor Gericht kommen oder geächtet werden?" „Nein, quatsch." „Nun, was wäre denn die katastrophalste Folge?" „Eigentlich, im schlimmsten Fall, dass ich ihre Freundschaft verliere – oder ich mich sauschlecht fühle." „Für wie wahrscheinlich halten Sie ein solches Ergebnis, wenn Sie davon ausgehen, Sie hätten ihr die Ablehnung erläutert, Ihr Bedauern und Verständnis für sie ausgedrückt?" Sie lacht. „Stimmt, nein, nicht sehr wahrscheinlich. Uns verbindet schon eine lange Beziehung und eigentlich müsste sie wissen, dass ich nicht einfach aus Jux und Tollerei absage." „Und Ihr eigenes ‚Sich-schlecht-Fühlen': Das beruht offensichtlich auf Ihren Annahmen darüber, was Ihre Freundin angesichts der Ablehnung fühlt und denkt und Ihrer eigenen Schuldübernahme. Gehen wir nochmal zurück: Woraus können Sie schließen, dass Ihre Freundin sich durch Sie verletzt, nicht ernst genommen und abgelehnt fühlt?" „Na ja, ich meine es könnte doch so sein, nicht? Aber ich merke schon, eigentlich sehe ich *mich* in diesen Reaktionen, so würde *ich* vermutlich reagieren. Bei ihr – ich weiß es eigentlich nicht –, weil ich es ja noch nie probiert habe. Das wird mir jetzt deutlich. Es ist mehr, dass ich *befürchte*, sie könnte sich so verhalten, weil ich von mir auf sie schließe." „Und nun ein letzter Punkt: Sie würden sich schlecht fühlen, sagten Sie, weil sie die Reaktionen der Freundin, komplett auf Ihre Kappe nehmen würden. Stimmt das?" „Ja, natürlich, sie reagiert ja auf meine Absage." „Denken Sie bitte noch einmal an das, was wir bei dem ABC-Schema überlegt haben. Könnte es auch noch zusätzliche Faktoren geben, die daran mitwirken, dass die Freundin so, wie sie es tut, reagiert?" „Sie meinen, dass sie vielleicht heute schlecht drauf ist oder selbst überempfindlich ist oder …" „Was macht das mit Ihnen, wenn Sie sich erlauben, so auf das Geschehen zu blicken statt mit ihrer bisherigen Brille?" „Das fühlt sich ungewohnt an, aber auch freier, nicht mehr so dramatisch."

An dieser Stelle ist es mir wichtig, auf einen Aspekt meines bisherigen therapiestrategischen Vorgehens hinzuweisen: Mit den von mir durchgeführten Interventionen bewege ich mich weiterhin *innerhalb* des alten Oberplansystems der Patientin. Konkret: Frau Ahrend lernt, ihre vorschnellen, unrealistischen Ablehnungserwartungen oder Schuldbewertungen zu identifizieren und sich damit von diesen einengenden und unangemessenen kognitiven Wirkfaktoren ihres Verhaltens zu befreien. Dies ist ein wichtiger und positiver Schritt in die von uns beiden erwünschte Richtung. Allerdings: Unverändert bleibt dabei ihre dahinterstehende Angst vor der Situation, wenn sie tatsächlich Ablehnung und Schuldigwerden erfahren würde („Das kann und will ich nicht ertragen"). Entsprechend meinem Therapierational und -plan werde ich eine Intervention auf dieser zentralen Systemebene erst dann vornehmen, wenn wir die vorrangigen Therapieziele erfolgreich bearbeitet haben, die Beziehung zwischen uns positiv gefestigt und die Patientin offen dafür ist, dann die „Grundfesten" ihres Selbst-, Welt- und Menschenkonzeptes sowie ihrer Lebensziele und -strategien hinsichtlich der ihr möglichen und für sie stimmigen Änderungen zu prüfen. Das heißt: Gerade wegen des besonderen Stellenwerts dieser Aufgabe verschiebe ich sie auf einen späteren Zeitpunkt.

Nun aber zurück zum zuvor beschrieben Therapieabschnitt. Wir überprüfen, was an konkreten Abgrenzungen nötig ist, um aktuell eine Fertigstellung ihrer Uni-Arbeiten zu ermöglichen. Dazu sollen jeweils das Problem, die Ziele und dann das von ihr geplante Vorgehen genau benannt werden. Zunächst einmal gibt es da ihren Job in einem Café. Diese Tätigkeit ist ihr schon längst zu viel geworden, zudem verfügt der Chef in einer Weise über sie und ihre Zeit, dass sie sich nicht respektiert, sondern übergangen und ausgenutzt fühlt. Offen gewehrt hat sie sich bisher jedoch noch nicht. Als wir uns diese Situation näher anschauen, gesteht sie, der Chef mit seiner dominanten, fast übergriffig zu nennenden Art, schüchtere sie extrem ein. Allein schon der Gedanke sich gegen ihn zu behaupten, ist für sie unvorstellbar und wird sofort von ihr verworfen: „Das ist einfach nicht möglich, weil – ich bin ganz sicher – der wird ausflippen und ein Nein von mir nicht akzeptieren." Hiermit scheint er in unheilvoller Weise an ihre Kindheitserfahrungen anzuknüpfen und ihre Blockade zu intensivieren.

Als neues Verhaltensziel nennt sie: „Ich bin bereit, noch bis Ende des übernächsten Monats, einmal pro Woche 3 Stunden zu arbeiten. Mehr auf keinen Fall." Und: „Ich möchte dann ganz aufhören. Ich bin aufgrund meines guten Semesterjobs und meines Tutorengehalts auch nicht mehr auf das Geld angewiesen und brauche die Zeit für mein Studium."

Nachdem wir uns die verschiedenen Möglichkeiten anschauen, wie sie ihr Ziel erreichen könnte, entscheidet sie sich zunächst einmal für die folgende neue innere Einstellung:

„Erstens will ich mich nicht mehr von ihm ausnutzen und respektlos behandeln lassen. Zweitens habe ich ein Recht, mich zu wehren und meine Interessen zu vertreten, sonst wird es mir gesundheitlich und mit meinem Studium schlecht gehen. Drittens, auch wenn er mir seine Ablehnung zeigt und mein Nein nicht akzeptiert, werde ich mich nicht beugen, sondern meinen Worten Taten folgen lassen, denn ich bin auf ihn nicht mehr angewiesen."

Sie nimmt sich vor, ihn zu einem bestimmten Zeitpunkt anzurufen und ihm ihre Entscheidung und Wünsche mitzuteilen. Gerade angesichts der großen Furcht und ihrer Unsicherheit ist es notwendig, dass Frau Ahrend mit mir anhand von Interventionen des Trainings sozialer Kompetenzen (Hinsch und Pfingsten 2002) ganz konkret in Rollenspielen die für sie passende Art der Formulierung und des Umgangs mit den möglichen Reaktionen des Chefs ausprobiert und trainiert. In wechselnden Rollen und mit ständiger Rückmeldung – wo kommt sie ihrem gewünschten Verhalten am nächsten, wie fühlt sie sich dabei, was hilft ihr, den nötigen Mut zu bewahren etc. – arbeiten wir solange, bis sie sich ausreichend gewappnet fühlt. Dann ruft sie ihren Chef an.

In der folgenden Sitzung berichtet sie von dem Ergebnis. Seine Reaktion sei gar nicht so heftig ausgefallen, wie von ihr erwartet, allerdings schien er ihr auch nur mit halbem Ohr zuzuhören, als sie seiner Erwartung widersprach, zu einem bestimmten Zeitpunkt für jemand anderes einzuspringen. Sie habe sich deshalb an dem Tag der Vertretung noch einmal telefonisch bei ihm gemeldet, um sich zu erkundigen, ob die Dienstübernahme geklappt hätte. Daraufhin sei er explodiert: Er sei davon ausgegangen, dass sie selbstverständlich den Dienst übernimmt, egal was sie am Telefon gesagt hätte, eine Unverschämtheit einfach nicht zu erscheinen und jetzt noch anzurufen etc., etc.

Über diesen zweiten Teil berichtet sie etwas kleinlaut. Sie frage sich jetzt auch, warum sie noch einmal und gerade an diesem Tag angerufen habe. Aber es sei ihr so verdammt schwergefallen, auszuhalten, dass sie in den Augen des Chefs jetzt vermutlich als jemand dasteht, der die Not anderer egal ist, als eine, die sich nicht verantwortlich fühlt. Mit ihrem Anruf habe sie zeigen wollen, dass ihr das eben doch wichtig sei.

Nun – der Effekt ging jedenfalls genau in die andere Richtung: Der Chef erlebte ihren Anruf vermutlich als besondere Dreistigkeit, und das Echo war entsprechend. Fazit: Das Ansehen und das schlechte Gewissen, wieder waren die beiden Motive in unheilvolle Aktion getreten und hatten bewirkt, dass der erste mutige Versuch der Abgrenzung mit dem zweiten Schritt wieder zurückgenommen wurde und letztendlich in ihrer Auslieferung an respektlose und aggressive Angriffe mündete.

Nach unserer Auswertung und ausführlichen Bearbeitung dieser Erfahrung zeigt sich, dass Frau Ahrend dennoch von diesem Versuch profitiert. Klarer noch als zuvor kann sie nun erkennen, worauf es in Zukunft bei ihrem Abgrenzungs- und selbstbehauptenden Verhalten ankommen wird, was die für sie typische Muster sind und was ihr helfen kann.

In den folgenden Sitzungen bearbeiten wir so weitere konkrete Situationen, in denen es das Ziel ist, selbst Wünsche zu äußern, Wünsche anderer abzulehnen, Kritik zu üben, Forderungen zu stellen. Ihr schon zuvor deutlich gewordenes, ehrgeiziges Bestreben, in den Augen der anderen ein bestimmtes Bild abzugeben, ist dabei immer wieder Thema: jemand zu sein, der unverkrampft beste Leistungen erbringt, total locker für jeden Spaß zu haben ist, absolut sozial handelt, ein Genussmensch ist etc. Dieser Selbstanspruch erweist sich als eine der Fallen, die ein angemessenes, selbstfürsorgliches Abgrenzungsverhalten boykottiert und sie von der Erreichung ihrer übrigen Ziele abhält.

Als Alternative schlage ich ihr vor, diesem *großartigen* Selbstanspruch liebevoll und mit Humor zu begegnen: „Es wäre ja wirklich toll, wenn ich so super wäre, aber leider, leider bin ich doch nur ein Mensch." Gleichzeitig könnte sie versuchen, bei der Art ihres Abgrenzungsverhaltens – der verbalen und nonverbalen Kommunikation – ihren eigenen Stil zu finden z. B. auch hier mit Humor: „Wisst ihr, endlich erkennt ihr mein wahres Gesicht, nämlich das des spießigen streberhaften Monsters. Ich muss euch nämlich für heute absagen, morgen ist Klausurtermin und ich hab noch etliches in meinen Kopf zu bringen."

Frau Ahrend ist mit großem Engagement bei der Sache, und es macht mir Spaß, mit ihr zu arbeiten. Entsprechend meiner übergeordneten Therapiestrategie überlasse ich ihr in den meisten Fällen die Entscheidung, was sie von unseren Übungen wann zu Hause ausprobiert. Dieses Vorgehen erweist sich mit der Zeit als wichtig und effektiv. Frau Ahrend nutzt vieles von unserer Arbeit, ohne dass ich davon direkt etwas mitbekomme und, wie sie mir später gesteht, ist das Erleben dieser Freiheit in unserer Beziehung für sie ungeheuer wichtig.

Den Alltag und die Arbeit strukturieren

Bevor wir uns der traumatherapeutischen Arbeit zuwenden, soll nun der letzte große, Stress auslösende und aufrechterhaltende Bereich thematisiert werden: die Arbeits- und Tagestruktur. Die genaue Analyse der Protokolle ihrer Alltags- und Arbeitsaktivitäten lässt folgende Problematik erkennen:

Nach der Rückkehr von ihren Reisen stürzt sich Frau Ahrend umgehend in soziale und Leistungsaufgaben, was es ihr schwer macht, in Ruhe die Eindrücke und Arbeiten der letzten Zeit abzuschließen und sich planvoll auf die jetzige Umgebung und die bevorstehenden Anforderungen einzustellen. Die übliche Konsequenz ist, dass sie schon nach kürzester Zeit physisch und psychisch erschöpft ist.

Überhaupt plant sie wenig, so dass sie fast regelmäßig kurz vor Berichtabgabe- oder Klausurterminen unter einen immensen Zeitdruck gerät. Dies hat auf der einen Seite den positiven Effekt, dass sie sich nun endlich mit aller Kraft und – sogar mit erster Priorität – an die Arbeit macht. Andererseits kann man ihr Vorgehen teilweise schon als recht waghalsiges Unterfangen mit grenzwertiger psychophysischer Belastung bezeichnen. Der bisherige Erfolg – sie hat es letztendlich immer noch geschafft – und die Tatsache, dass ihr diese Strategie im Vorfeld viel Möglichkeit zur Abgrenzungsvermeidung lässt, verstärken ihr Verhalten immer wieder aufs Neue, auch wenn sie sich nach einer solchen Phase am Ende ihrer Kräfte fühlt und sich zum wiederholten Mal fest vornimmt, es beim nächsten Termin anders zu machen. Besonders wenn Frau Ahrend unter diesen Zeitdruck gerät, arbeitet sie häufig so lange es irgend geht, legt nur erzwungenermaßen Pausen ein, Essen und Trinken geschehen nebenbei.

Ich führe mit ihr ausführliche Problemanalysen ihres bisher üblichen Vorgehens durch, in denen sowohl die Kosten, aber auch der Nutzen und die Verstärkungen ihres Verhaltens sichtbar werden. An dieser Stelle kläre ich sie auch über Ergebnisse der Lern- und Traumaforschung auf, z. B. auch darüber, dass zu wenig trinken bei ihr die Möglichkeit dissoziativer Reaktionen erhöht (Steil et al. 2011).

Am Ende beschließt Frau Ahrend, dass ihr der Preis langfristig einfach zu hoch ist. Gleichzeitig aber ist sie misstrauisch, inwieweit es ihr tatsächlich gelingen wird, sich den „Verführungen" (z. B. des Aufschiebens von mühseliger Arbeit bei gleichzeitigem Voranstellen von lustigen, mit viel Anerkennung verbundenen sozialen Aktivitäten etc.) zu widersetzen. Auch die Vorstellung, zukünftig alles planvoll anzugehen, sei ihr – ehrlich gesagt – nicht *nur* angenehm …

Wir vereinbaren, unter Berücksichtigung der allgemeinen Regeln eines effektiven und selbstfürsorglichen Arbeitsverhaltens, den Versuch eines lang- und kurzfristigen Arbeits- und Tagesplanentwurfs zu unternehmen. Diesen kann sie dann ausprobieren und entscheiden, was sie davon in Zukunft übernehmen möchte:

Ausgehend von den aktuell bevorstehenden Abgabeterminen schlag ich ihr vor, die bis dahin zu erledigenden Arbeiten ganz konkret und realistisch geprüft der verbleibenden Zeit – mit entsprechend Vermerken in ihrem Kalender – zuzuordnen. Bei der Tagesstruktur soll sie Pausen, Essenzeiten und körperliche Bewegungsmöglichkeiten einplanen und natürlich die zuvor erarbeiteten Maßnahmen der Schlafhygiene und Entspannung berücksichtigen.

In der folgenden Zeit klappt die Umsetzung zunehmend besser, die Strategien werden von ihr hier und da korrigiert; langfristig allerdings haben sich der Nutzen und auch die „Passform" dieses neuen Vorgehens für meine Patientin erst noch zu erweisen.

Dennoch: Unsere Bilanz zeigt, es ist Frau Ahrend gelungen, mithilfe der durchgeführten Maßnahmen eine Stressreduktion zu erreichen, mehr Ruhe in den Alltag zu bringen, mehr Schlaf zu bekommen und Anspannung zu reduzieren.

Die angestrebten Voraussetzungen für die Bearbeitung der posttraumatischen Belastungssymptomatik sind somit erreicht und wir können beginnen. Wir haben nun insgesamt 16 Therapiesitzungen gearbeitet.

4.10 Zweite Therapiephase: Das Trauma integrieren

Verstehen

Ich frage Frau Ahrend noch einmal, ob sie bereit ist, sich mit mir auf diesen Weg zu begeben. Sie stimmt zu, sie habe zwar Angst davor, aber durch unsere bisherige Arbeit sei sie in ihrer Motivation eher noch bestärkt.

Die Patientin erhält nun von mir – in mündlicher und schriftlicher Form – Informationen über das körperliche und psychische Geschehen bei traumatischen Erfahrungen sowie über die zentralen therapeutischen Vorgehensweisen. Ich verwende hierbei die Patienteninformationen des Manuals von Ehlers (1999; aktualisiert s. Ehring und Ehlers 2012). Obgleich man Frau Ahrend bei ihrer früheren stationären Behandlung schon vieles zu diesem Thema erläutert hat, erlebt sie mein Angebot als hilfreich. Zu jener Zeit nämlich hatte sie unter schweren Konzentrationsstörungen gelitten und war zwischen Vermeidungswünschen („Ich will mich nicht mehr damit beschäftigen und keine Spuren der Vergewaltigung zeigen, nur dann beweise ich meine Stärke gegenüber dem Vergewaltiger") sowie der verzweifelten Suche nach Symptomen („Nur wenn ich diese oder jene typischen Symptome habe, ist dies der Beweis dafür, dass es so war, wie es war, und ich bin für mich und andere glaubhaft") hin und her geschwankt.

Was also sind die Hauptaussagen der Traumaforschung und was bedeuten diese für das Verständnis und Vorgehen bei Frau Ahrend? Wir tragen die Inhalte zusammen (Ehlers 1999; Maercker 2009; Ehring und Ehlers 2012):

Ursachen und Auswirkungen der Posttraumatischen Belastungsstörung
Angesichts der extremen Situationserfahrung ist die Ausbildung einer PTBS eine verständliche menschliche Reaktion, die sehr häufig auftritt. Fast alle oder die meisten der Betroffenen zeigen die Symptome einer PTBS in direkter Folge auf das Ereignis, die Dauer bis zur Erholung ist jedoch unterschiedlich. „Man kann die PTBS daher als Störung der seelischen Erholung von dem traumatischen Erlebnis verstehen" (Ehring und Ehlers 2012, S. 19).
Zentral für die Aufrechterhaltung der Symptome ist u. a. die Besonderheit des Traumagedächtnisses: Das Erlebte wird aufgrund der Intensität des Geschehens *nicht* wie sonst üblich zeitlich und räumlich sowie in seiner Bedeutung differenziert verarbeitet und in andere, schon vorliegende autobiografische Informationen integriert.
Dies hat u. a. zur Folge, dass man sich an das Geschehen häufig unvollständig erinnert und es auch nicht allein durch Kognitionen (zu versuchen, darüber nachzudenken) oder Sprache (z. B. Antwortsuche auf Fragen) in Erinnerung rufen kann. Andererseits können hingegen optische (Sehen), taktile (Berührungen), olfaktorische (Gerüche) oder auch auditive (Geräusche) Reize, die jenen gleichen, die in der Traumasituation vorhanden waren oder assoziativ mit ihnen verbunden sind, ein Wiedererleben des traumatischen Geschehens in der Gegenwart auslösen
– sogar ohne dass der verantwortliche Reiz bewusst wahrgenommen wird (d. h. man fühlt sich

plötzlich wieder in der früheren Situation, ohne zu wissen, wodurch). Die PTBS-Symptome werden häufig durch Vermeidung aufrechterhalten.

Dies bedeutet, dass keine nachträgliche Ordnung und Verarbeitung der Informationen im Gedächtnis stattfindet und vorhandene negative, belastende Interpretationen des Geschehens nicht korrigiert werden, sondern sich weiter in der Gegenwart destruktiv auswirken. Die Vermeidungsversuche können sogar wiederum selbst zur Ausbildung von Symptomen führen, z. B. werden (wie bei Frau Ahrend) durch Schlafentzug – mit dem man Albträumen entgehen will – Konzentrationsstörungen, Reizbarkeit etc. gefördert.

Nach diesen Erläuterungen, mit denen ich hoffe, Frau Ahrend ein besseres Verständnis der relevanten Prozesse zu verschaffen, ermutige ich sie als Nächstes, den Hergang ihrer eigenen traumatischen Erfahrung zu berichten. Damit soll der Anfang gemacht werden, ihr bisheriges Vermeidungsverhalten aufzuheben und die nachträgliche Elaboration des Traumagedächtnisses einzuleiten. Gleichzeitig wäre es mir nun endlich möglich, die Hintergründe der Symptomatik, speziell auch der emotionalen und kognitiven Folgen, kennenzulernen und damit die Chance zu erhalten, hilfreiche Interventionen einzusetzen. Vorab bekräftige ich mit Frau Ahrend die zu Therapiebeginn getroffenen Vereinbarungen zur Signalisierung von Belastungserleben und Kontrollübernahme, d. h. dass sie mir mitteilt, wann die psychische Belastung für sie zu hoch wird und sie die Exposition beenden möchte. Während der – in Ich-Form – vorgetragenen Schilderung soll sie zur Stärkung ihres Gegenwartserlebens den Igelball in der Hand bewegen. Zudem werde ich sie während ihres Berichtes, wie ich ihr vorab erläutere, immer wieder mit meinen Worten ermutigen und mit Maßnahmen leiten, die sie im Hier und Jetzt halten.[17]

Und Frau Ahrend schafft diese Aufgabe! Mit großen emotionalen Anstrengungen – das ist unübersehbar – und der immer wieder auftauchenden Tendenz, sich innerlich „rauszuziehen", d. h. sich von der eigenen Person und den Emotionen zu distanzieren (durch Dissoziieren). Auch mich hat ihr Bericht stark berührt; als ich ihr anschließend meine Hochachtung für diese Mut und Kraft fordernde Leistung ausdrücke, tue ich dies aus tiefstem Herzen. Auf meine Nachfrage gibt Frau Ahrend an, sehr erschöpft zu sein, aber auch stolz: „Jetzt bin ich froh, es hinter mich gebracht zu haben, es tut einfach immer wieder weh."

Für das Beenden der Sitzung habe ich von vornherein genügend Zeit eingeplant, in der ich mit Frau Ahrend Übungen zur emotionalen Distanzierung von dem gerade erlebten Prozess und zur zeitlichen und räumlichen Reorientierung durchführe. Als sie sich danach verabschiedet, habe ich das Gefühl, sie ausreichend stabilisiert gehen lassen zu können.

Ihre Schilderung des Geschehens hatte dessen groben Ablauf beinhaltet und enthielt verständlicherweise noch viele Lücken, vor allem jene, die emotional extrem belastende Szenen berührten. Im Laufe der weiteren traumatherapeutischen Sitzungen werde ich jedoch auch diese restlichen Informationen erhalten.

Jetzt aber, nach dieser Sitzung, habe ich endlich eine erste Vorstellung von dem, was passiert ist und was dies mit meiner Patientin gemacht hat.

Rekonstruieren: Ergänzung der Lebensgeschichte durch das Traumageschehen

Frau Ahrend war damals, sechzehnjährig, mit einer Clique von Freunden und Bekannten auf der Dorfkirmes. Es wurde viel Alkohol getrunken, sie amüsierte sich bestens, so gut, dass man feierte, bis der Morgen des nächsten Tags anbrach. Frau Ahrend beschloss nun doch zu gehen und rief ihren Großvater zu Hause an, mit der Bitte, sie abzuholen: „Ich wusste, er wäre schon auf, und bei ihm würde ich auch keinen Ärger bekommen." In Vorbereitung ihres Aufbruchs sah sie sich nach ihrer Jacke um, konnte diese jedoch nicht finden. Sie begann an verschiedenen Orten zu suchen, zu fragen, ob jemand sie gesehen hätte. Da wurde sie von einem ihr nicht bekannten Mann angesprochen: Ja, er wisse, wo die Jacke sei. Er würde ihr helfen, sie solle nur mitkommen. Frau Ahrend folgte ihm nach draußen. „Wo denn also?" „Hier noch nicht, sondern weiter dort hinten, wo der Wald beginnt." Später, bei der therapeutischen Arbeit, wird Frau Ahrend immer wieder auf diesen Moment zurückkommen:

„Ich weiß noch ganz genau, was da in mir passierte. Da gab es die intuitive Reaktion: ‚Da ist was faul, das stimmt nicht, der lügt' und die andere Stimme des Kopfes: ‚Der will mir doch nur helfen. Warum sollte er mir etwas tun? Wenn ich mich jetzt weigere, wird er mich bestimmt für eine Zicke halten und ärgerlich werden, weil ich so undankbar bin'."

Also ging sie mit. Sobald sie im Wald waren, fiel er über sie her. Sie schrie, konnte jedoch nichts gegen ihn ausrichten. Nachdem er sie vergewaltigt hatte, bot er an, ihr beim Anziehen zu helfen.

Sie kehrte wie in Trance in das Zelt zurück. Der Großvater, so erfuhr sie später, war in der Zwischenzeit dagewesen, jedoch – als er sie nicht fand – wieder nach Hause gefahren. Sie begann, sich mit Alkohol zuzuschütten, wollte sich nur noch betäuben, das Erlebte wegdrücken, auslöschen, nicht mehr daran denken und sich nichts anmerken lassen. Im Laufe der Zeit fiel den Freunden dann doch auf, dass etwas nicht mit ihr stimmte und sie brachten sie nach Hause.

Erst Stunden später berichtete sie ihrem damaligen Freund und dann den Eltern von dem Geschehen. Sie gingen sofort zur Polizei und erstatteten Anzeige gegen diesen Mann.

„Und dann begann des Traumas zweiter Teil."

Sie musste zum gynäkologischen Dienst der Polizei, wo sie eine Stunde mit gespreizten Beinen auf dem Untersuchungsstuhl wartete. Dann seien verschiedene „ekelhafte" Untersuchungen an ihr vorgenommen worden. Sie habe versucht, möglichst cool zu wirken, sich nichts anmerken zu lassen, aber als sie dann mit einer Krankenschwester und zwei Polizisten im Fahrstuhl war, sei ihr plötzlich ganz schwarz vor Augen geworden. Auf ihre Bemerkung „Ich glaub, ich fall gleich um" hätten die Anwesenden mit einem Achselzucken reagiert.

Die Polizisten führten sie nun zu dem Ort der Vergewaltigung und verlangten von ihr, jetzt genau den Hergang zu beschreiben. Da sie dies aber nicht konnte („Ich hatte richtige Filmrisse"), glaubten die Polizisten ihr nicht und gingen zu Angriffen über: Wenn sie sich daran nicht mehr erinnere, ob sie sich dann das Ganze nicht doch ausgedacht habe? Vielleicht doch mitgemacht habe? Und, überhaupt, sie mit 16 Jahren, um diese Zeit noch auf der Kirmes und dann betrunken, was sie denn glaube, was für einen Eindruck das mache, geradezu eine Einladung für … usw., usw.

„Ich habe mich so unglaublich schuldig gefühlt, mich geschämt und mich schließlich selbst angezweifelt."

„Und dann kam der dritte Teil: Die Gerichtsverhandlung. Da hat mein Gerechtigkeitsgefühl den letzten Schlag erhalten." Auch hier hatte sie ihre Erinnerungslücken, außer ein paar Kratzern wies sie keine Verletzungen auf, der Mann behauptete, sie habe freiwillig mit ihm Sex gehabt, Zeugen gab es keine – es erfolgte ein Freispruch, mangels Beweisen.

Konfrontieren, emotional distanzieren, Kontrollerleben stärken

Nachdem ich die Geschichte ihrer Vergewaltigung erfahren habe und dabei auch die Reaktion meiner Patientin erleben konnte, entscheide ich mich, die folgenden Übungen des imaginativen Wiedererlebens mithilfe einer speziellen, ressourcenorientierten Technik der EMDR-Therapie (s. Anmerkung 2 in ▶ Kap. 4), der CIPOS-Technik,[18] durchzuführen.

Diese Methode erleichtert es, ein Überfluten der Patientin durch die berührten inneren Bilder zu verhindern und zugleich das Gefühl von Kontrolle zu stärken. Ich habe hiermit in anderen Therapien schon sehr gute Erfolge erzielen können. Zudem werde ich versuchen, die Konfrontationen – statt auf die gesamten Traumaereignisse – nur auf jene zu beschränken, die von der Patientin heute noch als emotional hoch belastend erlebt werden.

Zunächst einmal informiere ich Frau Ahrend über das Vorgehen. In der früheren stationären Behandlung waren mit ihr ausführliche EMDR-Sitzungen durchgeführt worden, so dass ich grundlegende Informationen über dieses Konzept und Vorgehen voraussetzen kann. Umso ausführlicher erläuterte ich ihr nun die spezifische CIPOS-Technik:

Diese beinhaltet, dass sich die Patientin auf eine vorher festgelegte Situation des traumatischen Geschehens so intensiv wie möglich konzentriert, dabei alle Gedanken und Gefühle zulässt und wahrnimmt. Die Zeit dieser inneren Exposition dauert – ebenfalls vorher festgelegt – zwischen 3 und 10 Sekunden. Sofort anschließend führt die Therapeutin verschiedene Interventionen aus, die die Patientin in die Gegenwart zurückholen und ein inneres Loslassen des traumatischen Erlebens ermöglichen. Der anschließende emotionale Zustand und die Wahrnehmung der Gegenwart wird von der Patientin selbst mithilfe langsamer Klopfbewegungen der vor dem Brustkorb gekreuzten Arme und Hände auf die Schultern bzw. Oberarme (Tappings) oder Rechts-links-Augenbewegungen verstärkt. Nach drei Durchgängen dieser Art erfolgt die Überprüfung des aktuellen Belastungsgrades und gegebenenfalls kann zusätzlich ein positives Gegenbild zu dem Ausgangsgefühl oder -bild installiert werden.

Frau Ahrend reagiert spontan erleichtert angesichts des geplanten zeitlich und thematisch eingegrenzten Vorgehens, da sie die früheren langen EMDR-Sitzungen als sehr unangenehm erlebt hat. Nun stelle ich ihr die Aufgabe, jene Situationen auszuwählen, die heute noch für sie emotional extrem belastend sind. Im Anschluss an einige Minuten der inneren Rückblende benennt Frau Ahrend als schlimmste Sequenzen:[19]

„Als wir im Wald sind und er sagt ‚Komm' und ich sage ‚nein, nein' und er dann ‚Lass mich doch mal kurz, stell dich doch nicht so an'. Ich will nicht, aber er ist stark, ich bin ihm unterlegen."

„Was ist das Schlimmste an diesem Bild?"

„Dass mein Nein, meine Weigerung, von ihm nicht respektiert, sondern brutal niedergewalzt wird. Das ist heute noch für mich kaum auszuhalten."

„Welche Gefühle löst dies in Ihnen aus?"

„Hilflosigkeit, Wehrlosigkeit, Unterlegenheit."

„Wut?"

„Nein: nicht Wut."

Eine weitere Szene:

„Als er mich nach der Vergewaltigung fragt, ob er mir beim Anziehen helfen soll. Furchtbar, ekelhaft! Wenn ich jetzt daran denke, zieht sich alles in mir zusammen: Gerade nachdem er so mit mir umgegangen ist, nun das. Das war doppelte Erniedrigung und Demütigung für mich."

Dann bei der gynäkologischen Untersuchung:

„Ich fühlte mich so ausgeliefert, so ungeschützt, nackt den Blicken und Gedanken anderer preisgegeben zu sein. Ich spüre ganz stark Scham, Schuld, ja: Vergewaltigungsgefühle und Ohnmacht."

Und später im Wald die Vorwürfe der Polizisten, als ich mich nicht erinnern kann: totale Schuld- und Schamgefühle. Ich möchte mich verkriechen, zweifle mich selbst an, möchte nicht mehr ich sein."

Und schließlich die Gerichtsverhandlung und der Freispruch:

„Alles bricht in mir zusammen: In dieser Welt gibt es keine Gerechtigkeit, er hat gewonnen, nochmal über mich gesiegt. Ich verliere die Orientierung: Ohnmacht, Wut, Erniedrigung."

Diese Liste bildet den Leitfaden für die Arbeit unserer folgenden Sitzungen. Wir beginnen mit der ersten Szene. Ich bitte Frau Ahrend auf einer Skala von 0 (= keine Belastung) bis 10 (= extreme Belastung) deren heutige emotionale Bedeutung für sie einzuschätzen. Sie benennt den Wert 8. Des Weiteren vereinbaren wir, dass sie 5 Sekunden in der Konfrontation mit diesen Gefühlen bleiben soll. Noch einmal betone ich, dass es wichtig ist, während dieser Phase alle auftauchenden Gefühle, Gedanken und Bilder zuzulassen. Sie schließt die Augen. Anhand von Stichwörtern versuche ich, meine Patientin innerlich an die traumatische Situation heranzuführen, mit dem Schwerpunkt auf dem Teil, der das Nichtrespektieren ihres verbalen und körperlich ausgedrückten Neins betrifft. Sie gibt mir durch ein Handzeichen zu verstehen, dass sie jetzt Kontakt zu dieser Szene hat. Ich merke an der stärkeren Rötung ihrer Gesichtshaut, ihrem schnelleren Atem sowie ihren fahrigen Handbewegungen, dass sich in ihr stärkste Emotionen abspielen. Nun bitte ich sie, für 5 Sekunden in diesem Bild mit allen auftauchenden Emotionen und Gedanken zu bleiben und zähle laut rückwärts von 5 bis 0.

„Stopp. Atmen Sie nun tief durch, blenden Sie die Szene aus und kehren Sie zu mir in diesen Raum zurück." Frau Ahrend schaut mich mit Augen an, die deutlich machen, dass sie sich noch weiter in dem imaginierten Geschehen befindet. Ich werfe ihr einen Ball zu, sie fängt ihn nicht. Immer schneller werfe ich und „zwinge" sie so zur Aufmerksamkeitslenkung in die Gegenwart. Dann stelle ich die nächste Aufgabe: „Rechnen Sie jetzt bitte zurück, immer in Siebzehnerschritten: 1455 minus 17 ist? Weiter: minus 17." Nach einer Reihe von Durchgängen bitte ich sie, aufzustehen und mir ganz genau die Blume auf dem Tisch zu beschreiben. Schritt für Schritt gelingt es Frau Ahrend, wieder im Hier und Jetzt anzukommen: Sie konzentriert sich zunehmend auf das Rechnen und lässt sich von der Farbe und Form der Blume einfangen.

Ich lenke ihre Aufmerksamkeit auf ihr aktuelles Befinden und bitte sie, – mit vor der Brust gekreuzten Armen – fünf langsame, abwechselnde Rechts-links-Handtappings auf ihre Oberarme vorzunehmen. Als ich sie frage, was jetzt mit ihr ist, antwortet sie: „Irgendwas ist anders, ich weiß nicht was."

Wir wiederholen den gesamten Prozess mit dieser Szene insgesamt dreimal. Das Reorientieren gelingt jeweils schneller und besser. Nach dem letzten Durchgang frage ich sie wieder nach ihrem aktuellen Befinden. „Es fühlt sich in mir leicht an, wie erleichtert; so, als ob etwas Schweres von mit gefallen ist. Mir ist erst jetzt in der Szene aufgefallen, wie stark ich mich gewehrt habe. Ich *konnte* gar nichts gegen ihn ausrichten, weil er mir körperlich überlegen war. Aber: Ich fühle mich jetzt, so komisch das klingt, nicht mehr so klein und jämmerlich wie vorher, sondern, irgendwie ist da jetzt fast so etwas wie Bewunderung für die Kämpferin in mir. Und daneben ist plötzlich auch Wut auf ihn."

Diese neuen Gefühle seien an die Stelle der früheren Emotionen von Hilflosigkeit, Wehrlosigkeit, Unterlegenheit getreten. Nachdem sie nochmal fünf langsame Tappings durchführt, bitte ich sie, ihren jetzigen Belastungsgrad auf der Skala einzuschätzen.

Sie gibt eine 2 an. „Ich fühle mich gut, aber bin noch unsicher, wie stabil das ist."

Unter Einsatz von Abschluss- und Stabilisierungsübungen sowie der Vermittlung von Verhaltensanweisungen für den Fall, dass die traumatischen Szenen doch noch nachträglich in ihr weiterarbeiten, beenden wir diese Sitzung.

Erreichtes und Offenes

Etwas Entscheidendes ist geschehen: Bei unserem nächsten Treffen erlebe ich eine Überraschung. Frau Ahrend berichtet strahlend von einem „super Effekt" unserer Arbeit. Das gute Gefühl habe weiter angehalten, und: Sie wisse nun auch wieder das genaue Datum der Vergewaltigung. Bisher habe sie das – „peinlicherweise" (wie sie hinzufügt) – immer wieder vergessen; auch bei mir hatte sie vorher auf meine Nachfragen hin unterschiedliche Daten genannt bzw. ihre Unsicherheit gezeigt.

In dieser Stunde gehe ich noch einmal auf die Verbindung zwischen dem Traumaerlebnis und dessen Folgen für ihr Selbst-, Welt- und Menschenbild ein, und sie wiederholt: Dieser Mann sei eben ein „Unnormaler" gewesen, was deshalb keine ändernden Folgerungen für ihr grundsätzlich positives Menschenbild bedeute.

Damals, nach dem Geschehen, habe sie sich vorgenommen, sich und allen zu beweisen, dass der Täter sie nicht habe brechen, nicht von ihrem bisherigen Weg habe abbringen können. „Das wäre für mich eine schreckliche, weitere Niederlage gegenüber ihm gewesen!"

Ich kann mir vorstellen, dass ihr diese Haltung auf der einen Seite ermöglicht hat, sich mit verschiedenen Angstsituationen zu konfrontieren (z. B. ging sie im Folgejahr auf die Kirmes, fuhr allein ins Ausland etc.), wodurch sie nicht die – für Traumaopfer übliche – phobische Symptomatik entwickelte. Andererseits setzte sie sich damit intensivsten, schmerzlichen Überforderungssituationen aus, sie vermied, ihre tatsächlich erlittenen „Wunden" wahrzunehmen, wodurch sie wiederum verhinderte, die notwendige „Wundversorgung" stattfinden zu lassen (u. a. durch Verschweigen in den Vortherapien), so dass die PTBS-Symptomatik bis heute in Teilen weiterbestehen konnte.

Und ihr Selbstbild und die Bewertung ihres Verhaltens?

Ja, doch, da habe sich etwas verändert. Sie habe sich damals gefragt: „Warum ich? Ich habe ihm doch gar nichts getan? Er hätte auf der Kirmes bestimmt auch ganz leicht eine Frau finden können, die zum Sex mit ihm bereit gewesen wäre."

Obgleich sie sich auch schon früher schnell verantwortlich und schuldig fühlte, hätte dies seit der Vergewaltigung extrem zugenommen. Zwar sehe sie es jetzt, nach unserer CIPOS-Sitzung, nicht mehr so, dass sie sich durch zu wenig Gegenwehr schuldig gemacht hätte, aber das ändere nichts an ihrem Gefühl, tief im Inneren, Schuld an dem Geschehen zu tragen und sich zu schämen.

Hiermit bestätigt sich aufs Neue meine Einschätzung, der besonderen Relevanz dieser interpretatorischen Traumafolgen, die immer noch in massiv destabilisierender Weise aktiv sind. Ich teile Frau Ahrend meine Bewertung mit und erkläre ihr, dass wir uns später gezielt mit diesen Themen beschäftigen werden, dass wir vorerst jedoch die CIPOS-Arbeit, wie geplant, fortsetzen.

Nacheinander bearbeiten wir – analog zum Vorgehen in der ersten traumatherapeutischen Sitzung – die weiteren Situationen unserer Liste.

Das Ergebnis ist beeindruckend, sowohl für die Patientin als auch für mich: Sie habe jetzt tatsächlich zum einen ein klareres Bild von dem Geschehen gewonnen. Gleichzeitig erlebe sie eine stärkere emotionale Distanz dazu. „Es ist tatsächlich mehr zu einem Erinnern an etwas Früheres geworden, wie der Blick auf Fotos in einem Album, der natürlich mit unangenehmen Gefühlen verbunden ist. Es war damals einfach schrecklich – aber jetzt kann ich wirklich spüren: Es ist Vergangenheit, es ist vorbei."

Zwischenfälle: Die Liebe und andere Probleme

An dieser Stelle möchte ich etwas erwähnen, was jeder Praktiker kennt:

Auch diese Interventionen geschehen nicht unter Laborbedingungen, sondern im wahren Leben, was heißt: Während dieser Arbeit gibt es auch immer wieder Unterbrechungen durch aktuell auftretende Probleme, z. B. als die Tages- und Arbeitsstruktur wieder umzukippen beginnt, weil zusätzliche Aufgaben hinzukommen und Abgrenzungen nicht klappen.

Ich räume den aktuellen Themen jeweils Priorität ein, kehre dann jedoch wieder zu unserer Traumaarbeit zurück. Zwischenzeitlich habe ich auch eine Verlängerung der Therapie auf insgesamt 45 Sitzungen beantragt und bewilligt bekommen.

Aufgrund eines längeren Jobs in der Heimat der Patientin und einer Auslandsreise findet nun wieder eine mehrwöchige Therapiepause statt.

Als wir uns wiedersehen, bringt Frau Ahrend ein gänzlich anderes Thema mit:

Sie hatte sich verliebt! Und zwar in einen jungen Mann aus dem Nachbarort. Meine Patientin schwebt „auf Wolke sieben": Es fühle sich so gut an, er wäre ein ganz besonderer Mensch, und vor allem, diesmal gäbe es auch keinerlei äußere Beziehungskomplikationen, die schon von vornherein ein Scheitern implizierten. Zum ersten Mal nach langer Zeit habe sie sich wieder auf eine besondere emotionale Nähe eingelassen. Dies sei einerseits ganz wundervoll, andererseits sei sie auch verunsichert. Besonders als er von Liebe gesprochen habe, „da bin ich regelrecht in Panik ausgebrochen, was er überhaupt nicht verstanden hat". In dieser Stunde ziehen wir noch einmal Vergleiche zu vorausgegangenen Beziehungserfahrungen und prüfen die Gefahr, dass sie, wie zuvor, an einem bestimmten Punkt mit Flucht und Vermeidung reagiert. Sie möchte – dies war schließlich eines ihrer ursprünglichen Therapieanliegen – herausbekommen, was ihre Reaktionen verursacht, und letztlich wünscht sie sich eine vertrauensvolle, längerfristige Partnerschaft. Ich empfehle ihr, darauf zu achten, dass sie sich das Recht gibt, selbst das Tempo der Liebesannäherung zu bestimmen.

Neu interpretieren, neu bewerten

Nun wenden wir uns jedoch dem Thema der Traumainterpretation zu. Ich verwende hierzu den Fragebogen „Gedanken nach traumatischen Erlebnissen" (PTCI 1999; Foa et al. 1999). Ich setzte ihn einerseits ein, um die Folgerungen meiner Patientin bzgl. der Welt und der eigenen Person sowie ihre Selbstvorwürfe kennenzulernen, gleichzeitig aber verwende ich dieses Instrument dazu, um mit ihr an diesen Einstellungen zu arbeiten.[20]

Der Prozess gestaltet sich – für mich – sehr schnell als ungeheuer interessant. Frau Ahrend zeigt in ihren Antworten zunächst ihre mir schon bekannte Position, dass sie durch das Trauma nicht ängstlicher geworden sei. Aber schon bei den folgenden Items gerät sie ins „Trudeln":

Auf die Aussage: *Jemand anders hätte verhindert, dass das Trauma passierte* (a. a. O., Nr. 2), reagiert sie zuerst mit Nichtverstehen. Ich erarbeite mit ihr den Inhalt, dann kreuzt sie an: *Völlig anderer Meinung*, „denn ich hab mich ja gewehrt, besser ging's halt nicht."

Sie kann sich jedoch nicht von diesem Satz lösen. Nach einigem Nachdenken fügt sie hinzu: „Ich glaube, manche Frauen sind von vornherein so abweisend, dass – also, ich glaube, dass die Vergewaltiger sich auch nur bestimmte Frauen aussuchen, dass die nicht auf jede zugehen, verstehen Sie, was ich meine? Das hat was damit zu tun, was in der vierten Aussage steht: *Ich muss immer auf der Hut sein*: Das bin ich nicht, und ich denke immer, na, wie du dich verhältst."

„Wie meinen Sie das?"

„Na ja, nachts allein nach Hause laufen, oder wenn mich Fremde ansprechen, dass ich dann viel zu offen bin, viel zu gutgläubig."

Wir verfolgen dieses Thema weiter. Es zeigt sich – all ihren vehementen Bekenntnissen zum Trotz – bei ihr eine innere ambivalente Bewertung. Da gibt es zum einen jene Stimme, die sagt „Du bist zu naiv, müsstest mehr aufpassen und auf der Hut sein etc." – und von verschiedener Seite, besonders aber auch von der Mutter kommt –, sowie gleichzeitig eine andere Stimme, die behauptet „Ich bin nicht misstrauisch, kann und konnte das noch nie, ich will niemandem Unrecht tun".

Wir betrachten auch dieses Thema weiter unter unterschiedlichen Aspekten. Zum Beispiel werfe ich, um bewusst nicht in die übliche Bewertung zu gehen, die Frage auf, ob es nicht *für* einen Menschen spricht, wenn er ein so liebvolles, positives Bild von anderen hat.

„Ja, aber irgendwie naiv ist es schon, oder – wie man's sehen will. Ich denke, dass man da ein Maß finden muss. Ich würde mich gerne auf meine Intuition verlassen, aber ich merke, ich habe sie einfach nicht, und kann dem anderen auch nicht zeigen ‚Ich glaub dir nicht, dass du nett bist', das schaffe ich nicht."

Auch diese Aussage verfolgen wir über verschiedene Argumentationsschleifen und Beispiele. Es fällt ihr z. B. wieder ein, dass sie bei dem Vergewaltiger sehr wohl intuitiv das richtige Gespür hatte – aber hier der anderen Stimme in sich nachgab. Andererseits erinnert sie sich an einen Vorfall in Lissabon, als ihr nachts ein Mann folgte. Sie erkannte klar: „Der will was Böses" und hatte ihn lauthals mit Beschimpfungen vertrieben („Ich hätte ihn auch körperlich angegriffen, wenn er nicht gegangen wäre").

Aha, also was war dann der Unterschied zum Vergewaltiger?

„Der hatte ja vorgegeben, mir helfen zu wollen. Wer wäre ich, wenn ich Schlechtes von ihm denken würde? Der andere war ganz offen in dem, was er von mir wollte."

Wir machen weiter. Aussage Nr. 7: *Das Trauma passierte, weil ich die Person bin, die ich bin.* Genau mit diesen Worten hatte sie mir damals von ihren Schuld- und Schamgefühlen erzählt. „Ich glaub schon, dass das mit meinem Wesen zu tun hat, dass es mir passiert ist."

„Warum?"

„Na ja, der Alkohol, ich war an diesem Abend ja nicht nüchtern und hatte bis in den Morgen gefeiert. Und ja, weil ich eben einfach nicht Nein sagen kann, zwar misstrauisch war, aber, vielleicht auch mir selbst nicht vertraut habe und ihm nicht Unrecht tun wollte, und das heißt eben auch – immer wenn ich daran denke, finde ich das so beschämend zuzugeben –, sein Bild von mir, das war mir wichtig."

Nun also kommen wir direkt zum Thema Schuld und Scham. Ich weise sie darauf hin und stelle ihr die Aufgabe, alle Faktoren, die ihrer Meinung nach „Schuld" daran tragen, dass sie vergewaltigt wurde, aufzuschreiben. Im nächsten Schritt soll sie eine Torte malen und die verschiedenen Einflussfaktoren nach ihrer Bedeutung unterschiedlich großen Tortenstücken zuordnen. Aber schon die Auflistung führt zu einem interessanten Ergebnis.

„Sind dies Ihrer Meinung nach alle Faktoren, die die Vergewaltigung verschuldet haben?"
„Ja, ich glaube jedenfalls die wichtigen."

„Und wo kommt der Täter vor?" Sie hat ihn mit keinem Wort auf der Liste erwähnt.

„Wo …? Ich glaube, ich hab die Frage nicht verstanden."

„Ohne Täter wäre die Vergewaltigung nicht passiert." Sie denkt nach:

„Ja, das stimmt, aber ich – das ist jetzt wirklich typisch für mich –, heißt das, dass er schuld ist? Aber merken Sie, trotz allem, obwohl ich wollte, dass er verurteilt wird, gleichzeitig, vielleicht sogar in erster Linie, sehe ich das nicht so, immer noch nicht, sondern es passierte, *weil ich so bin,* und nicht, *weil er das gemacht hat."*

Nach mehreren Durchgängen des immer wieder Prüfens, argumentativen Suchens und der Bearbeitung weiterer Items des Fragebogens entwickeln wir gemeinsam ein Bild, das bei meiner Patientin allmählich eine neue Sichtweise entstehen lässt:

Wir stellen uns vor, jemand hat vergessen, sein Haus abzuschließen. Dies beobachtet ein anderer, der daraufhin in das Haus eindringt, sich alle Wertsachen nimmt und Vandalismus betreibt. Der Diebstahl, das Zerstören, das hat eindeutig der Eindringling vorgenommen, er ist der Täter, und ohne ihn wäre es nur ein Haus mit nicht verschlossenen Türen geblieben. Sie überträgt diese Metapher auf ihre Vergewaltigungssituation und wiederholt nun noch einmal ihre frühere Frage: „Warum ich und nicht eine Frau, die freiwillig mitgegangen wäre?" Nach kurzem Nachdenken kommt sie zu dem Schluss: Möglicherweise erlebte dieser Mann gerade darin einen besonderen Reiz und seine Befriedigung, wenn er die Gutgläubigkeit, Freundlichkeit und Unsicherheit eines jungen Mädchens missbrauchte, um dann in ihren Augen das Erschrecken zu sehen.

Welche Folgerungen zieht Frau Ahrend schließlich aus diesen Überlegungen?

„Ja, mir wird jetzt deutlich, das sind zwei unterschiedliche Sachen. Die eine betrifft mein Verhalten damals: Es stimmt, da habe ich mich wenig geschützt, habe es jemandem, der es darauf anlegte, leicht gemacht, meine Bedürfnisse und Ängste auszunutzen. Das andere aber ist: Dieser Mann hat seine Interessen schamlos, heimtückisch und brutal gegen mich durchgesetzt, er ist der schuldige Täter, der Verbrecher, der einer Sechzehnjährigen etwas Schreckliches angetan hat und dafür eine gerechte Strafe verdient."

Frau Ahrend ist am Ende dieser Sitzung sichtbar erschöpft und aufgewühlt, ihre Hände zittern.

Ich lobe sie sehr für ihre intensive Arbeit und die erzielten Ergebnisse; wir beenden die Stunde mit den gewohnten Stabilisierungsübungen.

Therapeutische Zwischenreflexionen

Ein großer Schritt ist getan. Und wie immer: Hat man die eine Ebene bearbeitet, sieht man die nächste. Ich nähere mich nun immer mehr den Grundannahmen des Oberplans meiner Patientin.

Zum einen lautet das Ziel, dass Frau Ahrend eine grundsätzlich angemessenere Haltung gegenüber ihren Mitmenschen und dem Umgang mit Risiken findet, zum anderen betrifft dies die Änderung ihrer unerbittlichen, alles dominierenden Anerkennungs- und Schuldvermeidungsorientierung. Oder – ist es vielleicht in Wirklichkeit ein gemeinsames Thema? Der Grund, warum sich Frau Ahrend sozusagen mit „Händen und Füßen" dagegen wehrt, ihre positive Sicht auf die Welt und die Menschen zu verändern, liegt dieser tatsächlich in ihrer Überzeugung, oder aber in ihrer Verhaltensregel „Ich kann und darf nichts Schlechtes über andere Menschen denken oder misstrauisch sein – mit Ausnahme der Fälle, bei denen es ganz offensichtlich ist, dass sie Negatives im Schilde führen?", um dann fortzufahren „Sonst laufe ich Gefahr, anderen Unrecht zu tun, werde schuldig und der andere wird mich ablehnen"? Letztendlich wiederum der Verlust der Anerkennung? Was war denn die hiermit assoziierte Katastrophe? Bestrafung? Und wenn, in welcher Form? Moralische Ächtung, Aussonderung, Isolation, Einsamkeit = Vernichtung? Oder ging es noch um etwas ganz anderes?

Wenn es so wäre, wie ich es mir im Moment vorstelle, würde jedenfalls die Bearbeitung der Anerkennungsthematik direkte Auswirkungen auf das Welt-, Menschen- und Selbstbild sowie auf die leitenden Lebensziele und -strategien meiner Patientin implizieren.

Beziehungsprobleme

Aber: Die Beziehung zwischen der Patientin und ihrem neuen Partner verlangt zu diesem Zeitpunkt unsere volle Aufmerksamkeit.

Frau Ahrend berichtet, dass sie sich einerseits sehr wohl mit ihm fühle, sie viele gemeinsame Interessen hätten, eine sehr schöne, befriedigende Sexualität und er überhaupt ein wunderbarer, fürsorglicher Mann sei, der mit beiden Beinen im Leben stände. Wie sie jedoch schon vorher gespürt habe, ziehe sie sich mit zunehmender emotionaler Nähe mehr und mehr von ihm zurück – obwohl sie sich eigentlich eine Partnerschaft zu ihm wünsche.

Diese, sie wegtreibende emotionale Nähe erlebe sie z. B. bei seinen Liebesbekundungen, ebenso wenn sie selbst stärkere Liebesgefühle für ihn bei sich spürt, je häufiger und „selbstverständlicher" sie sich treffen und/oder gemeinsam übernachten.

Die problemanalytische Untersuchung ihrer Erfahrungen ergibt Folgendes:

Frau Ahrend kann, wenn sie zusammen die Nacht verbringen, keinen Schlaf finden. Sie ist ständig mit ihrer Aufmerksamkeit bei ihm, wie in ängstlicher, angespannter Beobachtung. Ganz schlimm wird es, wenn er sich körperlich in für sie einengender Weise verhält:

Dies verursacht bei ihr Panikgefühle, sie stößt ihn weg, muss sich sofort Luft schaffen, indem sie aufsteht und manchmal sogar ganz aus dem Zimmer flieht.

Mit der Zeit ist auch das Traumathema zu einem trennenden Faktor geworden:

Frau Ahrend hat ihrem Partner bisher noch nichts davon erzählt, weil sie ihn erst einmal näher kennenlernen wollte. Nun, wo sie es eigentlich tun möchte, spürt sie ihre Angst vor seiner Reaktion. Am schlimmsten wäre es, wenn er sie danach übervorsichtig, überängstlich behandeln und die bisherige authentische Beziehung zwischen ihnen beiden Schaden nehmen würde.

Und letztendlich hat sie das Gefühl, sich immer wieder in ihre eigene WG zurückziehen zu müssen, weil sie befürchtet, in der Anwesenheit ihres Freundes nicht mehr sie selbst sein zu können.

Wie wir herausarbeiten, ist der diesbezüglich entscheidende Punkt die Angst der Patientin vor Kontrollverlust, bzw. dass sie ihre Grenzen nicht mehr wahren und schützen kann. Die Ursachen hierfür sind sicherlich sowohl in ihren früheren Beziehungserfahrungen (und dem daraus entwickelten Oberplan mit passenden Strategien: „Achte auf Autonomie" etc.) als auch in dem traumatischen Erlebnis zu finden.

Ich bekräftige meinen Vorschlag, den ich schon beim ersten Gespräch über ihre Beziehung formuliert hatte: Sie möge sich das Recht geben, *ihre* Stufen der Nähe zu gehen, in *ihrem* Tempo, unter *ihren* Bedingungen. Allerdings erfordert dies eine klare und offene Kommunikation gegenüber ihrem Freund, damit er ihr Verhalten nicht als gegen sich gerichtet, sondern umgekehrt als Schritte ihres Einlassens auf Nähe verstehen kann.

Was die Mitteilung ihrer Vergewaltigungserfahrung betrifft, rate ich ihr, ebenfalls ihrem Gefühl zu trauen und abzuwarten, bis sie selbst das Bedürfnis dazu hat sowie Zeitpunkt und Ort für angemessen und richtig empfindet.

Gemeinsam überlegen wir, wie sie ihre Wünsche bzw. Ängste angemessen verbalisieren und ausdrücken kann.

In den folgenden Wochen wird ihre Liebesbeziehung immer wieder zum Thema, wobei ich meine Patientin auf dem eingeschlagen Weg bestärke und ihr zu helfen versuche, nicht den Flucht- und Vermeidungsimpulsen nachzugeben. Stattdessen validiere ich zuerst ihre Gefühle, um diese dann mit ihr gemeinsam auf Ursachen hin zu untersuchen und alternative, angemessene Lösungen zu finden. Hierbei schlagen sich auch einige der schon erreichten Behandlungserfolge unserer therapeutischen Arbeit (speziell was die Abgrenzungsthematik, Psychohygienemaßnahmen und die Traumabearbeitung betrifft) positiv nieder.

Schritt für Schritt gelingt es Frau Ahrend auf diese Weise, ihre eigenen Bedürfnisse und Grenzen zu wahren und sich damit gleichzeitig immer mehr auf die Beziehung zu ihrem Freund einzulassen.

Körperreaktionen

Dann aber scheint plötzlich alles wieder infrage gestellt. Als meine Patientin das Zimmer betritt, zittert sie, in ihren Augen stehen Tränen, die sie nur mühsam zurückhält. Wie unter Schmerzen gekrümmt, nimmt sie auf dem Sessel Platz. Ihr Zustand erschreckt mich, ich mache mir Sorgen.

„Was ist passiert? Was kann ich für Sie tun? Erzählen Sie bitte." Dann bricht es aus ihr heraus, die Tränen fließen.

„Seit ich mit meinem Freund zusammen bin, habe ich nun schon das dritte Mal eine Infektion in der Scheide, mal bakterielle und mal Pilzinfektionen. Gerade gestern ging es wieder los. Das allein wäre schon nervig, aber – bei mir – wissen Sie, ich habe mich gar nicht mehr daran erinnert – direkt nach der Vergewaltigung damals hatte ich über ein Jahr schlimmste vaginale Pilzinfektionen, entsetzlich, ekelhaft. Am schlimmsten war für mich, dass gerade dieser Teil meines Körpers ständig meine und die Aufmerksamkeit von Ärzten erzwang und mich, die alles tat, um zu vergessen, immer wieder an die Vergewaltigung erinnerte.

Ständig musste ich Untersuchungen und Behandlungen über mich ergehen lassen, es war einfach nicht zu stoppen. Wirklich, der reinste Horror und jetzt, jetzt … Hört das denn niemals auf? Ich will das nicht mehr, ich kann nicht mehr."

Ich erlebe meine Patientin zutiefst verzweifelt, gebeutelt von den Erinnerungen an die damalige Situation und die heutige Angst vor einer Wiederholung; beides scheint in ihr zu einem einzigen Schmerz- und Auslieferungsgefühl zu verschmelzen.

Zunächst versuche ich herauszufinden, was ihr in der aktuellen Situation helfen kann, was sie braucht. Mit Heftigkeit in der Stimme betont sie, dass sie jetzt auch ihren Freund nicht bei sich ertragen könne und: „Ich will nur in Ruhe gelassen werden und niemanden an mich ranlassen."

Nach gemeinsamer Überlegung unter dem Motto „körperliche und seelische Wundpflege" nimmt sie sich dann vor, bei der Apotheke – zusätzlich zu den verschriebenen Medikamenten – symptomlindernde Produkte zu erfragen, sich in ihr Bett zurückzuziehen, sich Ruhe zu gönnen und all das zu tun, was ihr im Moment heilsam erscheint.

Nach einer Woche geht es ihr sichtbar besser. Die körperlichen Symptome sind abgeklungen und auch psychisch wirkt sie wieder stabiler.

Ich bearbeite ab jetzt zum einen das Thema: Unterschiede zwischen der damaligen Krankheitserfahrung und der aktuellen, d. h., wir wenden uns noch einmal gezielt dem Traumakontext zu. Dann aber konzentrieren wir uns auf die Bedeutung, die die Infektionen für die Beziehung meiner Patientin zu ihrem Freund besitzt, und was ihr dabei helfen kann. Zuletzt unterstütze ich sie mithilfe meiner Kontakte zu entsprechenden Spezialisten dabei, bessere Behandlungsmöglichkeiten ihrer somatischen Erkrankung aufzufinden.

Obgleich es allmählich gelingt, sowohl die individuelle psychische Situation der Patientin als auch die Partnerschaft wieder zu beruhigen und zu stabilisieren, gestaltet sich die körperliche Problematik doch als nicht so schnell lösbar. Nach verschiedenen, erfolglosen Ansätzen gibt es dann schließlich doch Anlass für Hoffnung: Mit einer besonderen süßigkeitsarmen Diät und einer strikten Medikation über mehr als ein halbes Jahr, scheint endlich eine langfristige Besserung erreicht.

Wir befinden uns jetzt in der 35. Sitzung. Nun ist es Zeit für die letzte Aufgabe der Therapie: das Verstehen und die Änderung des extremen Anerkennungswunsches bzw. der Ablehnungsangst meiner Patientin.

4.11   Dritte Therapiephase: Arbeit am Oberplan

Akzeptieren und integrieren

Sie erzählt mir, dass es ihr mittlerweile gelingt, in ihrer Familie und auch mit ihrem Freund heftig zu diskutieren, zu provozieren und auch zu streiten. Sie sei sich bei diesen Menschen sicher, keine grundlegenden Ablehnungen zu riskieren. So vermeide sie auch nicht mehr von vornherein, dass jemand von ihnen sauer auf sie würde, aber sie müsse dann sehr schnell etwas tun, um wieder Harmonie herzustellen. Sie versuche dies zumeist über klärende Gespräche. Dasselbe gelte für den Fall, dass *sie* sich über jemand anderen ärgert, auch dies ist nur kurz für sie auszuhalten.

Abgrenzungen, Neinsagen klappen dann, wenn sie über eine gute Argumentation sicherstellen kann, dass sie ihr Gegenüber dadurch nicht verstimmt hat. Da sie sehr sprachgewandt ist, gelingt dies in den meisten Fällen. Anderseits vermeidet sie Abgrenzungen bei Menschen, bei denen sie heftige Ablehnungsreaktionen befürchtet, ebenso gegenüber netten, hilfsbereiten Fremden.

Ich bitte sie, mir konkrete Beispiele für ihr Anerkennungs-/Ablehnungsthema zu schildern. Sie nennt das Folgende:

Sie ist mit dem Bruder im Kaufhaus. An der Kasse stellen sie fest, dass sie mehr eingekauft haben, als sie bezahlen können. Sie legen Ware zurück und die Kassiererin muss mit einigem zeitlichen Aufwand die alte Rechnung stornieren und die neue eingeben. Hinter den beiden beginnt eine Frau zu schimpfen: „Dieser Aufwand wegen ganzer 30 Euro, unmöglich, und ich muss hier deswegen warten" – so geht es immer weiter. Sowohl die Kassiererin als auch der Bruder der Patientin lassen sich dadurch nicht aus der Ruhe bringen. Frau Ahrend aber ist das alles furchtbar peinlich, sie entschuldigt sich, hat das intensive Bedürfnis, diese Frau davon zu überzeugen, dass sie, Frau Ahrend, ganz anders ist als sie von ihr denkt.

Sich kurz zu entschuldigen, es dann aber damit bewenden zu lassen und es auszuhalten, dass diese Frau jetzt so denkt, wie sie denkt, ist für Frau Ahrend nahezu unerträglich. Warum? Das wisse sie nicht. Auch in der früheren Therapie habe ihre Therapeutin sie danach gefragt und sie hätten keine Antwort gefunden. Ich ziehe die Verbindung zu möglichen speziellen Straferfahrungen zu Hause. Bis auf eine Ohrfeige, die aber „berechtigt" gewesen sei, habe es keinerlei körperliche Strafen gegeben.

„Und sonst irgendeine andere Form der Maßregelung?" „Nichts Besonderes."

Nun leite ich meine Patientin dazu an, noch einmal innerlich in die vorab geschilderte Situation im Kaufhaus zu gehen und wahrzunehmen, was bei der schlimmsten Sequenz in ihrem Körper passiert. Sie spürt eine heiße Stelle in der Gegend des Zwerchfells. Ich fordere sie auf, die Hände auf diese Stelle zu legen und alle Gedanken, Gefühle, Bilder kommen zu lassen, die jetzt auftauchen.

Sie erinnert sich an eine Szene aus der Kindheit – sie muss damals ungefähr 6 Jahre alt gewesen sein – kurz vor der Einschulung. Ihr Bruder und sie hatten das Spiel erfunden, Matschklumpen im Sandkasten zu formen und sie auf fahrende Autos zu werfen.

Bald darauf erschien der Vikar des Dorfes bei ihren Eltern und beschwerte sich: Die Kinder hätten fast seine Autoscheibe kaputt gemacht, und es wäre ein Wunder, dass es nicht auch noch zu einen Unfall gekommen sei. Frau Ahrend hat keine Erinnerungen mehr daran, wie ihre Eltern reagierten. Sie wisse jedoch noch, dass sie sich über mehrere Tage hinweg ganz furchtbar elend gefühlt habe.

Sie nimmt sich vor, ihre Eltern und ihren Bruder noch einmal auf diese Situation anzusprechen. Für die Zeit bis zur nächsten Sitzung schlage ich ihr folgende Aufgabe vor: Wenn sie bemerkt, dass sie sich der Anerkennung und Zuwendung eines Gegenübers unsicher wird, soll sie dies wahrnehmen, beobachten, was in ihr passiert, und diesen Zustand auszuhalten versuchen.

Nächste Sitzung. Sie habe vergessen, die Eltern nach der Matschszene zu fragen. Ich nehme dies kommentarlos zur Kenntnis, bitte sie aber, dies zum nächsten Mal nachzuholen.

Um das Thema „Erleben von Ablehnung" – passiv wie aktiv etc. – weiterzubearbeiten, schlage ich ihr nun folgende konkrete Verhaltensübung vor: Wir stellen uns voreinander – ohne Berührung. Eine von uns sagt immer: *ja*, die andere antwortet: *nein*. Hierbei soll man mit der Stimme und Lautstärke variieren, ebenso mit Körperhaltung, Mimik und Gesten – z.B. sich anschreien, dann ganz leise säuseln, sich wegdrehen oder ganz nah rankommen etc. Nach kurzer Zeit wird gewechselt: Nun sagt die *Ja*-Sagerin von vorher: *nein* und umgekehrt. Frau Ahrend und auch ich – das muss ich gestehen – müssen uns erst einmal einspielen, aber dann klappt's ganz gut, und wir brüllen, flüstern, bedrängen und verführen. Ich bitte sie anschließend um eine kurze Rückmeldung. Sie lacht: „Das macht ja richtig Spaß." Also schlage ich ihr vor, dass wir uns jetzt *titulieren*: „Blöde Zicke", „dumme Kuh" – na und was uns sonst noch einfällt. Auch hier macht Frau Ahrend mit. Es fühle sich komisch – zu Beginn peinlich – jetzt aber gut, befreiend an. Ich vertiefe dies nicht weiter, ermuntere sie nur zu schauen, ob dies im Nachhinein irgendetwas bei ihr berührt. Nun aber bitte ich sie, noch einmal innerlich in die berichtete Kaufhaussituation zurück zu spüren, sich vorzustellen, wie diese andere Frau hinter ihr zetert, sie beschimpft. Sie solle versuchen, sich nicht zu rechtfertigen, nur auf ihre Gefühle zu achten. Die gelingt nur zum Teil. Dennoch berichtet sie, in ihr habe sich Wut aufgebaut. „Wogegen?" „Dass die so ein Bild von mir hat. Das will ich nicht, das soll nicht bleiben." Diesmal also keine „Kleinheitsgefühle" („Wie schrecklich, bitte denke nicht so von mir") sondern Wut – aber mit gleicher Richtung. Ich schaue mit ihr noch einmal auf den Preis dieser engen Anerkennungsorientierung. Zwar habe ich deren Änderung vorgeschlagen und dies anhand der damit verbundenen Risiken und Gefährdungen begründet, aber nun muss *sie selbst* entscheiden, ob sie dies will und dazu bereit ist.

Die Eltern berichten auf Nachfrage meiner Patientin, dass beide damals nicht mit drastischen Strafen reagiert hätten und man gegenüber dem Vikar darum bemüht gewesen sei, das Verhalten der Kinder als „Streich" und „Spiel" zu entdramatisieren. Allerdings hätten auch sie noch gut in Erinnerung, wie lange ihre Tochter – im Gegensatz zum Bruder – mit sichtbar schlechtem Gewissen herumgelaufen sei. Später, als Frau Ahrend in die Schule kam, musste sie mit Schrecken feststellen, dass dieser Vikar ab nun ihr Religionslehrer sein würde. Vor lauter Scham habe sie sich in die hintere Ecke verdrückt und auch in der folgenden Zeit den Kontakt zu ihm gefürchtet. Daran erinnert sich auch Frau Ahrend, an Weiteres jedoch nicht, und es gibt auch keine zusätzlichen Informationen.

Ich versuche, mir ein Bild von dem Geschehen zu machen.

Erstens spüre ich in mir Zweifel an der Beschreibung des Elternverhaltens. Jene, die doch das öffentliche Ansehen immer so wichtig nahmen, ist es glaubhaft, dass sie in diesem Fall nur bagatellisiert und nicht mit – vorsichtig formuliert – dem moralischen Zeigefinger reagiert haben („Was werden jetzt die Leute denken")? Falls ich mit meiner Vermutung richtig liege, könnten die intensiven Gewissens-, Schuld- und Schamreaktionen des Kindes durch ein solches elterliches Verhalten sicherlich angefacht und verstärkt worden sein.

Zweitens frage ich mich, ob das kleine Mädchen damals erfasst hat, dass die Interpretation der Eltern gegenüber dem Vikar – „Die Kinder wollten doch nur einen Spaß, wollten nur spielen" – so nicht ganz stimmte, sondern dass es ihr (und vermutlich auch dem Bruder) sogar eine diebische Freude gemacht hat, die Erwachsenen zu erschrecken, zu ärgern und so etwas wie Macht zu spüren. Solche Gefühle aber waren „unmöglich", unzulässig, das durfte nicht sein: Eigentlich gab es so etwas auch nicht bei anständigen Kindern und Erwachsenen. Die Eltern, die „Leute", der „Gottesmann", die Lehrer, alle könnten jetzt die schwarzen Flecken des Mädchens entdecken – furchtbar, da würde man doch vor Scham am liebsten im Erdboden verschwinden … Soweit meine Hypothese.

Ich nehme diese Überlegung zum Anlass, mit ihr das Thema „das Böse in uns und anderen" sowie „unsere Wünsche nach Idealisierung" anzuschneiden.

Welche Gefühle stehen bei ihr auf der „Tabuliste"? Nach einigem Nachdenken nennt sie: Neid, Missgunst, Machtwünsche, Egoismus, jemandem etwas Böses wünschen … und fügt, sich offensichtlich genierend, hinzu: Sie wisse, dies dürfe und solle nicht sein, aber manchmal würde sie auch so empfinden. Sie bereue dies dann zutiefst und schäme sich dafür.

Ob sie glaube, dass die anderen Menschen ihrer Familie, gerade auch jene, zu denen sie hochschaue, auch manchmal solche oder ähnliche Gefühle hätten. Nein, das könne sie sich nicht vorstellen.

Ich entscheide mich jetzt für einen konfrontativen Schritt: Wie sie denn den Alkoholismus des Opas sähe, seine Streitlust und auch die des Vaters, dessen Dominanz und das Bestreben, die Schuld immer bei anderen zu suchen, die Rolle der Machtbedürfnisse, was es denn bei der Großmutter gegeben habe, bei der Mutter, bei Freunden, beim Bruder …

Frau Ahrend zeigt deutlich, wie schwer ihr dieser Blick fällt.

Behutsam, empathisch und sie immer wieder validierend, versuche ich mit ihr dieses Thema unter verschiedenen Aspekten zu bearbeiten – den gesellschaftlich kulturellen wie auch den individuell entwicklungsgeschichtlichen. Ich möchte ihr verdeutlichen: Auch wenn wir manche Gefühle, Gedanken und Verhaltensweisen unter sozialen und ethischen Gesichtspunkten ablehnen, so sind sie doch da, sie sind normal und menschlich, es kommt darauf an, sich ihrer bewusst zu werden und mit ihnen umgehen zu lernen, statt zu versuchen, die Augen davor zu verschließen.

Frau Ahrend formuliert am Ende der Sitzung, sie fühle sich wie nackt.

„Warum?" „Weil – das ist mein Innerstes, das berührt meine Ideale, die werden infrage gestellt. Ich wusste es schon lange, aber ich habe mich um diesen Blick immer herumgedrückt."

Ich führe mit ihr wieder eine Übung zum Abschließen und Reorientieren durch, weise sie darauf hin, dass sie nach dieser intensiven Sitzung achtsam mit sich umgehen soll und alles nachträglich in ihr auftauchende Material – Gedanken, Gefühle, Bilder – für unsere nächste Sitzung notiert.

Neu orientieren

Ohne dass Frau Ahrend im Weiteren explizit große Konsequenzen aus dieser Sitzung berichtet, beginnt sich danach Zug um Zug etwas in ihr zu wenden.

Sie hat ein langes Gespräch mit der Mutter, in dem diese ihr von ihren eigenen, lebenslangen Selbstbehauptungsproblemen berichtet und von der ebenfalls bei ihr vorhandenen absoluten

Anerkennungsorientierung – vor allem auch bezogen auf den eigenen Vater (des Großvaters der Patientin). Aggression, Wut, sich gegen die Erwartungen aufzulehnen, individuelle nicht-konforme Bedürfnisse, das sei ihr nie gestattet gewesen. Dies sei ein – mehrere Generationen betreffendes – Frauenthema der Familie. Und sie drückt aus, dass sie sich immer für ihre Tochter gewünscht habe, dass diese es einmal anders macht als sie selbst.

Während einer – von Frau Ahrend organisierten, Therapie unabhängigen – Fastenwoche erlebt die Patientin, dass eine riesige Wut in ihr auftaucht, ohne dass sie diese zuordnen kann.

Frau Ahrend hat meine Anregung aufgegriffen und liest das Buch *Aufbruch* von Ulla Hahn. Dort werden auch die Vergewaltigung eines jungen Mädchens und die Folgen für deren Fühlen, Denken und Handeln in eindrucksvoller Weise beschrieben. Besonders intensiv widmet sich Hahn dem Schuld- und Schamerleben des Opfers.

Ich verfolge damit einerseits das Ziel, über diese Expositionsübung zu einer weiteren Reduktion des Vermeidungsverhaltens meiner Patientin gegenüber Berührungen mit der traumatischen Situation beizutragen. Andererseits erhoffe ich mir, dass sie durch den Blick auf die Reaktion einer anderen betroffenen Person vielleicht noch Weiteres über sich erfährt und verstehen lernt.

Nachdem Frau Ahrend feststellt, dass ihre spontane Idee, dieses Buch abends im Bett zu lesen, gelinde gesagt, nicht gerade schlaffördernd wirkt, plant sie nun selbstfürsorglich Ort, Zeit und Umfang dieser Lektüre und auch deren Beenden und inneres Loslassen. Neben allem Aufgewühltsein und der Anstrengung, schildert sie gleichzeitig ihre große Begeisterung für das Buch und deren Autorin.

Und sie berichtet bald voller Stolz von einem Vorfall:

Sie hatte sich sehr über das Verhalten eines Kollegen geärgert, der seine Aufgaben nicht erledigte, mit negativen Folgen sowohl für meine Patientin als auch für andere Personen. Im Laufe des weiteren Geschehens konfrontierte sie ihn mit ihrer Bewertung. Als er ihren Forderungen auch daraufhin nicht nachkam, leitete sie konkrete Maßnahmen gegen ihn ein. „Den hätten sie mal hören sollen, wie der sich über mich aufgeregt hat. Aber das war mir völlig egal, sein Problem. Und stellen Sie sich vor, obwohl sich auch andere über ihn geärgert haben – ich war die Einzige, die sich getraut hat, ihm die ‚rote Karte‘ zu zeigen. Nachher fanden die das dann gut."

„In den Augen des Kollegen könnten Sie jetzt zur Schreckschraube, zum machtgeilen Weibsbild, zur Besserwisserin, zum Ehrgeizling, zur Zicke mutiert sein. Wie geht's Ihnen damit?"

„Dann ist es so. Ja, ich weiß auch nicht, was das ist. Für mich ist es viel wichtiger, dass ich ihm da eine Grenze aufgezeigt hab und dass das inhaltliche Problem gelöst wurde."

Die weitere Bearbeitung des Themas ergibt, dass sie sich jetzt auch in anderen Situationen viel besser abgrenzen kann – Respekt und Selbstfürsorge haben einen höheren Stellenwert bekommen als das Bild der Lieben, Braven, Reinen.

Ich lasse sie innerlich noch einmal zu einer früheren Situation in Rom gehen, als sie – um Ruhe vor der Freundin zu haben – nur die Möglichkeit sah, in die Kirche zu fliehen.

Ihre Schlussfolgerung lautet: „Das würde ich heute niemals mehr so mit mir machen lassen."

In der weiteren Zeit stabilisiert sich diese neue Haltung zusehends, Frau Ahrend berichtet über eine neue Sicht sowohl auf sich selbst als auch auf ihre Umwelt – die frühere, von ihr berichtete Idealisierung habe sich in der Richtung verändert, dass sie bei Menschen Stärken und Schwächen sehe. Sie spüre eine neue Selbstakzeptanz, und das mache auch etwas mit ihrem Selbstwertgefühl – „Ich glaube, da ändert sich gerade einiges". In den Sitzungen berichtet sie von ihrem Alltag, der zeigt, dass meine therapeutische Hilfe nun langsam überflüssig wird. Frau Ahrend äußert ihre Ängstlichkeit, ohne das Netz der Therapie auszukommen. Bei genauerem

Hinschauen jedoch stellt sie selbst fest, dass sie zuletzt – als wir uns nur mit mehrwöchigen Abständen sahen – auch schwierige Situationen sehr gut bewältigen konnte.

Zwischenzeitlich hat sie die Entscheidung gefällt, in ihre Heimat zurückzuziehen – in eine eigene Wohnung im Haus ihrer Eltern (in die des mittlerweile gestorbenen Großvaters) und damit auch in die Nähe des Freundes. Die Berichte über die Entwicklung ihrer Liebesbeziehung sind im Laufe der vergangenen Sitzungen immer positiver geworden: Die Ängste meiner Patientin vor Nähe haben weiter abgenommen, stattdessen ist die Bindung gewachsen – einschließlich des Wunsches nach einer geringeren Entfernung zwischen den Wohnorten. Nun pendelt Frau Ahrend von dort aus zu ihrer Uni. Ihre Reisen im In- und Ausland gibt es weiterhin. Sie schildert, dass sie das Landleben, die Nähe zur Natur und auch zu ihrer Familie genieße, Abgrenzungen und auch Konflikte machten ihr keine Angst mehr.

In der nun anstehenden Arbeit zur Vorbeugung von Rückfällen tragen wir noch einmal zusammen, was Gefährdungen für sie sein könnten, worauf sie in Zukunft besonders zu achten hat, woran sie negative Entwicklungen erkennen kann und welche Maßnahmen sie dann ergreifen möchte.

4.12 Abschlussbilanz

Unsere Therapie geht dem Ende zu, und ich bitte Frau Ahrend, mit mir gemeinsam Bilanz zu ziehen.

„Frau Ahrend, wie ist es Ihnen in der Zwischenzeit ergangen und wie geht es Ihnen aktuell?"

„Positiv auf der ganzen Linie. Eindeutig. Die Klausur hat geklappt ohne viel Stress. Dann mein Job mit viel körperlicher Bewegung, der tat wieder gut. Jetzt läuft die Vorbereitung der Masterarbeit, und ich liege prima im Zeitplan."

Nun lege ich Frau Ahrend die ursprünglichen Zielformulierungen unserer Therapie vor und bitte sie um ihre Einschätzung des Ergebnisses:

Ziel 1: *Aufbau einer angemessenen Schlafhygiene. Zugrundeliegend waren: Ein- und Durchschafstörungen; teilweise nur 3 Stunden Schlaf pro Nacht.*

Sie lacht. „Also das gibt es heute überhaupt nicht mehr. Sicherlich schlafe ich nicht immer gleich gut, wache auch mal auf, aber das ist etwas völlig anderes als damals, diese unglaubliche Unruhe, die ich in mir hatte, nein, die ist verschwunden. Wichtig ist dafür sicherlich auch, dass das Abschalten von der Arbeit jetzt viel besser klappt. Dies hat mehrere Gründe: Zum einen hilft mir das Wissen bzw. Bewusstsein aus unserer Therapie um die Bedeutung dieser Punkte; aber auch mein Freund und die Umgebung zu Hause wirken erleichternd. Wenn ich dort bin und mein Freund kommt, heißt das für mich: Jetzt ist Feierabend. Da hab ich jetzt eine klare Struktur."

Ziel 2: *Installieren entspannungsfördernder Aktivitäten: zum einen durch körperlich erschöpfende sportliche Aktivitäten, die vorhandene Spannung abbauen helfen, zum anderen durch direkte Entspannungs- und Achtsamkeitsübungen. Zugrundeliegend waren: Verspannungen, Probleme sich zu entspannen; Folgen der nächtlichen Verspannung waren (besonders am Morgen) Rücken- und Bauschmerzen, Überdrehtheit und Übererregtheit.*

„Ja, ich mache jetzt regelmäßig Sport (u. a. Tanzen, Schwimmen, Fahrradfahren) und habe viel körperliche Bewegung (u. a. Wege zu Fuß gehen, Wandern, Gartenarbeit). Das tut einfach gut, ich fühle mich fit, und es lässt mich auch besser schlafen. Dann praktiziere ich regelmäßig Feldenkrais. Damit kann ich total abschalten, mich wunderbar entspannen, außerdem unterstützt es meine Bewegungsabläufe. Dieses frühere Verspannungsgefühl, nein das gibt es heute nicht mehr, ebenso nicht die Rücken- und Bauchschmerzen. Ich war schon lange nicht mehr krank – das ist ein gutes Zeichen für mich."

Ziel 3.: *Erlernen von Selbstbehauptungskompetenzen: Dies beinhaltet, dass sich Frau Ahrend über ihre Selbstbehauptungsrechte und -wünsche, besonders auch unter dem Aspekt der Selbstfürsorge klar wird, angemessene Formen der Selbstbehauptung einübt und auch einsetzt. Dies wiederum impliziert die Konfrontation mit ihren Konflikt- und Abgrenzungsängsten bzw. Anerkennungswünschen und den Aufbau dafür angemessener Bewältigungsstrategien. Weiterhin soll sie einen Kampfsport erlernen bzw. ein Selbstverteidigungstraining absolvieren. Zugrundeliegend waren: Eine negative Einschätzung der eigene Fähigkeiten zur Abgrenzung und Selbstbehauptung, Angst vor Ablehnung, Kritik, Schuld, Respektlosigkeit von anderen; ein starkes Harmonie- und Anerkennungsbedürfnis; Vermeidungs- und Fluchtverhalten bzgl. Konflikten, Auseinandersetzungen, Abgrenzung; Vermeidung von längerfristigen Beziehungen.*

„Das hat sich gut entwickelt. Ich hab jetzt kein Problem, meinem Chef zu sagen: ‚Dafür hab ich jetzt keine Zeit.' Auch nicht bei Freundinnen und Freunden. Ich erlebe auch, dass sie es akzeptieren, wenn ich ablehne und wenn nicht, ist es auch nicht tragisch. Wie ich schon letztes Mal sagte, dann lehnt mich halt der oder die ab, das sind erstens nicht alle, es kann sich auch wieder ändern und wenn nicht, na dann muss ich das manchmal auch akzeptieren. Ich gucke jetzt auch viel mehr, wer mir guttut. Mein Freundeskreis hat sich tatsächlich auch mit der Zeit geändert. Mein Freund bestärkt mich sehr, der freut sich, wenn ich *Nein* sage und mich nicht einfach allem füge. Der Konflikt bei der Arbeit, von dem ich berichtete, der war für mich eine ganz wichtige Erfahrung: Dass ich dem nicht aus dem Weg gegangen bin, sondern sogar die Auseinandersetzung gesucht habe und dabei einen Erfolg erzielte – auch weil ich aushalten konnte, dass der Kollege anschließend total sauer auf mich war – das hat mich sehr ermutigt. Ich weiß jetzt, dass ich mich durchsetzen kann, wenn mich jemand dazu zwingt bzw. ich es für nötig halte. Wie gesagt, ich kann heute damit leben, wenn ich nicht von allen und permanent Anerkennung bekomme. Teilweise freue ich mich sogar, wenn mich manche oder mancher nicht mag – ich hab da gerade jemand Konkretes vor Augen –, ich mag ja auch nicht jeden. Also da ist auf jeden Fall ganz viel bei mir passiert.

Eine längere Beziehung vermeide ich, wie man sieht, auch nicht mehr; ein Selbstverteidigungstraining habe ich absolviert, fand ich gut, aber zum Kampfsport hat mich das nicht motiviert."

Ziel 4: *Aufbau einer angemessenen Alltags- und Arbeitsstruktur (zeitliche Einteilung, Arbeit- und Pausenphasen etc.). Zugrundeliegend waren: Verschiedene ihre psychophysischen Grenzen überschreitende, Stress induzierende und aufrechterhaltende Verhaltensweisen.*

„Also ein Teil war ja darin begründet, dass ich mich nicht abgrenzen konnte. Daneben aber musste ich wirklich erst einmal ein günstiges Arbeitsverhalten lernen, mit allem Drum und Dran. Das ist mir nicht leicht gefallen. Es klappt heute schon viel, viel besser, aber ich muss das ganz bewusst im Auge behalten. Und ich setze mich heute auch nicht mehr unter den Druck, immer und überall Bestnoten zu bekommen. Das differenziere ich – wo ist es mir wichtig und wo nicht.

Und bzgl. meiner Tagesstruktur hab ich jetzt einiges eingerichtet, was mir auch sehr guttut: Zum Beispiel gibt es ein festes Morgenritual. Ich stehe so früh auf, dass mir genügend Zeit bleibt. Ich gehe dann zuerst raus, begrüße die Tiere, spaziere durch den Garten und schaue mich dort um, frühstücke in Ruhe, ab 8 Uhr beginnt das Pflichtprogramm. Abends gibt es dann meistens auch noch den Spaziergang mit meinem Freund, was den Tag beschließt. Insgesamt fühle ich mich, obwohl ich viel zu tun habe, viel weniger gestresst, kann mich heute insgesamt viel besser konzentrieren und effektiver arbeiten."

Ziel 5: Integration des Traumas und damit die Reduktion der noch vorhandenen PTBS-Symptomatik. Diese beinhaltet das Elaborieren des Traumagedächtnisses, das heißt dass es Frau Ahrend möglich wird, sich an die traumatischen Ereignisse nachträglich zeitlich und räumlich zu erinnern, sie zu sortieren, zuzuordnen und abschließend zu verarbeiten; die Änderung der Schuld- und Schamgefühle im Sinne einer Differenzierung zwischen der eindeutigen Identifikation der Schuld des Täters und der – diese Schuld nicht mindernden – Bewertung des eigenen Verhaltens; den Abbau des Vermeidungs- und Kontrollverhaltens bzgl. des Traumas und der PTBS-Symptomatik.

„Also, ich weiß noch wie es mir nach der Traumaarbeit endlich wieder gelang, mich an vieles zu erinnern, auch an das Datum, das war eine ganz großartige Erfahrung."

Es gab damals häufig intensivste Träume von der Vergewaltigungsszene.

„Diese Träume etc., all das war damals wesentlich schlimmer; nein, ich schlafe ganz normal."

Wenn das Traumathema berührt wurde, kam es zu dissoziativem Verhalten.

„Nein, dissoziieren tue ich heute nicht mehr; es ist immer noch ein unangenehmes Gefühl, und ich bin angespannt, wenn das Thema kommt."

Sie befand sich zumeist in einem Zustand erhöhter Wachsamkeit, Schreckhaftigkeit etc.

„Gibt's heute nicht mehr."

Sie lief Gefahr, zu viel Alkohol zu trinken.

„Ist heute nicht mehr Thema, aber ich will darauf aufpassen."

Sie fühlte sich bzgl. der Vergewaltigung schuldig und schämte sich, sie konnte gegenüber dem Täter keine Wut empfinden, er tat ihr eher leid.

„Das hab ich jetzt für mich zurückgewiesen. Das ist für mich klar, er war der schuldige Täter und er hatte es mit Belügen und Betrügen gezielt darauf angelegt. Punkt. Daneben aber, ohne dass das an diesem Urteil etwas ändert, sehe ich auch, wie leichtsinnig ich mich damals mit 16 verhalten habe, bis spät in der Nacht dort zu bleiben, so viel Alkohol zu trinken, dann mit dieser ,rosaroten Brille', durch die ich blickte, absolut naiv und unrealistisch, und dazu noch meine Hemmung, mich frühzeitig zu wehren – schrecklich."

An dieser Stelle bitte ich sie noch einmal auf die anfängliche Oberplanformulierung zu blicken und zu prüfen, ob sich heute etwas daran verändert hat. Diese lautete: *„Die Welt und die Menschen funktionieren nach festgelegten Regeln. Ich (als weibliches Wesen und Tochter) habe mich dem zu fügen; zu Widerspruch und Selbstbehauptung bin ich nicht berechtigt und befähigt. Nur wenn ich mich als freundliches, gefälliges Wesen beweise, das alle Erwartungen widerspruchslos erfüllt und zudem im Leistungsbereich brilliert, kann ich hoffen, Beachtung, Anerkennung sowie Respekt zu erhalten und anderseits Nichtbeachtung, Ablehnung, Zorn, Kritik und Respektlosigkeit zu vermeiden"* und: *„Die Menschen sehe ich positiv, auch wenn es Ausnahmen gibt und prinzipiell die Gefahr besteht, dass die persönlichen Grenzen von anderen (evtl. besonders bei Frauen) missachtet werden."*

„Also die Welt und die Menschen sehe ich schon noch immer positiv, und doch nicht mehr so wie damals: Wenn ich die ,rosarote Brille' absetze, erkenne ich, dass Menschen nicht immer nur gut sind. Das ist einfach so. Und zusätzlich gibt es auch noch die richtig schwarzen Schafe."

„Und Ihr Bild von sich selbst?"

Lacht: „Ich bin auch nicht immer und nur gut."

„Und was ist mit der Unfähigkeit und dem Recht, sich zu behaupten?"

„Wie ich schon sagte: Das kann ich jetzt viel besser, und ich habe heute auch eine andere Einstellung: Ich *darf*, und manchmal *muss* ich mich abgrenzen."

„Was machen sie, wenn der andere ihre Abgrenzung nicht akzeptiert, sie nicht ernst nimmt oder übergriffig wird?"

„Mein *Nein* ist ein *Nein*. Punkt! Und: Heute kann ich das auch ganz anders als früher deutlich machen, auch laut werden und so weiter. Zweitens: Wenn der oder die es nicht akzeptiert – egal, ich lasse Handlungen folgen. Dafür habe ich schon einige Beispiele."

„Sie erwarteten nur durch Folgsamkeit, keinen offenen Widerstand bietende Strategien und tolle Leistungen die Anerkennung und den Respekt von anderen zu bekommen bzw. Befürchtetes zu vermeiden. Hat sich da etwas verändert?"

„Ja, also Anerkennung möchte ich natürlich haben, aber nicht unbedingt und über diesen Weg. Ich hab mittlerweile verstanden: Anerkennung kriege ich trotzdem, und zwar ausreichend. Und Respekt – den erhalte ich sogar umso eher, je deutlicher wird, dass ich nicht selbstverständlich und auf Zuruf alles für jeden mache."

„Sind sie mutiger geworden?"

„Ja, Mut trifft es ganz gut. Zum Beispiel, sich nicht zu rechtfertigen, sondern einfach: ‚Nein, nicht ich, sondern mach du mal. Hab jetzt keine Lust, Blödmann …'"

„Das klingt auch nach Wut oder Ärger. Helfen diese beiden Gefühle bei diesem neuen Verhalten?"

„Ja unbedingt."

„Geht das bei allen, z. B. auch bei dem Vater?"

„Ja. Hab ihm neulich gesagt, als er mir Vorwürfe machte: ‚Du musst dich auch melden. Woher soll ich wissen, dass du da bist. Sagst einfach nichts und wartest, dass ich es merke. Selbst schuld.' Und das gegenüber ihm, der ja so gerne die Schuld bei anderen sucht und losdonnert, ja, das traue ich mich jetzt."

Nun zum letzten Punkt unserer Traumaarbeit: *Erinnerungen an das Trauma wurden vermieden*:

„Zum Beispiel lese ich immer noch weiter in dem Buch von Ulla Hahn, das fällt mir nicht leicht, aber es hilft mir gleichzeitig zu Distanz und einer neuen Perspektive. Da ich jetzt auch sonst nicht mehr wegschaue, ärgere ich mich zunehmend über die Behandlung des Vergewaltigungs- und Traumathemas in den Medien. Gleichzeitig bekomme ich immer mehr mit, dass es sogar Frauen in meinem engeren Umfeld gibt, die auch davon betroffen sind. Ich merke bei mir jetzt das Bedürfnis, anderen Frauen irgendwie meine eigene ‚Genesung' zugutekommen zu lassen. Mal sehen, was ich da machen kann. Mein Fazit: Alles in allem ist für mich das Ziel erreicht, dass ich mit dem Geschehen von damals heute anders umgehen kann. Ich habe nicht gedacht, dass es so gut klappen würde."

Ziel 6: *Förderung von Kompetenzen, die eine längerfristige Partnerschaft ermöglichen.*

„Dass ich die Beziehung zu meinem Freund eingehen konnte und führen kann – wir sind jetzt schon mehr als ein Jahr zusammen –, betrachte ich als den bedeutsamsten Erfolg der Therapie. Vertrauen haben, sich öffnen und auf Nähe einlassen, Konflikte angehen, sich abgrenzen – all das musste ich lernen. Meine Beziehung ist jetzt, nach den anfänglichen schweren Hürden, die zu nehmen waren, für mich einer der wichtigsten Punkte in meinem Leben geworden. Und wir lernen immer noch weiter. Wichtig ist, dass wir über alles miteinander reden. Seine Reaktion auf meine Vergewaltigungsgeschichte war einfach klasse – das hat bei mir ganz viel bewirkt. Aber wir können uns eben auch auseinandersetzen. Bei allem Gemeinsamen sind wir ja teilweise sehr unterschiedlich, auch in unseren Berufen, das ist nicht immer leicht, aber andererseits auch wichtig. Wir planen, wenn es weiter so gut läuft, im nächsten Jahr zusammenziehen."

Befragt nach dem, was sie in der Therapie als besonders förderlich für ihre Entwicklung bewertet, nennt Frau Ahrend in meinem Nachbefragungsbogen:

„Die Beziehung zwischen Ihnen und mir hat einfach gestimmt, da war eine große Vertrauensbasis. Ich konnte mich darauf verlassen, dass Sie mir, wenn es in den Sitzungen mal noch so belastend war, helfen, wieder gut rauszufinden. Ich hatte nie den Eindruck, mich Ihnen gegenüber rechtfertigen oder schämen zu müssen. Die Gefühle und Gedanken, die ich Ihnen offenbart habe, konnte ich vorher nicht einmal vor mir selbst zulassen. Sie haben mir gezeigt, dass ich mich selbst auch mit meinen nicht so schönen Seiten, die ich ablehnte, annehmen kann, dass das etwas völlig Normales ist bzw. eine Eigenschaft, die ich behalten ‚darf'. Diese Selbstanerkennung und Selbstwertschätzung, ich glaube, das war vielleicht der wichtigste Punkt, der ganz viel bewirkt hat. Ich habe ein großes Stück Selbstwertgefühl und Selbstbewusstsein, vielleicht sogar Selbstliebe erreichen können. Und dass ich Rücksicht auf mich und meine Grenzen nehmen kann, mich abgrenzen darf, soll und dies jetzt auch kann – das gab es für mich vorher so einfach nicht. Daneben waren die verschiedenen Methoden zum Lernen konkreter Verhaltensstrategien natürlich sehr wichtig; von dieser Traumaexpositionsmethode bin ich z. B. immer noch ganz begeistert."

Was möchten Sie sich bewahren?

„Neben all dem Genannten möchte ich in Zukunft weiter dafür sorgen, dass ich mich in meinem Leben nicht an erster Stelle durch die Erwartungen anderer leiten lasse, sondern mir immer wieder mit achtsamer Selbstwahrnehmung bewusst mache, was ich möchte, brauche und mein Leben selbstständig in die Hand nehme. Das will ich nicht vergessen."

Die gesamte Therapie umfasste insgesamt 45 Sitzungen und erstreckte sich auf einen Zeitraum von 3 Jahren – wobei sich immer wieder längere mehrwöchentliche bis mehrmonatige Pausen durch die Auslandsaufenthalte und die dem Therapieort fernen Ferienjobs meiner Patientin ergaben. Die 40. bis 45. Sitzung verteilten sich über das letzte halbe Jahr.

4.13   10 Monate später

Die Katamnese 10 Monate nach dem letzten Therapietermin zeigt an wichtigen neuen Ereignissen, dass Frau Ahrend in der Zwischenzeit ihren Master gemacht und nun mit der Doktorarbeit begonnen hat. Zudem ist sie vor zwei Monaten mit ihrem Freund zusammengezogen – ihre Beziehung hat sich weiter gefestigt. Der Vergleich mit den Therapieergebnissen zum Zeitpunkt des Therapieendes ergibt eine positive Bilanz: Das Schlafen macht keine außergewöhnlichen Probleme; körperliche Aktivitäten haben weiter ihren festen Platz im Tagesablauf und tragen zum Wohlbefinden bei, wie z. B. Feldenkrais, Sauna, Tanzen, Schwimmen, Spazierengehen etc.; Selbstbehauptungskompetenzen werden genutzt und weiter ausgebaut; das Arbeitsverhalten klappt insgesamt gut, sie muss aber weiterhin immer wieder darauf achten; das Trauma spielt in ihrem Alltag keine belastende Rolle mehr, allenfalls gibt es zwischendurch mal Erinnerungen oder einen Traum, aber ohne die früheren schlimmen Begleiterscheinungen; die Scheidenpilzerkrankung ist nicht wieder aufgetreten. Frau Ahrend beschreibt an zusätzlicher Veränderung, dass sie heute bewusster handle. Sie frage sich bei wichtigen Punkten mehr, aus welchem Grund sie dieses oder jenes tun wolle, was ihr die Möglichkeit einer freieren und stärker selbstgesteuerten Entscheidung gäbe.

Insgesamt fühle sie sich sehr wohl in ihrem jetzigen Leben und gestärkt, den begonnen Weg weiterzugehen.

4.14   Reflexion

Diese Therapie war für mich herausfordernd und voller Überraschungen. Sie beinhaltete die spezifische Bearbeitung einer Vielfalt von Problembereichen – die wiederum miteinander verbunden waren. Dies erforderte ein sorgsames Sortieren und Planen meines Vorgehens, bei gleichzeitiger Offenheit gegenüber dem Geschehen während des therapeutischen Prozesses.

Sehr spannend fand ich die für diese Therapie in besonderem Maße relevante Verknüpfung von Symptomatik und Oberplan der Patientin:

Ohne eine Änderung auf der übergeordneten Ebene ihrer inneren Überzeugungen wäre der Aufbau eines selbstbehauptenden Verhaltens deutlich begrenzt gewesen und hätte letztlich scheitern müssen. Damit jedoch wären wiederum die Therapieziele der Entwicklung von Selbstfürsorge und von Beziehungsfähigkeit boykottiert worden, da beides die Ausübung von selbstbehauptendem, abgrenzendem Verhalten erforderlich machte bzw. voraussetzte. Diese Grenzen bezüglich des selbstbehauptenden Verhaltens wurden durch den hohen, handlungsleitenden Stellenwert des Anerkennungswunsches der Patientin bzw. ihre Furcht vor Ablehnung gesetzt.

Warum aber war dieser Fokus für die Patientin bislang so extrem wichtig? Meine nachträgliche Interpretation lautet folgendermaßen:

Ausschlaggebend für die bisherige Verhaltensorientierung von Frau Ahrend war ihr idealisiertes Menschenbild. Sich selbst an den Idealen des „moralisch guten Menschen" (denen alle wichtigen Personen ihrer Welt zu entsprechen schienen) messend, musste sie immer wieder voller Scham und Schuld Unzulänglichkeiten bei sich feststellen. Nur wenn sie es schaffte, die Anerkennung des Gegenübers zu gewinnen (je höher gestellt, desto besser), konnte sie das Gefühl der Minderwertigkeit zeitweise besänftigen bzw. ihren positiven Wert erleben. Umgekehrt erlebte sie das negative Bild, das ein anderer von ihr hatte, als direkten Spiegel und Bestätigung ihrer Mangelhaftigkeit. D. h., einer der wichtigsten Gründe dafür, dass Frau Ahrend sich so an die Anerkennung bzw. die Vermeidung von Ablehnung band, waren ihre Selbstablehnung bzw. Selbstverunsicherung. Zudem folgten auf jede Ablehnung oder Anerkennung durch andere oftmals auch weitere externe bestrafende oder positiv verstärkende Konsequenzen: z. B. Zorn, Nichtbeachtung, Abwendung bzw. Stolz der Eltern, Aufmerksamkeit, Zuwendung etc. Blickt man nun auf die psychische Verarbeitung der Vergewaltigung, wird deutlich: Frau Ahrend war aufgrund dieser inneren Haltung zu sich selbst (und in der spezifischen Altersphase) in besonderer Weise prädestiniert, dieses traumatische Erlebnis in einer Weise zu interpretieren, die intensive Schuld und Schamgefühle hervorrief, was dann wiederum eine Verstärkung dieser Selbstsicht zur Folge hatte.

Diese Zusammenhänge habe ich lange nicht in dieser Weise sehen können. Durch das weltgewandte, offene, fröhliche Verhalten meiner Patientin, ihr in bestimmten Bereichen (z. B. dem der Leistungsebene) deutlich gezeigtes Selbstbewusstsein sowie ihre vielen sozialen Kontakte war mein Blick – trotz allem – für diese selbstunsichere, selbstabwertende Seite ihrer Persönlichkeit abgelenkt. Um zu dem neuen Verständnis zu kommen, war es für mich wichtig, dass ich mich nicht aus Furcht vor Unklarheit zu vorschnellen Deutungen verleiten ließ. Theoretisch waren durchaus verschiedene Erklärungen denkbar. Ich hatte mich immer wieder in Geduld zu üben und mich im Wechselspiel zwischen eigener Hypothesenbildung, Intuition und Reflektieren auf den Prozess des Suchens und Findens einzulassen.

Die im therapeutischen Prozess ausgelöste „Ent-Täuschung" der Patientin gegenüber ihrem idealen Menschenbild bewirkte bei ihr zunächst eine schmerzhafte Erschütterung. Dann aber ergriff sie die Möglichkeit der damit implizierten Neuorientierung mit bald sichtbaren, weichenstellenden Folgen.

Die Änderung ihres Menschenbildes erlaubte es Frau Ahrend nun

- auf die eigene Person bezogen: die von ihr zuvor negativ bewerteten, schamhaft abgelehnten Seiten ihrer Persönlichkeit anzunehmen, zu integrieren, sich damit akzeptieren und wertzuschätzen zu lernen;

- auf andere Menschen bezogen: sich nicht mehr von vornherein anderen gegenüber minderwertig zu fühlen, sondern diese ebenfalls in deren „ehren"- wie „unehrenwerten" Seiten zu sehen;
- die bewertenden Reaktionen anderer und ihr eigenes Werteerleben nicht mehr direkt gleichzusetzen, sondern getrennt wahrnehmen zu können, und damit unabhängiger gegenüber deren Anerkennung bzgl. Ablehnung zu werden;
- damit frei zu werden für Selbstbehauptung und Abgrenzung;
- schließlich durch den realistischeren Blick auf menschliche Motive und deren Indikatoren auch diesbezüglich ein angemesseneres, selbstschützendes Verhalten aufzubauen.

D. h. diese Entwicklung wurde somit einerseits durch die vorhergehenden, im therapeutischen Prozess gemachten Neuerfahrungen und natürlich durch die themenspezifischen Interventionen gefördert. Andererseits beinhaltete sie, dass die übrigen therapeutischen Maßnahmen (z. B. Traumatherapie, Selbstbehauptungstraining) im Sinne der Therapiezielerreichung wirksam werden konnten.

Was gibt es noch anzumerken?

Dass der letzte richtungsweisende Entwicklungsschritt quasi nebenbei, ganz still in eine neue Verhaltensselbstverständlichkeit mündete – die vorher kaum denkbar gewesen wäre –, habe ich nicht nur hier erlebt. Dennoch bin ich immer wieder verblüfft. Vielleicht kann man es so interpretieren: Wenn *es* stimmt, wenn *es* passt, ergibt sich alles Weitere (fast) von selbst.

Noch etwas: Auch bei dieser Geschichte zeigt sich erneut das Ineinandergreifen von therapieinternen und -externen Prozessen: Frau Ahrend wurde es aufgrund der therapeutischen Interventionen möglich, sich längerfristig auf eine Liebesbeziehung einzulassen. Dies zu erleben und zudem einen Partner zur Seite zu haben, der sie hinsichtlich ihrer Änderungsziele ermutigt und unterstützt, war dann wiederum einer der wichtigen Wirkfaktoren für ihre folgenden Entwicklungsschritte.

Ich könnte noch vieles mehr an mir wichtigen Aspekten herausgreifen, aber damit soll es genug sein.

Die Zusammenarbeit mit Frau Ahrend hat mich auf unterschiedlichste Weise persönlich berührt. Dass sie mir trotz ihrer Ängste und Überzeugungen ihr Vertrauen schenkte und sich auf die Therapie einließ – auch auf teilweise schmerzhafte Prozesse – und dass sie es schließlich wagte, mir ihr so schamhaft besetztes Inneres zu zeigen, all dies kann ich im Nachhinein noch mehr würdigen und wertschätzen.

Schon ab der ersten Stunde unserer Zusammenarbeit musste ich an Goethes Gedicht *Heidenröslein*[21] denken. Lese ich die süßlich naiven, an Kinderreime erinnernden Strophen als Beschreibung einer Vergewaltigung, so lösen diese in mir Abscheu und Unverständnis aus.

Die Geschichte von Frau Ahrend zeigt mir noch einmal:

Eine Vergewaltigung ist eine furchtbare, tiefe Spuren hinterlassende traumatische Erfahrung, die keinerlei Verklärung zulässt, sondern gesetzliche Verurteilung und Bestrafung verlangt. Das andere ist: Frau Ahrend hat es geschafft, sich nicht brechen lassen. Der Weg, den sie dabei ging, forderte den Einsatz von viel Kraft und Durchhaltevermögen. Es ist ihr gelungen, sich *trotz* und *mit* diesem Erlebnis zu einer sich selbst wertschätzenden, liebesfähigen Frau zu entwickeln, die ihr Leben in die Hand nimmt. Ich finde, dies ist eine Mut machende Botschaft – nicht nur für traumatisierte Frauen.

Literatur

Basler, D., & Rehfisch, H. P. (2007). *Progressive Muskelentspannung. Ausgeglichen durch den Alltag.* Hamburg: TKK. CD

Beck, A. T. (1976). *Cognitive Therapy and the emotional disorders.* New York: International University Press.

Dilling, H., Mombour, W., & Schmidt, M. H. (Hrsg.). (2008). *Internationale Klassifikation psychischer Störungen. ICD-10 Klinisch-diagnostische Leitlinien.* Bern: Huber. Kapitel V (F)

Ehlers, A. (1999). *Posttraumatische Belastungsstörung.* Göttingen: Hogrefe.

Ehring, T., & Ehlers, A. (2012). *Ratgeber Trauma und Posttraumatische Belastungsstörung.* Göttingen: Hogrefe.

Fischer, G., & Riedesser, P. (2003). *Lehrbuch der Psychotraumatologie.* München: Reinhard Verlag (UTB).

Foa, E. B., Ehlers, A., Clark, D. M., Tolin, D. F., & Orsillo, S. M. (1999). The Post-traumatic Cognitions Inventory (PTCI): Development and validation. *Psychological Assessment, 11,* 303–314.

Forgash, C., & Knipe, J. (2001). *Safety focused EMDR/ego state treatment of dissociative disorders. Presentation at EMDRIA conference.* Texas: Austin.

Franz, B. (2005). *Schlaf schön.* München: Sanssouci im Carl Hanser Verlag.

Goethe, J. W. (1982). Heidenröslein. In H. Nicolai (Hrsg.), *Goethes Gedichte in zeitlicher Folge* (S. 96). Frankfurt am Main: Insel-Verlag.

Hahn, U. (2008). *Gedichte fürs Gedächtnis.Johann Wolfgang Goethe, Heidenröslein* (S. 52–53). München: Deutsche Verlagsanstalt.

Hahn, U. (2009). *Aufbruch.* München: Deutsche Verlagsanstalt.

Hermer, M. (2012b). Therapeutinnen, die nicht mehr ganz unbekannten Wesen. Teil II: Therapeutische Beziehung. *Verhaltenstherapie und Psychosoziale Praxis, 3,* 573–585.

Hermer, M., & Röhrle, B. (2008). *Handbuch der therapeutischen Beziehung* Bd. 1,2. Tübingen: DGVT Verlag.

Hinsch, R., & Pfingsten, U. (2002). *Gruppentraining sozialer Kompetenzen (GSK).* Weinheim: Beltz.

Jacobson, E. (1990). *Entspannung als Therapie. Progressive Relaxation in Theorie und Praxis.* Stuttgart: Klett-Cotta.

Kämmerer, A. (2008). Scham- und Schuldgefühle bei psychischen Störungen. *Psychologie in Österreich, 28/5,* 416–423.

Kämmerer, A. (2010). Zur Intensität des Erlebens von Schamgefühlen bei psychischen Störungen. *Psychotherapie, Psychosomatik und medizinische Psychologie, 60,* 262–270.

Kohl, W. (2011). *Leben oder gelebt werden.* München: Random House.

Maerker, A. (2009). *Posttraumatische Belastungsstörungen.* Heidelberg: Springer.

Merkle, R. (2011). *Lass dir nicht alles gefallen.* Mannheim: PAL Verlag.

Pieper, G., & Bengel, J. (2008). *Traumatherapie in sieben Stufen. Ein kognitiv-behaviorales Behandlungsmanual.* Bern: Huber.

Reddeman, L. (2001). *Imagination als heilsame Kraft.* München: Pfeiffer bei Klett-Cotta.

Reemtsma, J. P. (1997). *Im Keller.* Hamburg: Hamburger Editio.

Rost, C. (Hrsg.). (2008a). *Ressourcenarbeit mit EMDR.* Paderborn: Junfermann.

Rost, C. (2008b). CIPOS – Constant Installation of Present Orientation and Safety. In C. Rost (Hrsg.), *Ressourcenarbeit mit EMDR* (S. 69–85). Paderborn: Junfermann Verlag.

Sachse, R. (2004). *Persönlichkeitsstörungen. Leitfaden für die Psychologische Psychotherapie.* Göttingen: Hogrefe.

Sachse, R. (2012). *Persönlichkeitsstörungen verstehen. Zum Umgang mit schwierigen Klienten.* Bonn: Psychiatrie Verlag.

Shapiro, F. (1999). *EMDR. Grundlagen und Praxis.* Paderborn: Junfermannsche Verlagsbuchhandlung.

Shapiro, F. (1989a). Efficacy of the eye movement desensitization procedure in the treatment of traumatic memories. *Journal of Traumatic Stress Studies, 2,* 199–223.

Shapiro, F. (1989b). Eye movement desensitization: A new treatment for post-traumatic stress disorder. *Journal of Behavior Therapy and Experimental Psychiatry, 20,* 211–217.

Shapiro, F. (Hrsg.). (2002). *EMDR as an integrative psychtherapy approach.* Washington: American Psychological Association.

Sommer, G., & Stellmacher, J. (2009). *Menschenrechte und Menschenrechtsbildung.* Wiesbaden: VS Verlag.

Stavemann, H. H. (2010). *Im Gefühlsdschungel.* Weinheim: Beltz Verlag.

Steil, R., Bohus, M., Priebe, K., & Dyer, A. (2011). Skript zum DBT-PTSD-Workshop vom 29.03.–1.4.2011 in Frankfurt, unveröffentlichtes Manuskript.

Vereinte Nationen (1948). *Allgemeine Erklärung der Menschenrechte.* New York: Vereinte Nationen.

Anmerkungen

1   2009, S. 315
2   EMDR (Eye movement desensitization and reprocessing) wurde von F. Shapiro 1988 (veröffentlicht 1989a, 1989b; 1999) zur Behandlung von Posttraumatischen Belastungsstörungen (PTBS) entwickelt. Hauptannahme ist dabei, dass durch die innere Konfrontation mit der traumatischen Situation und die damit verbundenen emotionalen, kognitiven und somatischen Reaktionen, bei gleichzeitiger Stimulation verschiedener Hirnareale, eine nachträgliche, angemessene Verarbeitung des Traumas ermöglicht wird. Diese Stimulation erfolgt über angeleitete Rechts-links-Bewegungen der Augen (den Bewegungen eines Fingers des Therapeuten mit den Augen folgen), abwechselnde Rechts-links-Berührungen bzw. -Impulse oder Geräusche, die per Kopfhörer abwechselnd auf das rechte und linke Ohr geleitet werden. Das gesamte therapeutische Vorgehen beinhaltet ein umfangreiches differenziertes Vorgehen und ist an verschiedene Voraussetzungen gebunden. Die Wirksamkeit dieser Methode bei PTBS konnte wiederholt nachgewiesen werden. Mittlerweile gibt es verschiedene Weiterentwicklungen bzw. Modifikationen dieser Methode mit differenzierten Indikationsempfehlungen (Rost 2008a; Shapiro 2002)
3   Um ein solches Reorientieren und Halten in der Gegenwart zu unterstützen, dissoziative oder belastende emotionale Reaktionen zu beenden oder zu verhindern, sind grundsätzlich Interventionen geeignet, die intensive Sinnesreizungen provozieren und damit die Aufmerksamkeit beanspruchen: schmecken – z. B. Zitrone, Ingwer; riechen – z. B. verschiedene Duftöle oder Gewürze; hören – z. B. Geräusche der aktuellen Situation wahrnehmen, Händeklatschen; sehen – z. B. detailliertes Beschreiben der Umgebung, eines Gegenstands; fühlen – z. B. einen Igelball (dies ist ein stacheliger Ball mit Noppen) in der Hand bewegen, Kälte oder Wärme; sich bewegen – z. B. aufstehen, umhergehen, balancieren, fangen. Weitere Maßnahmen können z. B. Aufgabenstellungen sein, die die volle intellektuelle Konzentration verlangen (s. hierzu auch Steil et al. 2011).
4   Zur Kontraindikation einer detaillierten Exploration des Traumas in dieser Frühphase der Behandlung s. Pieper und Bengel (2008).
5   Flashbacks bezeichnen – im Gegensatz zu Erinnerungen – das intensivste direkte Wiedererleben oder besser gesagt das „Wiedereinsteigen" in die Gefühle und Bilder der traumatischen Situation, als seien sie Gegenwart; der Kontakt zur aktuellen Situation ist dann nicht mehr vorhanden. Jan Philipp Reemtsma, der über Wochen von seinen Entführern in einem Keller festgehalten wurde und dort schlimmste Todesangst erlebte, berichtet in seinem 1996 erschienen Buch mit dem Titel *Im Keller*, dass er sich nach seiner Befreiung immer wieder „im Keller" gefühlt habe. Die Formulierung „*wie* im Keller" hätte schon auf eine Distanzierungsfähigkeit verwiesen, die ihm jedoch nicht möglich war (Reemtsma 1997; Ehlers 1999, S. 16). Häufiger als diese extremen Erfahrungen der Flashbacks ist bei Traumatisierten das ebenfalls äußerst belastende und realitätsverzerrende Wiedererleben einzelner Teile des Traumas – zumeist ausgelöst durch traumaähnliche Sinneseindrücke (Ehring und Ehlers 2012).
6   Zu den verschiedenen möglichen Veränderung der Selbst- und Weltsicht nach traumatischen Erfahrungen s. auch Ehring und Ehlers (2012) und Steil et al. (2011).
7   Walter Kohl (2011) schreibt mit Blick auf das widersprüchliche Verhalten seiner Mutter und auch auf seine eigenen Erfahrungen, nachdem er von Mitschülern grausam gequält und erniedrigt worden war: „Paradox am Status des Opfers in einem Beziehungssystem ist, dass der Betreffende sich einerseits als wehrloses Objekt äußerer Kräfte begreift, dass er andererseits aber unbewusst davon ausgeht, dass er an der Entfesselung dieser Kräfte Mitschuld trägt" (S. 78). Eine der mich am stärksten beeindruckenden literarischen Bearbeitungen dieses Themas findet sich in U. Hahns Roman *Aufbruch* (2009), dem ich auch den für den Titel dieses Kapitels verwendeten Satz entnommen habe.
8   Trotz dieser Erfahrung möchte ich Folgendes betonen: Die Traumainterpretationen und emotionalen Reaktionen von Traumatisierten können im Einzelfall sehr unterschiedlich sein; sie zu erkennen ist für das Verständnis des Traumatisierungsprozesses und für das therapeutische Vorgehen äußerst wichtig. Umso mehr gilt deshalb, dass wir Therapeutinnen für die individuellen Reaktionen der Patientinnen offen bleiben, sehr behutsam und ohne Unterstellungen, ohne Bedrängen in Richtung unserer Erwartungen oder mit sofortigen bewertenden Diskussionen vorgehen (s. hierzu auch Pieper und Bengel 2008).
9   In den folgenden Ausführungen zur Schuldthematik beziehe ich mich u. a. auf Arbeiten von Steil et al. (2011), zum Schuld- und Schamerleben s. weiter insbesondere auch Kämmerer (2008, 2010).
10 Dies belegen u. a. zahlreiche Ergebnisse der Attributions- und der entwicklungspsychologischen Forschung.
11 Vgl. hierzu das Item 7 des Fragebogens zu Gedanken nach traumatischen Erlebnissen; PTCI (*Post-traumatic Cognitions Inventory*) nach Foa et al. (1999) in Ehlers (1999, S. 92).
12 a. und b. bezeichnet man als „negative Verstärkung": Der verstärkende Effekt, d. h. die Erhöhung der Wahrscheinlichkeit für das Wiederauftreten dieses Verhaltens, resultiert aus der Vermeidung eines negativen Ereignisses.

Bei c. handelt es sich um eine „positive Verstärkung": Das Verhalten wird durch einen direkten positiven Effekt belohnt und damit aufrechterhalten. Wie bei Frau Ahrend kann diese, das Verhalten lenkende Wirkung schon allein durch die *Erwartung* bestimmter Konsequenzen geschehen.

13   Dieses Vorgehen wird heute allgemein von Traumatherapieexperten empfohlen: die Reihenfolge beinhaltet: 1. Stabilisierung, 2. Traumakonfrontation und 3. Traumaintegration (u. a. Reddemann 2001; Fischer und Riedesser 2003; Pieper und Bengel 2008).

14   Entsprechend betonen Pieper und Bengel (2008), dass es bei dem Ziel einer PTBS-Behandlung nicht um ein Vergessen des Traumas gehen kann, sondern um dessen Integration in den Lebenslauf der Betroffenen. Dabei sei es wichtig, dies als aktiven Prozess zu begreifen, der es dem Traumatisierten ermöglicht, „aus der Rolle des passiven Opfers, das durch das eigene Vermeidungsverhalten eingeschränkt wird, in die des aktiv Überlebenden" zu kommen (S. 24f.).

15   Zur generellen als auch störungsspezifischen Relevanz der Therapeutin-Patientin-Beziehung für den Therapieprozess s. Hermer und Röhrle (2008); Hermer (2012b); Ehlers (1999); Sachse (2004, 2012).

16   Zu diese Thema s. auch die Empfehlungen des PTBS-Patienten-Ratgebers von Ehring und Ehlers (2012).

17   S. hierzu auch das von Pieper und Bengel (2008) innerhalb ihres Konzepts der kontrollierten Traumaexposition (KTE) beschriebene Vorgehen zur Traumaexploration, das nach spezifischen Aspekten strukturiert darauf abzielt, alle wichtigen Informationen über das traumatische Ereignis zu erheben, ohne bei Patienten eine emotionale Überflutung zu provozieren.

18   Constant Installation of Positive Orientation and Safety; Forgash und Knipe (2001); deutsche Version Rost (2008b).

19   Pieper und Bengel (2008) betonen, dass sich die für die Betroffenen belastendsten, traumatisierenden Situationen häufig nicht von außen erschließen lassen, sondern von der individuellen Person und der internen sowie externen Situation abhängig sind. Umso wichtiger ist es für die Therapeuten, diesbezüglich offen zu sein und dem Patienten zu einer eigenen Bewertung zu verhelfen.

20   Zu den verschiedenen therapeutischen Interventionsmöglichkeiten bzgl. einer Veränderung des Schuld- und Schamerlebens u. a. Steil et al. (2011).

21   In: Nicolai (1982, S. 96); zur Interpretation dieses Gedichts s. Hahn (2008, S. 52)

Leben statt überleben

5.1   Frau Meys Lebensgeschichte – 145

5.2   Symptomatik – 150

5.3   Problemanalyse – 152

5.4   Diagnostische Beurteilung – 154

5.5   Therapiekonzept – 155

5.6   Konzeptbesprechung und
       Therapievereinbarungen – 157

5.7   Erste Therapiephase – 158

5.8   Zwischenbilanz – 172

5.9   Zweite Therapiephase – 173

5.10   Abschlussbilanz – 178

5.11   Vier Jahre später – 181

5.12   Reflexion   – 182

       Literatur – 183

       Anmerkungen – 185

S. Rehahn-Sommer, *Verhaltenstherapeutische Praxis in Fallbeispielen,*
DOI 10.1007/978-3-642-55078-2_5, © Springer-Verlag Berlin Heidelberg 2015

„Ich ging mit zwei Freunden die Straße entlang, die Sonne ging unter, ich sah die flammenden Wolken wie Blut und Schwerter, den blauschwarzen Fjord, die Stadt und stand da, zitternd vor Angst, und fühlte, wie ein langer, unendlicher Schrei durch die Natur ging."
(E. Munch)[1]

Eine ängstlich, zittrige Stimme meldet sich am Telefon:

„Spreche ich mit Frau Dr. Rehahn-Sommer? Hier ist Frau Mey. Vor 25 Jahren war ich bei Ihnen in Behandlung als Sie noch in der Klinik gearbeitet haben. Es ist mir so peinlich, dass ich mich jetzt wieder bei Ihnen melde, aber ich schaffe es nicht mehr allein, ich bin total am Ende."

Die Stimme, der besondere Dialekt – irgendetwas im hintersten Stübchen meines Gedächtnisses wird berührt und löst eine Reihe von Bildern aus. Dann sehe ich vor meinem „inneren Auge" eine mittelgroße, burschikos, sportlich wirkende junge Frau, gebeutelt von einer Vielzahl von Ängsten – in der Beziehung zu mir sehr freundlich und vertrauensvoll zugewandt. Ich habe Recht, genau das ist sie. Interessant, dass ich mich so schnell wieder an sie erinnere, sie scheint sich mir jedenfalls gut eingeprägt zu haben. Warum? Vielleicht werde ich im Laufe der Wiederbegegnung eine Antwort darauf finden. Gleichzeitig merke ich aber auch, dass mir vieles von damals sehr verschwommen und unklar ist. Meiner Zeitrechnung nach müsste dies mit dem Beginn meiner Tätigkeit in der Klinik zusammenfallen, ich war damals sowohl auf der Station als auch in der Ambulanz tätig; an die Akte werde ich leider heute nicht mehr herankommen.

Wir vereinbaren einen Termin, bei dem wir alles Weitere miteinander besprechen werden.

Als ich Frau Mey treffe, bin ich überrascht, sie trotz der vielen vergangenen Jahre und der natürlichen Altersspuren – sie ist jetzt 49 Jahre alt – so wenig verändert zu sehen. Ich habe sie sofort wiedererkannt: die gleiche Frisur (Kurzhaarschnitt) und der gleiche Kleidungsstil (Jeans, weißes T-Shirt, weiße Turnschuhe), die gleiche Statur mit leicht eckigen Bewegungen, das gleiche verlegene Rotwerden und Lächeln bei unserer Begrüßung mit anschließendem lauten Ausatmen („Puh"), wie nach größter Anspannung und Anstrengung.

Frau Mey wird von ihrer Schwester bis zu meiner Praxistür begleitet. Diese ist sowohl vom Äußeren – weiblich, üppig – als auch von ihrem Verhalten ein völlig anderer Typ als meine Patientin: Lachend geht sie auf mich zu und begrüßt mich mit festem Händedruck: „Ich bin nur die Beifahrerin und verabschiede mich gleich wieder. Bis nachher." Frau Mey folgt mir, den Blickkontakt nur schwer haltend, schüchtern, in mein Behandlungszimmer. Dort allerdings nimmt sie sogleich Bezug zu dieser Szene: „Da haben Sie schon eines meiner großen Probleme: Ich kann nicht mehr als circa 3 Kilometer allein mit dem Auto von zu Hause wegfahren, das ist absolut unmöglich, schon der Gedanke daran ist die Hölle für mich. Ehrlich gesagt ist es mittlerweile so schlimm geworden, dass ich kaum noch mein Haus verlasse. Damit ist ein Rattenschwanz weiterer Probleme verbunden, die dazu geführt haben, dass ich existenziell – finanziell, psychisch und physisch – kurz vor dem Aus stehe." Bevor ich Näheres zu dieser Symptomatik und ihren Lebensumständen erfrage, bleibe ich zuerst einmal an Folgendem „hängen": Diese Information steht für mich in einem seltsamen Kontrast zu der Tatsache, dass sich Frau Mey um einen Behandlungsplatz in meiner Praxis bemüht, die – minimal geschätzt – anderthalb Autofahrstunden von ihrem Wohnort entfernt liegt. Da hätte es doch sicher Alternativen in ihrer Nähe gegeben! Wie passt das zusammen, was hat sie dazu bewegt, diese große Strapaze und den Aufwand auf sich zu nehmen?

Auf meine diesbezügliche Frage atmet sie mehrfach laut ein und aus und wirkt äußerst angespannt. „Sie haben völlig Recht und treffen mit Ihrer Frage einen Punkt, der mir sehr peinlich ist, aber ich hätte Ihnen sowieso davon erzählen müssen. Wegen meiner Ängste wäre mir tatsächlich nichts lieber gewesen, als zu einer Therapeutin vor Ort zu gehen – verstehen Sie das bitte nicht falsch, das ist nicht persönlich gemeint. Aber dann ist mir etwas passiert, wieder mal – als ob ich nicht schon genug Mist erlebt habe – da war das dann nicht mehr möglich."

Und sie erzählt mir Folgendes: Im Zusammenhang mit einem Rentenantragsverfahren musste sie einen ihr empfohlenen Psychiater aufsuchen, der ihren Zustand begutachten und eine ärztliche Bescheinigung für den Rentenversicherungsträger erstellen sollte. Nachdem sie ihm ihre Situation geschildert hatte, sei dieser Mann plötzlich zudringlich geworden. Er habe sie fest an sich gepresst, sie zu küssen versucht und ihre Brüste angefasst. Dabei habe er Sätze gesagt wie: „Ich werde deine Abwehr brechen, denn ich habe solche Macht über dich, dass du dich nicht widersetzen kannst" und Ähnliches mehr. Sie habe sich mit all ihr zur Verfügung stehenden Kraft von ihm befreit und sei aus dem Zimmer gestürzt. Die Arzthelferinnen im Vorraum hätten zwar seltsam geschaut, aber dann den Kopf weggedreht und nicht weiter nachgefragt. Sie selbst sei so verstört und beschämt gewesen, dass sie nur noch weg wollte. „Ich wusste nur: Da kriegt man mich nicht mehr hin! Gleichzeitig hab ich mich beschimpft, was ich gemacht habe, dass er sich bei mir so etwas traut und dass er sich jetzt bestimmt mit einem negativen Gutachten an mir rächen wird." Sie sei dann später zu ihrem Hausarzt gegangen und habe ihm von dem Vorfall berichtet. Dessen Reaktion sei sehr verhalten gewesen. Unter Hinweis auf die Amtsarztposition des Psychiaters und dessen enge Verbindung mit anderen Kollegen des Kreises sowie aufgrund verschiedener vorangegangener Erfahrungen mit ihm habe er ihr davon abgeraten, etwas gegen ihn zu unternehmen und ihr empfohlen, sich um einen Therapeuten fernab des Zuständigkeitsbereiches dieses Mannes zu bemühen. „Na ja – und da war es natürlich naheliegend, wenn ich schon weit fahren muss, dass ich mich dann an Sie wende."

Es gibt für mich keinen Grund die Schilderung von Frau Mey in Zweifel zu ziehen. Ich bin fassungslos. Sofort regt sich in mir eine ungeheure Wut und das Bedürfnis, diesem Mann „das Handwerk zu legen". Ich spüre, ehrlich gesagt, auch so etwas wie Verachtung für den Hausarzt, dass dieser sich meinem Eindruck nach feige „wegduckt" und ihr Gleiches empfiehlt – statt zu ihrem und dem Schutze weiterer Patientinnen solch übergriffiges Verhalten aufzudecken und ahnden zu lassen. Mehr noch: Meines Erachtens stützt er durch sein Verhalten die Machtposition des Psychiaters.

Sofort gehe ich innerlich die verschiedenen Möglichkeiten, die in einem solchen Fall angeraten wären, durch: Kontaktaufnahme mit der Ethikkommission der Psychotherapeutenkammer, Informieren der Ärztekammer, polizeiliche Anzeige, persönliche Kontaktaufnahme von meiner Seite mit diesem Psychiater und auch mit dem Hausarzt – aber: Frau Mey zieht, als ich ihr meine Überlegungen mitteile, deutlich die „Bremse".

Nein, sie bitte mich, ihren Wunsch zu respektieren, dass sie keine Anzeige – wo auch immer – erstatten möchte, die sie in die Situation brächte, zu dem Vorfall öffentlich Stellung nehmen und den Argumenten dieses Arztes entgegentreten zu müssen. Dazu fehle ihr zurzeit jede Kraft und jeder Mut, im Gegenteil, sie habe vor seiner solchen Situation größte Angst. Das Einzige, was sie sich wünsche, sei, vor ihm geschützt zu werden. Auch den Hausarzt verteidigt sie: Sein Verhalten sei nicht feige, sondern realistisch, sie kenne die Praxis der „Seilschaften" in ihrer Umgebung nur zu gut.

Ich kann ihre Position nachvollziehen, andererseits fällt es mir schwer, einfach still zu halten. Letztendlich geht es sowohl um sie als auch – vermutlich – um andere seiner weiblichen Patientinnen, denn: Warum sollte er sich nur bei einer Patientin diese Übergriffe rausnehmen? Dieser Hinweis macht Frau Mey doch nachdenklich und sie stimmt schließlich zu, dass ich mich mit meiner Intervisionsgruppe (Kolleginnen, mit denen ich mich regelmäßig zum gegenseitigen fachlichen Austausch treffe) und mit dem Vertreter der Ethikkommission der Psychotherapeutenkammer berate.

Ich versuche diesen Punkt erst einmal so stehen zu lassen und meine Aufmerksamkeit auf die weitere Analyse der gegenwärtigen Situation der Patientin zu richten:

Sie berichtet, vor circa. drei Jahren habe ihre Firma, bei der sie bis dahin als Bürokauffrau tätig gewesen sei, zugemacht. Man habe den Mitarbeitern angeboten, zu einem andern Standort der Firma in 90 Kilometer Entfernung zu wechseln – bisher musste sie nur circa 2 Kilometer fahren. Dies nun sei für sie aufgrund ihrer Ängste eine unüberwindliche Hürde gewesen, niemals hätte sie sich eine solche Fahrt zugetraut, und sie lehnte das Angebot ab. Mittlerweile sei im Übrigen auch diese Filiale geschlossen worden und alle Mitarbeiter entlassen. Sie habe damals sofort versucht, über das Jobcenter Arbeit in der Nähe ihres Wohnortes zu finden, leider ohne Erfolg. Am liebsten hätte sie eine Umschulung zur Altenpflegerin gemacht, dies wurde jedoch mit Hinweis auf ihr Alter abgelehnt. Bis vor ungefähr einem Jahr habe sie verschiedenste Versuche unternommen, wie z. B. Praktika und eine Weiterbildung des Arbeitsamtes. All dies sei jedoch erfolglos geblieben – eine neue Arbeitsstelle, mit den für sie passenden Bedingungen, gab es nicht. Je länger diese Situation dauerte, desto mehr hätten sich wieder Ängste bei ihr entwickelt, so dass sie sich heute kaum noch aus der Wohnung bewegen könne. In der Folge habe sie resigniert und sei immer pessimistischer geworden. Seit ungefähr einem Jahr ist sie krankgeschrieben. Sie traue sich nichts mehr zu, fühle sich als Versagerin, habe sich sozial völlig zurückgezogen, erlebe tiefste Auslieferungsgefühle, existenzielle Befürchtungen und Sorgen. Ihre größte Angst sei es, in Hartz IV zu fallen und dann ihr Haus nicht mehr halten zu können, da es bei der Festlegung des Auszahlungsbetrags mit einberechnet wird. Dies aber sei ihr größter „Schatz" und ihre Lebensgrundlage: zum einen, weil sie es mit eigenen finanziellen Mitteln und größtenteils auch mit eigener körperlicher Kraft erbaut habe und es somit ihr Stolz und Spiegel ihres Wertes sei; zum anderen, weil sie sich hiermit einen von anderen Menschen abgegrenzten Rückzugsort geschaffen habe, der ihr immer wieder helfe, trotz aller Probleme und Belastungen, Kraft und Ruhe zu finden.

Während ihres Berichtes scheint ihre Anspannung noch weiter gestiegen, ihre Hände sind ganz weiß und zittern, sie atmet schwer, in den Augen schwimmen Tränen – man sieht ihr die Verzweiflung an. „Und dabei war es mir doch lange recht gutgegangen, ich meine, seit der damaligen Therapie hatte ich die ganzen letzten Jahre endlich so etwas wie ein ruhiges Leben gefunden, hatte meine Arbeit, mein finanzielles Auskommen – trotz meiner ganzen ‚Macken'. Und jetzt droht alles, aber alles wegzubrechen – ich kann wegen der Ängste nichts mehr schaffen, an Berufstätigkeit ist zurzeit überhaupt nicht zu denken, und je weniger ich schaffe, desto größer werden die Ängste und meine negativen Stimmungen. Und wenn ich das Haus verliere, dann ist alles aus, dann kann und will ich nicht mehr leben." „Habe ich das vorhin, als Sie von dem Psychiater berichteten, richtig verstanden – jetzt stellen Sie einen Rentenantrag?"

„Ja, auf eine zeitlich befristete Rente. Ich hoffe, damit Zeit zu gewinnen – so wäre ich erst einmal finanziert und könnte mithilfe der Therapie meine Ängste in den Griff bekommen, um mich dann anschließend mit besseren Chancen wieder um einen Arbeitsplatz zu bewerben."

Ich zeige Frau Mey meine Anerkennung für den Schritt, sich in die Therapie zu begeben. Dies hat sie Mut und Kraft gekostet, und, wie sie mir am Telefon sagte, auch die Überwindung eines angstvollen Peinlichkeitsgefühls, von der ehemaligen Therapeutin eventuell als Versagerin bewertet zu werden: „Eine Therapie zu beginnen heißt, selbst aktiv zu werden, und damit machen Sie die ersten Schritte in die richtige Richtung, nämlich den bisherigen Ohnmachts- und Auslieferungsgefühlen etwas entgegenzusetzen."

Wir vereinbaren, dass ich einen Therapieantrag stellen werde. Ich bitte sie gleichzeitig, die dafür notwendige körperliche Untersuchung vornehmen zu lassen. Bis zur Bewilligung möchte ich die probatorischen Sitzungen dazu nutzen, mir noch einmal ausführlich ihre Lebensgeschichte erzählen zu lassen, einschließlich des Verlaufes unserer früheren gemeinsamen Therapie, sowie eine präzise Erhebung und Auswertung ihrer aktuellen Problemsituation vorzunehmen.

Meine Frage, wie sie es gewährleisten kann, zu unseren Terminen zu kommen, beantwortet sie mit eindrucksvoller Bestimmtheit: „Ich habe mit meiner Schwester besprochen, dass sie mich am Anfang begleiten wird, doch mein Ziel ist es, irgendwann allein zu Ihnen zu fahren. Ich kann es mir zwar momentan noch nicht vorstellen, aber das zu schaffen wäre mein erster großer Schritt in die neue Richtung."

Diese Frau hat trotz aller Ängste anscheinend den ehrgeizigen Willen, sich intensiv für eigene Ziele einzusetzen – eine positive Voraussetzung für die kommende Therapie!

Am Ende unserer Stunde gebe ich ihr die für ihre Situation zutreffenden Fragebögen mit und bitte sie, diese bis zum nächsten Mal auszufüllen.

5.1 Frau Meys Lebensgeschichte

In der folgenden Sitzung wirkt Frau Mey zwar wieder angespannt, jedoch meine ich zu spüren, dass sich in unserem Kontakt die ersten, vorsichtigen Zeichen einer alten Vertrautheit positiv auszuwirken beginnen. Entsprechend meinem Wunsch beginnt sie mir heute von ihrem Leben zu erzählen.

Frau Mey stammt aus einer ländlichen Gegend. Sie wurde als zweites Kind ihrer Eltern geboren: Es gibt einen anderthalb Jahre jüngeren Bruder und eine zwei Jahre ältere Schwester. Der Vater arbeitete tagsüber in einem Handwerksbetrieb im nächsten Ort, wohin er jeden Morgen mit dem Motorrad – dem einzigen motorisierten Fahrzeug (außer dem Trecker) der Familie fuhr.

Eltern, Großeltern, eine Tante und die Kinder lebten auf dem eigenen Bauernhof, der allein, abseits des Dorfes lag und als Nebenerwerbslandwirtschaft betrieben wurde. Dies bedeutete unter anderem: Alle Mitglieder der Familie waren rund um die Uhr in die Arbeit des Betriebes eingespannt.

Als sich die Geburt der Patientin ankündigte, musste die Mutter in die ungefähr 40 Kilometer entfernte Klinik fahren. Gleich nachdem sie auf der Welt war, stellte man bei Frau Mey eine körperliche Unregelmäßigkeit fest, die, wie Frau Mey sich erinnert, als Bronchienverengung bezeichnet wurde und mit starken Asthmaanfällen einhergegangen sei. Der Mutter wurde nicht erlaubt, ihr Kind mit nach Hause zu nehmen. Der Säugling musste noch weitere 11 Wochen in der Klinik bleiben. Auch die Taufe wurde dort durchgeführt. Öffentliche oder private Verkehrsmittel gab es nicht, zu Hause auf dem Hof und in der Familie wurde die Mutter dringend gebraucht, so war der Vater der einzige, der – ab und zu – abends nach seiner Arbeit mit dem Motorrad zu dem Kind fuhr.

Nachdem sie endlich aus der Klinik entlassen worden war, habe sie sich, als „kompliziertes" Kind erwiesen, das viel schrie und nur schwer zu beruhigen war. Die Mutter fühlte sich überfordert und genervt. Da es jedoch keine andere Möglichkeit der Betreuung gab, nahm man den Säugling mit aufs Feld, wo er im Kinderwagen am Rand abgestellt wurde – häufig laut und lange schreiend. Die ärztliche Versorgung dieses Landstrichs war sehr schlecht, entsprechend fand auch keine weitere medizinische Begleitung des Kindes statt.

Durch die Lage des Hofes bedingt, gab es für die Patientin vor Ort keine anderen Spielkameraden, keine Nachbarn für Besuche. Ins Dorf konnte sie bis zum Schulalter nicht alleine gehen, dazu war es viel zu weit; einen Kindergarten gab es ebenfalls nicht. Aber auch innerhalb der

Geschwister fühlte sich Frau Mey isoliert – die Schwester wollte sich nicht mit der Jüngeren, die auch so anders als sie selbst war, abgeben und dem später geborenen Bruder, der zu jähzornigen Ausbrüchen neigte, wenn es nicht nach seiner „Nase" ging, war sie bemüht, geflissentlich aus dem Wege zu gehen. Die Mutter sei ihr gegenüber immer distanziert und kühl gewesen, nie habe es körperliche Zärtlichkeit von ihr gegeben – wohl jedoch gegenüber dem Bruder und der Schwester –, was Frau Mey besonders wehgetan habe. „Ich liebe sie wirklich, aber bis heute muss ich immer wieder erleben, dass sie mich wegstößt." Positive körperliche Nähe gab es auch zum Vater nicht. Ihn, den sie eigentlich immer nur arbeitend erlebte, habe sie einerseits bewundert – „Für mich war er der Große, der alles kann und weiß" –, andererseits wegen seiner Strenge und Dominanz gefürchtet. Wenn er sich aufregte, schlug er zu und/oder verletzte mit Worten, z. B. indem er immer wieder ihre „Dummheit" oder ihr „Nichtnormal- und Anderssein" anprangerte. Bei ihrer Geburt sei er enttäuscht gewesen, dass sie nicht der von ihm gewünschte Junge war. Umso mehr habe er sich dann später dem Sohn zugewandt.

Insgesamt sei für sie die Atmosphäre im Elternhaus geprägt gewesen von viel Arbeit, dem Streit zwischen der Mutter und deren Schwiegereltern sowie mit der Schwester des Vaters, der Isolation in der Familie sowie gegenüber der übrigen sozialen Welt und – nicht zuletzt – von dem über allem schwebenden „Geist und den Normen" der katholischen Kirche, denen sich die Erwachsenen absolut verpflichtet fühlten.

Unter diesen Bedingungen entwickelte sich Frau Mey bald zu einem pummeligen Kind, das sich als „falsch", ungezogen, feige und nicht liebenswert ansah, das den Kontakt zu anderen Menschen zwar einerseits ersehnte, jedoch andererseits immer mehr fürchtete.

Als sie mit 6 Jahren eingeschult wurde, bedeutete dies für sie, aus ihrer bisherigen, zumindest vertrauten Umgebung herausgerissen und mit der so anderen, für sie fremden Welt der vielen Kinder und der Lehrer konfrontiert zu werden. Es sei für sie damals unglaublich schlimm gewesen, sie habe nur noch aus Angst bestanden. Die Folge war, dass sie immer wieder aus der Schule weggelaufen sei – zurück nach Hause, wo sie die Eltern mit Schimpfen und Schlägen empfingen. Wieder einmal wurde ihr „Verrücktheit und Verstocktheit" bescheinigt. Zuletzt brachte man sie zu einem Arzt, der ihr – der Sechsjährigen – ein Benzodiazepin-Präparat[2] zur Dämpfung ihrer Ängste verschrieb. Drei Jahre (!) hindurch nahm sie dieses Medikament, erst im Zusammenhang mit einem mehr oder weniger zufälligen Arztwechsel wurde dieser „Behandlung" ein Ende gesetzt, stattdessen erhielt sie nun Baldrian.

Sie habe sich dann im Laufe der Zeit in ihr Schicksal gefügt und sei nicht mehr weggelaufen. Allmählich habe sich dann ihr Erleben geändert: Die Atmosphäre in der Schule und auch die Lerninhalte gewannen für sie im Laufe der Zeit eine immer positivere Bedeutung:

„Ich erfuhr: Es gibt noch etwas anderes als das, was ich von zu Hause kenne. Ich hatte das Gefühl, völlig neuen Seiten dieser Welt und des Lebens zu begegnen, die mich absolut zu faszinieren begannen." Gleichzeitig sei sie jedoch weiterhin voller Ängste gewesen: vor anderen Menschen, vor jeder Art von Veränderungen, vor Anforderungen, vor Prüfungen, begleitet von dem intensiven Gefühl eigener Minderwertigkeit. Sie habe sich häufig bis aufs Blut gekratzt und die Nägel abgebissen, habe gezittert – sei ein einziges Bündel an Anspannung gewesen. Körperlich habe sie schon damals unter immer wiederkehrender Bronchitis und Neurodermitisschüben gelitten.

Ungefähr im Alter von 7 Jahren musste Frau Mey dann eine weitere Erfahrung machen, die ihre bisherige Selbst- und Weltsicht noch festigte.

Ihr fünfzehnjähriger Cousin kam immer mal wieder auf den Hof, um die Tante zu besuchen. Mit der Zeit schien er wahrgenommen zu haben, wie dankbar das kleine Mädchen auf Beachtung und Zuwendung reagierte. So tauchte er bald häufiger dort auf, und es gelang ihm, ihr Vertrauen zu gewinnen: „Sie glauben nicht, wie glücklich ich war, ja richtig stolz, dass sich ein so großer Junge für mich – für mich! – interessiert."

Als er sich ihr körperlich zu nähern begann und schließlich sexuelle „Dienste" von ihr verlangte, sei sie völlig verstört gewesen. Sie habe sein Tun nicht einordnen können, habe gespürt, dass er sie nur zu seiner Befriedigung benutzte und dass es etwas Verbotenes war – gleichzeitig habe sie Angst gehabt, seine Zuwendung zu verlieren. Unter Drohungen zwang er sie zu dem Versprechen, niemandem etwas davon zu erzählen. Über ungefähr zwei Jahre, bis zu ihrem neunten Lebensjahr, hat er sie immer wieder sexuell missbraucht – ihre Versuche, sich zu entziehen oder zu wehren, scheiterten zumeist – sie hatte mittlerweile panische Angst und Scham davor, dass andere davon erfuhren.

Dann kam der Zeitpunkt ihrer Kommunion. Traditionsgemäß nahm die Mutter sie beiseite, um mit ihr die Kommunionsbeichte vorzubereiten. Als Frau Mey klar wurde, was damit auf sie zukommen würde, brach sie ihr Schweigen und berichtete der Mutter von den Situationen mit dem Cousin. Diese besprach sich daraufhin mit dem Vater der Patientin – mit dem Ergebnis, dass Frau Mey aufgetragen wurde, es dem Priester zu beichten. Der werde dann mit Gottes Hilfe die richtige Antwort geben. Voller Angst sei sie am Tag ihrer Kommunion in den Beichtstuhl gegangen. Nachdem er ihr verschiedene Fragen gestellt hatte, fällte er sein Urteil: „Er sagte mir, ‚wenn du nicht gelogen hast und Buße tust, wirst du all das, was geschehen ist, vergessen und alles wird gut'. Darauf hab ich dann gehofft und gewartet, aber – es passierte nicht. Ich vergaß gar nichts, nicht nach Tagen, nicht nach Wochen, nicht nach Monaten. Entsprechend folgerte ich, dass dies nur bedeuten konnte: Gott hält mich für schuldig! Das Nicht-vergessen-Können war Beweis dafür und gleichzeitig verdiente Strafe. So sahen es auch meine Eltern, mehr noch als zuvor war ich die, vor der man sich zurückzog. Ich war nun auch noch zu einem Schandfleck geworden." Was dem Cousin gesagt wurde, habe sie nicht erfahren. Fakt war jedoch, dass er danach nicht mehr zu Besuch kam.

Trotz alledem erzielte Frau Mey gute Schulleistungen. Für die Eltern sei dieses Ergebnis allerdings kein Anlass für eine entsprechende Förderung gewesen: Sie entschieden, ihre Tochter sei wegen ihrer „Labilität" nicht für die Realschule geeignet. Die Hauptschule sei für sie völlig ausreichend, mit anschließender Berufsfachschule und Lehre „auf dem Büro". Sie selbst wäre viel lieber Laborantin geworden oder hätte etwas gewählt, worin sie ihr Interesse an Kunst, Malen, Handwerklichem und Gestalten hätte umsetzten können. Dies wurde jedoch gar nicht erst diskutiert. Auch während ihrer Ausbildungszeit begleiteten sie weiterhin ihre Ängste und Selbstzweifel.

Als Frau Mey zur Fachschule ging – sie war damals ungefähr 16 Jahre alt – erkrankte ihre Mutter schwer. Da die Geschwister nicht mehr zur Verfügung standen, musste sie die anfallenden Aufgaben im Hof und im Haushalt – als Ersatz für die Mutter – zusammen mit dem Vater bewältigen, zusätzlich zu den schulischen Anforderungen. Dies sei selbstverständlich und keiner besonderen Anerkennung wert gewesen. Gleichzeitig lernte Frau Mey ihren ersten Freund kennen. Ihre Wünsche, Zeit mit ihm zu verbringen, wurden vom Vater mit wüsten öffentlichen Beschimpfungen („du Hure") und Bestrafungen geahndet. Er habe sie mit allen Mitteln festhalten und den Freund vertreiben wollen, was ihm jedoch nicht gelungen sei. Die Beziehung dauerte ungefähr drei Jahre und scheiterte schließlich vor allem daran, dass Frau Mey sich den sexuellen Wünschen des Freundes verweigerte. Er habe sich dann damit gerächt, dass er sie vor ihren Augen mit einer anderen Frau betrog. „Ab da ließ ich Männer auflaufen, einerseits hielt ich mich selbst für beziehungsunfähig, andererseits konnte ich danach einfach kein Vertrauen mehr fassen."

Nach dem erfolgreichen Abschluss ihrer Lehre wurde Frau Mey direkt von der Ausbildungsfirma übernommen. Sie lebte weiterhin zu Hause bei den Eltern. Diese Zeit habe sie in sehr guter Erinnerung. Als man sie aufgrund personeller Änderungen und der von ihr gezeigten sehr guten Arbeitsqualität in eine andere Position mit deutlich mehr Verantwortung „hob", erlebte sie angesichts dieser Auszeichnung – anstelle positiver, selbstwertstärkender Gefühle – eine Welle von Angst, Druck, Überforderungs- und Versagensgefühlen. Es war ihr aber auch nicht möglich, diese Arbeit abzulehnen. Bald darauf kam es zum psychischen Zusammenbruch mit starken depressiven Reaktionen. Frau Mey wurde in die neurologische Klinik der nächst-größeren Stadt eingeliefert. Dort behandelte man sie mit Medikamenten die, wie sich später herausstellte, in höchstem Maße zu Abhängigkeit führten. Anschließend erfolgte die Aufnahme zur stationären Therapie in jener psychotherapeutischen Klinik, bei der ich gerade meine neue Arbeitsstelle angetreten hatte.

Wie schon berichtet, kreuzten sich unsere Wege das erste Mal, als ich ihren Therapeuten krankheitshalber für kurze Zeit vertrat. Die stationäre Behandlung sei dann nach drei Monaten mehr oder weniger erfolglos beendet worden. Dennoch empfahl man ihr eine Fortsetzung der Therapie in der Ambulanz der Klinik. Frau Mey stimmte zu, jedoch setzte sie sich nachdrück-lich, ja fast kämpferisch und schließlich erfolgreich für einen Therapeutenwechsel ein. So kam sie zu mir. Bevor wir jedoch richtig beginnen konnten, sei sie – auf Veranlassung der Mutter, die sich wegen der nach wie vor heftigen körperlichen Krämpfe und des Gewichtsverlust der Tochter Sorgen machte – erneut von einem Neurologen untersucht worden. Dieser habe die Verdachtsdiagnose „Hirntumor" gestellt und Frau Mey zur Abklärung wiederum in eine neu-rologische Klinik überwiesen. Der Verdacht erwies sich glücklicherweise als falsch. Stattdessen diagnostizierte man erstens das Vorliegen einer massiven Medikamentenabhängigkeit, was eine Entzugstherapie erforderlich machte, und zweitens eine – wie die Patientin berichtet – hypokalzämische Tetanie,[3] bewirkt durch Kalziummangel, sowie eine Phosphatallergie. Man behandelte sie mithilfe einer speziellen Diät bzw. Ernährungsumstellung. Zusätzlich empfahl man auch dort dringend eine Verhaltenstherapie zur Behandlung der übrigen Symptome. An-schließend kehrte Frau Mey in meine ambulante psychotherapeutische Behandlung zurück. Das oberste Ziel sei es damals gewesen, sie wieder arbeitsfähig zu machen. „Ich habe mich damals unglaublich davor gefürchtet und wollte auf keinen Fall wieder in dieselbe Firma. Da sagten Sie zu mir: ‚Wenn Sie jetzt weglaufen, dann sind Sie Ihr weiteres Leben nur noch auf der Flucht, ich habe gesehen, dass Sie kämpfen können, also: Kämpfen Sie für sich.' Das hat bei mir etwas getroffen, was, kann ich nicht sagen, jedenfalls hab ich mir vorgenommen, dass ich es probieren will: Rückkehr in dieselbe Firma, aber auf einen neuen Arbeitsplatz."

Nach Angaben der Patientin haben wir dann an den Panikattacken gearbeitet (die durch Hyperventilation[4] zu Krampfanfällen führten), an ihrem angstbedingten Vermeidungsverhal-ten, an ihrem negativen Selbstbild und an ihrem Durchsetzungsverhalten.

Am Ende der Therapie war das oberste Ziel erreicht: Sie konnte wieder mit voller Stunden-zahl in ihrer Firma arbeiten. Sie hatte sich sogar ein eigenes Auto angeschafft und war – im Alter von 24 Jahren – von zu Hause aus- und in ihre erste eigene Wohnung eingezogen. Trotz allem sei sie damals auch weiterhin ein ängstlicher Mensch mit vielen Selbstzweifeln gewesen, aber im Vergleich zu der Ausgangssituation ging es ihr erheblich besser.

Bis zu der Schließung dieser Firma, also über zwanzig Jahre lang, sei ihr Leben im Großen und Ganzen ohne größere Probleme und Einbrüche verlaufen. Als sie nach dem Tod des Vaters einen Teil des elterlichen Grundstücks erbte, baute sie sich darauf aus eigenen Kräften ein Haus. Dies sei bis heute ihr größter Stolz und Schutz. Sie lebe in engster Nähe zum Haus der Mutter, die dort mit der Familie des Bruders zusammenwohnt, und ebenso zum Haus der Schwester und deren Familie. Ihr falle es immer noch sehr schwer, sich von den anderen und deren Er-wartungen abzugrenzen – u. a. auch weil sie sich auf deren Hilfe angewiesen fühle und diese nicht verprellen könne – „wie z. B. auch jetzt mit dem Autofahren hierher". Umso wichtiger sei es für sie, dass sie sich in ihre eigenen „vier Wände" zurückziehen könne.

Wenn sie heute auf die Zeit seit der ersten Therapie bei mir zurückblicke, müsse sie feststellen, dass sie sich nach der anfänglichen aktiven Lebensphase doch wieder Zug um Zug in einem relativ engen Handlungsrahmen „einrichtete" und damit ihren Ängsten die Regie überließ. Zum Beispiel baute sie zwar das Haus – eine tolle Leistung –, aber sie umging dabei, wo es ihr möglich war, geschickt die angstbesetzten Einkäufe notwendiger Materialien („Kannst du mir das mal mitbringen, dann kann ich in der Zwischenzeit dieses oder jenes fertigstellen etc."). Auch das Fahren mit dem eigenen Auto beschränkte sich zunehmend auf einen ständig kleiner werdenden Radius. Je mehr sie ihrem Bestreben nach Vermeidung nachgab, desto weniger konnte sie sich später zu neuen Bewältigungsversuchen aufraffen. Ihr Mut sei immer weiter geschrumpft. „Es ging ja auch so", und genau dies bewirkte, dass ihre Wünsche nach mehr Selbstständigkeit und Freiheit allmählich fast vollständig – zugunsten des Bedürfnisses nach kurzfristiger Ruhe und Angstvermeidung – verschwanden. Allerdings war dieser Zustand daran gebunden, dass ihre äußeren Lebensbedingungen absolut konstant blieben, was – wie sie später erfahren musste – eine sehr fragile Basis darstellte. Als sie ihre alte Arbeitsstelle aufgeben musste und sie eine Alternative in der weiter entfernten Großstadt angeboten bekam, zeigte sich das ganze Ausmaß ihrer – alten und neuen – angstbedingten Einschränkungen. Nicht nur, dass es für sie unvorstellbar war, mit dem Auto so weit zu fahren, auch öffentliche Verkehrsmittel kamen für sie nicht infrage, die Vorstellung eines neuen Arbeitsplatzes – inhaltlich und räumlich, neue Kollegen und Chefs, in einer großen Stadt – absolut unmöglich! Jetzt musste sie sich eingestehen, dass sie es auch in der alten Firma schon lange vermieden hatte, in andere Stockwerke oder Abteilungen zu gehen, ganz abgesehen von der Benutzung des Aufzugs etc., und dies spiegelte nur einen Bruchteil ihrer gegenwärtigen gesamten Angstsituationen wieder.

Bei der Frage, ob es etwas gegeben habe, was in der ersten Therapie möglicherweise nicht gut gelaufen sei, sagt Frau Mey, sie habe mir damals auch manches verschwiegen. Dies betreffe zum einen die Geschichte des Missbrauchs, aber auch teilweise Schwierigkeiten oder Misserfolge, die sie bei der Umsetzung der therapeutischen „Hausaufgaben" erlebte. Manchmal seien Gefühle der Scham oder des Versagens dafür verantwortlich gewesen, manchmal habe sie auch lieber schnell darüber hinweggehen wollen, um eine gründlichere Auswertung zu vermeiden, die sie noch mehr angestrengt hätte. Und: „Sie waren damals noch so jung!" Was Sie damit meine? Nun ja, trotz positiver Erfahrungen mit mir sei es ihr dennoch schwergefallen, mir volles Vertrauen zu schenken. „Sie wirkten einfach nicht so, wie soll ich sagen, so souverän wie heute."

Ich bin neun Jahre älter als die Patientin, also *sooo* jung war ich damals nun auch wieder nicht, aber vielleicht hing es auch noch mit etwas anderem zusammen: Ich war damals zusätzlich noch „jung" in der Klinik! Meine Anfangszeit in dieser Institution beinhaltete für mich die nicht gerade unkomplizierte Überwindung so mancher innerer und äußerer Hürden – vielleicht hatte meine Patientin doch mehr von dem, was mich damals beschäftigte und sicherlich auch in meiner therapeutischen Identität und meinem Handeln verunsicherte, gespürt. Dies wäre wieder einmal ein Beleg dafür, dass der therapeutischen Beziehung eine übergeordnete Bedeutung zukommt – jenseits jeder noch so störungsadäquaten Intervention. Wir sind nun einmal unser eigenes therapeutisches Instrument[5] und müssen deshalb immer auch die möglichen Auswirkungen unserer Lebenssituation auf den therapeutischen Prozess prüfen. Vermutlich dachte ich damals, alles „im Griff" zu haben und mich frei von meinen Konflikten im Therapiegeschehen bewegen zu können. Nun, möglicherweise war ich da einem Trugschluss aufgesessen und hatte sowohl mich *über-* als auch meine Patientin *unter*schätzt! Wie leicht man sich doch täuschen kann (möchte) …

Dies alles erfahre ich von meiner Patientin im Rückblick auf ihre Lebens- und Therapiegeschichte.

5.2   Symptomatik

Bevor ich die hier gewonnen Informationen unter problemanalytischen Gesichtspunkten aus-
werte, ist es notwendig, dass ich mir zunächst ein genaues Bild von der aktuell vorliegenden
Symptomatik mache.

Im ersten Schritt bitte ich Frau Mey noch einmal all ihre einzelnen Angstsituationen auf
einer Skala von 10 (= geringe Angst) bis 100 (= maximale Angst) anzugeben und einzuordnen.
Dies ist das Ergebnis:

Meine Angstsituationen

10   –

20   –

30   (–100) selbst Autofahren – je weiter von zu Hause weg, desto schlimmer;

40   in einem Geschäft einkaufen; Spaziergänge;

50   an der Kasse in einer Schlange stehen; auf Feiern mit mehreren Menschen zusammen
     sein; sich in Menschenmengen aufhalten;

60   sich in großen Möbel- oder Kaufhäusern aufhalten; dort einkaufen;

70   Rolltreppe fahren; sich in Cafés oder Eisdielen oder Restaurants aufhalten; dort etwas
     konsumieren; im Mittelpunkt stehen;

80   sich im Zoo aufhalten; sich auf öffentlichen Plätzen mit vielen Menschen aufhalten; auf

der   Autobahn fahren;

90   mit zunehmender Entfernung von zu Hause; Aufzug fahren; im Stau stehen; an einer
     Ampel stehen und warten müssen; an Baustellen halten müssen; Wanderungen; sich in
     der Höhe aufhalten: Türme, hohe Stockwerke, Berge, Brücken; Treppen oder Plattfor-
     men, die durchsichtig sind;

100 öffentliche Verkehrsmittel: Zug-, Bus-, U-Bahn- und Schifffahren; Konzerte besuchen;
     durch einen Autotunnel fahren, im Hotel übernachten; im Flugzeug fliegen; Wasch-
     straße, der Blick in die weite, unbegrenzte Landschaft; öffentliche Plätze; Enge; alles,
     was das Gefühl vermittelt, nicht schnell wieder weglaufen zu können; alles Unbekannte.

Als Beispiel eines typischen Ablaufs ihres angstgeleiteten Vermeidungsverhaltens beschreibt
sie auf meine Frage hin Folgendes: Man teilt ihr schriftlich einen Termin mit, an dem sie bei
der Agentur für Arbeit in der benachbarten Stadt vorstellig werden soll. Wie ein Stromschlag
trifft sie augenblicklich eine riesige Angst. Ihre Gedanken sind: „Allein mit dem Auto dorthin
fahren – das schaffe ich nie. Und dann die Adresse finden – ich kenn mich doch nicht aus,
Horror! In dem Amt die richtige Tür suchen – vielleicht ist das noch in einer höheren Etage,
furchtbar! Und eventuell muss ich dort mit mehreren Leuten warten und kann nicht weg! Bestimmt wird man mir dort weitere ‚Hiobsbotschaften' mitteilen, die mich und meine Existenz
gefährden oder mir Aufgaben stellen, die ich nicht schaffen kann." Je näher der Termin rückt,
desto schlimmer wird es für sie. Diese Gedanken werden begleitet von höchster Anspannung.
Sie kann immer schlechter schlafen, sich nicht konzentrieren, ihr ist tagsüber schwindelig, die

Füße und Hände werden immer wieder eiskalt und schmerzen so stark, dass sie kaum laufen kann. Sie erlebt intensive Angst, Ohnmacht, Hilflosigkeit und Verzweiflung. In ihrer Not wendet sie sich schließlich an ihre Schwester und bittet diese mit Hinweis auf ihren desolaten Zustand darum, sie bei der Fahrt zu begleiten. Als diese zustimmt, fühlt Frau Mey sich im ersten Moment erleichtert. Sie hat nun die Hoffnung, dass sie mit Hilfe der Schwester einige der antizipierten Katastrophen vermeiden kann. Die Fahrt, Adressensuche und der Termin stellen sich dann als undramatisch heraus. Als sie wieder zu Hause ist, folgert Frau Mey aus dieser Erfahrung, dass sie es nur geschafft hat, weil sie in Begleitung war und dass dies wieder einmal ihr Versagen beweist. Voller Angst blickt sie auf die Zukunft, die – so ist sie sich sicher – schon bald die nächste bedrohliche Situation für sie bereithält.

An diesem Beispiel lässt sich gut erkennen, wie sie mit ihrem Verhalten immer wieder zu einer Aufrechterhaltung der Angst beiträgt: Das Vermeidungsverhalten führt zwar dazu, dass sie sich kurzfristig erleichtert fühlt, jedoch hat dies längerfristig eine Verstärkung ihres negativen Selbstbildes sowie ihrer Ängste zur Folge und gleichzeitig verhindert sie damit, dass sie neue Fertigkeiten der Angstbewältigung lernt.

Nun stelle ich alle Informationen bzgl. der Symptomatik, die ich aus den zu Beginn an Frau Mey ausgegebenen Fragebögen und ihren mündlichen Schilderungen erhalten habe, zusammen, aufgeteilt nach der Ebene ihres Auftretens. Es gibt folgende *Symptome*

▬ auf der *physiologischen Ebene*:
fast durchgängig ein sehr hohes körperliches Anspannungsniveau mit Zittern in bestimmten Angst- oder Stresssituationen, Häufigkeit: fast täglich; Morbus Raynaud,[6] Häufigkeit: unterschiedlich je nach Witterung und Stresserleben, im Winter fast täglich, im Sommer mindestens 3 Mal pro Woche; Diagnose einer hypokalzämischen Tetanie in der Vorgeschichte; Hyperventilation in Angstsituationen mit nachfolgenden Verkrampfungen, Atemnot, Zittern, Schwindel, Herzrasen, Kraftlosigkeit, Gefühl, die Kontrolle zu verlieren und ohnmächtig zu werden, Häufigkeit: abhängig von der Konfrontation mit Angstsituationen; degeneratives Wirbelsäulensyndrom; Arthrose; häufige Entzündungen der Bronchien; bis vor 3 Jahren wöchentlich auftretende Migräneanfälle; Neurodermitis: früher extrem, heute nur zeitweise auftretend.

▬ auf der *kognitiven Ebene*:
selbstabwertende Gedanken: „Ich bin eine Enttäuschung, eine Versagerin, bin unnormal; mir steht es nicht zu/ich habe es nicht verdient, gut für mich zu sorgen"; Schwarz-Weiß-(dichotomes)-Denken, rigides Denken/Bewertungsschema; negative Erwartungshaltung bzgl. der Reaktionen anderer: „Andere Menschen werden mich ablehnen, kritisieren und verletzen"; negative Selbstwirksamkeitserwartung: „Ich bin schwach, kann nichts schaffen, kann und darf mich nicht wehren, bin allein lebensunfähig"; Sorgen, Grübeln, Gedankenschleifen (ständiges inneres Wiederholen von Handlungsabläufen mit Bewertungen und Selbstprüfungen). Häufigkeit all dieser Kognitionen: fast durchgehend, jedoch situationsabhängig ausgelöst.

▬ auf der *emotionalen Ebene*:
agoraphobische und soziale Ängste; Zukunftsängste; Ängste vor Abhängigkeit; Scham und Schuldgefühle; negatives Selbstwertgefühl; depressive Stimmungen bis hin zur Verzweiflung; Misstrauen und Gefühl der ständigen Bedrohung; Kontrollverlusterleben, Ohnmacht und Gefühle des Ausgeliefertseins. Häufigkeit dieser Emotionen: grundlegend immer vorhanden, jedoch situationsabhängig ausgelöst.

▬ auf der *motorischen Ebene:*
  Vermeidung und Fluchtverhalten bzgl. phobisch besetzter Situationen; sozialer Rückzug.
  Häufigkeit dieses Verhaltens: permanent vorhanden.

▬ *Defizite* bestehen vor allem in:
  aktivem Bewältigungshandeln, Selbstwirksamkeits- und Kontrollerleben, Abgrenzungs-
  und Selbstbehauptungsverhalten, Selbstfürsorge, Freude und Genuss.

▬ *Exzesse* bestehen vor allem in:

Vermeidungs- und Fluchtverhalten, sozialem Rückzug, Anspannung, somatischen Reaktionen, Angst
und depressiven Reaktionen, negativen Selbstwertgedanken und -gefühlen, Ohnmachtserleben.
  Ressourcen bestehen, soweit ich es zu diesem Zeitpunkt erkenne, in

▬ Empathie, sozialem Denken und Handeln, handwerklichen Fähigkeiten, kämpferischem
  Einsatz, wenn sie es als wichtig und notwendig ansieht.

5.3   Problemanalyse

Wie sind die Entwicklung und das Aufrechterhalten dieser Symptomatik zu erklären? Lassen
die Lernerfahrungen, die Frau Mey im Laufe ihres Lebens gemacht hat, Spuren erkennen, die
Antworten auf diese Fragen geben?

Ich schaue mir noch einmal die Schilderung ihrer Biografie an. Konkret möchte ich wissen:
Welches Selbstbild könnten ihr diese Erfahrungen nahegelegt haben, welches Bild von der Welt,
von den Menschen und den zwischen ihnen herrschenden Regeln? Und welche Schlussfolgerungen hätten diese Bilder dann für die Entwicklung ihrer eigenen obersten Lebensziele und
-strategien bedeutet?

Meine Problemanalyse lässt für mich zu folgender Bewertung kommen:

Frau Mey wuchs unter Bedingungen auf, die es ihr kaum ermöglichten, ein positives Selbstwertgefühl und Vertrauen in den Lauf der Dinge zu entwickeln. Schon ihr Start ins Leben war
belastet – mit körperlichen Problemen und dem langen Aufenthalt in der Klinik, getrennt von
der Mutter, ohne feste andere Bezugsperson. Dies und die folgenden spezifischen sozialen Inter-
aktionserfahrungen haben mit großer Wahrscheinlichkeit negative, verunsichernde Wirkungen
auf ihre Bindungsentwicklung ausgeübt.

Nach Ergebnissen der Bindungsforschung sind Menschen mit solchen Prägungen besonders
anfällig für die Ausbildung psychischer Störungen und sie besitzen eine Neigung zur Somati-
sierung.[7]

Die Lernerfahrungen, die Frau Mey von Anbeginn ihres Lebens machte, könnten in ihr
folgendes Konzept geprägt haben (im Folgenden von mir als *Oberplan* bezeichnet):

„Die Welt und die Menschen sind gefährlich/bedrohlich und ich selbst bin schwach, bin
unfähig, faul, dumm, unnormal/gestört/verrückt, und habe keine Rechte. Nur wenn ich es
schaffe, mich möglichst wenigen Gefahren auszusetzen und Helfer an meiner Seite habe/halte,
kann ich hoffen, nicht ‚haltlos‘ unterzugehen, sondern zu überleben."

Dies wiederum legt folgende *Strategien* nahe:

▬ mögliche Gefahrensituationen frühzeitig erkennen, um sie zu vermeiden bzw. zu fliehen;

▬ sich sowohl lokal wie sozial auf den kleinsten Sicherheit versprechenden Raum beschränken;

▬ kein Risiko eingehen;

▬ sich immer an Vertrautem festhalten, sich generell möglichst von Menschen fern halten,
  da diese unberechenbar und bedrohlich sind;

gleichzeitig aber die Beziehung zu den potenziellen Helfern, auf die man sich essenziell angewiesen fühlt, nicht gefährden (z. B. durch Konflikte), sondern sich deren Erwartungen widerspruchslos fügen und sich „andienen";

dies beinhaltet auch: sich nicht abgrenzen, sich nicht behaupten, keine Forderungen stellen.

Der Preis dieser Strategien, d. h. negative Folgen, sind andererseits z. B.:

das Aufrechterhalten von vielfältigsten Ängsten;

Vermeiden der angstbesetzten Situationen als Hauptmotiv des Verhaltens;

Abhängigkeit von den Helfern, d. h. sich zum Wohlverhalten ihnen gegenüber zwingen;

Zurückdrängen eigener Bedürfnisse, die diese Beziehungen eventuell gefährden könnten;

ständiges hohes Anspannungsniveau und damit verbundene körperliche Symptomatik wie Verkrampfungen, Schwindel etc.;

kaum wirkliches Freude-, Kontroll- und Selbstwirksamkeitserleben, sondern im höchsten Falle Minderung oder Abwesenheit von Bedrohungsgefühlen;

negatives Selbstbild und Selbstwertgefühl, das immer wieder bestätigt wird, Zukunftsangst, Ohnmacht, Unsicherheit, Verzweiflung und depressive Stimmungen – besonders dann, wenn die mühsam aufgebauten Sicherheits- und Vermeidungsstrategien nicht mehr funktionieren;

keine Selbstfürsorge;

schutzlose Auslieferung an Grenzüberschreitungen durch sich selbst und andere.

An Kompetenzen bildet ein Mensch mit diesem Oberplan und den genannten Strategien sehr wahrscheinlich aus:

u. a. Verlässlichkeit, hohes eigenes Anspruchsniveau, Sensibilität für andere.

Hiermit nun habe ich die Antwort auf meine Anfangsfrage.

Schaut man aus der dargestellten Perspektive auf die Persönlichkeit und das Verhalten von Frau Mey, so zeigt sich die Funktionalität und ursprüngliche Sinnhaftigkeit der zugrunde liegenden Strategien: Diese wurden vor dem Hintergrund einer bestimmten Welt- und Selbstsicht zur Orientierung und vor allem zur Vermeidung von negativ bewerteten Situationen entwickelt, das Erreichen von Positivem scheint bei der Patientin eine eher untergeordnete Rolle zu spielen. Sowohl in diesen leitenden Zielen, den zugehörigen Strategien als auch in deren negativen Konsequenzen spiegelt sich die für Frau Mey kennzeichnende Symptomatik wider. Hoffmann und Hofmann (2008, S. 4) schildern dies als typisch für Menschen mit Ängsten (und auch bei Zwängen): Bei ihnen

» […] ist die Bedürfnispyramide im Sinne Maslows (1981) in einer gewissen Weise ‚enthauptet'. Höhere Bedürfnisse wie das Streben nach Zuneigung, der Wunsch nach Anerkennung oder die Tendenz zur Selbstverwirklichung treten völlig in den Hintergrund, und der Zugang zu ihnen […] ist richtiggehend blockiert. Neben der Befriedigung biologischer Bedürfnisse als Voraussetzung für den unmittelbaren Lebenserhalt sind das Bedürfnis nach Sicherheit und die erlebte Notwendigkeit, ein Mittelmaß an Kontrolle herzustellen, völlig in den Vordergrund getreten.

Und noch etwas. Wieder einmal verweist die vorangegangene Beschreibung auf das, was in der Bindungsforschung als typisch für einen ängstlich-vermeidenden Bindungsstil bzw. als Stil der Sicherheitsregulation benannt wird: Dies betrifft ihr negatives Selbstbild, ihre typische

Sicherheitsregulation in sozialen Beziehungen und Verhaltensmustern, die zentralen Emotionen der Angst und Scham, ihr Misstrauen, die Schüchternheit und ihr geringes Selbstvertrauen.

Vor diesem Hintergrund nun ist auch die Auslösesituation der aktuellen Krise zu verstehen. Nachdem Frau Mey in der letzten Therapie einige wichtige Erfolge erzielen konnte, gab sie mit der Zeit doch wieder der Versuchung nach, angstbesetzte Situationen zu vermeiden. Allmählich bildete sich das alte Vermeidungs- und Sicherheitsverhalten heraus, was die Rückkehr ihrer Ängste zur Folge hatte.

Als dann die berufliche Änderung eintrat, blieben ihr praktisch keine Handlungsmöglichkeiten. Die Ängste gewannen in der Folge endgültig die Oberhand, begleitet von Ohnmachtsgefühlen; im Zusammenhang mit der zunehmenden existenzielle Bedrohung geriet sie zusätzlich in immer stärkere depressive Stimmungen.

Wie ihr aktuelles Vermeidungsverhalten immer wieder zu einer Verstärkung und damit zur Aufrechterhaltung der Angstsymptomatik führt, hat Frau Mey anhand ihres zuvor geschilderten Beispiels deutlich gemacht. In der folgenden Therapiearbeit werde ich mit ihr weitere Verhaltensanalysen durchführen, die die Rolle zusätzlicher Verstärkungsfaktoren klären sollen.

Die Begriffe „eingesperrt", „abhängig", „fremdgesteuert" und „ohnmächtig" drängen sich mir auf, als ich mir vorzustellen versuche, wie man sich wohl fühlen mag, wenn das gesamte Leben unter der Oberhoheit von Ängsten steht. Selbst das schöne eigene Haus der Patientin – hat es nicht vor allem auch dadurch seinen besonderen Wert, weil es Schutzburg, sicherer Ort ist, gebaut auf dem Fundament von Ängsten? Mehr noch: Trägt es damit nicht gleichzeitig auch den Charakter eines Gefängnisses, in dem die Bewohnerin durch ihre Ängste ein- und weggesperrt wird?

5.4   Diagnostische Beurteilung

Wie kann das Krankheitsbild von Frau Mey diagnostisch bewertet werden?[8]

Ein Teil der Symptomatik entspricht einer Agoraphobie mit Panikstörung (F 40.01), alle für diese Diagnose geforderten Kriterien sind bei Frau Mey erfüllt. Die Symptome sind nicht auf Wahn oder Zwangsgedanken zurückzuführen, sondern sind primäre Manifestationen der Angst, die Angst betrifft Menschenmengen, öffentliche Plätze, Entfernung von Zuhause und Reisen allein; eines der zentralen Symptome betrifft das Vermeiden der angstbesetzten Situationen, und es liegen Panikanfälle vor.

Weiterhin besteht eine soziale Phobie (F 40.1). Auch hier treffen alle Kriterien zu. Frau Mey vermeidet es, im Zentrum der Aufmerksamkeit zu sein, aus Furcht vor eigenem peinlichen Verhalten, sie vermeidet das Essen in öffentlichen Situationen, ebenso Gesellschaften, Veranstaltungen etc.; sie befürchtet zu erröten, zu zittern, zu erbrechen, ohnmächtig zu werden; es besteht eine starke emotionale Belastung durch diese Symptome und die Bewertung des eigenen Verhaltens als unnormal, extrem und irrational. Die Symptome stehen im Zusammenhang mit den gefürchteten Situationen; die Symptome sind nicht durch andere Ursachen wie Wahn etc. bedingt.

Frau Mey weist mit Teilen ihrer Symptomatik, ihrer Selbst-, Menschen- und Weltsicht sowie ihren obersten Lebenszielen und -strategien Züge einer ängstlich-vermeidenden Persönlichkeitsstörung (F 60.6) auf: Die Nähe zu anderen ist zwar ersehnt, aber gleichzeitig extrem gefürchtet, Anspannung und Sorgen sind nahezu ständig vorhanden, ihr Selbst- und Weltbild beinhalten die Bewertung eigener Dummheit, Unfähigkeit, Minderwertigkeit, Unattraktivität im Vergleich zu anderen; Angst vor Ablehnung und Kritik leiten ihr schüchternes Verhalten, Abgrenzung und Selbstbehauptung sind praktisch nicht vorhanden, sie vermeidet soziale Kontakte, außer zu bestimmten nahen Personen.

Es gibt eine klare, die aktuelle Symptomatik auslösende und anhaltende psychosoziale Belastungssituation, nämlich die Änderung ihres Arbeitsplatzes. Hiermit würde die Diagnose einer Anpassungsstörung (F 43.2) nahegelegt sein. Da bei Frau Mey jedoch die oben genannten Angststörungen und die spezifischen Persönlichkeitszüge vorliegen, verbietet sich diese gleichzeitige Diagnose. Die noch nicht erfasste depressive Symptomatik ordne ich einer mittelgradigen depressiven Episode (F 32.1) zu.

Zusätzlich liegen Symptome unterschiedlicher körperlicher Diagnosen vor.

5.5   Therapiekonzept

Für mich als Therapeutin rückt nun die Frage in den Vordergrund:

Wenn man diese prägenden Erfahrungen durchlaufen und sein ganzes Leben – hier fast 50 Jahre – unter den daraus abgeleiteten Maximen zugebracht hat, wo kann dann Therapie ansetzen und inwieweit ist eine Änderung überhaupt möglich?

Dies lenkt meinen Blick noch einmal auf die Bewertung der früheren psychotherapeutischen Behandlung und des Wiederauftretens der Symptomatik. Das frühere positive Therapieergebnis beinhaltete, dass Frau Mey ihren Handlungsrahmen erweitern und einige ihrer Ängste überwinden konnte, mit dem gewünschten Effekt, dass sie wieder in ihre Berufstätigkeit zurückkehrte.

Es gelang dadurch aber anscheinend nicht, dass sie ihr grundsätzliches handlungsleitendes Muster änderte. D. h., damals wie heute besitzt sie einen Oberplan, in dem sie die Rolle der Passiven und Ohnmächtigen gegenüber einer bedrohlichen Welt einnimmt. In ihrem Verhalten ist sie entsprechend vor allem von dem Bedürfnis nach Angstvermeidung und Sicherheit bestimmt – statt von anderen Bedürfnissen wie z. B. von dem nach Selbstwerterhöhung, Selbstwirksamkeitserleben, Freude etc.[9] Der „Regisseur" ihres Lebens ist derselbe geblieben, anscheinend unberührt davon, dass sie sich damals unter dem starken Druck ihrer existenziellen Probleme getraut hat, sich einigen Situationen zu stellen.

Mir war damals vermutlich die besondere Bedeutung der expliziten therapeutischen Berücksichtigung dieses Aspektes nicht klar. Ich ging davon aus, dass sich bei der Patientin diesbezüglich automatisch eine Änderung vollziehen würde, wenn diese erlebt, dass sie früher vermiedene Situationen bestehen kann. Dies aber war und ist nicht die Regel. Dazu ein kurzer Exkurs zum Thema Angsttherapien und Expositionsbehandlungen.

Angsttherapien und Expositionsbehandlungen

Wenngleich heute unter Verhaltenstherapeuten Einigkeit darüber besteht, dass Expositionsbehandlungen bei agoraphobischen Ängsten das therapeutische Mittel der Wahl sind, gibt es hingegen unter den Experten unterschiedliche Auffassungen bezüglich des konkreten Vorgehens bei diesen Interventionen.

Für die einen ist es das Wichtigste, dass die Patientin in der Expositionssituation möglichst intensive Angstreaktionen erlebt, dabei jedes Verhalten unterlässt, das ihre Ängste verhindern oder reduzieren könnte und sich vollständig auf ihre Symptomatik konzentriert. Die zugrunde liegende Theorie besagt, die Effektivität der Exposition hängt zum einen von der Aktivierung des Furchtsystems ab und zum anderen davon, dass anschließend Habituationsprozesse ermöglicht werden (d. h. die Patientin erfährt, dass ihre Angst mit der Zeit abnimmt und lernt durch die wiederholte Erfahrung, die Situation nicht mehr mit Angst zu verknüpfen). Jedes Sicherheitsverhalten oder Bewältigungshandeln wird von Vertreterinnen dieses Ansatzes als Vermeidung und damit als negativer Einfluss auf den Therapieeffekt bewertet. Als Therapieziele gelten: die Reduktion der Ängste vor Körpersymptomen, der Ängste vor spezifischen Situationen und der Erwartungsangst (Foa und Kozak 1986; Lang et al. 2012). Für andere ist das Ziel der Angstreduktion mit dem generelleren Ziel des Erlebens von Eigensteuerung, Selbstwirksamkeit etc. und damit verbundenen Bedürfnisse verknüpft. Bei diesem Konzept sind während der Exposition sowohl bestimmte Bewältigungstechniken erlaubt als auch Gedanken und Gefühle jenseits der Symptomatik, nämlich solche, die diesen übergeordneten Zielen dienen. Die Patientin soll sich auch hier ihrer Angst voll stellen, dabei jedoch eine aktive Position einnehmen. Mit dem spezifischen Vorgehen will man der Patientin ermöglichen, letztendlich eine andere Haltung zu sich und dem Leben zu gewinnen: die eines selbstbestimmt handelnden und entscheidenden Subjekts (Konzept der Subjektkonstituierung nach Hoffmann und Hofmann 2008). D. h., hier soll nicht nur eine Symptomatik *verändert* bzw. *aufgelöst* werden, sondern es soll gleichzeitig Neues *wachsen*, und zwar auf einer grundlegenden, handlungsleitenden Ebene mit weitreichenden Effekten.

Welche Schlüsse ziehe ich hieraus?

Erstens: Neben allen Übereinstimmungen liegt der zentrale Unterschied zwischen diesen beiden Richtungen in deren Zielsetzungen; diese wiederum besitzen spezifische Implikationen für deren Interventionen und Schwerpunktsetzungen.

Zweitens: Das zuletzt genannte Konzept entspricht meiner Intention, bei der Therapie von Frau Mey diesmal auch eine explizite Änderung ihrer Selbstdefinition sowie der damit verbundenen Überzeugungen und Handlungsmuster anzustreben. Es besitzt zudem Übereinstimmungen mit meinem heutigen generellen therapeutischen Verständnis und Vorgehen: Dies betrifft u. a. meine Bestreben, mich dabei nicht nur auf die Symptomatik und deren Reduktion zu beschränken, sondern sowohl Krankheitskonzept als auch Therapieplanung im Kontext der Überzeugungen und Regeln der jeweiligen Patientin zu entwickeln. Zudem ist das Ziel eines Kompetenzaufbaus – speziell auch unter dem Ressourcenaspekt – ein weiteres zentrales Element meines therapeutischen Vorgehens.

Für die bevorstehende Behandlung heißt dies konkret:

Ich werde mein therapeutisches Vorgehen unter das *oberste Ziel* stellen, der Patientin zu ermöglichen, sich selbst als handelndes und entscheidendes Subjekt zu erleben statt wie bisher als reaktives Objekt ihrer Ängste. Damit verbunden soll ihr ermöglicht werden, zukünftig auch weitere Bedürfnisse wahrzunehmen und zu verfolgen, als jene des reinen Überlebens und der Schutzsuche. Hierzu werde ich auch die therapeutische Beziehung unter Beachtung ihres Oberplans zu nutzen versuchen.[10] Dies beinhaltet u. a. zunächst, ihrem Bedürfnis nach Sicherheit und Schutz zu entsprechen, indem ich sie in ihren Ängsten ernst nehme, die therapeutischen Schritte mit ihr intensiv vorbereite und sie dabei gut anleite. Gleichzeitig aber werde ich sie zu selbstständigen, neuen Schritten ermutigen, Reaktionen in diese Richtung verstärken und ihr Kontrollerleben unterstützen. Gerade auch mit Blick auf ihr negatives Selbstbild ist es mir zudem wichtig, ihr meine Wertschätzung und meinen Respekt zu vermitteln.

All dies setzt zum einen voraus, dass ich die Patientin für dieses Konzept gewinne, d. h. dass ich sie zu einem solchen Perspektiv- und Handlungswechsel motivieren kann. Zum anderen müssen die geplanten Interventionen diesen Aspekt berücksichtigen.

Mit diesem obersten Ziel sind zudem folgende weitere konkrete *Unterziele* impliziert:

- *Ziel 1:* Statt Flucht und Vermeidung, sich den Ängsten aus eigener Entscheidung heraus stellen, und mit ihnen umgehen lernen;
- *Ziel 2:* Statt selbstabwertendem, selbstbestrafendem Verhalten, sich fürsorglich und wohlwollend um sich selbst kümmern;
- *Ziel 3:* Statt der Defizitorientierung, den Blick für eigene Ressourcen öffnen und diese für die weiteren Ziele einsetzen;
- *Ziel 4:* Statt sich allen Erwartungen zu fügen, Konflikten aus dem Weg zu gehen und Bedürfnisse zu unterdrücken, sich selbst behaupten und abgrenzen können;
- *Ziel 5:* Statt des vorrangig negativen Erlebens und Bewertens des eigenen Körpers (Krankheiten, Defizite), Förderung von positivem Körpererleben, Leistungsfähigkeit, Genuss, Sexualität;
- *Ziel 6:* Statt des Grübelns, Zweifelns, der Gedankenschleifen und der depressiven Stimmungen, aktiv werden, Bewertungen prüfen, handeln, ausprobieren, neugierig sein;
- *Ziel 7:* Statt des sozialen Rückzugs, Kontaktaufnahme;
- *Ziel 8:* Statt des rigiden Schwarz-Weiß-Denkens, eine offenere, differenziertere, das Individuelle respektierende Sichtweise mit einer positiven Änderung des bisherigen Selbst- und Weltbildes.

Um noch einmal auf die oben gestellte Frage nach der Chance einer Änderung meiner Patientin einzugehen: Ja, ich denke, es gibt sie. Ich habe diese Hoffnung, da ich Frau Mey anhand der Tatsache, dass ihre Symptomatik nach der letzten Behandlung zurückkehrte, die Notwendigkeit eines alternativen therapeutischen Vorgehens werde sehr gut verdeutlichen können – unter dem Motto: Therapeutin und Patientin lernen aus den Fehlern der Vergangenheit. Zudem steht Frau Mey aktuell unter einem starken Leidensdruck, und ich erlebe sie als sehr therapiemotiviert. Mit ihren bald fünfzig Jahren befindet sich Frau Mey heute in einer Lebensphase, die sie für Themen wie Lebensbilanz und das Prüfen der bisherigen Strategien und Maximen eher zugänglich machen könnte als zum Zeitpunkt der ersten Therapie. Nicht zuletzt sehe ich in unserer positiven therapeutischen Beziehung eine wichtige Bedingung für einen erfolgreichen Verlauf erfüllt.

Deshalb also: Dauer und Schwere des vorliegenden Krankheitsbildes müssen bei den zu erwartenden Änderungen sicherlich berücksichtigt werden; aber ich sehe eine Chance und werde versuchen, sie zu ergreifen – ob und inwieweit es gelingt, werden meine Patientin und ich erst am Ende wissen.

5.6 Konzeptbesprechung und Therapievereinbarungen

Im ersten Schritt bespreche ich mit Frau Mey meine Sicht ihrer Problematik, die Diagnose und die Therapieziele. Ich nehme mir dabei besonders viel Zeit für die Analyse des Wiederauftretens der Symptomatik, die Darstellung meiner Hypothese bzgl. ihres Oberplans und die Begründung meines Therapiekonzepts. Frau Mey reagiert mit großem Interesse und beschreibt, dass sie sich in all dem sehr gut widergespiegelt und verstanden fühlt. Gegenüber dem obersten Ziel, ihr Leben selbstbestimmt in die Hand zu nehmen, äußert sie sich jedoch zuerst skeptisch – dies scheine ihr nahezu utopisch. Sie ist mit der Vorstellung zu mir gekommen, mit jenen Angstsituationen umgehen zu lernen, die ihr Leben und vor allem auch ihre Berufstätigkeit aktuell am stärksten behindern. Also so zu verfahren wie bei der letzten Therapie. Als ich mit ihr auf den vergangenen Prozess schaue – von der damaligen Therapie bis zu der letztendlichen Auslösesituation der aktuellen Symptomatik – wird ihr jedoch deutlich, was die verantwortlichen „Schaltstellen" für die Rückentwicklung der Symptomatik waren und wie diese mit ihren grundlegenden Überzeugungen und Strategien der Vermeidungsorientierung zusammenhängen. Um eine Wiederholung dieses Verlaufs zu verhindern – so kann sie nun erkennen – ist es nötig, einen anderen Weg in der Therapie einzuschlagen, und zwar einen, der eine Änderung genau auf dieser übergeordneten Ebene anstrebt.

Am Ende der Sitzung formuliert Frau Mey ihr Einverständnis mit meinem Therapiekonzept. Sie versichert, dass sie den vorgeschlagenen Weg versuchen möchte – trotz aller vorhandenen Ängste und Zweifel; und dass sie diesmal auch auftretende Probleme während der Therapie bzw. bei den Hausaufgaben offenlegen wird.

Bei der körperlichen Untersuchung haben sich keine Informationen ergeben, die gegen das geplante Vorgehen sprechen, ganz im Gegenteil. Es wird auch von dieser Seite dringend zu einer ambulanten verhaltenstherapeutischen Behandlung geraten. Eine medikamentöse Therapie lehnt Frau Mey grundsätzlich mit Hinweis auf ihre frühere Medikamentenabhängigkeit ab. Der ärztliche Kollege empfiehlt, die Frage einer zusätzlichen medikamentösen Therapie der depressiven Symptomatik weiter im Auge zu behalten und bei Bedarf neu zu entscheiden.

Zum Vorgehen vereinbaren wir, uns in der Anfangsphase der Therapie einmal wöchentlich für eine Sitzung zu treffen. Später sollen die Abstände und die Sitzungsdauer den Erfordernissen der jeweiligen Therapieaufgaben angepasst werden.

5.7   Erste Therapiephase

Den Werkzeugkasten füllen: Abläufe analysieren und Einfluss nehmen

In der nächsten Stunde starten wir mit der Analyse ihrer Angstreaktionen. Obgleich sie schon in der früheren Therapie von mir Informationen zur Angstentwicklung und -aufrechterhaltung bekommen hat, gebe ich ihr – sozusagen zur Auffrischung ihres Wissenstandes – erneut entsprechendes schriftliches Material mit (Hoffmann und Hofmann 2008; Margraf und Schneider 1989). Ich bitte sie, dies bis zum nächsten Mal zu lesen und ihre eigenen Reaktionen mit dem Dargestellten zu vergleichen. Bei der folgenden Auswertung zeigt sich, dass Frau Mey heute nur noch selten Panikattacken erlebt, aber nur deshalb, weil sie die Situationen vermeidet, in denen sie befürchtet, dass diese auftreten könnten. Gelingt ihr dies nicht, kommt es zu dem klassischen Ablauf. Zum Beispiel wenn sie an einer roten Ampel halten muss, reagiert sie sofort mit Erschrecken, Gedanken wie „Oh Gott, jetzt sitze ich hier fest, ich kann nicht weg, das halte ich nicht aus"; sie beginnt zu hyperventilieren, hierdurch entstehen Schwindel und Beklemmungsgefühle; sie gerät in Stress, beobachtet voller Angstfantasien diese „Symptome", bewertet diese als bedrohliche Vorläufer einer Ohnmacht, eines Nervenzusammenbruchs, die Angst wird schlimmer, sie verkrampft sich, zittert, das Herz rast, sie atmet noch flacher und schneller. Als die Ampel auf Grün schaltet und sie losfahren kann, ist sie am Ende ihrer Kräfte und hat das Gefühl, nur mit Not einer Katastrophe entkommen zu sein.

Die Konsequenz ist, dass sie ihrem Körper und sich noch weniger traut bzw. sich darin bestätigt sieht, dass sie solche Situationen nicht aushält. Die Angst hat sich somit einmal mehr verfestigt – und damit ebenfalls ihr Bedürfnis nach Vermeidung.

An diesem und an anderen konkreten Beispielen vermittle ich der Patientin, wie sie ihre körperlichen Symptome selbst erzeugt – vor allem durch ihre Kognitionen (der Erwartung, der

Angstfantasien und der Fehlinterpretationen), und durch spezifische Verhaltensweisen, u.a. der Hyperventilation. In diesem Zusammenhang beschäftigen wir uns noch einmal mit den zugrunde liegenden physiologischen Abläufen und führen einige kurze Verhaltensübungen zur Verdeutlichung dieser Zusammenhänge durch.

Dieses Wissen, das zwar bei Frau Mey noch vorhanden ist, aber seine Handlungsrelevanz für sie nahezu vollständig eingebüßt hat, soll dazu dienen, die Gefühle von Bedrohung und Ohnmacht zu ersetzen durch ein Verstehen der Vorgänge und ein positives Kontrollerleben. Um dies zu erreichen, gebe ich ihr die Hausaufgabe, gezielt spezifische Übungen zur Korrektur dieser Bewertungs- und Handlungsabläufe durchzuführen (u.a. Provozieren von Körperreaktionen, die auch bei den Panikanfällen auftreten, wie z.B. Schwindel nach Hyperventilation oder schnellen Drehstuhlbewegungen, Herzklopfen nach schnellem Treppenlaufen; dann Auswerten dieser Erfahrungen hinsichtlich ihrer Interpretationen in den Angstsituationen; häufiges Wiederholen dieser Übungen soll Gewöhnung und Angstreduktion fördern).

Ein weiterer wichtiger Punkt betrifft das Angsterleben selbst. Für Frau Mey ist es zur Selbstverständlichkeit geworden, alles das, was mit Angst belegt ist, zu vermeiden. Unter dem Therapieziel, nicht mehr Sklave ihrer Ängste zu sein, sondern handelndes und selbst entscheidendes Subjekt, ist hier ein Umdenken und alternatives Verhalten notwendig.

Dies bedeutet, dass sie lernt, sich aus eigener Entscheidung heraus Angstsituationen zu stellen, Ängste zuzulassen, und dass sie spezielle, hilfreiche Kompetenzen zum Umgang mit Ängsten entwickelt.

Therapietechnisch werde ich dies über die Durchführung von Expositionsübungen anzugehen versuchen. Mithilfe eines Trainings spezifischer Strategien soll sie sowohl präventiv auf ihre Angstbereitschaft Einfluss nehmen als auch einen anderen Umgang mit diesen Ängsten lernen.

Das Wichtigste jedoch ist bei diesem Vorgehen – und dies wiederhole ich ihr gegenüber immer wieder –, dass sie jeden Schritt selbstständig entscheidet und sich die Bedeutung, die die jeweilige Übung für das Ziel einer aktiven Selbstbestimmung hat, vor Augen hält.

Die Bewältigung jeder Angstsituation ist eine Etappe mehr auf dem Weg zu Freiheit, Selbstwirksamkeit und Kontrollerleben!

Ich führe mit Frau Mey in den kommenden Therapiesitzungen folgende Übungen als Fertigkeitstraining durch.

- *Erdungsübungen*: Sich hinstellen und in die Füße hineinspüren, in den Kontakt, den die Fußsohlen mit der Erde haben. Nun wie Seeleute, auf einem schwankenden Schiff, den Körper leicht hin und her bewegen bei gleichzeitig festem Kontakt der Füße mit dem Boden, das Gefühl bewusst wahrnehmen und genießen. Im Sitzen: Die Wahrnehmung gezielt auf den Kontakt ihres Gesäßes und der Oberschenkel mit der Sitzfläche und der Füße mit dem Boden richten, leichte Bewegungen des Oberkörpers zur Intensivierung des Kontakterlebens. Dies soll sie mehrmals täglich durchführen, um es bei Unsicherheits- oder Angsterleben, speziell dann in Expositionssituationen zur Stärkung ihres Gefühls von Stand(Sitz-)Festigkeit einsetzen zu können.
- *Entspannungsübungen* der Progressiven Muskelentspannung, um ihr generell hohes Erregungslevel zu senken und damit präventiv den psychophysischen Aufschaukelprozess zu verhindern.
- *Atemübungen* zur Vorbeugung und Beeinflussung von Hyperventilationsreaktionen.
- *Achtsamkeitstraining*: Offen sein und Akzeptanz der bei der Expositionssituation auftauchenden Reaktionen; Aufmerksamkeitslenkung a. auf sich selbst – zur Identifikation und präzisen Beschreibung der psychophysischen Reaktionen und b. nach außen – auf die Wahrnehmung der Situation und ihrer verschiedenen Details speziell bzgl. deren Anreiz-

charakters; gegebenenfalls aktives Bewegen in dieser Umgebung, das diesen Zielen dient (z. B. genaues Anschauen von Waren im Geschäft etc.).

Bei all diesen Aufgaben bzw. Übungen arbeitet Frau Mey – wie ich es auch nicht anders erwartet hatte – sehr engagiert mit.

Der Angst die Stirn bieten: Sich exponieren

In dieser Weise ausgerüstet, wenden wir uns nun ihrer Liste der Angstsituationen zu, und ich bitte Frau Mey zu entscheiden, mit welcher sie beginnen möchte. Sie überlegt nicht lange: Als Allererstes möchte sie probieren, allein mit dem Auto zu mir zu fahren.[11] Wir bereiten ihr Vorgehen dabei – unter Nutzung der neu eingeübten Strategien und ihrer Vorerfahrungen aus der früheren Therapie – ausführlich vor: von der inneren Haltung und Motivation, mit der sie sich auf die Situation zu Beginn einstellt („Ich will es versuchen und werde all meinen Mut heranziehen, mich der Angst zu stellen; damit mache ich einen riesigen Schritt in eine neue Richtung etc."), über den Einsatz der Erdungsübungen bis hin zur Wahrnehmungs- und Bewertungslenkung.

Und: Sie schafft es! Zur nächsten Sitzung kommt sie tatsächlich ohne Begleitung mit ihrem Auto zu mir gefahren. Ich freue mich für sie und frage sie gespannt, wie es ihr ergangen ist. Sie antwortet mit einem Aufstöhnen: „Es war die Hölle. Schon vorher in der Nacht hab ich mit dem Gedanken an den kommenden Tag kaum ein Auge zugetan. Am Morgen hab ich mir dann gesagt ‚das machst du jetzt, los gib dir einen Ruck, du willst es doch für dich selbst'. Dann aber, bei der Fahrt, wurde es immer schlimmer, je weiter ich mich von zu Hause wegbewegte – ich hab innerlich die Kilometer und die Zeit genau registriert. Mehrmals war ich drauf und dran umzukehren. Und dann kam's hammerhart: Plötzlich war da eine Baustelle mit einem Stau, vor mir und neben mir mehrere LKW und ich dazwischen. Ich dachte, jetzt sterbe ich, das halte ich nie und nimmer aus. Aber was blieb mir übrig? Ich hab dann versucht, meinen festen Kontakt zum Sitz und Boden zu spüren, hab Finger und Zehen bewegt; und dann meine Reaktionen so, wie ich es hier gelernt habe, wahrzunehmen und zu erklären. Auf das zu achten, was um mich herum war, schaffte ich nicht mehr. Trotzdem, das ging dann besser als ich dachte, aber Sie glauben nicht, wie froh ich war, als ich endlich weiterfahren konnte.

Dann, an einer anderen Stelle, da fährt man über einen Berg und hat einen unglaublich weiten Blick ins Land. Furchtbar! Ich habe versucht, nicht dorthin, sondern nur auf die Straße vor mir zu schauen, aber das Bild war ja schon im Kopf. Ich weiß nicht, wie ich da überhaupt durchgekommen bin."

Diese Schilderung belegt noch einmal ihre typischen Verhaltensmuster:

Obgleich sie sich der angstvollen Situation des Alleinfahrens aussetzt, zeigt sie während des Prozesses immer wieder Vermeidungs- und Fluchtverhalten, was die Angst vor diesen Situationen weiter aufrechterhält. Allerdings: Im Stau hat sie vielleicht einen kleinen Vorgeschmack davon bekommen, dass es anders gehen könnte. Bevor ich jedoch mit ihr eine detaillierte Auswertung ihrer Erfahrung vornehme, möchte ich ihr meine Anerkennung und Lob für ihren Mut ausdrücken und sie zu selbstverstärkendem Verhalten anregen. „Und wie geht es Ihnen jetzt?"

„Ich bin völlig fertig."

„Kein bisschen stolz? Überlegen Sie doch einmal, was Sie geschafft haben."

„Wieso denn? Für andere Menschen ist so eine Autofahrt doch völlig normal, das ist doch nichts, worauf ich stolz sein kann. Im Gegenteil, ich hab allen Grund, mich zu schämen, dass ich so blöd reagiere, dass ich so ein Angsthase, so feige bin, mich so gehen lasse."

Und nun passiert Folgendes:

Ich versuche, ihren Blick auf das Positive, auf ihren Erfolg, auf ihre Leistung und die Berechtigung für ein Erleben von Stolz und Freude zu lenken, aber je mehr ich dies tue, umso heftiger bewegt sie sich mit ihren Argumenten in die entgegengesetzte, negative, sich gnadenlos abwertende Richtung. Wir nähern uns mit unserer Interaktion fast einem Streitgespräch, bei dem sie mich immer wieder zu neuen Stellungnahmen herausfordert. Ständig bedient sie sich dabei der Begriffe von „normal" und „unnormal".

Das, was ich hier bei ihr erlebe, vollzieht sich auch in späteren Sitzungen immer wieder und erhält in dem weiteren therapeutischen Geschehen eine zentrale Bedeutung.

Wie ist dies zu verstehen? Um was geht es hier?

Ich bewerte es so, dass wir an dieser Stelle den Kern ihres Selbst- und Weltbildes berühren: In ihrem Konzept der Welt- und Werteordnung gibt es nur die Kriterien von „richtig" = „normal" und „falsch" = „unnormal". So wurde es ihr vermittelt, damit lebt sie bis heute, und in diesem Koordinatenkreuz hat sie ihr Etikett, ihren Status des „Sonderlings" zugewiesen bekommen. Nun passiert das Interessante: Obgleich sie genau unter dieser Bewertung leidet, übernimmt sie die elterliche Perspektive als ihre eigene, schlüpft in die Identifikation mit diesen wichtigsten Bezugspersonen.

Milch und Sahhar (2010) führen im Zusammenhang mit einer sehr ähnlichen Patientenbeschreibung aus:

» Das Selbst wertlos zu machen, in der Beschreibung und Beobachtung aus Beziehungskontexten zu beseitigen und durch die Übernahme anderer Perspektiven zu ersetzen, entspricht einer zentralen Stabilisierungs- und Sicherungsmaßnahme für eine hoch ängstlich-unsichere Bindung (S. 51).

Auf Frau Mey übertragen bedeutet dies, dass ich ihre Selbstabwertungen nicht nur als falsch gelerntes, problematisches Verhalten interpretieren darf und deshalb auf eine einsichtsgeleitete, schnelle Änderung dränge, sondern immer auch deren mögliche beziehungssichernde Funktion im Blick behalten muss.

Aber noch einen weiteren Aspekt sehe ich. Obgleich scheinbar gegen mich antretend, habe ich das Gefühl, dass meine Patientin mit mir eine Wertediskussion führt, die auch von ihrer Sehnsucht und Suche nach einer alternativen Sichtweise getragen ist: In der Rolle der Verteidigerin ihrer bisherigen Sichtweise prüft sie, inwieweit die Argumente standhalten und was ich als Therapeutin dagegenzusetzen habe.

Für mich und mein therapeutisches Vorgehen folgere ich aus all diesen Überlegungen:

Ich werde mir gerade in solchen Situationen immer wieder die Ursprünge und die Funktion ihres Verhaltens vor Augen führen (s. meine Problemanalyse). Dieses Verständnis soll mir dabei helfen, Geduld walten zu lassen, Frau Mey Zeit zu geben und ihr selbst ein Verstehen der jeweiligen Prozesse zu ermöglichen. Gleichzeitig jedoch werde ich den bisher beschrittenen Weg fortsetzen, sie zu ermutigen, sich über spezifische verhaltensbezogene Interventionen, über die therapeutische Beziehung und die Vermittlung spezifischer Inhalte auf Neuerfahrungen und alternative Sichtweisen einzulassen.

Das geschilderte Beispiel zeigt auch eine weitere Konsequenz ihres Selbstbildes: wohlwollend, liebevoll mit sich umzugehen, sich zu loben, sich positiv zu verstärken – so etwas ist nur jenen erlaubt, die es (sich) verdient haben. Dies hat sie nicht, da sie im besten Falle nur das tut, was „normal" ist.

Damit ist nun das Therapieziel „Selbstfürsorge" auf den Plan gerufen. Um sie mit diesem Konzept vertraut zu machen, empfehle ich ihr entsprechende Literatur (Potreck-Rose 2006) und bitte sie, diese durchzulesen.

Den Rest der heutigen Sitzung verwenden wir auf die auswertende Analyse ihrer Autofahrt. Ich hebe dabei noch einmal die Prinzipien und Wirkmechanismen der Expositionstherapie hervor, und wir besprechen das weitere konkrete Vorgehen. Anschließend nimmt sie sich vor, ab jetzt immer mit dem Auto allein zu mir zu fahren. Anstelle der vorherigen Vermeidungs- und Fluchtverhaltensweisen wird sie versuchen mit Blick auf das, was sie für sich gewinnen möchte, die auftretende Angst zu tolerieren und dabei eine aktive Position einzunehmen. Aktuell vereinbaren wir, eine telefonische Nachbesprechung ihrer Rückfahrt durchzuführen (was zukünftig auch als Möglichkeit bei anderen selbstständig durchgeführten Expositionen besteht). Frau Mey wird später – statt die Fahrten so schnell und reibungslos wie möglich hinter sich zu bringen – unterwegs anhalten, aussteigen sich gezielt die Umgebung anschauen und nach einer Pause weiterfahren; nach gleichem Muster wählt sie andere Straßen, nimmt diese aufmerksam wahr, kehrt zurück und setzt die Fahrt wie üblich fort. Ihren Ideen sind dabei keine Grenzen gesetzt, im Gegenteil, ich ermutige sie ausdrücklich dazu; denn, je mehr sie selbst ausprobiert, desto positiver wird sich dies nicht nur auf ihr Angstreduktion, sondern auch auf ihr Erleben von Freiheit und Selbstbestimmung auswirken!

Der harte Weg zur Selbstfürsorge: Den positiven Blick auf sich selbst erringen, Ressourcen entdecken und nutzen

Zur nächsten Sitzung kommt sie wie verabredet wieder allein mit dem Auto, ebenfalls stöhnend, total erschöpft, mit dem Gefühl, tausend lebensbedrohlichen Gefahren ins Auge geblickt zu haben. Aber – sie ist ihrem Ziel treu geblieben und hat versucht, das, was wir besprochen haben, umzusetzen – trotz und mit der Angst.

Nach der Auswertung der letzten Fahrt wenden wir uns der Aufgabe zu, ein wohlwollendes, liebevolles Umgehen mit sich selbst zu erarbeiten. Sie hat das schriftliche Material gelesen und ich schlage ihr vor, als ersten Schritt ihren Blick auf ihre Ressourcen zu lenken – anstelle der bisher üblichen Defizitorientierung. Was sind ihre Fähigkeiten, was kann sie genießen, was gibt ihr Kraft, Trost und Unterstützung?

Wir finden unter anderem heraus, dass sie sehr gerne handwerklich arbeitet und hierbei auch über beeindruckende Kompetenzen verfügt. So hat sie ihr Haus tatsächlich zu großen Teilen selbst gebaut bzw. intensiv mitgearbeitet. Auch im Garten schätzt sie besonders jene Tätigkeiten, die den Einsatz körperlicher Kräfte erfordern – ein wie wir feststellen können, für sie sehr hilfreiches Mittel gegen Anspannung, „Kopfkino" (dies ist unser gemeinsamer Ausdruck für ihre Angstfantasien) und Gedankenkreisen. Ich bestärke sie darin, dies ab jetzt explizit als Ressource für solche Zwecke zu nutzen.

Bevor sie ihre Fähigkeit zur Konzentration und Muße einbüßte, hat sie auch gerne gelesen, gerne Musik gehört – je nach Stimmung laut und wild oder ruhig und besinnlich.

Dann ist da noch von früher her ihre Freude an Kunst – sie hat sogar selbst ab und zu gemalt –, heute allerdings gibt es diesen Bereich nicht mehr in ihrem Leben.

Trost könne sie auch in ihrem Glauben finden. Dies verdanke sie einem von ihr sehr verehrten, leider heute nicht mehr lebenden Priester. Der Institution Kirche stehe sie jedoch bis heute sehr zwiespältig gegenüber.

Schließlich, so betont sie, könne sie auch sehr viel Kraft daraus beziehen, anderen Menschen zu helfen: Alten, Kranken, also Menschen, die auf Hilfe anderer angewiesen sind. Sie werde in ihren konkreten pflegerischen Kompetenzen geschätzt – so hilft sie z. B. einer Nachbarin bei der Versorgung ihres an Alzheimer erkrankten Mannes; ebenso wählt man sie wegen ihrer hohen Sensibilität gerne auch als „Kummerkasten" und Beraterin für schwierige Lebenssituationen. Eine besondere Rolle spielt diesbezüglich ihre behinderte Nichte: Dieses fünfzehnjährige Mädchen ist ihr so stark ans Herz gewachsen, dass Frau Mey sie sogar als die wichtigste, ihrem Leben Sinn verleihende Person bezeichnet.

Die Tatsache, dass sie sich bis über die eigenen Grenzen hinausgehend für andere einzusetzen bereit ist, kann auf der einen Seite sicherlich als Kompetenz verstanden werden. Auf der anderen Seite jedoch drückt es, wenn dies immer nur das Ergebnis von Abgrenzungs- und Konfliktangst ist, ein Verhaltensdefizit aus, das angemessene Selbstfürsorge verhindert und sie dem eigenen und fremden Missbrauch ihrer Kräfte aussetzt. Unter dem Therapieziel der Förderung von Selbstbehauptungskompetenzen werden wir uns mit letzterem Aspekt an späterer Stelle noch explizit beschäftigen.

Nun haben wir jedoch erst einmal ihre Ressourcen aufgelistet. Als ich sie frage, wie es ihr bei diesem speziellen Blick auf sich geht, wandelt sich ihr gerade noch freundlicher, entspannter Gesichtsausdruck in Härte und Feindseligkeit: Das, was sie habe, seien doch keine besonderen Fähigkeiten, jeder könne das. Und ihre Hobbys, Genüsse und Vorlieben seien doch eher Beleg für ihr „Unnormalsein", besser gesagt: ihre Verrücktheit, da sie dies von den Menschen ihrer engsten Umgebung unterscheide. Überhaupt, diese ganze Haltung von „Wohlwollen" und „Fürsorge sich selbst gegenüber" träfe für sie nicht zu, täte ihr sicherlich nicht gut, wäre für sie geradezu schädlich. Das sei ihr schon bei dem Lesen des Buches sehr deutlich geworden. Erstens habe sie eine solche Einstellung zu sich nicht verdient und zweitens würde sie hierdurch bestimmt noch mehr dazu verleitet, sich hängen zu lassen, den bequemen Weg zu gehen, und damit den Ängsten, ihrer Faulheit und ihrem Egoismus nachzugeben. „Nur wenn ich knallhart zu mir bin, mich nicht verzärtele, wie man mir immer sagte: ‚Nur wenn man ihr in den A… tritt, dann geht es' – vielleicht."

Selbstfürsorge

Dies gibt mir die Möglichkeit, noch einmal genau zu erklären, was unter dem Konzept der Selbstfürsorge zu verstehen ist: Eben nicht sein Leben unter das Hauptmotiv von Bequemlichkeit, Passivität und Wellness zu stellen! Ganz im Gegenteil, hiermit ist gemeint, Sorge dafür zu tragen, dass ich die für mich besten psychischen, physischen und sozialen Bedingungen schaffe, um meine Kräfte und Begabungen zu nutzen, und zwar letztendlich, um meine verschiedenen Lebensbedürfnisse zu befriedigen, z. B. Selbstwirksamkeit, Kontrolle, Selbstwert, Bindung und Liebe, Aktivität, Leistung und Passivität. Dies impliziert z. B., mich selbst hinsichtlich der von mir gesetzten Ziele in die Pflicht zu nehmen, und dabei darauf zu achten, was ich benötige, um diesen Weg gehen zu können. Dies könnte z. B. betreffen: Disziplin und Planungsfähigkeiten einsetzen, in Etappen und Zwischenzielen denken, mich durch das Ausmalen der Zielerreichung motivieren, Pausen machen, für Ausgleich und Entspannung sorgen, mich verstärken/belohnen. Und natürlich setzt dies voraus, dass ich die Basis beachte: gesundes Essen, Trinken, Schlafen, Bewegung, Sexualität, ärztlich-medizinische Vorsorge und Betreuung u. Ä.

Frau Mey kann das Gesagte zwar verstehen, sie verfällt dennoch sogleich in die schon bekannte „Ja, aber"-Diskussion. Auch meine Informationen über lerntheoretische Gesetze – hier speziell die verhaltensrelevante Bedeutung von Verstärkung – ändern daran kaum etwas.

Ich führe mir deshalb noch einmal die möglichen Funktionen ihres selbstabwertenden, gnadenlosen Verhaltens vor Augen (s. meine Problemanalyse). Ich erinnere mich an meine diesbezüglichen therapeutischen Strategien und steige aus diesen Argumentationsschleifen aus. Stattdessen wende ich mich nun thematisch den zuvor von ihr als positiv und bedeutsam bewerteten Personen zu. Ich bitte sie, mir zu erzählen, was denn das Besondere für sie an diesem Priester gewesen sei? Sie überlegt und beginnt dann, von ihren gemeinsamen Begegnungen zu erzählen. Als ich sie abschließend auffordere, zusammenzufassen, was für sie aus heutiger Sicht, das Wichtigste in dem Kontakt zu ihm gewesen sei, nennt sie: „Er hat an mich geglaubt, er hat mir vermittelt, dass ich nicht nur ein Stück Scheiße bin, dass ich ein Recht habe zu leben und Gott nicht der Strafende ist, sondern einer, der die Menschen liebt und – auch mich."

„Und was hat dies mit Ihnen gemacht?"

„Es hat mir gutgetan, mich gestärkt und mich ermutigt." Sie reagiert emotional berührt und nachdenklich. Ich schlage ihr vor, dass sie sich zu Hause Zeit dafür nimmt, noch einmal an diesen Menschen und die positiven Erfahrungen mit ihm zurück zu spüren. Dies scheine mir ein richtiger Schatz in ihrer Ressourcensammlung zu sein. Hiermit habe sie die Möglichkeit, die Person dieses Priesters mit seiner ermutigenden und wohlwollenden Sicht in ihrer Fantasie sozusagen als „inneren Freund" an ihre Seite zu holen und die Effekte zu prüfen.

Dann frage ich sie nach ihrem Verhalten gegenüber ihrer behinderten Nichte: Was tue sie, wenn sie diese fördern wolle, welche Einstellung vermittle sie ihr, was helfe?

Auch hier berichtet Frau Mey gerne und ausführlich, man merkt ihr an, wie sehr sie sich diesem Mädchen verbunden fühlt. Als wir danach gemeinsam die wichtigsten von ihr in diesem Zusammenhang genannten Begriffe zusammentragen, sind dies:

Ermutigen; sie neugierig machen; sie an vergangene Erfolge erinnern, sie in realistischem Maße fordern; belohnen und: „Mir ist es ganz wichtig, ihr zu zeigen, dass sie als Behinderte genauso liebenswert und wertvoll ist wie jeder andere Mensch."

Ich frage Frau Mey, ob sie aus dieser Erfahrung irgendetwas für sich selbst ableiten könne. Nein, sie wisse, worauf ich hinaus wolle, aber: Nein. Was für andere und speziell die Nichte richtig sei, gelte nicht für sie selbst, weil sie eben anders sei. Die Nichte könne ja nichts für sich, aber sie, Frau Mey, sei selbst schuld, habe es nicht verdient usw. – und schon wieder setzt sich das „Karussell" der Abwertungssätze in Bewegung.

Ich lasse ihre Argumente an dieser Stelle so stehen und schlage ihr stattdessen vor, zu Hause konkrete Überprüfungen ihrer Annahmen vorzunehmen

━ bzgl. ihrer bisherigen Strategie: Welche Erfahrungen hat sie damit gemacht, was waren positive was negative Konsequenzen?

━ bzgl. eines selbstfürsorglichen Umgehens: Wie könnte sie kleine Schritte in diese Richtung vornehmen, um diese anschließend ebenfalls hinsichtlich ihrer positiven und negativen Konsequenzen zu bewerten?

Letztendlich, und darin stimmen wir beide überein, geht es – neben den schon beschriebenen Aspekten – auch hier wieder um Angst. Frau Mey befürchtet, gänzlich in die Passivität und unter die absolute Regie der Angst zu rutschen, wenn sie ihre gnadenlos bezwingende und abwertende Haltung zugunsten einer fürsorglichen Einstellung aufgibt.

Geduld mit sich haben: Verstehen, neu bewerten, sich nicht entmutigen lassen, üben

Parallel zu diesen Themen hat sich Frau Mey entschieden, selbstständig zu Hause mit den Expositionsübungen bzgl. der anderen Angstsituationen zu beginnen. Sie plant den Besuch eines kleineren Turms mit Treppenaufgang in ihrer Umgebung. Ich begleite ihr Tun mit ausführlichen Vor- und Nachbereitungen. Sie beeindruckt mich mit dem Willen, wie sie sich an diese Arbeit macht und auch mit ihrem Bemühen, die erlernten Strategien umzusetzen. Dabei erzielt sie auch wirklich beeindruckende Erfolge – aber aufgrund ihrer nachfolgenden Reaktionen ist dies für sie kaum zu spüren:

So verlangt sie von sich, direkt im Anschluss an solche Übungen anstrengende Alltagspflichten zu erledigen, was ihr aufgrund ihrer Erschöpfung natürlich äußerst schwerfällt oder gar misslingt. Dies wiederum interpretiert sie als erneuten Beleg ihrer Schwäche und Unfähigkeit mit der Folge von selbstabwertenden Gefühlen und Kognitionen.

Als sie erlebt, dass das, was sie am Vortag geschafft hat, am nächsten Tag nicht oder schlechter klappt, wertet sie dies als Zeichen ihrer „Blödheit", was zermürbende Zweifel auf den Plan ruft, ob sie ihre Ängste wirklich jemals bewältigen wird. Die Folge sind depressive Gefühle und Mutlosigkeit.

Zu Hause treten teilweise „schlimme Nachfilme" (ihr eigener Ausdruck) auf: Jene Sequenzen der vorausgegangenen Expositionssituationen, die die intensivsten Ängste beinhalteten, schieben sich wieder vor ihr inneres Auge. Wie in einem unausweichlichen Sog wird sie immer stärker in diese Gefühle hineingezogen, so dass diese schließlich ihr gesamtes aktuelles Erleben dominieren und damit jedes Erfolgsgefühl blockieren.

Ich gehe jeden dieser Punkte mit ihr durch.

Im ersten Schritt erläutere ich ihr noch einmal, dass Expositionssitzungen ein extremes Stresserleben und eine psychophysische Hochleistung repräsentieren. Die natürlichen Folgen sind starke Erschöpfungsgefühle. Dies sei absolut normal und angemessen! Entsprechend ist es wichtig, nach diesen Übungen nicht weitere Leistungsanforderungen an sich zu stellen, sondern die Wahrnehmung darauf zu richten, was Körper und Psyche jetzt für die nötige Erholung brauchen und dies zu realisieren. Das „nachher" ist also von vornherein bei der Planung des Tages zu berücksichtigen.

Der zweite Punkt betrifft das Erleben von Rückfällen: Als ich sie bitte, einzuschätzen, wie lange sie diese ursprünglichen Verhaltensmuster schon besitzt und dann die Zeitspanne des Neugelernten daneben zu stellen, wird ihr das Missverhältnis deutlich: Um ihr neues Verhalten wirklich zu etablieren, so dass es die gleiche, nahezu reflexhafte Qualität wie die des alten Verhaltens besitzt, braucht es ein viele Male wiederholtes bewusstes Üben. Dabei sind Schwankungen und auch Rückfälle zu erwarten und eher die Regel. Schon geringe Änderungen der äußeren oder inneren Bedingungen können zudem förderlichen oder hinderlichen Einfluss auf den Verlauf nehmen. Um also nicht durch unangemessene Erwartungen enttäuscht und mutlos zu werden, ist es wichtig, dass sie sich dies immer wieder vor Augen führt und bei der Bewertung berücksichtigt.

Das, was Frau Mey „Nachfilme" nennt und beschreibt, ist nach solch intensiven Erfahrungen möglich. Auch hier erkläre ich ihr dies als normale Reaktion auf eine heftige emotionale Erschütterung. Mit diesem Wissen ausgestattet, soll sie sich nicht dagegen wehren – da man wie beim Denken nicht durch alleiniges Sich-Sträuben das Gefühl ändern oder löschen kann. Stattdessen rate ich ihr Schritt für Schritt zu versuchen, wie in der Expositonssituation diese Bilder und Gefühle zuerst anzunehmen, zu identifizieren. Dann aber soll sie die Aufmerksamkeit gezielt auf die weiteren Sequenzen der Situation lenken, d. h. auf ihre eigene Aktion und die schließlich erreichte Angstreduktion. Zur Verdeutlichung verwende ich hier das Bild von dem Plattenspieler, bei dem man den Tonarm in eine neue Rille setzt, wenn dieser festhängt und immer nur Dasselbe wiederholt.

Abschließend nutze ich unsere Handlungsanalyse, um Frau Mey noch einmal anhand dieser konkreten Beispiele die folgenreiche Bedeutung von Interpretationen für die anschließenden emotionalen und kognitiven Reaktionen zu verdeutlichen: Trotz des *objektiven* Erfolges führen ihre ursprünglichen Bewertungen zu dem *subjektiven* Erleben von Misserfolg, Versagen und Mutlosigkeit.

Um aber noch bessere Möglichkeiten zu erhalten, dieses Wissen zu vertiefen und ein angemessenes Vorgehen bei ihren eigenen Expositionsaufgaben sicherzustellen, schlage ich ihr vor, dass wir als Nächstes eine gemeinsame Expositionseinheit durchführen. Wieder überlasse ich es ihr, sich die dafür vorgesehenen Situationen auszuwählen. Wir besprechen die konkrete Umsetzung und vereinbaren den dafür vorgesehenen Termin.

Erste gemeinsame Expositionsarbeit

An diesem Tag haben wir beide besondere Herausforderungen zu bestehen: Es ist einer der heißesten Tage des Jahres! Bevor wir starten, lasse ich die Patientin noch einmal ihre heutigen Übungsziele und ihr Vorgehen nennen.

Dann geht's los. Schon allein das Entfernen vom geparkten Auto ist die erste Herausforderung – sie beschreibt, dass sie jeden Meter der zurückgelegten Strecke mit wachsender Angst registriert. Der Weg geht den Berg hinauf in die Oberstadt – ihre Atmung wird zusätzlich zur Angst nun auch noch durch den Anstieg erschwert (ich merke mir dies in Hinblick auf die Verbesserungsmöglichkeiten ihrer körperlichen Konstitution). Sie beschreibt leichte Schwindelgefühle und schnelleres Herzklopfen, angstvolle Gedanken. Wir halten kurz an, ich bitte sie, ihr Erleben unter Anwendung des neugelernten Wissens zu interpretieren, anschließend führt sie Erdungsübungen durch und versucht, ihre Wahrnehmung nach außen auf die Dinge unserer Umgebung zu richten – Geschäfte, Schaufensterauslagen, Architektur, Leute etc. Die Angst geht langsam zurück.

Das nächste Ziel ist die Gitterplattform des Oberstadtaufzugs, die sowohl einen weiten Blick in die Ebene erlaubt als auch – durch das Gitter – in die Tiefe nach unten.

Zuerst ermögliche ich Frau Mey, sich mit mir zusammen einen Überblick über diese Situation zu verschaffen. Dann überlasse ich ihr die Entscheidung, wann sie vorgehen will und mit welchen Schritten. Nach einer Pause, in der sie sich von ihrem ersten Schrecken zu erholen versucht, nähert sie sich der Plattform, die sie nun vor sich liegen sieht – ich stehe circa 2 Meter entfernt. Sie beginnt zu hyperventilieren, zittert, sie hält sich an der Wand fest, ihre Gesichtsfarbe ist aschfahl. Mit Tränen beschreibt sie, dass sie befürchtet, hier sofort ohnmächtig mit einem Weinkrampf zusammenzubrechen, vor all den anwesenden Leuten, ihr sei furchtbar übel, sie werde es nicht aushalten. Ich lobe sie für ihren Mut und ihre Tapferkeit, entschieden zu haben, sich diesen Platz von der Angst zurückzuerobern, wiederhole die üblichen Instruktionen, versuche mit meiner Stimme eine Verbindung zu ihr herzustellen. Sie benennt das, was sie innerlich und dann auch äußerlich wahrnimmt. Allmählich wird sie ruhiger.

Sie macht eine kleine Pause, betrachtet, was sie schon geschafft hat und startet dann zu einem neuen, noch weiter auf das Gitter ausgerichteten Schritt. Erneut wird sie von der Angst gepackt, sie schwankt, es scheint noch schlimmer zu sein als vorher. Wieder versuche ich, sie zu ermutigen und bei der Einnahme einer aktiven Position zu unterstützen. So geht es mehrfach weiter. Zuletzt gelingt es ihr, allein auf der Plattform zu stehen, ohne meine Instruktionen – ich bin nicht mehr bei ihr – und nach unten und in die Weite zu blicken. Sie bleibt dort, bis die Angst deutlich abgenommen hat.

Sowohl sie als auch ich brauchen nun eine Unterbrechung. Sie ist sehr erschöpft, aber gleichzeitig angeregt, am meisten sei sie erstaunt über sich selbst: „Dass ich so etwas schaffe, das hab ich mir zwar gewünscht, aber geglaubt hab ich es nicht wirklich."

Ob sie denn heute noch weiter machen wolle? Doch auf jeden Fall, jetzt wo sie schon so weit gekommen sei. Und so starten wir zu ihrem nächsten Ziel und zwar dem Marktplatz mit seinen vielen Reizen: viele Menschen, die hin- und herlaufen, Café-Terrassen – alles bisher angstvoll vermiedene Situationen. Wir gehen in gleicher Weise vor wie bisher.

Und auch hier erzielt sie den gewünschten Erfolg: Nach anfänglich heftigen Angstreaktionen tritt langsam eine Beruhigung ein.

Nun möchte sie noch die letzte der zuvor geplanten Situationen bearbeiten: Den Weg hinauf zum Schloss und von dort der Blick in die weite Ebene. Schon während des Aufstiegs erlebe ich Frau Mey verändert. Sie ist nicht mehr nur mit sich und ihrer Angst beschäftigt, sondern erzählt, geht auf meine Hinweise bezüglich dieser oder jener besonderen Häuserfront ein, kommentiert oder ergänzt mit eigenen Erfahrungen.

Oben angekommen merkt man ihr die Anstrengung des Weges und auch der Hitze deutlich an – aber sie kann genau dies auch als Grund für ihre physiologischen Reaktionen benennen, statt der früheren angstgeleiteten Fehlattribuierungen. Dann das selbstständige Herantreten an die Brüstung, der Blick über die Dächer in die weite Ebene – wieder muss die sich aufbäumende Angst qualvoll durchlebt werden, ehe die schon zuvor erfahrene Beruhigung eintritt.

Als wir beide schließlich den Berg hinunter durch die Gassen zum Auto laufen, ist Angst überhaupt nicht mehr das Thema. Frau Mey erzählt mir – selbst gewählt – ausführlich von Situationen aus ihrer Lebensgeschichte, besonders darüber, wie sie ehemals eigene Wünsche und Lebensvorstellungen hatte und diese immer wieder zerschlagen wurden.

Mit dem Erreichen des Parkplatzes sind seit unserem Start 5 Stunden vergangen. Beide spüren wir die Folgen unserer Arbeit – trotz der Erschöpfung ist die Stimmung fröhlich und locker.

Ich drücke Frau Mey meine Anerkennung aus und rege sie an, sich noch einmal vor Augen zu führen, was die heute von ihr gemachten Erfahrungen für sie bedeuten könnten. Abschließend bespreche ich mit ihr, wie sie mit sich zu Hause weiter fürsorglich umgehen kann und verabschiede mich. Ich habe das Gefühl, dass sie nicht nur die einzelnen Angstsituationen gut bearbeitet hat, sondern dass zusätzlich etwas Wichtiges berührt wurde, ohne dass ich dies zum aktuellen Zeitpunkt genau benennen kann.

Als mich Frau Mey in der nächsten Sitzung begrüßt, hält sie zuerst ihre Hand hinter ihrem Rücken verborgen, dann streckt sie mir mit einem verschmitzten Lächeln einen selbstgepflückten Wiesenblumenstrauß entgegen. Hier sind keine Worte der Erklärung nötig, ich verstehe sofort: Sie hat anstelle des früheren schnellen, fluchtartigen Durchfahrens der Strecke bis zu meiner Praxis eine Pause eingelegt, und wie ich erkenne – sorgsam ausgewählt – einen Strauß wunderschöner Blumen auf einer Wiese gepflückt. Ich bin gerührt – nicht nur, so beschenkt zu werden, sondern vor allem, weil es für mich einen großen Schritt in die neue Richtung ankündigt: Frau Mey kann jetzt ihrem Bedürfnis folgen, *so* etwas zu schenken und diese Blumen *dort* zu pflücken, wo sie dies möchte, statt wie bisher von der Angst gehetzt alles schnellstens zu „erledigen", mit dem einzigen Ziel der Ankunft bei mir bzw. der Rückkehr in ihre Schutzburg.

In den folgenden Sitzungen bearbeiten wir vorrangig ihre nun selbstständig zu Hause ausgeführten Expositionsübungen: Geschäftsbesuche, in der Schlange vor der Kasse warten, weitere

Autofahrten unbekannter Strecke mit Unterbrechungen. Zusätzlich wenden wir uns jetzt dem Thema „Selbstbehauptung, Abgrenzung und Selbstsicherheit" zu.

Schritte zur Selbstsicherheit: Die eigenen Grenzen schützen und sich behaupten

Wie schon zu Beginn der Therapie deutlich wurde, geht Frau Mey immer wieder über die eigenen Belastungsgrenzen hinaus, was zum einen negative Auswirkungen auf ihre Selbstfürsorge und damit auf ihren psychophysischen Zustand beinhaltet. Zum anderen bestärkt dies ihre Angst vor Menschen, da sie deren Wünschen oder Forderungen nur durch Erwartungserfüllung oder durch Vermeidung zu begegnen vermag. Neben diesem Preis, d.h. den negativen Konsequenzen dieses Verhaltens, besitzt es jedoch folgende strategisch wichtige Funktionen für sie:

Besonders die Mutter scheint in einer Weise über Frau Mey zu verfügen, die keinerlei Abgrenzung kennt. Wenn sie etwas benötigt, muss die Tochter sofort zur Stelle sein, ansonsten folgen heftigste Beschimpfungen. Als wir uns genauer mit diesen Situationen beschäftigen, zeigt sich, wir stark die Patientin hierbei heute noch von ihrer Sehnsucht geleitet wird, endlich die Liebe und Wertschätzung der Mutter zu gewinnen. Dieses Bedürfnis ist dem der Selbstbehauptung und Selbstfürsorge absolut übergeordnet. Bei unserer Verhaltensanalyse erkennt Frau Mey jedoch, dass ihre Strategie des widerspruchs- und reibungslosen Befolgens der Aufträge genau das Gegenteil bewirkt: Was bei den anderen Geschwistern als Freundlichkeit bewertet und mit Dankbarkeit quittiert wird, gilt bei ihr – gerade auch weil sie keinerlei Zögern zeigt – als Selbstverständlichkeit. Zunächst rührt dieses Thema bei Frau Mey erneut an die alten Wunden der Trauer und Enttäuschungen, und sie berichtet unter Tränen von ihren Erfahrungen. Dann aber beschließt sie zukünftig Folgendes zu versuchen:

- ▬ Sie möchte der Mutter stärker als bisher deutlich machen, das eine Anfrage von ihrer Seite nicht gleichbedeutend ist mit deren umgehender Erfüllung;
- ▬ unter Berücksichtigung ihrer eigenen Situation möchte sie selbst bewusst prüfen und entscheiden, wie sie darauf reagieren will und
- ▬ falls sie den Wunsch der Mutter zu erfüllen bereit ist, möchte sie dieser deutlich machen, dass sie dies tut, weil sie die Mutter lieb hat und möchte, dass es dieser gut geht.

Die weiteren Funktionen fußen zentral in dem Oberplan der Patientin, so wie ich ihn zu Beginn formuliert hatte: „Die Welt- und die Menschen sind gefährlich und ich selbst bin hilflos/ unfähig/unnormal/verrückt und habe keine Rechte. Nur wenn ich es schaffe, mich möglichst wenig Gefahren auszusetzen und Helfer an meiner Seite halte, kann ich hoffen, nicht ‚haltlos' unterzugehen, sondern zu überleben." Dies bedeutet konkret:

Das Vermeiden von selbstbehauptendem Verhalten wird von der Furcht geleitet, sich durch Abgrenzungen jene Menschen zu verprellen, auf die sie sich aufgrund ihrer agoraphobischen Ängste angewiesen fühlt – die Schwester, die Schwägerin –, die im Notfall als Helfer einspringen. Und letztlich geht es um ihre tiefe, generelle Angst vor den Folgen von Abgrenzungen – und um ihr Nichtwissen bzw. Zweifel bzgl. eigener Rechte, wie z.B. des Rechts auf Respekt, auf eigenen Lebensstil, auf Prioritätensetzung, auf Abgrenzung, auf Zustimmung und Ablehnung etc.

Unsere Beschäftigung mit diesen Aspekten führt zu folgenden Ergebnissen:

Der Abbau ihrer agoraphobischen Ängste bei gleichzeitiger Förderung ihres eigenen Selbstwirksamkeits- und Kompetenzerlebens ist eine zentrale Voraussetzung für ihre Verhaltensfreiheit in sozialen Beziehungen. Je angstfreier und stärker sie sich fühlt, desto weniger ist sie auf Hilfe bzw. Helfer angewiesen.

Um nun jedoch ein angemessenes Selbstbehauptungsverhalten ausführen zu können ist Folgendes notwendig:

Erstens bedarf es einer Einstellungsänderung bzw. Aufklärung bzgl. ihrer eigenen Rechte; zweitens verlangt dies eine Änderung ihrer bisherigen Erwartungshaltung bezüglich der Folgen von selbstbehauptendem Verhalten; drittens erfordert dies die konkrete Aneignung oder Einübung entsprechender Verhaltenskompetenzen.

Ich gebe Frau Mey spezielle Literatur zum Thema „Eigene Rechte und Pflichten" unter den Aspekten der Selbstfürsorge und Selbstbehauptung (Merkle 2011) und empfehle ihr, diese kritisch durchzuarbeiten. Hieraus entwickeln sich intensive Interaktionen in unseren Sitzungen. Um eine zu starke Theorielastigkeit dieser Gespräche zu verhindern (bei Interesse gebe ich ihr weitere Literaturempfehlungen) und frühere unproduktive „Ja, aber"-Zirkel zu vermeiden, bin ich darum bemüht, vorhandene Zweifel und Fragen immer wieder in konkrete Verhaltensübungen umzuformulieren. Diese greifen zum Teil auch Anregungen aus dem Lektürematerial auf. Zusätzlich erarbeiten wir kleine Verhaltensexperimente, mit denen sie ihre negativen Erwartungen bzgl. der Folgen von Abgrenzungen überprüfen kann. In Rollenspielen üben wir das dafür notwendige Selbstbehauptungsverhalten ein.

Zum Beispiel fühlt sie sich manchmal durch die Anrufe einer Freundin gestört, die aus reiner Langeweile schier endlose Telefonate mit ihr führt. Aus Angst, die Freundin zu enttäuschen und zu verärgern – was sie wiederum mit weiteren negativen Folgen wie „Strafaktionen" und totalem Kontaktabbruch assoziiert – traut sich Frau Mey nicht, ihre Interessen einzubringen, sondern fügt sich widerstandslos dem Bedürfnis der Freundin. Stattdessen proben wir nun, dass Frau Mey ihr in freundlichen und klaren Worten mitteilt, ihr passe es gerade schlecht und ihr einen alternativen Vorschlag anbietet. Zögerlich und mit großer Furcht unternimmt sie die ersten Umsetzungsversuche. Dabei macht sie die für sie erstaunliche Erfahrung, dass sie entgegen ihrer Erwartung in den meisten Fällen Verständnis erhält, und wenn nicht, dass auch diese Reaktionen für sie nicht existenziell bedrohlich sind.

Nun sind wir also schon wieder einen Schritt weiter gekommen. Um dieses neue Verhalten jedoch fest zu installieren und zu stabilisieren, wird es noch vieler weiterer Übungen und Erfahrungen bedürfen. Immer wieder müssen die sich lautstark zu Worte meldenden, zweifelnden Fragen bewältigt werden: „Darf ich mein Bedürfnis – mich – so wichtig nehmen? Ist das nicht egoistisch? Steht mir das zu? Werde ich das nicht bereuen? Wird es sich rächen?"

Wie auch bei den übrigen therapeutischen Schritten fordern die so lange im bisherigen Leben eintrainierten Muster, langwieriges bewusstes Gegensteuern, Kraft und Mut – Frau Mey daran zu erinnern, ist absolut wichtig, um nicht auch hier durch falsche Erwartungen Enttäuschungen und Resignation auf den Plan zu rufen.

Auswirkungen externer Ereignisse

An dieser Stelle halte ich es für sehr wichtig, nachträglich auf ein Thema einzugehen, das den bisher beschriebenen Therapieverlauf parallel begleitet und meines Erachtens zentral mit beeinflusst hat: Die außertherapeutische Alltagswelt von Frau Mey. Wie sie gleich zu Therapiebeginn erzählte, war ein Grund für ihre depressiven Stimmungen, dass sie sich mit der Bedrohung konfrontiert sah, in Hartz IV zu fallen, damit ihr Haus zu verlieren und finanziell wie sozial ins Aus zu geraten. Schon vor der Therapie hatte sie begonnen, einen Antrag auf eine (zeitlich befristete) Berentung zu stellen. Immer wenn nun offizielle Schreiben bei ihr eintrafen, reagierte sie panisch oder/und depressiv, was sich natürlich auch auf unsere therapeutische Arbeit auswirkte. Ich schlug ihr deshalb vor, statt wie bisher nur in Angst zu verharren, sich aus eigener Initiative an die entsprechenden Informationsstellen zu wenden, damit eine Realitätsklärung vornehmen und weitere Handlungsentscheidungen fällen zu können. Dies wiederum stellte für sie sehr konkrete Expositionssituationen dar:

So musste sie z. B. in eine andere Stadt zu einer ihr unbekannten Person zur Rentenberatung fahren und dort ihr Anliegen vortragen; auch bei Krankenkasse und Arbeitsagentur waren im persönlichen Kontakt Abläufe zu klären bzw. Informationen einzuholen. Mich selbst, als ihre Therapeutin, konfrontierte das Thema zudem mit der grundsätzlichen Frage, ob eine Berentung[12] der Patientin nicht nur als weitere Vermeidungs- und Fluchtmöglichkeit vor einer angstvoll antizipierten neuen Lebens- und Arbeitssituation zu bewerten sei. Dies würde unseren Therapiezielen zuwiderlaufen. Andererseits konnte ich die Augen nicht vor ihrer Lebensrealität verschließen: Die aktuelle Situation war objektiv bedrohlich! Ich entschied mich, Frau Mey meine Überlegungen genauso mitzuteilen und sie selbst einschätzen zu lassen, was für sie – unter welchen Aspekten – der geeignete Weg wäre. Bei diesem Gespräch erlebte ich sie als absolut offen und glaubwürdig. Sie betonte, dass sie diese Argumente auch schon für sich selbst durchdacht habe. Sie sei jedoch zu dem Schluss gekommen, dass es ihr – gerade aufgrund ihrer neuen Erfahrungen in der Therapie – mehr denn je darum gehe, eine Änderung im Sinne unserer Ziele anzustreben und sie alles dafür tun wolle. Gerade deshalb sei es für sie absolut wichtig, für die nächste Zeit bzgl. ihrer existenziellen Sorgen entlastet zu werden. „Meine Ängste zu verlieren ist für mich heute nicht mehr nur ein von außen erzwungenes Muss wie zu Therapiebeginn. Mehr und mehr ahne ich, was ich für mich und mein Leben dadurch gewinnen kann und jetzt will *ich* es.“

Schließlich war mir klar, ich würde Frau Mey deshalb bei ihrem Rentenantrag unterstützen und wir vereinbarten, den begonnenen therapeutischen Weg mit offenem Blick für Vermeidungsgefahren fortzusetzen.

Nachdem nicht einmal die Hälfte unserer Therapiezeit vorüber war, kam die Bewilligung des Antrags (natürlich waren zuvor etliche formelle Hürden zu nehmen, einschließlich der Erstellung therapeutischer Gutachten etc.). Frau Mey schien im wahrsten Sinne glückselig, sie fühle sich wie von tausend Mühlsteinen befreit, endlich könne sie wieder aufatmen, spüre tags und auch besonders nachts wieder Ruhe. Auf die Therapie hatte dies nun tatsächlich einen deutlich positiven Einfluss, Frau Mey wirkte auf mich viel entspannter und war mehr bei der Sache.

Körperliche Selbstfürsorge: Achtsames Wahrnehmen und Umgang mit Bedürfnissen

Zurück zur aktuellen Therapiesituation. Wir arbeiten weiter mit den eigenständigen Expositionsübungen, den Themen der Selbstfürsorge und der Selbstbehauptung. Die Anregung, den Priester als fürsorglichen Begleiter zu installieren, scheint zu helfen. Ihre Selbstkommentare sind nicht mehr so negativ und selbstabwertend, auch manche kleinen Versuche der Abgrenzung gelingen, allerdings schwankt all dies noch extrem.

Dann aber entwickelt sich ihre „leichte Erkältung“, die ich schon in unserer letzten Sitzung bemerkt habe, zu einer schweren Grippe mit einer Stimmbandentzündung, was Frau Mey zu einer zweiwöchigen stationären somatischen Behandlung zwingt. Wie sie später erzählt, war es eine schlimme Zeit mit quälenden Scherzen und Behandlungstorturen. Da diese Situation hoch angstbesetzt gewesen sei, habe sie auch hier die neuen Strategien in hilfreicher Weise anwenden können. Noch geschwächt, aber voller Tatendrang möchte sie nun unsere begonnene Arbeit fortsetzen.

Ihre Erkrankung nutze ich, um das Thema ihrer körperlichen Selbstfürsorge noch einmal explizit aufzugreifen. Ich hatte beobachten können, dass Frau Mey schon bei geringen Anstrengungen schnell außer Atem geriet. Ich will deshalb mit ihr klären, was sie – unter Beachtung ihrer physiologischen Handycaps – tun könnte, um ihre körperliche Belastungsfähigkeit und ihre Abwehrkräfte zu verbessern und damit gleichzeitig eine positivere Wahrnehmung und Bewertung ihres Körpers zu fördern. Frau Mey steigt zu Beginn sehr interessiert in dieses Thema ein. Wie wir schon früher herausgefunden hatten, sind körperlich anstrengende Arbeiten im Garten oder handwerkliche Tätigkeiten für sie wichtige Ressourcen, um Spannung abzubauen, Gedankenkreisen oder negative Affekte zu bannen und auch um sich zu bestätigen. Nun geht es darum, Ideen zu entwickeln, was sie zusätzlich zur Steigerung ihrer Fitness ausprobieren könnte. Hieraus entsteht folgender Plan:

Sie will sich den Heimtrainer ihrer Schwester ausborgen, der schon lange unbenutzt in der Garage steht. Damit möchte sie beginnen, täglich bestimmte Zeiten mit steigender Anforderung zu trainieren.

Weiterhin zeigt sich, dass sie sich äußerst nachlässig um die eigene Ernährung einschließlich des Trinkens kümmert. „Das passiert in der Regel so nebenbei, manchmal vergesse ich es auch oder hole es irgendwann gezwungenermaßen mit dem, was sich gerade anbietet, nach." Das Übergewicht in der Kindheit habe sie auch noch in deutlicher Erinnerung, sie sei froh, heute „normal" zu sein, vielleicht vermeide sie es auch deshalb, sich intensiver mit diesem Thema zu beschäftigen. Unsere anschließende Analyse macht Frau Mey deutlich, dass sie mit diesem Verhalten eher zur Schwächung, statt zur dringend notwendigen Stärkung ihres Körpers beiträgt. Damit wiederum erhöht sie ihre Anfälligkeit für psychophysische Erkrankungen. Als Alternative entwickeln wir zusammen einen Ernährungsplan und greifen zusätzlich auf die schon vorab gelernten Achtsamkeitsübungen zurück. Diese beziehen sich nun auf die bewusste Wahrnehmung des Körpers, des Appetits, des Hungers, des Genusses und ebenso auf die der jeweiligen Nahrung und des Getränks. In den folgenden Sitzungen werden wir die Effekte dieser neuen Verhaltensaufgaben prüfen. Die Beschäftigung mit diesen Aspekten des Körpers stößt bei Frau Mey jedoch ein weiteres Thema an.

Sie schildert, dass Berührungen für sie nur schwer bis gar nicht zu ertragen sind. Nur bei Kindern, bei ihrer behinderten Nichte oder alten Menschen gelinge das. Andererseits wünsche sie sich bis heute sehnlichst von ihrer Mutter in den Arm genommen zu werden, was jedoch unerfüllt bliebe. Begrüßungsumarmungen von Freunden und Bekannten seien furchtbar für sie. „Das ist doch nicht normal, oder? Alle können das, ich bin einfach zu bescheuert." Nachdem sie sich wieder ausführlich ihres Repertoires der Selbstabwertungen und -beschimpfungen bedient hat, spricht sie jetzt ihren jahrelangen sexuellen Missbrauch durch den Cousin an: „Vielleicht hängt das alles *damit* zusammen: diese Ablehnung von Körperkontakt, meine Sexualität, meine Angst vor Nähe. Aber ich will am liebsten nicht daran rühren, das ist alles so belastend, so ekelig für mich. Ich hab Angst, dass dann so vieles hochkommt und es mir nur noch schlecht geht."

Ich hingegen halte es für sehr wichtig, dass wir uns diese Zusammenhänge anschauen und hinsichtlich einer Bearbeitungsmöglichkeit und -notwendigkeit prüfen – allerdings nicht zum gegenwärtigen Zeitpunkt. Frau Mey ist psychisch noch viel zu sehr mit anderem beschäftigt und belastet, was Vorrang hat. Ich erläutere ihr meine Position und schlage ihr vor, dass wir diese Arbeit auf einen späteren Therapiezeitpunkt verschieben, und uns vorerst weiter auf dem bisher eingeschlagenen Weg bewegen.

Zweite gemeinsame Expositionsarbeit

Wir wollen wieder zusätzlich zu ihren allein zu Hause durchgeführten Aufgaben eine größere gemeinsame Expositionsübung absolvieren. Sie möchte Zugfahren, mit vielen Stationen, bei denen die Türen des Zugs immer wieder geöffnet und geschlossen werden; gerade dies seien sehr schlimme Angstmomente.

Es soll eine zweistündige Fahrt sein, von Marburg bis Frankfurt, mit kleiner Pause und dann retour. Sie berichtet, wie sie sich bei dem Gedanken an das Bevorstehende schon mehrere Tage vorher wieder „verrückt" gemacht habe. Seit über zwanzig Jahren ist sie zum ersten Mal wieder auf einem Bahnhof und in einem Zug. Während der Exposition mit den verschiedenen Situationen erlebt sie stärkste Symptome mit Schwindel, Hyperventilation, Schweißausbruch, größte Ängste – aber sie arbeitet tapfer und schafft es, ihre Ziele umzusetzen. Meine Funktion besteht wie beim letzten Mal vor allem darin, sie zu ermutigen, zu bestärken und gegebenenfalls die Instruktionen zu wiederholen.

Zur nächsten Sitzung bringt sie mir ein sechsseitiges Schreiben mit, in dem sie ihr Erleben vor, während und nach dieser Erfahrung beschreibt. Ihre Schlussworte darin lauten:

„*Ich* war in Frankfurt – mit dem Zug – Wow!!!!!!!!!!!!!!!! Stolz zu sein auf die eigene Person ist so eine Sache, aber heute kann ich es ab und zu, und es ist ein gutes Gefühl, ein sehr gutes Gefühl. Ich *musste* das nicht tun, *ich wollte* es – für mich."

5.8   Zwischenbilanz

Uns bleiben zwar noch einige Therapiestunden, jedoch müssen wir überlegen, ob eine Verlängerung notwendig und erfolgsversprechend ist. Wie ich es üblicher Weise mache, nehme ich gemeinsam mit meiner Patientin eine Bilanz des bisher Erreichten vor sowie eine Prüfung der noch offenen Therapieziele. Inhaltlich stimmen wir beide darin überein, dass es zur Stabilisierung der bisherigen Therapieerfolge sowie zur Umsetzung des noch nicht Bearbeiteten notwendig ist, die Therapie fortzuführen. Aber, Frau Mey bringt einen Einwand bzw. hat Bedenken: Je länger die Therapie dauere, desto mehr steige ihre Befürchtung, dass sie in eine zu starke Abhängigkeit von mir geraten könne. Das Thema „Abhängigkeit" sei für sie sowohl durch ihre früheren Medikamente als auch ihre sozialen Erfahrungen absolut negativ belegt. „Das klingt für Sie vielleicht komisch, weil ich mich bisher immer an sogenannte Helfer gebunden habe, aber genau das ist und war für mich ganz schlimm." „Warum?" „Weil ich damit in ihrer Macht stehe, ich von ihnen verletzt werden kann und mir dies Grenzen vorgibt. Immer schon habe ich mich danach gesehnt, mein Leben mehr selbst bestimmen zu können, jetzt ist es mehr denn je mein Ziel."

Ich unterstütze sie in diesem grundsätzlichen Bestreben. Gleichzeitig rege ich sie an zu prüfen, was genau ihre Ängste beinhalten. Daraufhin schildert sie die Befürchtung, mit längerer Therapiedauer – anstelle von mehr Selbstwirksamkeitserleben („dass ich spüre, ich habe neue Fähigkeiten gelernt und ich schaffe es zukünftig auch allein") – das Gefühl einer größeren Angewiesenheit auf mich zu entwickeln („dass ich die Bewältigung von Angstsituationen letztlich doch nur mit Ihrer therapeutische Hilfe verknüpfe und mir dies dann auch nicht allein zutraue"). Nun also sind wir erneut bei einem ihrer grundlegenden Themen, deren Relevanz ich schon zu Beginn, speziell auch bei der Planung der therapeutischen Beziehung zu berücksichtigen versucht habe. Die Frage, die sich jetzt stellt und der wir weiter nachgehen, ist: Gäbe es Bedingungen, die ihr bei einer Fortsetzung der Therapie helfen könnten, ihr Erleben von Selbstwirksamkeit und Selbsthilfekompetenzen zu stärken, oder schließt sich dies für sie grundsätzlich aus? In dieser Stunde werten wir ihre allgemeinen Lebens- und ihre bisherigen Therapieerfahrungen zu diesen Aspekten aus und berühren dabei auch die allgemeinen Themen von Bindung, Abhängigkeit und Selbstbestimmung. Für die gemeinsame Reflexion nehmen wir uns viel Zeit. Ich rege sie an, zu Hause allein weiter darüber nachzudenken und mir beim nächsten Treffen ihre Entscheidung mitzuteilen.

In der folgenden Sitzung berichtet Frau Mey, unser letztes Gespräch habe Wichtiges in ihr angestoßen. Sie habe sich für eine Therapiefortsetzung entschieden. Um der befürchteten Abhängigkeit zu begegnen, möchte sie die „Leine" zu mir immer länger werden lassen, d. h. dass die Sitzungen mit größeren Abständen erfolgen. Damit hoffe sie noch mehr Erfahrungen im selbstständigen Umgehen mit schwierigen Situationen zu sammeln und sich so ihrer eigenen Kompetenzen sicherer zu werden. Ich stimme diesem Vorgehen zu. Wir vereinbaren die Therapieverlängerung zu beantragen und den Selbstständigkeits- bzw. Abhängigkeitsaspekt unserer therapeutischen Beziehung weiter im Blick behalten. In den kommenden Sitzungen soll Frau Mey allein bestimmen, welche Themen- bzw. Übungen bearbeitet werden sollen. Zum Ende der Therapie werden wir dann eine gemeinsame Auswertung der gesamten Therapieerfahrungen mit dem Ziel der Rückfallvorbeugung vornehmen.

5.9 Zweite Therapiephase

Dritte gemeinsame Expositionsarbeit

Neben den Auswertungen ihrer zwischen den Sitzungen durchgeführten Hausaufgaben schlägt sie eine neue gemeinsame Expositionsarbeit vor. Dies knüpft an unsere letzte Frankfurt-Bahnfahrt an. Sie möchte in diese Großstadt hineingehen, möchte zusätzlich U-Bahn-Fahren, Straßenbahnfahren, Rolltreppe und Fahrstuhl in großer Höhe und offener Sicht benutzen und ein Restaurant besuchen. Ich bin beeindruckt: Das ist ein strammes Programm! Aber: Sie ist diejenige, die entscheidet und sie hat immer die Möglichkeit, das Übungsprogramm zu reduzieren. Ich bin einverstanden; wir legen den Zeitpunkt (in 14 Tagen) und das explizite Vorgehen fest. Dann schlage ich ihr vor, dass sie sich eine Belohnung für den Abschluss unserer Expositionsarbeit überlegen soll.

„Wie, wozu Belohnung? Womit habe ich denn die verdient?"

Ich versuche ihr Folgendes deutlich zu machen: Es wäre sicherlich sehr motivierend und entspräche auch unserem Therapiekonzept, wenn sie sich zum Abschluss etwas gönnte, als Anerkennung und herausgehobenes Zeichen ihres Erfolges bzw. der neuen Möglichkeiten. Am besten wäre etwas, das sie sich vielleicht immer schon erträumt hat, aber erst jetzt mit ihren neuen Fähigkeiten tatsächlich erreichen kann.

Frau Mey reagiert mit Nichtverstehen bis Ablehnung. Sie wolle doch nur „normal" werden, so sein wie die anderen. Wenn die Ängste endlich weniger geworden sind, dass allein sei doch Ziel und Erfolg genug. Ich höre mir diese Argumente an, bleibe jedoch mit Geduld und Gelassenheit bei meinem Vorschlag und bitte sie einfach, sich dies zu Hause noch einmal zu überlegen.

Und wirklich – wir finden eine solche Belohnung. Ich weiß heute nicht mehr, wer von uns beiden zuerst diese Idee hatte. Jedenfalls kommen wir über ihre frühere und in der Zwischenzeit wiedergewonnene Freude, selbst Bilder zu malen darauf. Quasi nebenbei erwähnt sie dies, schildert dann jedoch auf meine Frage, dass sie nach anfänglichen zaghaften Versuchen, in der Zwischenzeit von diesem Tun so richtig gepackt sei und mehrere Projekte in Arbeit habe.[13]

Die Idee, bei der wir schließlich landen ist: ein Besuch des Städel, einer berühmten Kunstgalerie. Frau Mey hatte sich, um sich vorzubereiten und die Situationen auszuwählen, zuvor im Internet über Frankfurt informiert. Mit lebhaften Worten betont sie, dass dies zwar eine wundervolle Vorstellung, ein absoluter Traum sei, aber vollkommen unrealistisch. Allein daran zu denken sei vermessen.

Außerdem: Dies sei doch eine von der Kasse bezahlte Krankenbehandlung, wie verträge sich das denn mit Belohnungen und Genüssen? So etwas sei doch sicherlich nicht legal und stände ihr nicht zu.

Ich bin immer wieder beeindruckt, zu welchen Argumentationen diese Seite der Patientin fähig ist. Zwar nehme ich noch kurz zu dem Thema der „Unverträglichkeit von Krankenbehandlung und Belohnungen" Stellung, dann jedoch wende ich mich ohne weitere Kommentare unserer Expositionsplanung zu. Wir werden sehen.

Der Tag kommt, wir steigen in den Zug ein. Diesmal hat Frau Mey schon deutlich weniger Angst als beim ersten Versuch, dennoch ist da viel Anspannung. Ankunft in Frankfurt. Wir nehmen die steile und lange Rolltreppenfahrt mit vielen Leuten hinunter zur U-Bahn. Auf dem Bahnsteig wird sie von heftigster Angstsymptomatik erfasst: Sie schwankt, Schwindel, Herzrasen, Tränen, Ängste, zusammenzubrechen, zu sterben – alles ist in intensivster Weise wieder da. Ich bin zuerst in ihrer Nähe, gebe ihr wie vereinbart die üblichen Instruktionen, dann, nach und nach, geht die Angst allmählich zurück. Frau Mey wird ruhiger, kann die Aufmerksamkeit nun ohne Panikreaktion auf die reale Umgebung richten und Besonderheiten entdecken, sie spürt wieder Kontrolle und Lebendigkeit.

Weiter geht's zur nächsten Anforderungsstufe der Expositionsübung. So durchlaufen wir eine Etappe unseres geplanten Programms nach der anderen:

Es folgen U-Bahnfahrt, dann Main-Center mit vielen Leuten, dem gläsernen Fahrstuhl über viele Etagen, die Rolltreppe ewig hoch und steil, immer zuerst mit mir zusammen, dann allein. Nach vielen Durchgängen ist die Angst deutlich gesunken. Frau Mey ist trotz der durchlittenen Strapazen bester Stimmung. Ich bitte sie, wie auch bei den vorherigen Aufgaben, selbst zu entscheiden, wie und ob wir weitermachen.

„Ja, auf jeden Fall!" Und kurz darauf befinden wir uns in dem Dachterrassencafé des Centers – mit weitem Blick, hoch über der Zeil und den Dächern Frankfurts. Anschließend gibt es für uns beide Cappuccino – was für mich, die Therapeutin, sicherlich ein größerer Genuss ist als für meine Patientin –, aber sie schafft auch dies (man möge erinnern, dass das öffentliche Konsumieren von Nahrung oder Getränken ebenfalls bisher zu den angstvoll vermiedenen Aktivitäten gehörte).

Und nun? Sie hat tatsächlich alle geplanten Aufgaben gemeistert! Und wie sieht es jetzt mit der Belohnung aus? Meine augenzwinkernde Frage wird von ihr mit einem kurzen und knappen „Wo geht's lang?" beantwortet.

Der Weg zum Städel stellt sich dann jedoch als äußerst beschwerlich heraus: Die ersten wärmenden Sonnenstrahlen des Februar haben sich verzogen, und es ist ein eisig kalter Wind aufgekommen. In kürzester Zeit verkrampfen sich bei Frau Mey Hände und Füße; jeder Tritt, jede Bewegung sind von stärksten Schmerzen begleitet: das Raynaud-Syndrom! Jetzt kann ich miterleben, was dies bedeutet. Und dennoch – sie möchte weiter, zu dem gewünschten Ziel.

Endlich stehen wir vor der Kunstgalerie. An der Kasse müssen wir eine gewisse Zeit in der Schlange warten, dann lässt uns der Kontrolleur hinein. All dies gehörte bis vor kurzem noch zu ihren absolut vermiedenen, stärksten Angstsituationen. Auch jetzt ist es noch nicht einfach für sie, das sehe ich ihr an, und sie bestätigt es auf mein Nachfragen. Aber: Sie bleibt dabei, sie *will* jetzt hier hinein, und sie bewältigt auch diese Situation.

Kurz darauf betreten wir den ersten Ausstellungsraum. Auch mich ergreift die besondere Atmosphäre der Ansammlung all dieser Kunstwerke – aber das ist nichts gegen den Effekt, den dies auf Frau Mey hat: War sie anfangs noch ganz belegt durch die Anstrengungen der vorausgegangenen Strapazen, so scheint sich ihre Wahrnehmung nun mehr und mehr von ihrer eigenen Person weg völlig auf die Bilder zu richten. Ein Ausdruck absoluter Faszination zeigt sich auf ihrem Gesicht, während sie die Bilder betrachtet. Zu Beginn noch in Kontakt zu mir, dann aber immer unabhängiger, geht sie in ihrem Tempo durch die Räume, so dass wir schließlich verabreden, uns um eine bestimmte Zeit im Café des Städel zu treffen.

Dort angekommen, kann Frau Mey mir kaum auf meine Fragen antworten, sie scheint noch völlig von den Eindrücken gefangen zu sein. Angst? Dies ist im Moment kein Thema.

Wir treten die Heimfahrt an, auch hier ist Frau Mey ruhiger. All das, was sie heute erlebt hat, sei so unglaublich, dass es sie schier wortlos mache.

Erst in der nächsten Sitzung kann sie mir berichten. Ungeordnet, sich überschlagend kommen die Sätze: „Dass ich das geschafft hab, wirklich den Mut gehabt hab – ich fass es immer noch nicht! Und da war keiner, der gesagt hat ‚Du musst das machen'. Das hab ich ganz allein entschieden! Zu Hause ist mir das erst so richtig klar geworden. Darauf bin ich echt stolz! Aber das Tollste war die Kunstgalerie. Ich kann das gar nicht beschreiben. Das war wie Weihnachten und Ostern zusammen. Ich bin ertrunken in den ganzen Eindrücken, aber vor Glück! Nicht *einmal*, wie sonst *immer*, hab ich dort darüber nachgedacht, wie weit ich jetzt vom Ausgangspunkt oder Ausgang weg bin – nicht einmal! Ich glaub, so muss sich jemand fühlen, der vorher Fußfesseln trug und sich dann davon befreit. Und diese Bilder – besonders der Maler Munch, der hat mich absolut begeistert, ich hab zu Hause gleich im Internet nachgeschaut. Ein toller Künstler, und der hatte auch Ängste und Depressionen …" So erzählt sie von den Bildern, welche Spuren diese gesamte Erfahrung bei ihr hinterlassen haben, wie berührt sie war und noch immer ist.

Auch hier wiederholt sich der schon in Frankfurt beobachtete Themenwechsel weg von den Ängsten.

Ich habe das Gefühl, es ist tatsächlich ein qualitativer Sprung gelungen: Frau Mey hat nun endlich Raum und Möglichkeit für all die anderen Bedürfnisse, die nicht nur ein Überleben *sichern*, sondern ein *Leben lebenswert* machen. Mit dem Frankfurt- und Galerieerlebnis hat sie eine erste spürbare Kostprobe davon erhalten, und dies scheint bei ihr Lust auf „mehr" zu wecken.

Der Wendepunkt

Ein kurzer zeitlicher Vorgriff: Dreieinhalb Jahre später, als wir uns anlässlich dieses Buches wieder sprechen (wir nutzen die Möglichkeit, es mit dem Besuch der zu diesem Zeitpunkt zufällig stattfindenden großen Munch-Ausstellung in der Schirn[14] zu verbinden), wird sie mir bestätigen, dass mit dieser früheren Erfahrung tatsächlich eine, wenn nicht sogar *die* entscheidende Wende in ihrem Erleben eingetreten ist:

„Ich habe damals zum ersten Mal wirklich spüren können, was es zu gewinnen gibt, was das Leben an Faszinierendem bereithält, wenn man nicht mehr von der Angst beherrscht wird. Das hat mich entscheidend verändert. Heute, nachdem nun weitere Jahre vergangen sind, sehe ich noch etwas anderes. Neben all dem unglaublich Positiven, das für mich damit auf den Weg gebracht wurde, habe ich mit der Zeit erfahren, auch hier gibt es einen ‚Preis': Wenn man erst einmal Sehnsüchte und Wünsche zulässt, macht einen das auf der einen Seite lebendig, mutig, neugierig, es spornt an, bewirkt Änderungen, aber auf der anderen Seite merkt man auch erst dann so richtig, wo die Grenzen der eigenen Lebensrealität liegen. Man kann unzufrieden werden und hadern. Damit musste ich erst einmal lernen umzugehen. D. h., ich hab dann entschieden, dieses oder jenes will ich nicht mehr in meinem Leben und dafür bzw. dagegen kämpfe ich, und mit anderem muss oder will ich mich arrangieren. Das war nicht leicht. Aber zurück zu meinem früheren Alltag, zu der Person, die ich damals war? Niemals – das hatte den Namen ‚Leben‘ nicht verdient!"

Nun aber zurück zur Therapie, in der es trotz dieses Erfolges noch einiges zu tun gibt.

Frau Mey arbeitet hochmotiviert an dem Erreichen ihrer Ziele, sie führt das Meiste davon selbstständig zu Hause durch, wir absolvieren noch eine gemeinsame Expositionsarbeit, die Abstände der Sitzungen können nun ausgeweitet werden. Auf diese Weise sammelt sie weitere verhaltensändernde Erfahrungen im Umgang mit angstbesetzten und zuvor vermiedenen Situationen – und mit sich selbst. Als grundlegende, weichenstellende Bedingung erweist sich immer wieder das von ihr erlebte Ausmaß der Eigenentscheidung. Dies zeigt sich z. B. bei der von mir begleiteten Übung einer weiteren Bahnfahrt. Zuerst verläuft alles sehr gut. Wie ursprünglich geplant, schlage ich ihr vor, dass ich jetzt in einen entfernten Waggon gehen werde. Vermutlich durch die vorausgegangenen positiven Ergebnisse verführt, gebe ich ihr nicht die notwendige Bedenkzeit, zuerst sich selbst und diese Aufgabe zu prüfen, sondern *frage* (?) sie, während ich schon die Entscheidung getroffen habe. Sie stimmt mit einem Stöhnen zu – was mich immer noch nicht bremst – und gehe fort. Als wir uns kurz vor dem Aussteigen treffen, ist sie voller Panik, hofft nur noch schnell anzukommen und aussteigen zu können; die Angst ist bei der Ankunft in Marburg nicht reduziert. Ihre späteren Reaktionen sind Enttäuschung, Trauer und Unverständnis bzgl. des „Rückfalls". Im Nachhinein wird deutlich, dass sie sich – auch von mir – überrollt, verlassen, somit ohnmächtig und ausgeliefert gefühlt hat und damit die Tür für ihre Reaktionen geöffnet war.

Ich ärgere mich über mich selbst und fühle mich Frau Mey gegenüber sehr schlecht. Im Endeffekt jedoch lernen wir beide daraus: ich, dass ich zukünftig gezielt darauf aufpassen muss, mich nicht im „Schwunge" vorausgegangener Übungserfolge dazu hinreißen zu lassen, das präzise therapeutische Vorgehen zu vernachlässigen und damit die Patientin zu überfordern und Verletzungen auszusetzen. Frau Mey lernt erstens, dass die Therapeutin ein Mensch – also auch nicht perfekt – ist, sondern Fehler machen kann; zweitens, dass die Patientin auch berechtigt ärgerlich auf die Therapeutin sein kann und sich die Therapeutin bei der Patientin für bewirkte „Schmerzen" zu entschuldigen hat; drittens, dass Frau Mey die Bedingung der Selbstentscheidung bei ihren Übungen immer zentral berücksichtigen muss und viertens, dass der ängstliche Teil in ihr weiter vorhanden ist.

Zu Hause nimmt sie nun wieder Kontakte auf, gerade auch zu Menschen, die in irgendeiner Weise aus dem üblichen Rahmen fallen, sei es durch körperliche oder psychische Probleme, durch ihren Lebensstil oder Ähnliches. Sie beginnt regelmäßig Nordic Walking zu praktizieren, macht mit einer Bekannten Fahrradtouren. Und sie malt, erstellt Collagen, experimentiert mit unterschiedlichen Materialien.

Folgen des Traumas bearbeiten: Bedürfnisse nach körperlicher Nähe und Distanz

Wir wenden uns nun dem bisher aufgeschobenen Thema des Missbrauchs und seinen Folgen zu, Frau Mey hat dies jetzt selbst als Wunsch geäußert. Ich bitte sie mir zu beschreiben, was genau sie hierbei bearbeiten möchte.

Sie nennt: „Ich ertrage Zuneigungsbekundungen und positive Rückmeldungen von anderen nicht, gerade auch solche mit körperlichen Berührungen. Weil ich mich selbst als ‚schlecht' und ‚böse' sehe, ist so ein Verhalten für mich unglaubwürdig. Andererseits denke ich, dass umgekehrt meine Berührungen für andere einfach nur ekelhaft sind."

Bei Männern gehe dies gar nicht, bei Kindern besser und bei Frauen in seltenen Ausnahmefällen. Sie habe immer wieder die Erinnerung an die Situationen mit ihrem Cousin. Diese münden in dem Hauptvorwurf: „Ich bin schlecht, weil ich damals Bedürfnisse hatte und aktiv war." Ihr Ziel ist es, die Erlebnisse der Vergangenheit und die Gegenwart besser voneinander trennen zu können und offener für neue Erfahrungen zu werden.

In der nun folgenden traumatherapeutischen Arbeit verwende ich stabilisierende und psychoedukative Methoden sowie die Kurzexpositionsübung CIPOS.[15]

Als Wichtigstes versuche ich Frau Mey die Information nahezubringen, dass ihre Bedürfnisse damals sowohl nach Kontakt und Zuwendung als auch nach manchen dieser sexuellen Handlungen nichts Verwerfliches, Krankhaftes oder Ausdruck schlechter Charaktereigenschaften sind, sondern natürliches und nachvollziehbares Verhalten. Der Terminus „Missbrauch" bezieht sich ja gerade auf das *Missbrauchen* vorhandener Bedürfnisse und körperlicher Reaktionen eines anderen Menschen für die eigenen Zwecke des Täters. Weiterhin bitte ich sie, sich als heutige Erwachsene noch einmal das Alter des Mädchens im Vergleich zu dem Jungen vor Augen zu halten – sie sieben- und er fünfzehnjährig –, dann ihre damalige Lebenssituation und seine gezielt eingesetzten Drohungen: Wer von beiden trug die Verantwortung, wer kontrollierte und überblickte, was geschah?

Wir wählen Sequenzen der damaligen Zeit aus, die für sie in diesem Zusammenhang heute noch besonders belastend sind und das aktuelle Erleben und Verhalten beeinflussen. Unter anderem betrifft dies eine Szene, in der sie sich vorwirft, den Cousin mit Berührungen zufriedenstellen zu wollen und sich dann furchtbar – auch vor sich selbst – ekelt. Die Bewertung heute noch ist: „Ich bin schlecht, körperliche Berührungen und Sex sind ekelhaft."

In der CIPOS-Exposition, die ich ihr vorher erläutert habe, konfrontiert sie sich nur für wenige Sekunden mit diesem Bild und den dazugehörigen Gefühlen, Kognitionen und körperlichen Reaktionen, dann fördere ich durch entsprechende Interventionen (einen von mir zugeworfenen Ball fangen; rückwärts zählen von 1000 in Siebenerschritten etc.) die Rückführung ihrer Wahrnehmung in das Hier und Jetzt. Anschließend konzentriert sie sich auf ihr aktuelles emotionales Befinden und führt mit ihren vor der Brust gekreuzten Armen und Händen abwechselnd Rechts-links-Klopfbewegungen auf ihren Oberarmen aus. Wir wiederholen den gesamten Ablauf mehrmals.

Bei Frau Mey ist diese Methode nicht sofort erfolgreich; sie hat zunächst große Probleme, sich nach der vorgegebenen Zeit von den Erinnerungen zu lösen. Ich setze deshalb anschließend Stabilisierungsübungen ein, die ihr helfen, die Bilder wieder „wegzuschließen", und sich der Gegenwart bzw. imaginierten positiven Situationen zuzuwenden, die sie mit Sicherheit und Ruhe, mit ihren Stärken und Ressourcen verbindet. Dies führt letztendlich zu dem gewünschten Erfolg einer Distanzierung und emotionalen Erleichterung.

In der folgenden Sitzung wenden wir uns dann der Gegenwart zu, und zwar Möglichkeiten, wie sie sich die Chance geben kann, neues Verhalten der Nähe und der Körperlichkeit zu probieren und einzuüben. Ich rege sie an, die für sie wichtigen Situationen differenziert darauf zu prüfen, welches Verhalten *sie sich von sich* wünscht – statt den Blick nur darauf zu richten, was *die anderen* möglicherweise von ihr erwarten. Hieraus entwickeln wir eine Reihe von kleinschrittigen Verhaltensaufgaben, die sie umsetzen und ausprobieren möchte.

Als Hilfestellung bei besonderen Schwierigkeiten übe ich mit ihr, die eigenen Ressourcen zu nutzen. Kurz zusammengefasst beinhaltet dies die Identifikation jener Fähigkeiten, die sie bei der Überwindung der vorliegenden Schwierigkeit oder Belastung bräuchte. Hierauf folgt das möglichst intensive positive Erinnern und Wiedererleben früherer Situationen, in denen sie diese Fähigkeiten realisieren konnte. Im dritten Schritt wird dieses Gefühl mit der aktuellen Situation verbunden.[16]

Weitere Strategien, die wir erarbeiten, betreffen das Überprüfen ihrer Erwartungen und Interpretationen gegenüber dem, was andere Menschen über sie und ihr Verhalten denken.

Schließlich wenden wir uns ausführlich dem Thema Sexualität zu und behandeln dabei u. a. die Frage, wie sie ihre Sexualität für sich selbst und/oder mit anderen Menschen leben kann und will. Es gelingt Frau Mey zunehmend besser, sich mit diesen Themen auseinanderzusetzen und dabei ihre Ängste und das Schamerleben zu bearbeiten. Dieser Prozess erhält unerwartet Unterstützung, als Frau Mey auf Wunsch ihrer Schwester die Aufgabe der sexuellen Aufklärung ihrer behinderten Nichte übernimmt. Sie besucht mit diesem Mädchen entsprechende Informationsveranstaltungen der zuständigen Betreuungsorganisation, wird angeleitet, wie sie ihr die Themen zu Hause weiter vermitteln kann, und was konkret zu tun ist. Diese Informationen muss Frau Mey dann natürlich auch an die Eltern des Mädchens weitergeben. Nachträglich berichtet sie, die intensive Beschäftigung mit dem Thema aus dieser anderen Perspektive heraus, habe ihr zusätzlich sehr dabei geholfen, eine andere Haltung zu dem generellen Thema als auch gegenüber ihrer eigenen Sexualität zu gewinnen.

Der Psychiater

An dieser Stelle möchte ich noch einmal zu dem anfangs beschriebenen sexuellen Übergriff des Psychiaters auf meine Patientin und dem Verhalten des Hausarztes zurückkommen. Meine Rücksprache mit der Intervisionsgruppe und dem für diese Anliegen zuständigen Kollegen der Psychotherapeutenkammer hatte ergeben, dass alle nachdrücklich dafür plädierten, gegen diesen Mann vorzugehen – gerade auch zum Schutz weiterer Patientinnen. Letzteres Argument verfehlte nicht die Wirkung auf Frau Mey – dennoch entschied sie sich nach einigem Bedenken aus Furcht vor den für sie entstehenden Folgen, nichts zu unternehmen. Sie bat mich, dies auch bezüglich meines Verhaltens zu respektieren. Selbstverständlich hielt ich mich an ihre Vorgabe. Bei dem späteren Rückblick auf die Therapie ist dies jedoch ein Punkt, den Frau Mey mit Bedauern kommentiert.

Sie bereue es, damals nicht mutiger gewesen zu sein, denn sie habe Hinweise auf weitere Übergriffe dieses Mannes bekommen. Aktuell habe sie deshalb entschieden, diesen Informationen nachzugehen und suche den Kontakt zu den betroffenen Frauen.

5.10   Abschlussbilanz

Nun nähern wir uns dem Ende der Therapie, und es ist Zeit, Bilanz zu ziehen.

Wir haben insgesamt 60 Sitzungen über einen Zeitraum von eineinhalb Jahren durchgeführt: Was ist von den Zielen erreicht worden? Ich bitte Frau Mey um ihre Bewertung.

Ziel 1. lautete: *Statt Flucht und Vermeidung, sich den Ängsten aus eigener Entscheidung heraus stellen und mit ihnen umgehen lernen.*

Ja, hier habe sich Entscheidendes getan. Sie laufe heute nicht mehr vor den Ängsten weg, akzeptiere, dass Ängste zum Leben gehören, und habe den „Werkzeugkoffer" der Strategien fest im Gepäck, d. h., diese sind gut geübt und verfügbar. Wichtig sei, dass sie selbst entscheide, wann sie was wie angehen wolle, und – falls sie etwas aufgrund ungünstiger externer oder interner Bedingungen verschiebe – sich nicht schäme und abwerte, sondern mit sich selbst vereinbare, wann sie dies nachholen möchte. Die früheren Ängste (s. die Liste der Angstsituationen) haben sich insgesamt drastisch reduziert, manche (wie Rolltreppenfahren, weitere Autostrecken, Einkaufen u. a.) treten gar nicht mehr auf, am schwierigsten sei es noch bei Feiern mit Menschenmengen. Aber sie übe weiterhin.

Ziel 2 lautete: *Statt selbstabwertendem, selbstbestrafendem Verhalten, sich fürsorglich und wohlwollend um sich selbst kümmern.*

Die Selbstbewertungen seien verändert. Aber dennoch sei dies noch nicht so, wie sie es sich wünsche. Besonders wenn sie Stress erlebe, falle es ihr nach wie vor schwer, die eigenen Grenzen zu sehen, ausreichend zu essen, zu trinken usw. Da gehe sie manchmal noch recht „stiefmütterlich" mit sich um. Hier also sei noch einiges für sie zu tun.

Ziel 3 lautete: *Statt der Defizitorientierung, den Blick für eigene Ressourcen öffnen und diese für sich einsetzen.*

Ja, dies sei schon viel besser geworden. Sie könne sich heute über ihre Hobbys Kraft und Trost geben, könne fröhlich sein, Freude empfinden. Dies sei schon ganz selbstverständlicher und fester Bestandteil ihres Lebens geworden. Auch Positives könne sie heute bei sich anerkennen.

Ziel 4 lautete: *Statt sich allen Erwartungen zu fügen, Konflikten aus dem Weg zu gehen und Bedürfnisse zu unterdrücken, sich selbst behaupten und abgrenzen können.*

Ja, das sei verändert. Sie sei deutlich selbstbewusster geworden und in diesem Maße habe sie auch weniger Ablehnungsangst. Sie zeige nun auch, dass ihre Freundlichkeit nicht selbstverständlich sei, sondern ihre freiwillige Entscheidung beinhalte: „Ich muss es nicht machen, ich kann auch *Nein* sagen." Und dabei habe sie die tolle Erfahrung gemacht, dass sie heute deutlich mehr Respekt und Dankbarkeit erhielte.

Ziel 5 lautete: *Statt vorrangig negatives Erleben und Bewerten des eigenen Körpers, Förderung von positivem Körpererleben, Leistungsfähigkeit, Genuss, Sexualität.*

Ihre Fitness sei eindeutig gestiegen, mittlerweile mache sie regelmäßig Sport, und das gäbe ihr ein sehr gutes Körpergefühl. Auch könne sie es heute genießen, sich stark, kräftig oder auch entspannt zu fühlen. Das Thema Sexualität habe für sie an Scham und Peinlichkeit verloren, gegenüber ihrer eigenen Sexualität könne sie heute eine andere, positivere Haltung einnehmen. Köperberührung in sozialen Kontakten sei aber weiterhin schwierig – außer bei Kindern, alten Menschen und wenigen weiteren Ausnahmen.

Ziel 6 lautete: *Statt des Grübelns, Zweifelns, der Gedankenschleifen und der depressiven Stimmungen, aktiv werden, Bewertungen prüfen, handeln, ausprobieren, neugierig sein.*

Aktiv werden, handeln, ausprobieren und auch die spontanen Bewertungen nicht gleich übernehmen, – ja, das sei ihr als Alternative sehr wichtig geworden, und sie mache damit gute Erfahrungen. Aber die Gedankenschleifen seien manchmal noch schwer zu unterbrechen. Sie versuche, sich dann auf ihr momentanes Tun zu konzentrieren und damit diese Gedanken loszulassen oder etwas zu tun, was ihre Gedanken banne, aber das klappe noch nicht so gut, wie sie es sich wünsche.

Die depressiven Stimmungen seien deutlich zurückgegangen.

Ziel 7 lautete: *Statt des sozialen Rückzugs, Kontaktaufnahme.*

Nun, sie habe erkannt, sie sei einfach nicht der Mensch für viele Kontakte. Anders als ihr Verhalten am Beginn der Therapie, als sie sich voller Angst und Scham von allen total zurückgezogen habe, pflege sie heute aus eigenem Bedürfnis wenige, aber intensive Freundschaften oder habe einige lockere Kontakte, was ihr ausreiche. Sie vermeide es heute auch nicht mehr, unter Menschen zu gehen und Gespräche zu führen.

Ziel 8 lautete: *Statt des rigiden Schwarz-Weiß-Denkens, eine offenere, differenziertere, das Individuelle respektierende Sichtweise und eine positivere Sichtweise des Selbst-, Menschen- und Weltbildes.*

Hier habe sich Entscheidendes verändert. „Zuerst einmal sage ich heute zu mir, ich muss nicht so sein wie die anderen und mach das auch nach außen deutlich: ‚Ich bin halt so, hab Stärken und Schwächen.' Das ist unglaublich für mich und wunderbar. Auf keinen Fall sehe ich mich heute wie früher als körperlich schwach, unfähig, faul, dumm, verrückt. Da guck ich auf das, was ich tue oder geschafft hab, dann weiß ich, ich kann was, bin das Gegenteil von faul usw. Auch die anderen Menschen sehe ich heute nicht mehr so einheitlich, alle cool und für mich bedrohlich. Die haben auch ihre ‚Seiten' und sind unterschiedlich. Bei unseren Expositionsausflügen hab ich Sie beobachtet, wie Sie auf die Leute zugehen. Das hab ich mir abgeguckt, und die Erfahrung gemacht, wenn ich den ersten Schritt mache und freundlich auf die Menschen zugehe, was Nettes sage, dann sind die gar nicht schlimm oder bedrohlich; ich muss gar keine Angst haben. Im Gegenteil, *die* freuen sich über *meine* Reaktion. Und noch etwas: Früher habe ich immer versucht, mich im Kontakt mit anderen unsichtbar zu machen, nicht aufzufallen und schon gar nicht meine Einstellung oder Meinung zu zeigen – weil ich erwartete, dass ich dann negative Reaktionen bekommen würde. Nun habe ich gemerkt, dass das überhaupt nicht stimmt. Im Gegenteil, neulich z. B. hat sich mein Nachbar ausführlich mit mir unterhalten, als ich ihm sagte, wie ich über Produkte denke, die in Kinderarbeit hergestellt sind. Er hat richtig Interesse gezeigt. Das war super, und ich versuche jetzt, mutiger zu sein."

Das oberste, all diese Zwischenziele einschließende Ziel war es, Frau Mey zu ermöglichen, sich als *handelndes und selbst entscheidendes Subjekt* zu erleben, statt wie zuvor hauptsächlich *reaktives Objekt ihrer Ängste* zu sein. Damit sollte der Weg frei gemacht werden für andere, als nur am reinen „Überleben" orientierte Bedürfnisse und Motive, wie z. B. der Selbstwirksamkeit, des Selbstwertes, der Lebensfreude, und/oder Sinn.

Die Antwort von Frau Mey ist eindeutig: Dies sei gelungen, sicherlich noch notwendig weiter auszubauen, aber für sie sei es die wichtigste Veränderung in ihrem Leben.

Die Frage, was aus ihrer Sicht entscheidend dazu beigetragen habe, dass es zu diesen Ergebnissen gekommen sei, fällt Frau Mey schwer zu beantworten. Sie könne dies nicht einzelnen Wirkfaktoren zuordnen und gewichten. Schriftlich und mündlich fasst sie ihre Bewertung in folgenden kurzen Sätzen zusammen:

„Als Sie sich bei meiner Anmeldung an mich erinnert haben und mir dann sogar noch einmal eine Chance gaben, indem Sie mir einen Therapieplatz anboten, das war der erste wichtige Anstoß. Das hat mir Mut gemacht und Hoffnung gegeben. Dann unsere Gespräche, in denen Sie meine Probleme sowohl aus der Vergangenheit als auch die aktuellen mit mir besprachen; die Übungen, bei denen sie immer wieder klarmachten, dass ich diejenige bin die entscheidet; dass ich erfahren konnte, ich kann etwas tun mit den und gegen die Ängste; ihre Ermutigungen, Erklärungen; die Literatur; das, was dann bei diesen Expositionen und danach passiert ist; einfach so vieles."

Das Allerwichtigste aber sei gewesen „zu erfahren, dass Sie an mich glauben, dass Sie mich ernst nehmen und annehmen, mit allem was ich bin, und dass ich mich von Ihnen verstanden fühlte. Das war die Grundlage von allem, was dann passiert ist".

Es sind nur noch wenige Sitzungen übrig, diese sollen zur Vorbeugung von Rückfällen genutzt werden. Wir widmen uns dabei folgenden Fragen: Was sind innere und äußere Gefährdungspunkte für die Symptomausbildung? Was sind die Frühwarnzeichen einer problematischen Entwicklung? Welche Maßnahmen sind zu welchen Zeitpunkten hilfreich und notwendig? Hierbei blickt Frau Mey mit mir zusammen noch einmal auf den gesamten Verlauf – von der Ausbildung der Symptomatik, dem Wiederauftreten, der krisenhaften Zuspitzung, über die therapeutischen Entwicklungsetappen bis hin zur heutigen Situation. Neben der Ableitung ganz konkreter Verhaltensstrategien kommt sie zu folgender bilanzierende Bewertung:

Sie ist grundsätzlich immer noch der Mensch, der sie bisher war – mit ihren speziellen, durch ihre Gene und Lebenserfahrungen geprägten körperlichen sowie psychischen Gefährdungspunkten. Künftig geht es darum, sich dessen bewusst zu sein und hilfreiche Strategien einzusetzen: um auf sich aufzupassen, sich zu schützen, krisenhaften Entwicklungen frühzeitig vorzubeugen bzw. bei erneuten Symptomentwicklungen angemessen zu reagieren. Neben den objektiven Gegebenheiten – wie äußerer Lebenssituation und körperlicher Gesundheit – wird vieles, wenn nicht gar das meiste davon abhängen, ob sie es schafft, auch weiterhin auftauchenden Vermeidungs- und Fluchtwünschen selbstbestimmt, mit Blick auf das, was es zu gewinnen und zu verlieren gibt, die Stirn zu bieten. Ihr neues, selbst kreiertes Motto, unter das sie ihr Leben und Handeln stellen möchte, macht mich zuversichtlich. Es lautet kurz und knapp: „Kneifen gilt nicht!!"

Ich finde, dem ist nichts mehr hinzuzufügen.

5.11 Vier Jahre später

Und wie ging das Leben von Frau Mey nach der Therapie weiter?

Gelinde gesagt: Alles andere als einfach! In den seit damals vergangenen Jahren hatte sie unter heftigsten Wechseljahresbeschwerden zu leiden. Mithilfe entsprechender Medikation – was für Frau Mey aufgrund ihrer Medikamentenerfahrungen eine absolute Herausforderung darstellte – konnte diese Symptomatik dann allmählich reduziert werden. Zu einem späteren Zeitpunkt entwickelte sich eine, den ganzen Körper betreffende Schuppenflechte (Psoriasis) mit quälendem Jucken und zerstörenden Auswirkungen auf die Haut. Hier verschafften Bestrahlungen ein wenig Linderung nach vielen anderen, erfolglosen Behandlungsversuchen. Bis heute konnte die Psoriasis jedoch noch nicht gänzlich beseitigt werden. Und schließlich verschlimmerte sich ihre Arthrose, begleitet von starken Schmerzen und Bewegungseinschränkungen. Man riet ihr dringend zu einer Operation, was sie bisher noch mit einer speziellen physiotherapeutischen Behandlung abzuwenden oder zumindest aufzuschieben versucht. Beruflich ist sie als Bürokraft mit halber Stelle in einer sozialen Institution tätig; zusätzlich betreut bzw. pflegt sie demente alte Menschen.

In ihrer Freizeit hat sie ihr Hobby des Malens und künstlerischen Tuns weiter ausgebaut: Sie restaurierte mit großem Erfolg die Madonnenstatue einer Kapelle ihres Nachbarortes, experimentiert mit verschiedenen Materialien und Gestaltungsformen, und sie ist dabei einfallsreich und produktiv. Sie wohnt weiterhin allein in ihrem Haus in direkter Nachbarschaft zu Mutter und Geschwistern. Auch diesbezüglich berichtet sie positive Änderungen. Dadurch dass sie sich jetzt weniger auf deren Hilfe angewiesen fühle und sich auch besser abgrenze, könne sie die Gemeinschaft der Familie viel positiver erleben als zuvor.

Insgesamt lautet ihre Bilanz: Trotz aller Belastungen, die verständlicherweise auch Effekte auf ihre psychische Situation hatten bzw. haben, ist die durch die Therapie eingeleitete positive

Entwicklung nicht nur gefestigt, sondern – aufgrund ihres unermüdlichen Bemühens – ständig weiter ausgebaut worden. Café-, Zoo- und Veranstaltungsbesuche, Autofahrten durch Tunnel, über Brücken, in unbekannte entfernte Städte und vieles mehr – all dies schafft sie heute. Sie ist ihrem Motto treu geblieben und lässt sich von ihren Ängsten nicht mehr das Ruder aus der Hand nehmen.

Zum Abschluss habe ich ein Foto von ihr erhalten, auf dem sie auf einer 18 Meter (!) hohen offenen Hebebühne stehend und selbst steuernd die Sparren ihres Hauses streicht, kommentiert mit den Worten „Erdung – diesmal – nicht möglich …"

5.12 Reflexion

Das war ein gutes Stück Arbeit, sowohl für die Patientin als auch für mich. Aber wir stimmen beide darin überein: Es hat sich gelohnt.

Meine anfängliche Entscheidung, diese Therapie trotz aller Erschwernisse zu versuchen und die vorhandenen Chancen zu nutzen, sehe ich mit dem vorliegenden Ergebnis bestätigt.

Frau Mey erreichte nicht nur am Therapieende die gesetzten Ziele, sondern schaffte es, über diesen Weg auch langfristig positive Änderungen ihrer Alltags- und Arbeitssituation sowie in ihrer Haltung zu sich selbst und zum Leben vorzunehmen.

Insoweit ist dies die Geschichte eines Therapieerfolgs.

Gleichzeitig aber zeigt der Verlauf die Bedeutung realistischer Therapiezielsetzungen. Wie zuvor beschrieben besitzt Frau Mey weiterhin ihren mit vielfältigen Schwachstellen behafteten Körper, sie trägt weiterhin die grundlegenden Spezifika ihrer Persönlichkeit, und sie lebt in der ihr angestammten sozialen Welt mit deren Menschen und Normen.

All dies hatte und hat Auswirkungen auf die Möglichkeiten und Grenzen der erreichbaren Änderungen. Dies im Blick zu behalten war und ist sowohl für mich als Therapeutin als auch für Frau Mey zur Vorbeugung unrealistischer Erwartungen und damit verbundener Enttäuschungen sehr wichtig. Und mehr noch: Erst die Berücksichtigung der internen wie externen Bedingungen lässt zudem das wahre Ausmaß und die Bedeutung des Erfolges, den Frau Mey erzielt hat und um dessen Beibehaltung oder Ausweitung sie bis heute kämpft, anerkennen und schätzen.

Die Auswirkungen externer Lebensbedingungen auf die Therapie wurden uns ebenfalls an jener Stelle vor Augen geführt, als es um ihre real begründeten finanziellen Ängste ging und die damit zusammenhängende Frage einer zeitweiligen Berentung.

Auch ein noch so professionelles, störungsadäquates Vorgehen hätte an diesem Punkt scheitern können, da Frau Mey unter dem Druck dieser Situation kaum über die notwendigen inneren Voraussetzungen für die Durchführung der Übungen verfügt hätte. Ganz im Gegenteil, es stand zu befürchten, dass die gesamte Behandlung unter einer solch existenziellen Bedrohung zum Scheitern verurteilt wäre. Das gemeinsame explizite Abwägen der Vor- und Nachteile einer Berentung, die gemeinsame Entscheidung und meine Unterstützung, haben m. E. in beträchtlichem Ausmaß dazu beigetragen, dass Frau Mey Verantwortung für diesen Schritt übernahm und sich anschließend mit einem beeindruckenden Engagement auf die Therapie einließ.

Was für anstrengende Schritte musste Frau Mey angesichts der verschiedenen Herausforderungen ihres Änderungsprozesses bis zur Erreichung ihrer Ziele gehen:

U. a. das Überwinden der eigenen, so hartnäckigen Widerstände speziell gegen den Aufbau von Selbstfürsorge und ein liebevolleres Selbstbild. Dann das immer wieder großen Mut fordernde Voranschreiten in phobisch besetzten Situationen – mit unzähligen Übungsschleifen. Und schließlich die weichenstellende und folgenreiche Erfahrung, dass die Befreiung von Ängsten Bedürfnisse weckt, deren Befriedigung plötzlich für sie wichtiger ist, als dem Diktat der noch weiter vorhandenen Ängste zu folgen.

Art und Intensität dieser letzten Wendung haben auch mich überrascht. Auch wenn ich – durch die vorangegangenen Interventionen und meine Idee der besonderen Belohnung – Auslöser dieser Entwicklung gewesen sein mag, so hatte ich doch nur die Erwartung eines positiven Effekts, ohne genaue Vorstellung darüber, wie sich dieser im Einzelnen darstellen würde.

Genau dieser Verlauf macht mir wieder einmal deutlich: Wir Therapeutinnen können Anstöße geben, aber letztendlich bleiben wir dennoch vor allem Begleiter und Zuschauer eines – nur bis zu einem bestimmten Moment vorauszusehenden – individuellen Entwicklungsprozesses unserer Patientinnen.

Frau Mey formuliert in ihrer Therapiebilanz, dass der Ausblick auf eine Zukunft, die nicht mehr von Angst und Vermeidung dominiert ist, die Raum gibt für neue handlungsleitende Bedürfnisse, nicht nur Gewinn und Befreiung bedeute. Sie habe auch lernen müssen, die Erfahrungen aus der Therapie, die neuen Wünsche und Vorsätze, in ihr Leben zu übertragen und nicht angesichts mancher realer Begrenzungen unglücklich und unzufrieden zu werden.

Für mich als Therapeutin sehe ich hier den Hinweis auf meine Aufgabe und Verantwortung, diese möglichen Effekte während des gesamten Therapieprozesses im Blick zu haben und gegebenenfalls bei der Integrationsarbeit Unterstützung zu leisten.[17]

An anderer Stelle schildert Frau Mey eine interessante positive Nebenwirkung unserer Expositionsausflüge: Durch die Beobachtung meines Verhaltens im Kontakt mit anderen Menschen sei sie selbst zu einem alternativen Umgehen mit sozialen Situationen ermutigt worden. Ungeplant hat hier somit erfolgreich ein Lernen am Modell stattgefunden.

Gerade dieser und der vorhergehende Aspekt meiner Reflexion geben mir noch einmal die Gelegenheit, auf die besondere Bedeutung der Expositionssituationen hinzuweisen. Die eigentliche Expositionsübung ist häufig eingebettet in eine Fülle zusätzlicher, unspezifischer Bedingungen, die ebenfalls auf die Patientin wie auch auf die Therapeutin und unsere gegenseitige Beziehung einwirken.[18] Frau Mey und ich z. B. waren im Zusammenhang mit diesen Übungen mehrmals über mehrere Stunden hinweg außerhalb des Therapiezimmers in unterschiedlichen Situationen zusammen. Ohne an dieser Stelle ausführlicher darauf eingehen zu können, mag man sich leicht vorstellen, dass dies eine große Änderung gegenüber der sonst vorhandenen, grundsätzlich konstanten Situation mit mehr oder weniger klaren Rollen- und Verhaltensvorgaben etc. darstellt. So kann es zu unbeabsichtigten Effekten kommen, sowohl zu positiven als auch zu negativen. Sich darauf vorzubereiten – soweit dies möglich ist – und gegebenenfalls ein Nachgespräch durchzuführen, bei dem die aneinander gemachten Eindrücke ausgewertet werden, könnte wichtige, den therapeutischen Prozess fördernde und Störungen verhindernde Informationen liefern.

So beende ich diese Geschichte mit dem Rückblick auf eine Fülle wichtiger, teilweise emotional sehr berührender Erfahrungen – über das Leben und über therapeutische Prozesse.

Literatur

Bengel, J., & Hubert, S. (2010). *Anpassungsstörung und akute Belastungsreaktion*. Göttingen: Hogrefe.
Bettighofer, S. (2010). *Übertragung und Gegenübertragung im therapeutischen Prozess*. Stuttgart: Kohlhammer.
Bowlby, J. (1973). *Seperation, Anxiety and Anger*. Attachement and Loss, Bd. 2. London: Hogarth Press.
Bowlby, J. (1980). *Loss*. Attachement and Loss, Bd. 3. New York: Basic Books.

Buchheim, A., Taubner, S., Fizke, E. & Nolte, T. (2010). Bindung und Neurobiologie: Ergebnisse bildgebender Verfahren. In: Milch, W., & Sulz, S. K. Zur Bedeutung von Bindung und Mentalisierung für die Therapie Erwachsener. Psychotherapie, 15, Bd. 15, Heft 1, 22–28.

Caspar, F. (2008a). Motivorientierte Beziehungsgestaltung – Konzept, Voraussetzungen bei den Patienten und Auswirkungen auf Prozess und Ergebnisse. In M. Hermer, & B. Röhrle (Hrsg.), *Handbuch der therapeutischen Beziehung* (Bd. 1, S. 527–558). Tübingen: DGVT-Verlag.

Dannlowski, U. (2012). Forschung Marburg: Narben im Gehirn. Ein Marburger Forscher hat sichtbar gemacht: Missbrauch und Vernachlässigung im Kindesalter hinterlassen lebenslange Spuren. *Oberhessische Presse*, *226*(12), 5.

Diegelmann, C. (2010). TRUST: Impulse für einen integrativen Behandlungsansatz – Salutogenese, Resilienz und Positive Psychologie als Fundament. In C. Diegelmann, & M. Isermann (Hrsg.), *Ressourcenorientierte Psychoonkologie* (S. 80–98). Stuttgart: Kohlhammer.

Egle, U. T., Hoffmann, S. O., & Steffens, M. (1997). Psychosocial risk and protective factors in childhood and adolescens as predisposition of psychiatric disorders in adulthood. Current status of research. *Nervenarzt*, *68*, 683–695.

Fiedler, P. (2007). *Persönlichkeitsstörungen*. Weinheim: Beltz.

Foa, E. B., & Kozak, M. J. (1986). Emotional processing of fear. Exposure to corrective information. *Psychological Bulletin*., *99* 20–35.

Forgash, C., & Knipe, J. (2001). *Safety focused EMDR/ego state treatment of dissociative disorders. Presentation at EMDRIA conference*. Texas: Austin.

Grawe, K. (2000). *Psychologische Therapie* (2. Aufl.). Göttingen: Hogrefe.. 1998

Hauke, G. (2010). Von der Bindungserfahrung zur Strategie der Therapie. *Psychotherapie*, *15*(1), 75–95.

Heidenreich, T., & Benecke, A. (2012). Vorwort der HerausgeberInnen zum Schwerpunkt „Risiken und Nebenwirkungen von Psychotherapie". *Verhaltenstherapie & Psychosoziale Praxis*, *3*, 485–489.

Hermer, M. (2012). Therapeutinnen, die nicht mehr ganz unbekannten Wesen. Teil I: Therapieeffekte. *Verhaltenstherapie und Psychosoziale Praxis*, *3*, 555–572.

Hermer, M. (2012b). Therapeutinnen, die nicht mehr ganz unbekannten Wesen. Teil II: Therapeutische Beziehung. *Verhaltenstherapie und Psychosoziale Praxis*, *3*, 573–585.

Hermer, M., & Röhrle, B. (2008). *Handbuch der therapeutischen Beziehung* Bd. 1, 2. Tübingen: DGVT Verlag.

Hofmann, A. (2004). Die Absorptionstechnik. In EMDRIA Deutschland e.V. (Hrsg.), *Rundbrief N. 4*. Bielefeld: AJZ Druck und Verlag.

Hoffmann, N., & Hofmann, B. (2008). *Selbstfürsorge für Therapeuten und Berater*. Weinheim: Beltz.

Lang, T., Helbig-Lang, S., Westphal, D., Gloster, A. & Wittchen, H.-U. (2012). *Expositionsbasierte Therapie der Panikstörung mit Agoraphobie. Ein Behandlungsmanual*.. Göttingen: Hogrefe.

Margraf, J., & Schneider, S. (1989). *Panik. Angstanfälle und ihre Behandlung*. Berlin: Springer.

Maslow, A. H. (1981). *Motivation und Persönlichkeit*. Reinbek: Rowohlt.

Merkle, R. (2011). *Lass dir nicht alles gefallen*. Mannheim: PAL Verlag.

Milch, W., & Sahhar, N. (2010). Zur Bedeutung der Bindungstheorie für die Psychotherapie Erwachsener. *Psychotherapie*, *15*(1), 44–55.

Norcross, J. C., & Guy, J. D. (2010). *Lassen Sie es in Ihrer Praxis. Wie Psychotherapeuten für sich selbst sorgen können*. Bern: Huber.

Potreck-Rose, F. (2006). *Von der Freude, den Selbstwert zu stärken*. Stuttgart: Klett-Cotta.

Rost, C. (2008b). CIPOS – Constant Installation of Present Orientation and Safety. In C. Rost (Hrsg.), *Ressourcenarbeit mit EMDR* (S. 69–85). Paderborn: Junfermann Verlag.

Rote Liste (Hrsg.). (2012) *Rote Liste 2012*. Frankfurt a. M.: Rote Liste Service.

Sachse, R. (2006). *Therapeutische Beziehungsgestaltung*. Göttingen: Hogrefe.

Sachse, R. (2012). *Persönlichkeitsstörungen verstehen. Zum Umgang mit schwierigen Klienten*. Bonn: Psychiatrie Verlag.

Schneider, S., & Margraf, J. (2011). Agoraphobie und Panikstörung. In M. Hautzinger (Hrsg.), *Kognitive Verhaltenstherapie* (S. 17–33). Weinheim: Betz..

Stangier, U. (2011). Soziale Ängste. In M. Hautzinger (Hrsg.), *Kognitive Verhaltenstherapie* (S. 33–49). Weinheim: Beltz.

Steil, R., & Schönfeld, S. (2011). Anpassungs- und Belastungsstörungen. In M. Hautzinger (Hrsg.), *Kognitive Verhaltenstherapie* (S. 82–98). Weinheim: Beltz.

Ustorf, A. (2012). Kreativität: der Lohn der Angst. Keine Angst vor der Angst. *Psychologie Heute Compact*, *30*, 94.

Yalom, I. D. (2008). *In die Sonne schauen. Wie man die Angst vor dem Tod überwindet*. München: btb.

Anmerkungen

1   Zitiert nach Ustorf (2012, S. 94).
2   Heute verabreicht man dieses Medikament nur im Falle zwingender Indikation und nur vorübergehend. Es besitzt ein hohes Abhängigkeitspotenzial (schon bei täglicher Anwendung über wenige Wochen), und im Falle eines plötzlichen Absetzens kann es zu einem teilweise intensiven Wiederauftreten der ursprünglichen Symptomatik kommen und zu weiteren Entzugssymptomen (Rote Liste 2012; Online-Fachinformationen zu Benzodiazepinen und Benzodiazepinderivaten, Stand 2013).
3   Dies ist eine neuromuskuläre Übererregbarkeit mit einem erniedrigten Serumkalziumspiegel. Aufgrund unterschiedlicher Ursachen kommt es zu einem Kalziummangel, was schmerzhafte Muskelkrämpfe bewirken kann.
4   Zur Erläuterung von Hyperventilation s. Anmerkung 4 in Kap. 2.
5   S. Bettighofer (2010); Hermer und Röhrle (2008); Hermer (2012); Norcross und Guy (2010); Yalom (2008) und im Anhang dieses Buches.
6   Morbus Raynaud ist eine Gefäßerkrankung, die mit einer Minderdurchblutung und anfallsartigen Verkrampfungen der Finger und Zehen einhergehen, begleitet von Empfindungsstörungen, Kälteerleben und starken Schmerzen, besonders auch ausgelöst von Kälte und/oder Stress.
7   S. hierzu Egle et al. (1997) nach Buchheim et al. (2010); Bowlby (1973, 1980). Unterstützung erhält diese Aussage auch durch neueste neurologische Untersuchungsergebnisse: Dannlowski (2012) konnte in seinen Forschungsarbeiten biologische Veränderungen des Mandelkerns und des Hippocampus im Gehirn nach negativen Bindungserfahrungen in Form von körperlichem und – interessanterweise – genauso nach emotionalem Missbrauch (d. h. durch Schmähungen anhand von Worten, Nichtbeachten etc.) nachweisen. Dies wiederum hat zur Folge, dass Betroffene eine erhöhte Aktivität des Angstzentrums besitzen. Sie „… fürchten sich schneller, haben einen stärkeren Schreckreflex, Angst vor Nähe zu Menschen und sind im Alltag ängstlicher als andere Menschen […] alles in allem ein Leben in Alarmbereitschaft […]. Zudem sind sie durch die veränderte Hippocampusleistung länger als andere Menschen durch ängstigende Erlebnisse beeinträchtigt und aufgewühlt" (S. 5).
8   Bezüglich der differenzialdiagnostischen Überlegungen s. Schneider und Margraf (2011); Stangier (2011); Fiedler (2007); Sachse (2012); Bengel und Hubert (2010); Steil und Schönfeld (2011).
9   Zur Unterscheidung von primärer und sekundärer Motivation und menschlichen Grundbedürfnissen s. Grawe (1998) sowie Maslows Konzept der Bedürfnispyramide (1981).
10 S. hierzu auch u. a. Hauke (2010); Caspar (2008a); Sachse (2006).
11 In der Regel begleite ich zu Beginn die Patientinnen bei ihrer Exposition. Dies dient sowohl diagnostischen als auch therapeutischen Zwecken. Bei Frau Mey besteht jedoch eine Sondersituation. Sie hat kein Problem (mehr) in Begleitung Autozufahren; ihr Ziel ist es, allein zu fahren. Zudem liegen die Erfahrungen aus der früheren Therapie vor.
12 An dieser Stelle ein Hinweis zum generellen Thema: Frühberentung. Lt. Pressemitteilung (DPA; Oberhessische Presse 31.12.12) waren psychische Erkrankungen 2011 der häufigste Grund für die Frühberentung; 41 % der betroffenen Personen hatten Depressionen, Angstzustände oder Burn-out.
13 Ustorf (2012) beschreibt in ihrem Artikel „Kreativität: Der Lohn der Angst" u. a. an Beispielen berühmter Künstler, wie Angst einerseits Kreativität fördern und umgekehrt wiederum Kreativität zu einer Distanzierung und Reduktion von Ängsten führen kann.
14 Die Schirn ist ebenso wie das Städel eine berühmte Kunstgalerie Frankfurts.
15 CIPOS (Constant Installation of Positive Orientation and Safety; Forgash und Knipe 2001; deutsche Version: Rost 2008b) ist eine Spezialform der EMDR-Arbeit (s. Anmerkung 2 in Kap. 4) und beinhaltet die innere Exposition (in der Vorstellung) mit einer ausgewählten Szene des traumatischen Geschehens für 3 bis 10 Sekunden. Anschließend erfolgen Interventionen, die einerseits das Loslassen dieser inneren Bilder bei gleichzeitiger Intensivierung des Gegenwartserlebens fördern sollen. Durch Rechts-links-Stimulationen, z. B. in Form von abwechselndem Berühren der Arme oder durch Augenbewegungen, soll der dann vorhandene positive emotionale Zustand gefestigt werden. Zumeist nach drei Durchgängen wird die Reduktion des emotionalen Belastungsgrads überprüft und evtl. mit einer positiven Imagination verstärkt.
16 Dieses Vorgehen entspricht der Absorptionstechnik nach Hofmann (2004) und der als TRUST bezeichneten Übung von Diegelmann (2010).
17 Dieses und auch das folgende Thema betreffen den äußerst relevanten Forschungsbereich der Nebenwirkungen von Therapien (u. a. Heidenreich und Benecke 2012).
18 Zum Thema von Determinanten und Auswirkungen der Therapeut-Patient-Beziehung s. Hermer und Röhrle (2008); Hermer (2012b).

Das ungeborene Kind

6.1   Frau Schuberts Lebensgeschichte – 192

6.2   Symptomatik – 195

6.3   Problemanalyse – 197

6.4   Diagnostische Beurteilung – 200

6.5   Therapiekonzept – 201

6.6   Konzeptbesprechung und
        Therapievereinbarungen – 203

6.7   Erste Therapiephase – 204

6.8   Zwischenbilanz und Kurskorrektur – 223

6.9   Zweite Therapiephase – 227

6.10   Abschlussbilanz – 231

6.11   Reflexion – 235

        Literatur – 237

        Anmerkungen – 238

S. Rehahn-Sommer, *Verhaltenstherapeutische Praxis in Fallbeispielen*,
DOI 10.1007/978-3-642-55078-2_6, © Springer-Verlag Berlin Heidelberg 2015

Aufhebung
Sein Unglück
Ausatmen können
tief ausatmen,
so dass man wieder
einatmen kann.
Und vielleicht auch
sein Unglück sagen können
in Worten
in wirklichen Worten,
die zusammenhängen
und Sinn haben
und die man selbst noch
verstehen kann
und die vielleicht sogar
irgendwer sonst versteht
oder verstehen könnte
und weinen können.
Das wäre schon
fast wieder
Glück.
(E. Fried)

Frau Schubert hatte mich telefonisch um einen Termin gebeten und dabei gleich hinzugefügt, dass sie sich bei diesem Schritt sehr unsicher sei; denn sie wisse weder, was ihr fehle, noch was ihr helfen könne. Nur eines sei ihr klar: „So kann es nicht mehr weitergehen – sonst zerstöre ich alles und werde alle verlieren."

Sie komme auf dringendes Anraten einer um sie besorgten Freundin, der ihre Veränderung aufgefallen sei.

Die 37-jährige Patientin, eine sportlich wirkende, hübsche junge Frau in Kapuzenjacke, begrüßt mich freundlich. Gleichzeitig vermittelt sie den Eindruck, als halte sie sich ängstlich, schüchtern auf Distanz. Auf meine Bitte hin, mir ihr Anliegen zu schildern, beginnt sie stockend zu erzählen.

Sie sei Ärztin, die sich in der Facharztausbildung zur Internistin befinde. Vor circa fünf Monaten habe sie nach 12 Wochen Schwangerschaft einen Abort erlitten. Zusätzlich sei in diesem Zusammenhang der Verdacht auf eine Tumorentwicklung genannt worden.

„Seit dieser Zeit, seit diesen Ereignissen, ist nichts mehr wie es vorher war. Ich fühle mich, als ob ich irgendwie aus meinem bisherigen Leben gefallen bin, aus dem Kontakt zu meinen Kindern, zu meinem Mann, zu mir selbst, zu meiner Arbeit. Ich funktioniere – noch, aber ohne wirklich da zu sein. Es ist, als lässt mich dieses Kind nicht los. Ich denke immer wieder, vielleicht hat es gespürt: Die will mich nicht, die heißen mich nicht willkommen, – und dann hat es sich einfach zurückgezogen."

Sie beginnt an dieser Stelle zu weinen, wobei sie sich gleichzeitig mit einem gezwungen wirkenden Lächeln entschuldigt: „Tut mir leid, ich weiß auch nicht, warum ich jetzt heule."

Ich versuche ihr zu vermitteln, dass es völlig in Ordnung sei, hier bei mir ihre Gefühle zu zeigen und sie sich die Zeit für sich nehmen soll, die sie jetzt benötigt. Nach ein paar Minuten fährt sie mit ihrem Bericht fort und ich erhalte folgende Informationen:

Frau Schubert ist bereits Mutter eines neunjährigen Jungens und einer vierjährigen Tochter. Die Kinder waren ungeplant. Nach Aussage ihrer Gynäkologin galt sie als unfruchtbar, was ihr zuerst einen Schock versetzte; doch mit der Zeit hatte sie sich an die Vorstellung eines Lebens ohne Kinder gewöhnt. Ihrem Mann kam dies entgegen. Er wünschte sich immer schon ein Leben zu zweit, erfüllt von Beruf und Hobbys. Nachdem der Sohn ihm viel Freude bereitete und es unklar blieb, ob dieses Kind nicht doch ein großer Zufall war, nahm es das Paar auch weiterhin mit der Verhütung nicht so genau. So wurde das zweite Kind geboren. Herr Schubert haderte zunächst damit, seine Frau hingegen war auch über diese Schwangerschaft überaus glücklich. Sie betont, bisher seien die Kinder ihre größte Freude. Nachdem sie im letzten Jahr ungeschützten Sex hatten, reagierte ihr Mann voller Angst und bat sie eindringlich, „die Pille danach" zu nehmen. Trotz dieser (zu spät erfolgten) Maßnahme zeigte sich bald, dass Frau Schubert erneut schwanger war. Diesmal jedoch ließ sich ihr Mann nicht mehr darauf ein.

Er konfrontierte seine Frau mit seiner Überzeugung, dieser neuen Aufgabe weder finanziell noch in Hinblick auf die notwendige Energie gewachsen zu sein. Er wollte, dass sie etwas unternahm.

„Er hatte ja prinzipiell Recht, außerdem ist er mir argumentativ absolut überlegen, so dass ich dagegen gar nichts sagen konnte. Alle beide sind wir mit Beruf und Familie total beansprucht. Und trotzdem, irgendetwas in mir wollte dieses Kind ganz stark. Ich hatte auch so Gedanken wie: ‚Vielleicht ist es das letzte Mal in meinem Leben' und ‚irgendwie werden wir es schon schaffen'. Ich konnte mich einfach nicht zu einer Abtreibung entschließen. Insgeheim hoffte ich, dass mir das Kind die Entscheidung abnehmen würde."

Weder mit ihrem Mann noch mit jemand anderem sprach sie über ihre Gefühle und ihren Konflikt. Sie ließ Tag um Tag verstreichen. Schon während der gynäkologischen Untersuchung in der 12. Schwangerschaftswoche erkannte sie, dass etwas nicht stimmte. Als sie die Bestätigung erhielt, dass der Fötus keine Herztöne mehr hatte, „bin ich innerlich wie erstarrt. Es war für mich ein entsetzlicher Schlag". Zudem entdeckte man bei Frau Schubert Anomalien, die den Verdacht auf einen Tumor nahelegten.

Zurück zu Hause, informierte sie ihren Mann in kurzen, emotionslosen Worten über das Ende der Schwangerschaft und die umgehend durchzuführende Ausschabung – ohne den Tumorverdacht zu erwähnen. Herr Schubert reagierte auf diese Nachricht mit großer Erleichterung. An die folgende Zeit erinnert sich Frau Schubert verschwommen, in unverbundenen Bruchstücken: die Mitteilungen nach dem Aufwachen aus der Narkose, dass der tote Fötus schon weggeschafft sei und ihre eigenen Gewebeproben untersucht würden. Dann, zu Hause, während der Tage des Wartens auf das Ergebnis, habe sie sich gefühlt wie auf einer unsichtbaren, von den anderen und dem Alltagsleben abgetrennten Insel.

„Als man mir mitteilte, dass sich der Tumorverdacht nicht bestätigt hatte, nahm ich dies zur Kenntnis, mehr spürte ich nicht."

Dieser, damals begonnene psychische Zustand habe bis heute angehalten, sich sogar noch intensiviert. Sie erlebe eine große Distanz zu anderen Menschen, zu ihrem Mann und selbst zu ihren Kindern. „Ich dachte, das wird sich schon geben, aber das Gegenteil ist der Fall. Ich fürchte so sehr, jetzt noch mehr Schuld auf mich zu laden, indem ich meinen anderen Kindern eine schlechte Mutter werde, für meinen Mann keine Ehefrau mehr sein kann und bei der Arbeit Fehler mache."

Bei ihrer Schilderung macht die Patientin auf mich einen sehr verzweifelten und hilflosen Eindruck. Als ich sie frage, ob sie wisse oder spüre, was sie brauche und sich als Hilfe wünsche, verneint sie: „Gefühle oder Bedürfnisse waren bisher für mich kein Thema."

Ob sie schon daran gedacht habe oder daran denke, sich das Leben zu nehmen?

„Nein, das könnte ich schon allein wegen der Kinder nicht. Nein, das würde doch nichts lösen, ganz im Gegenteil. Ich wünsche mir nichts sehnlicher als wieder meiner Verantwortung gerecht zu werden und für meine Familie da sein zu können."

Letztere Aussage ist für mich sehr wichtig; denn bei dem, was mir Frau Schubert vermittelt, muss ich eine mögliche Suizidgefährdung überprüfen. Ich erlebe die Patientin noch sehr durch die Auswirkungen der vergangenen Ereignisse belastet. Es scheint bisher noch keine angemessene Verarbeitung der damit verbundenen Gefühle gegeben zu haben – weder bei ihr selbst noch zusammen mit dem Partner. Die beschriebenen und von mir beobachteten Reaktionen legen den Verdacht einer deutlichen psychischen Beeinträchtigung nahe. Um die Frage nach der Indikation einer Behandlung beantworten zu können, benötige ich zusätzliche Informationen. Mit Blick auf ihre anfangs geäußerte Unsicherheit gegenüber einer Psychotherapie, schildere ich Frau Schubert meine Bewertung und schlage ihr die Durchführung weiterer probatorischer Sitzungen vor. Sie stimmt dem zu, bedankt sich und verabschiedet sich mit dem gleichen, zu Beginn vorhandenen distanziert-schüchternen Lächeln.

Während dieser ersten Stunde habe ich bei der Patientin einen großen Leidensdruck gespürt, gleichzeitig aber auch eine Art von Zurückhaltung mir gegenüber, die ich nicht einordnen kann. Ist dies Unsicherheit, Schüchternheit, Misstrauen oder aber Ausdruck ihres berichteten Verstummens? Vielleicht hängt dies mit einer weiteren, bisher noch nicht benannten Problematik zusammen? Wie kann ich ihre Aussage über eigene Bedürfnisse und Wünsche verstehen? Wenn ich mein Verhalten reflektiere, sehe ich, dass ich mich ihr gegenüber sehr behutsam und vorsichtig verhalten habe. Was hat mich dabei geleitet?

Ich mache mir über all diese Beobachtungen Notizen und formuliere meine Planung der Folgesitzung.

Diese allerdings gestaltet sich dann völlig anders. Nachdem sich Frau Schubert gesetzt hat, lächelt sie mich an, antwortet auf meine Frage nach ihrem heutigen und zwischenzeitlichen Befinden: „gut" und schweigt. Ich drücke ihr meine Freude und mein Erstaunen aus, dass sich die Dinge anscheinend positiv entwickelt haben. Auch diese Äußerung führt nicht weiter. Ich spreche sie direkt auf ihre Problemschilderungen im letzten Gespräch an, ob denn diese nicht mehr gelten, ob sich etwas verändert, und wenn ja, was geholfen habe?

Nun, es sei so, dass sie vor lauter Arbeit zu nichts anderem gekommen sei, dies habe ihr Leben bis auf die letzte Minute total ausgefüllt. Auch jetzt – sie komme direkt aus dem Nachtdienst – sei sie nur müde und freue sich vor allem auf ihr Zuhause. Ich erlebe bei der Patientin eine deutliche Weigerung mit mir über die benannten Problemthemen, eventuell sogar überhaupt mit mir zu sprechen. Diese Reaktion kann ich aufgrund der Kürze unseres bisherigen Kontaktes noch nicht verstehen und bewerten. Vielleicht ist sie tatsächlich einfach müde, vielleicht aber gibt es andere Gründe. Ich teile Frau Schubert deshalb mit, dass wir heute nicht auf ihre Problemthemen eingehen müssten, wenn sie sich dazu nicht in der Lage sehe. Wir könnten die Stunde beenden oder aber dazu nutzen, dass sie mir anhand der Schilderung ihrer letzten Woche einen Einblick in ihren beruflichen und privaten Alltag gibt, was mir auch ein wichtiges Anliegen sei.

Mit diesem Vorgehen möchte ich ihr vermitteln, dass ich ihre Begründungen jetzt so stehen lassen kann und ihr anbiete, sich in dem für sie passenden Tempo zu öffnen. Sie nimmt meinen Vorschlag auf, mir von ihrer Arbeit und ihrer Familie zu erzählen.

Was ich nun erfahre, hinterlässt bei mir einen tiefen Eindruck: Es ist wirklich unglaublich, was diese berufstätige Frau mit zwei Kindern leistet – und, dies sei nicht unterschlagen – auch ihr Mann. Frau Schubert arbeitet in einer – circa anderthalb Stunden von ihrem Wohnort entfernt liegenden – Klinik, offiziell im Umfang von 25 Wochenstunden verteilt auf Tag- und

Nachtdienste, häufig jedoch kommen Überstunden hinzu. Ihr Mann ist als Gymnasiallehrer mit vollem Stundendeputat tätig. Die Versorgung der Kinder wird von beiden Elternteilen übernommen. Das heißt, sie geben sich häufig „die Klinke in die Hand": Wenn der eine kommt, geht der andere. Frau Schubert leidet an chronischem Schlafmangel. Trotz aller Anstrengungen lautet ihre selbstbewertende Bilanz, dass sie ihren Aufgaben nicht gerecht wird, dass es nicht reicht – nicht bei den Kindern, nicht ihrem Mann gegenüber, nicht im Beruf. An eigenen, ihr Kraft spendenden Bereichen scheint es kaum bis gar nichts zu geben. Meinen Ratschlag, angesichts ihrer Erschöpfung auch Zeit für sich einzuplanen und dies mit ihrem Mann zu besprechen, nimmt sie zwar zur Kenntnis, aber ich glaube selbst nicht, dass dies eine Chance auf Umsetzung haben wird.

Ein Ergebnis dieser Stunde ist, dass die Patientin unter extremen, stressreichen Arbeitsbelastungen steht – sowohl privat als auch beruflich. Zudem habe ich beobachtet, dass sie während ihres Berichtes bei der Schilderung von Vorgängen und Fakten geblieben und kaum auf ihr inneres Erleben eingegangen ist, auch wenn sehr sensible Themen berührt wurden.

Die nächste Therapiestunde beginnt Frau Schubert damit, dass ihr Mann sich die Hand gebrochen habe. Nun stände sie unter einer noch größeren Arbeitsbelastung. Zudem sei sie wegen starker Rückenschmerzen in einem physiotherapeutischen Behandlungsprogramm, was zusätzlich viel Zeit erfordere, aber notwendig sei. Schon seit längerem leide sie unter den Folgen einer Skoliose.[1] Die erforderliche Behandlung habe sie immer wieder hinausgeschoben, so dass sie jetzt unter starken Schmerzen leide.

Nachdem sie dies dargestellt hat, verstummt sie. Die Botschaft, die ich aus ihrem Verhalten lese, lautet:

„Ich bin so belastet durch reale externe Faktoren, an denen auch ein Psychotherapeut nichts ändern kann; deshalb verschone mich mit Fragen zu meinem Verlust oder anderen emotionalen Problemen." Ich zeige ihr mein Mitgefühl für ihre Situation und bemühe mich im Weiteren andere thematische Ansatzpunkte zu finden, was sich jedoch als erfolglos erweist. Mühsam zieht sich das Gespräch über den Rest der Stunde.

Die Folgesitzung verläuft in gleicher Weise.

Meine Auswertung des bisherigen Therapieprozesses bestärkt in mir den Eindruck, dass Frau Schubert unter Einsatz verschiedener Strategien darum bemüht ist, eine Thematisierung der anfänglich benannten Problembereiche, vielleicht auch eines größeren, damit verbundenen Komplexes zu vermeiden. Warum dies so ist, weiß ich bis jetzt nicht, aber dass es hierbei um Angst geht, meine ich deutlich zu spüren. Ich entscheide mich, in der folgenden Sitzung der psychotherapeutischen Regel zu folgen: „Versuche niemals einen Widerstand zu brechen, sondern bemühe dich stattdessen, ihn zu bestätigen. Nur dann hast du eine Chance, dass die Patientin ihr Verhalten eventuell als unnötig erleben kann und sich vielleicht sogar auf dich zubewegt." Dafür überlege ich mir folgendes Vorgehen:

Als Frau Schubert am Anfang der Sitzung wiederum lächelnd, mit kurzen, einsilbigen Antworten auf meine Fragen reagiert, beginne ich mit folgender „Rede":

„Heute möchte ich gerne ein Thema von mir einbringen. Schon seit längerem komme ich mir Ihnen gegenüber vor wie eine Bedrängerin, wie jemand, der eine andere Person zu etwas zwingen will, das dieser Person zutiefst widerstrebt. Ich sehe, wie sehr Sie in Ihren Alltag eingebunden sind, wie Sie sich bemühen, stark zu sein, um all Ihren Pflichten und Ansprüchen nachzukommen. Vielleicht ist jetzt wirklich nicht der richtige Zeitpunkt, den Blick auf die Wunden der Vergangenheit und der Gegenwart zu richten. Manchmal stellt man dies erst fest, wenn man den Versuch unternimmt und dann spürt, es geht nicht. Das ist völlig in Ordnung. Der passende Zeitpunkt wird ganz sicher kommen, es sei denn, die Dinge erledigen sich von allein, auch so etwas ist möglich. Dies wollte ich Ihnen mitteilen, um Ihnen zu sagen, dass ich es Ihnen in keiner Weise übel nähme, wenn Sie festgestellt haben sollten, dass Sie momentan doch keine Therapie bzgl. Ihrer benannten Probleme möchten oder eventuell nicht bei mir, sondern bei einer anderen Therapeutin."

Noch während meiner Ausführungen spüre ich, dass etwas Bedeutsames in der Patientin vorgeht. Statt wie zuvor, als sie sich in ihrem Sessel in sich selbst verbarrikadierend zurückgezogen hatte, richtet sie sich nun gerade auf und verfolgt meine Worte mit absoluter Konzentration. Als ich ende, blickt sie mich einen Moment lang an, holt tief Luft, so dass es wie ein Aufstöhnen klingt, und beginnt nun ihrerseits zu sprechen. Sie sei froh über meine Worte. Sie habe sich selbst schon gefragt, „ob ich das gleiche Spiel wie damals in der Klinik wiederholen will" – was sie damit meint, verstehe ich noch nicht, ich unterlasse es jedoch, sie zu unterbrechen. Voller Zorn auf sich habe sie erkannt, dass sie mit Eifer dabei sei, auch diese Chance verstreichen zu lassen, obgleich sie sich bei mir aufgehoben und gerade nicht bedrängt fühle. Auch der Zeitpunkt sei absolut richtig. Sie wünsche sich so sehr Hilfe. „Ich will, dass es diesmal anders läuft. Damals dachte ich, ich verarsche *die anderen*, aber heute sehe ich, dass es *mich* trifft, dass ich diejenige bin, die etwas zu gewinnen oder zu verlieren hat."

Und nun beginnt sie zu erzählen: über ihre frühere stationäre Therapie, nachdem sie durch das Physikum gefallen war, von ihrem Machtgefühl, dort niemandem etwas von sich gezeigt zu haben, von den damaligen Versagensängsten. Und während sie immer weiter berichtet, merken wir beide, dass der „Damm gebrochen ist" – was wir uns gegenseitig am Ende der Sitzung bestätigen.

Diese Stunde bedeutet eine Wende im therapeutischen Geschehen. Ab jetzt erlebe ich eine Frau Schubert, die sich um Präsenz, um Öffnung und Mitarbeit bemüht, die sich auf mich einzulassen beginnt. Es ist mir zudem nun auch möglich, sie anzusprechen, wenn ich den Verdacht habe, dass sie sich gerade wieder zu entziehen versucht. Dies hat nach der heutigen Sitzung für uns beide eine weder entlarvende noch abwertende, sondern klärende Bedeutung gewonnen. Hiermit haben wir ein wichtiges Handwerkszeug und eine „Spielregel" für unsere therapeutische Zusammenarbeit erhalten. Gleichzeitig repräsentiert all dies den ersten vorsichtigen Schritt von Frau Schubert in eine andere Richtung – heraus aus der inneren Isolation, dem Verstummen und dem Rückzug. Was sie allerdings genau mit diesem Verhalten zu vermeiden bzw. zu erreichen versucht – und warum –, kann ich zu diesem Zeitpunkt noch nicht verstehen, dazu fehlen mir noch Informationen. Wir haben aber auf jeden Fall eine ihrer zentralen zwischenmenschlichen Strategien identifiziert.

Da sie heute begonnen hat, mir einzelne Fakten aus ihrer Vergangenheit zu berichten, bitte ich sie, mir ihre Lebensgeschichte zu erzählen.

6.1   Frau Schuberts Lebensgeschichte

Frau Schubert wurde als zweites von drei Kindern geboren – zwei Jahre vor ihr kam eine Schwester zur Welt, zwei Jahre nach ihr ein Bruder.

Das erste Kind starb nach einigen Monaten an Meningitis,[2] was die Mutter damals in große Verzweiflung, Schuldgefühle und Trauer stürzte. Neben der dadurch bedingten Angst und Überfürsorglichkeit der Mutter gegenüber dem nächsten Kind, gab es für die Patientin weitere, ihre Entwicklung prägende Folgen:

Sie habe – damals wie heute – das Gefühl, mit einem besonderen, für sie in hohem Ausmaß belastenden Erbe geboren worden zu sein, nämlich dieses verlorene Kind mit ihrer eigenen

Person ersetzen zu müssen, um die Eltern damit zu versöhnen und zu trösten. Ohne dass sie dies an konkreten Äußerungen festmachen könne, habe sich dieses Gefühl durch ihr ganzes Leben gezogen.

Andere elterliche „Botschaften" an sie hätten ihre Wurzeln sogar noch in deren Kindheits- und Lebensgeschichte. Der als Jurist tätige Vater, der sich in seiner Jugend sehr früh alleine und gegen große Widerstände durchschlagen musste, habe ihr vermittelt, dass man das Leben nur bewältigt, wenn man hart gegen sich selbst ist, sich keine Schwächen erlaubt, was vor allem auch das Nichtthematisieren und Ausblenden von störenden Gefühlen oder Bedürfnissen („Sentimen- talitäten") meinte. Die Mutter wuchs unter schwierigen familiären Verhältnissen mit Übergriffen unterschiedlicher Art auf und war als ältestes Kind schon in ganz jungen Jahren für sich und ihre Geschwister verantwortlich. Für ihre Gefühle und eigenen Bedürfnisse habe es wenig Raum gegeben, speziell nicht für solche, die ihr Überleben oder das ihrer Geschwister gefährdet hätten. Das Lebensmotto ihrer Mutter weise deshalb auch große Ähnlichkeiten zu dem ihres Mannes auf: rationale Kontrolle und Disziplin seien das, worauf es im Leben vor allem anderen zu achten gelte.

Beide Elternteile entwickelten im Laufe ihres Lebens psychische Erkrankungen: Seit sie zurückdenken kann, leidet der Vater an Depressionen; zwischen Tochter und Vater wurde hierüber nie offen gesprochen. Die Mutter hatte wiederholt Phasen mit Depressionen und Al- koholabusus. Zum Zeitpunkt, als die Patientin ihr erstes Kind bekam, erkrankte ihre Mutter an einer Psychose. An dieser Stelle fügt Frau Schubert hinzu, dass es ihrer Mutter ebenfalls immer sehr wichtig gewesen sei, ihren behandelnden Ärzten oder Therapeuten keinen Einblick in ihr Gefühlsleben zu gewähren.

Für Frau Schubert war und ist der Vater bewundertes Vorbild; umso mehr litt sie früher darunter, dass dieser kaum Zeit für sie hatte – was sie sich mit ihrer Unwichtigkeit erklärte. Für die Kinder und den Haushalt war die Mutter zuständig. In der frühen Schulzeit galt Frau Schubert als freundliches und hilfsbereites Mädchen. Sie reagierte dennoch eher schüchtern, zurückhaltend und hatte nur einige enge Beziehungen. Bis zur Pubertät spielte sie am liebsten in einer Clique von Jungen, draußen in der Natur.

Aus dieser Zeit erinnert sie sich an viele glückliche, fröhliche Situationen. Was und wie viel sie damals von den psychischen Problemen ihrer Eltern mitbekommen habe, wisse sie heute nicht mehr. Für ihre Entwicklung sei auch eine Familie in der Nachbarschaft wichtig gewesen, bei der sie viel Zeit verbracht habe: „Ich fühlte mich dort sehr wohl, das war fast so etwas wie meine Zweitfamilie; besonders diese Mutter mochte ich sehr."

Im Großen und Ganzen erfüllte Frau Schubert die an sie gestellten Leistungsanforderungen. So wurde sie tatsächlich das „pflegeleichte Kind", nicht allerdings mit jenen erhofften Folgen. Ihre guten schulischen Leistungen waren den Eltern bald selbstverständlich, was eher geringe Beachtung bedeutete. Lob oder besondere Anerkennung erhielt sie kaum. Waren die Noten einmal nicht so gut, wurde dies aber umso heftiger getadelt. Im Gegensatz zu ihrem Bruder: Dieser machte auf den meisten Gebieten Probleme, verweigerte sich, provozierte und zog damit viel Aufmerksamkeit und Energie der Eltern auf sich, was diese u. a. damit begründeten, er habe es schwerer als die Tochter, deshalb müsse man ihm manches nachsehen.

Die Pubertät brachte eine große Änderung in ihr Leben. Die Jungen wollten sie nicht mehr bei ihren Treffen dabeihaben. Immer mehr empfand sie sich als dick, hässlich und unattraktiv. Sie wurde immer unsicherer und hielt sich am Rande der Klasse. Äußerungen der schlanken und sehr kontrolliert essenden Mutter wie z. B. „Musst du denn schon wieder essen?" intensi- vierten ihre Selbstablehnung.

Im Alter von ungefähr 14 Jahren schickten die Eltern sie zu Verwandten in die USA, um ihre Englischkenntnisse zu verbessern. Frau Schubert blieb dort tagsüber viele Stunden allein, da die Familienmitglieder in der Schule bzw. bei ihrer Arbeit waren. Sie langweilte sich, spürte eine große Leere und begann viel Süßes zu essen mit der Folge einer deutlichen Gewichtszunahme. Als die Eltern sie bei ihrer Rückkehr am Flughafen abholten, brach die Mutter in Tränen aus – „vor Empörung und Scham über ihre dicke Tochter". Bis zum Alter von 23 folgten nun Phasen des Hungerns, der Diäten, der Essanfälle mit anschließendem Erbrechen – jedoch ohne dass sie dem erträumten äußeren Erscheinungsbild näher kam. Sie erinnert sich, damals unter intensiven Gefühlen des Versagens, der Schuld, der Scham sowie unter ihrer Selbstbewertung als unattraktiv, als Enttäuschung der Eltern gelitten zu haben. Sie sei sehr einsam gewesen.

Nach dem Abitur wählte sie das Studium der Medizin. Hiermit hoffte sie einer Erwartung des Vaters zu entsprechen und ihm damit zu imponieren. Leider zeigte sich bald, dass ihr die Leistungen – anders als in der Schule – schwerfielen. Begleitend zu Misserfolgserlebnissen wuchsen nun starke Prüfungsängste. Sie versuchte, mit immer größerem Druck und unerbittlichen Selbstansprüchen die gewünschten Ergebnisse zu erzwingen, was in kontraproduktiver Weise Übermüdung, Unkonzentriertheit, Zunahme von Angst und Unsicherheit etc. zur Folge hatte. Sie fiel schließlich durch das Physikum.

Als sie dies den Eltern mitteilte, „wäre ich vor Scham fast gestorben". Die Reaktion des Vaters könne sie heute nicht mehr wiedergeben. Sie wisse nur, dass sie diese für sich als absolut vernichtend erlebt habe.

In der Vorbereitung auf den zweiten Prüfungsversuch mündete das Bestreben, ihre Lernstrategien noch mehr zu intensivieren, in einem von ihr heute als „psychisches Desaster" bezeichneten Zustand. „Ich sah für mich keinerlei Perspektive mehr – nicht, wie ich die Prüfung bestehen, noch wie ich mit einem erneuten Versagen weiterleben könnte." Wiederholt ging sie auf eine Autobahnbrücke, um sich das Leben zu nehmen – „aber nicht mal dazu hatte ich den Mut". Nach einem kurzentschlossenen Besuch der Psychotherapeutischen Beratungsstelle für Studenten wurde eine stationäre Behandlung eingeleitet.

Deren Verlauf allerdings gestaltete sie in besonderer Weise: Zuerst habe sie die Aufnahme in die Klinik als Entlastung, als Erlösung aus ihrer Situation erlebt. Als die Psychotherapeuten dann versuchten, mit ihr über ihre Probleme zu sprechen, hätte dies große Ängste in ihr ausgelöst: Zum einen Angst vor Ablehnung und anderen negativen Folgen, wenn die Therapeuten ihr Inneres sähen, und zum anderen Angst vor der geforderten Auseinandersetzung mit sich selbst. So habe sie versucht, in freundlicher Art und Weise jeder therapeutischen Aktion, die auf eine aktive Selbstöffnung zielte, zu trotzen. Dies sei ihr letztendlich über die gesamte stationäre Behandlungszeit gelungen, was sie damals – wie sie heute gestehen müsse – mit einem heimlichen Triumphgefühl erfüllt habe. Es klinge zwar seltsam, aber sie bewerte es so, dass es ihr anschließend unter anderem aufgrund dieses „Erfolgserlebnisses" gelungen sei, ihre Prüfung mit zwar nicht glänzenden, aber ausreichenden Noten zu bestehen. Von den Eltern sei dieses Ergebnis nicht weiter positiv kommentiert worden.

Auch die folgenden Examina schaffte sie, die begonnene Doktorarbeit allerdings „ruht" seit vielen Jahren. Dies sei bis heute eine ihrer schlimmsten, mit Scham, Schuld und Versagensgefühlen verbundenen „Baustellen". Heute habe sie das Zutrauen zu ihren Fähigkeiten für diese Dissertation völlig verloren. Sie schätze es so ein, dass ihre bisherigen Ausführungen mittlerweile überholt seien und sie sich völlig neu in die entsprechende wissenschaftliche Diskussion um dieses Thema einarbeiten müsse. Vor allem aber fürchte sie sich vor einem Kontakt mit ihrem Doktorvater, was sie deshalb bisher vermieden habe.

Auch ihre noch nicht abgeschlossene Facharztausbildung zur Internistin gehöre für sie in die Rubrik ihrer von schlechtem Gewissen begleiteten „Baustellen".

Die Ursachen für die Verzögerung sieht sie zum einen in der Belastung durch ihre familiären Pflichten. Zum anderen jedoch führt sie dies auf ihr eigenes Unvermögen zurück: Sie habe es immer wieder ängstlich vermieden, von ihrem Chef die Heranziehung zu Aufgaben, die sie für die Ausbildung benötige, einzufordern. Sie fürchte sich vor Konflikten und Auseinandersetzungen mit ihm, wenn er z. B. ihr Anliegen ablehne oder sie vielleicht sogar kritisiere. Zudem sehe sie diesen ausstehenden Aufgaben auch mit der Angst vor möglichem Versagen entgegen.

So arbeitet sie weiter in dieser Klinik, unter Bedingungen, die eine hohe Belastung darstellen – ohne dass sie dem Ende der Facharztausbildung näher kommt.

Ihre erste relevante Partnerbeziehung hatte Frau Schubert in der Zeit des Abiturs und Studienbeginns. Diese bezeichnet sie als „absolut schrecklich": Der Mann sei extrem lieblos, demütigend und verletzend mit ihr umgegangen. Dennoch habe sie sich nicht gewehrt, sondern es sogar als Auszeichnung erlebt, dass er sich mit solch einer unattraktiven Frau und Versagerin – wie sie sich sah – abgab. Entsprechend fügte sie sich seinen Wünschen und verbot sich lange Zeit eigene Forderungen oder Protest. Danach sei sie näheren Beziehungen zunächst ängstlich aus dem Weg gegangen.

Ihren jetzigen Ehemann lernte sie in ihrer späteren Studienzeit kennen. Sie sei sowohl durch sein Äußeres als auch von seinem brillanten Intellekt angezogen gewesen und auch durch die – für sie nicht nachvollziehbare – Tatsache, dass er beteuerte, sie sehr attraktiv zu finden und zu lieben. Besonders die Zeit um die Schwangerschaft und Geburt des ersten Kindes habe sie in wunderbarer Erinnerung. Angesichts der Prognose ihrer Unfruchtbarkeit sei dies für sie ein unglaubliches Glücksgeschenk gewesen, nochmal verstärkt dadurch, dass sich ihr Mann so über das Kind gefreut habe.

Herr Schubert arbeitet als Gymnasiallehrer; zugleich aber ist er auch begeisterter Hobbysportler, was er zunehmend ausgebaut hat. Frau Schubert wertet dieses stärkere sportliche Engagement als Zeichen der begonnenen Entfremdung und seines Distanzierungswunsches ihr und den familiären Pflichten gegenüber. Nach wie vor aber zeige er sein Bemühen um eine gerechte Aufteilung ihrer familiären Aufgaben und trage gewissenhaft seinen Anteil. Er sei ein Mensch der Handlung und des Rationalen, der – wie sie – keine großen Worte um Gefühle und „all diese Psycho-Dinge" mache. Dies habe sie nicht gestört, sondern eher mit ihm verbunden. Bisher habe sie sich in der Ehe gut gefühlt und sei mit ihren Kindern sehr glücklich gewesen: „Manchmal habe ich gedacht, vielleicht ist ‚Kinderbekommen', das Einzige, was ich kann bzw. konnte, aber jetzt habe ich auch da versagt und alles steht auf dem Spiel."

6.2 Symptomatik

Nachdem ich all diese Informationen erhalten habe, kehre ich zur aktuellen Situation der Patientin zurück und trage alle Symptome zusammen, die sie in den Fragebögen und Schilderungen angegeben hat, sowie aus meinen Beobachtungen während unserer Sitzungen. Folgende *Symptome* bestehen

- auf der *physiologischen Ebene* aktuell:
  starke dauerhafte Anspannung; intensives Erschöpfungserleben; Schlafdefizit; Libidoverlust; Schmerzen im Zusammenhang mit einer Skoliose; vor fünf Monaten Abort in der 12. Schwangerschaftswoche;
- auf der *kognitiven Ebene* generell:
  Grübeln; negative Sicht der eigenen Person und der eigenen Fähigkeiten; der Gegenwart und der Zukunft; depressionstypische Muster der Ursachenerklärungen; unerbittliche

Selbstabwertung und Selbstablehnung; ungnädige Selbstkritik und hohe perfektionistische Selbstansprüche;

aktuell hat sich all dies intensiviert, zusätzlich bestehen häufig Gedanken an das verlorene Kind sowie Konzentrationsschwierigkeiten;

— auf der *emotionalen Ebene* generell:

negatives Selbstwertgefühl (sowohl auf ihre Persönlichkeit als auch auf ihr Äußeres bezogen); kein Selbstvertrauen; Selbstunsicherheit; Ängste vor Versagen; Schuld- und Schamgefühle; Ängste davor, dass die eigene Unfähigkeit erkannt wird mit der Folge von Kritik und Ablehnung; Triumph-/Stärke-/Machtgefühle bei erfolgreichem Vermeiden des Einblicks anderer in das eigene Erleben bzw. bei Aufrechterhalten einer bestimmten „Fassade"; Ängste vor Selbstreflexion; Prüfungsängste; Ängste vor Selbstbehauptung und Konflikten; depressive Stimmungen;

aktuell bestehen neben der Intensivierung all dieser emotionalen Reaktionen zusätzlich: Trauer; Distanzerleben gegenüber anderen Menschen – auch gegenüber ihren Kindern und ihrem Mann; emotionale Stumpfheit; innere Leere; Ängste, den Anforderungen des privaten und beruflichen Alltags nicht mehr gerecht zu werden; Verlustängste; Einsamkeitsgefühle;

— auf der *motorischen Ebene* generell:

sozialer Rückzug; Vermeidung von Konflikten; Vermeidung von Prüfungssituationen; Arbeiten bis über die Belastungsgrenzen hinaus; soziale Distanz schaffende Verhaltensweisen – u. a. zur Aufrechterhaltung einer bestimmte „Fassade";

aktuell sind auch diese Reaktionen intensiviert; zusätzlich bestehen ein starker sozialer Rückzug sowie ein Wechsel zwischen Überaktivität und Passivität;

— *Defizite* bestehen u. a. in:

einem positiven Selbstwertgefühl und Zutrauen zu den eigenen Fähigkeiten; der Fähigkeit und Bereitschaft, über sich und die eigenen Emotionen zu reflektieren und zu kommunizieren; einem angemessenen Selbstbehauptungs-/Abgrenzungsverhalten; Konfliktfähigkeit; Selbstfürsorge; Selbstsicherheit; Selbstakzeptanz; Vertrauen auf soziale Akzeptanz; Einlassen auf Nähe; Libido; Wuterleben und -reaktion (nur nach extrem langem Aushalten potenziell wütend machender Situationen möglich);

— *Exzesse* bestehen u. a. in:

einem negativem Selbstbild; Selbstabwertung; Versagensbewertung; Schuld- und Schamerleben; extremen Selbstansprüchen und dem damit verbundenen, die eigene Fürsorge missachtendem Arbeitsverhalten; diversen Ängsten – speziell auch vor Ablehnung und Kritik; einer negativen Erwartungshaltung; Vermeidungsverhalten bzgl. Nähe und Konflikten; dem Bemühen, sich hinter einer Fassade zu verbergen;

aktuelle Exzesse sind zudem: Gedanken an das verlorene Kind, Grübeln, Trauer; depressive Reaktionen; emotionale Stumpfheit; Distanzerleben und sozialer Rückzug.

An *Ressourcen* hat sie selbst mir explizit kaum etwas benannt. Aus der Schilderung ihrer Lebensgeschichte und der aktuellen Lebenssituation kann ich jedoch erkennen:

Frau Schubert hat ein anspruchsvolles Studium absolviert, sie ist Mutter zweier Kinder, mit denen sie bisher Glück, Freude, Genuss erleben konnte und die sie im Alltag versorgt, stützt und ihnen Liebe gibt. Auch mit ihrem Ehemann hat es Zeiten gegeben, in denen sie sich sowohl emotional als auch sexuell glücklich und zufrieden gefühlt hat. Sie hat bisher sowohl eine anstrengende berufliche Tätigkeit als auch gleichzeitig die Familienarbeit bewältigt. Sie hat emotional schwierigste Situationen durchstanden und ist auch jetzt entschlossen, nicht aufzugeben, sondern für eine Änderung zu kämpfen. Sie ist belastbar, scheut keine Arbeit, ist intelligent, pflichtbewusst und sicherlich noch vieles mehr, was noch zu entdecken bleibt.

6.3 Problemanalyse

Die zentralen Fragen, denen ich in meiner folgenden Problemanalyse nachgehen werde, sind:

Wie kann man die Entwicklung dieser Symptome verstehen? Gibt es Erklärungen, die sich in der Lebensgeschichte und den charakteristischen Persönlichkeitszügen meiner Patientin finden? Was hat bei der auslösenden Situation wie gewirkt und was gibt es an aktuell aufrechterhaltenden funktionalen Zusammenhängen? Mit der Beantwortung dieser Fragen erhoffe ich mir richtungsweisende Informationen für meine diagnostische Auswertung und für meine Therapieplanung.

Zunächst zur Lebensgeschichte. Ich versuche, diese nun als Geschichte von Lernerfahrungen zu lesen, die prägende Auswirkungen auf das Welt- und Menschenbild der Patientin, ihr Selbstbild sowie auf ihre leitenden Lebensziele und -strategien (im Weiteren Oberplan genannt) hatten. Ich komme dabei zu folgendem Ergebnis:

Frau Schubert wuchs unter Bedingungen auf, die ihr die folgenden Sichtweisen nahgelegt haben könnten:

„Die Welt ist hart und der Lebenskampf erfordert Strenge gegen sich selbst und Vermeidung von ‚Sentimentalitäten'. Ich bin voller Mängel, unzureichend und schwach. Nur wenn ich es trotzdem schaffe, die Erwartung der tapferen, strebsamen und zugleich belasteten Eltern zu erfüllen und meine Existenzberechtigung zu beweisen, indem ich ihnen den Verlust des ersten Kindes ersetze und sie wieder glücklich mache, kann ich hoffen, nicht schuldig zu werden, nicht als wertlos erkannt und fallen gelassen zu werden, sondern vielleicht sogar Zuwendung, Anerkennung und meinen Platz zu erhalten."

Eine solche Sicht legt u. a. folgende einzelne *Strategien* nahe:

- immer die Rolle der „Pflegeleichten, Braven und Starken" anstreben;
- den Eltern keine Sorgen machen, keine unerwünschten Bedürfnisse äußern, keinesfalls Forderungen stellen, keinen offenen Widerstand zeigen;
- trotz der Überzeugung der eigenen Unzulänglichkeit die Erwartungen unter Befolgen perfektionistischer Selbstansprüche zu erfüllen suchen oder – wenn dies nicht möglich ist – intransparente Ausweichstrategien wählen, damit die Fassade nach außen aufrechterhalten werden kann, deshalb äußerste Vorsicht in sozialen Beziehungen bzgl. Nähe walten lassen;
- Probleme mit sich alleine ausmachen;
- Gefühle und Bedürfnisse, die einen „schwächen" und in Konflikt mit diesen Zielen bringen könnten, unterdrücken.

Der Preis, die Kosten dieser Strategien sind u. a.:

- ständige hohe Anspannung; Gefahr der Überforderung und Erschöpfung mit psychosomatischen Symptomen, da eigene Belastungsgrenzen nicht beachtet werden;
- größte Abhängigkeit des eigenen Wertgefühls von der Reaktion anderer, und zwar in einseitiger Richtung: bei negativer Rückmeldung wird dies als Bestätigung des negativen Selbstbildes erlebt, oftmals mit der Folge extremer Selbstabwertung bis hin zum Absprechen der eigenen Existenzberechtigung, bei positiver Rückmeldung folgt kurzzeitig etwas Erleichterung bei gleichzeitigem Zweifel und Nichtakzeptanz – mit dem Argument, sich selbst am besten zu kennen, und die anderen hätten sich täuschen lassen.

Auf diese Weise sind die Chancen, das eigene Selbstbild und Selbstwertgefühl positiv zu ändern, sehr gering. Stattdessen fördern die internen Verarbeitungsprozesse ein ständiges Bestätigen der negativen Selbstwahrnehmung und -bewertung und führen zur Aufrechterhaltung des vorhandenen Vermeidungsverhaltens. Das spezifische Interaktionsverhalten lässt kaum die Möglichkeit neuer, von ihren Erwartungen abweichender Erfahrungen. Zudem wird hierdurch die Ausbildung sozialer Kompetenzen verhindert, die die aktuellen, auf Kontrolle und Ablehnungsvermeidung ausgerichteten problematischen Strategien ersetzen könnten. Weitere Folgen sind: Selbstablehnung, geringes Selbstvertrauen, geringe Selbstfürsorge, geringe Selbstwirksamkeitseinschätzung, Angst vor den eigenen Gefühlen, Angst vor Versagen. Daraus resultiert insgesamt das Gefühl, trotz aller Anstrengungen niemals zu reichen, nie richtig zu sein, und sich eben dafür schuldig fühlen und schämen zu müssen, was die Ausbildung depressiver Stimmungen fördert.

Als Kompetenzen ergeben sich auf der anderen Seite u. a. zumeist eine große Sensibilität für die Erwartungen anderer, Selbstdisziplin, soziales Engagement und Ausdauer.

Geleitet von diesen inneren Regeln führte Frau Schubert ihr bisheriges Leben, das in ihr besonders ab Beginn der Pubertät eine immer stärkere Verfestigung ihres negativen Selbstbildes mit den entsprechenden Verhaltensmustern bewirkte.

Als die dritte Schwangerschaft eintrat, wurde sie in einen – für sie nicht lösbaren – Konflikt gestürzt. Zu diesem Zeitpunkt sah sie sich schon lange als berufliche Versagerin, die bisher mehr oder weniger gut über ihre fachliche Inkompetenz hatte hinwegtäuschen können. Sie fürchtete sich davor, einmal in dieser Tätigkeit eine selbstständige, verantwortliche Position ausfüllen zu müssen, und konnte sich mit diesem Beruf kaum identifizieren. Da sie andererseits keine Alternative für sich sah, bewertete sie es als ihre Pflicht, diesen Weg fortzusetzen.

Die neue Schwangerschaft bedeutete für sie mit Blick auf ihre bisherigen Erfahrungen – neben all der zu erwartenden Anstrengung und Belastung – Hoffnung auf die Wiederholung der bei den anderen Kindern erlebten Glücksmomente, von Selbstbestätigung und Erfolgserlebnissen sowie die Möglichkeit eines weiteren Hinausschiebens des Ausbildungsabschlusses. Auch der Gedanke einer evtl. „letzten Chance" unterstützte diese Bewertung sowie die Tatsache, dass ihre Eltern sehr an ihren zwei Enkeln hängen. Hiermit konnte sie die Hoffnung hegen, dass sie ihnen auch mit dem neuen Kind Freude und Glück bereiten würde – trotz der erwarteten beruflichen Versagensbewertung.

Neben all diesem war es für sie grundsätzlich eine unerträgliche Vorstellung, dieses Kind abzutreiben.

Hieraus folgte für Frau Schubert eine Situation, in der jede Entscheidung ein negatives Ergebnis nach sich zog:

Ein Durchsetzen der Schwangerschaft gegen ihren Mann hätte – neben der zusätzlichen Belastung in ihrem schon sehr anstrengenden Leben – die Gefahr bedeutet, ihn zu verlieren, damit eventuell sogar die Familie zu zerbrechen, was für sie hieße: schuldig zu werden an ihrem Mann und den Kindern.

Ein Schwangerschaftsabbruch andererseits beinhaltete für sie: Sie würde schuldig an dem ungeborenen Kind und sie hätte es wieder einmal nicht geschafft, ihre Lebensaufgaben zu erfüllen. Gleichzeitig hätte sie mit diesem Schritt dem eigenen Wunsch, das Kind zu behalten, zuwider handeln müssen.

Eine gemeinsame explizite Auseinandersetzung mit diesen unterschiedlichen Bedürfnissen und Gefühlen wurde sowohl von Frau Schubert als auch von ihrem Mann vermieden. Auch andere Menschen mochte sie nicht zu Rate ziehen. So geriet sie immer weiter in ein Verhalten von: nicht hinschauen, nicht aktiv handeln, keine expliziten Entscheidungen fällen, mit der

Hoffnung, dass sich die Dinge von allein lösen würden, dass „das Kind ihr die Entscheidung abnähme". Hieraus wiederum resultierte eine enorme psychische Drucksituation.

Dass der Tod des Fötus von ihr nicht als Erlösung erlebt wurde, sondern sie – gerade aufgrund ihrer vorherigen Wünsche – nun unter der Last der vermeintlichen Schuld an seinem Sterben zusammenbrach, mag im Nachhinein nicht erstaunen. Der Verdacht einer eigenen schweren Erkrankung schien für sie deshalb fast eine logische Konsequenz ihres Verhaltens.

All diese Erfahrungen, die sie weiterhin ganz für sich allein trug, machten es ihr zunehmend schwer bis unmöglich, in den Alltag und die Gemeinschaft ihrer Familie zurückzukehren. Zwar versuchte sie – wie es für sie typisch ist –, so gut es geht, ihre Pflichten zu erfüllen, aber sie spürte nun eine deutliche Distanz, ja Fremdheit zwischen sich und den anderen und gleichzeitig eine Verbundenheit mit dem ungeborenen Kind.

Anhand der folgenden, von Frau Schubert geschilderten Beispielsituation für das Auftreten ihrer aktuellen Symptomatik, lassen sich das Zusammenspiel der verschiedenen Aspekte sowie die diese Prozesse aufrechterhaltenden Verstärkungen gut veranschaulichen:

„Neulich bin ich aus dem Nachtdienst nach Hause gekommen. Ich hatte versucht, mich mit aller Kraft auf die aktuellen Arbeitsaufgaben zu konzentrieren; zum Glück ist nichts schiefgelaufen."

Zu Hause habe sie sich dann extrem erschöpft gefühlt (= physiologische Reaktion). Ihr seien Gedanken durch den Kopf gegangen wie: „Gut, dass heute Morgen noch alle aus dem Haus sind. Ich könnte jetzt weder Mann noch Kinder ertragen. Ich will nicht, dass man mir etwas anmerkt. Ich darf mich nicht hängen lassen, ich muss Stärke zeigen." Dann habe sie wieder an das ungeborene Kind denken müssen. Wie es sich wohl bei ihr gefühlt haben mag, was passiert ist, wie sie alles bereut, wie gern sie es jetzt bei sich hätte usw. (= kognitive Reaktion). Parallel zu diesen Gedanken hätte sich eine immer größere Traurigkeit und Leere ausgebreitet (= emotionale Reaktion). Obwohl sie ursprünglich noch einige Arbeiten habe erledigen wollen, sei sie ins Bett gegangen (motorische Reaktion) und habe überlegt, wo sie die Kinder nachmittags unterbringen könne, da ihr der Gedanke an ein fröhliches Miteinander unerträglich gewesen sei.

Diese (internen wie externen) Verhaltensabläufe wurden durch folgende Konsequenzen verstärkt und aufrechterhalten:

a. Durch die Vermeidung des mit Furcht und Widerwillen erwarteten Kontaktes zu der Familie erlebte sie ein Entlastungsgefühl.

b. Indem sie sich die Rückkehr in den Lebensalltag und zur Lebensfreude verbot, erhoffte sie eine Minderung von Schuldgefühlen gegenüber dem ungeborenen Kind.[3]

c. Mit ihrer Reaktion rückte sie ihrem Kind innerlich nahe, was ihrem Wunsch, Kontakt zu ihm zu halten, es noch nicht loslassen zu können, entsprach.[4]

Anderseits hatte dieses Verhalten langfristig die folgenden negativen Konsequenzen:

Frau Schubert erlebte sich zunehmend bis heute als von der übrigen Welt getrennt, Schuld- und Versagensgefühle gegenüber ihren lebenden Kindern und als Ehefrau intensivierten sich; depressive Stimmungen gewannen einen immer größer werdenden Raum; die Angst, ihren beruflichen und familiären Anforderungen bald gar nicht mehr gewachsen zu sein, stieg; Druck und Spannung (durch all diese sie belegenden Gedanken und Gefühle) wuchsen ständig an bei gleichzeitigem Ohnmachtserleben.

Ein zusätzlich wichtiger Aspekt, der bei der vorliegenden Problem- und funktionellen Analyse nicht vergessen werden darf, ist die Bedeutung des Verhaltens von Herrn Schubert.

U. a. seine eigenen Probleme, emotionale Prozesse mitteilen zu können, führten dazu, dass Frau Schubert in ihrem Vermeiden einer expliziten Auseinandersetzung nicht aufgehalten wurde. Anderseits bedeutete dies auch, dass sie sich mit der Umsetzung der Abtreibung und den damit verbundenen Fragen alleingelassen und in alleiniger Verantwortung fühlte bzw. fühlt.

Das Schweigen der Ehepartner dauert bis heute an. Diese Interaktion der emotionalen Sprachlosigkeit fördert die Aufrechterhaltung der vorhandenen symptomatischen Verhaltensmuster der Patientin. Mit Blick auf die bedeutsamen psychischen Spuren, die die Ereignisse um diese Schwangerschaft bei Frau Schubert und – möglicherweise auch bei ihrem Mann – hinterlassen haben, liegen hier prinzipiell Gefahren für die psychische Gesundheit des Einzelnen sowie auch für die weitere Paarbeziehung. Aktuell bleiben beide Ehepartner auf ihre Fantasien und Interpretationen bzgl. des anderen angewiesen und leiten hieraus eventuell unangemessene, destruktive Handlungen ab. Die im Zusammenhang mit den Ereignissen der nahen Vergangenheit entstandenen und weiter bestehenden Konflikte können so nicht geklärt und gelöst werden, sondern sie werden eher zunehmen.

Ein weiterer wichtiger Aspekt der hinsichtlich der Entstehung und Aufrechterhaltung der vorliegenden Symptomatik berücksichtigt werden muss, ist die Information über die psychischen Erkrankungen beider Elternteile. Dies könnte evtl. auf eine genetische Prädisposition bzw. ein erhöhtes Risiko für die Ausbildung einer depressiven Symptomatik hinweisen.

6.4   Diagnostische Beurteilung

Nachdem die Symptomatik und das Konzept bezüglich deren Hintergründe und aktueller Zusammenhänge herausgearbeitet worden sind, kann ich mich der diagnostischen Einordnung zuwenden.

Die aktuelle Symptomatik verweist auf eine mittelgradige depressive Episode. Sie wurde ausgelöst durch den Abort und die damit verbundenen physiologischen (hormonellen), externen und psychischen Ereignisse. Da es nach Angaben der Patientin jedoch in der Vergangenheit eine weitere, schwere depressive Phase gegeben hat, muss hier die Diagnose einer rezidivierenden Depression mit gegenwärtig mittelgradiger Episode (F 33.1) gestellt werden. Hierbei ist einerseits zu beachten, dass diese Krankheitsphase zwar schon viele Jahre zurückliegt; andererseits jedoch könnten die Familienanamnese und die generellen Tendenzen der Patientin zu depressiven Verstimmungen auch als weitere Hinweise für die Berechtigung dieser Diagnose gewertet werden.

Frau Schubert beschreibt, schon viele Jahre ihres Lebens unter chronisch depressiven Stimmungen mit eigenen Unzulänglichkeitsgefühlen und Grübeln zu leiden. Dies würde der Diagnose einer Dysthymia (F 34.1) entsprechen:

» Die Patienten haben gewöhnlich zusammenhängende Perioden von Tagen und Wochen, in denen sie ein gutes Befinden beschreiben. Aber meistens, oft monatelang, fühlen sie sich müde und depressiv; alles ist für sie eine Anstrengung und nichts wird genossen. Sie grübeln und beklagen sich, schlafen schlecht und fühlen sich unzulänglich, sind aber in der Regel fähig, mit den wesentlichen Anforderungen des täglichen Lebens fertig zu werden (Dilling et al. 2008, S. 161).

Dies trifft auch auf Frau Schubert zu, bis auf das Beklagen, wofür ich bisher keinen Hinweis erhalten habe; bei ihr findet sich stattdessen eher eine starke Tendenz zu Selbstanklagen.

Die lebensgeschichtlichen Informationen deuten darauf hin, dass die Patientin in der Zeit ab der frühen Pubertät bis circa Mitte zwanzig an einer Bulimie litt und einzelne emotional-instabile Symptome aufwies (F 60.31).[5] Im Laufe ihres Erwachsenenlebens haben sich diese jedoch sehr reduziert.

Für ihre Gegenwart beschreibt Frau Schubert Symptome, die vor allem Züge einer selbstunsicheren Persönlichkeit (F 60.6) repräsentieren. Als Kennzeichen dieses Persönlichkeitsstils werden u. a. genannt (a) als Selbstbild: „verletzbar, selbstkritisch, sozial ungeschickt, minderwertig, unfähig"; als Sicht von anderen: „kritisch, demütigend, überlegen, kompetent"; als Kernmotiv: „eigene Unfähigkeiten und Schwächen verstecken", weil ansonsten Ablehnung erwartet wird; als typisches Verhalten: „Zurückhaltung, Vermeiden sozialer Situationen, Schweigen, Selbstkritik" (Fydrich 2001, S. 250). All dies findet sich bei Frau Schubert.

Differenzialdiagnostisch lassen sich emotionale Stumpfheit und Distanzgefühle gegenüber anderen Menschen auch bei der posttraumatischen Belastungsreaktion (F 43.1) finden. Allerdings fehlen bei der Patientin die Leitsymptome wie intrusives Wiedererleben, Vermeidungsverhalten und Hyperarousal. Ich bewerte die genannten Reaktionen der Patientin als Ausdruck ihrer depressiven Reaktionen und als Hinweis auf das einer traumatischen Erfahrung nahekommende Erleben dieser Situationen.

Was ergibt sich nun aus all diesem für mein therapeutisches Vorgehen?

6.5 Therapiekonzept

Zunächst zu den *Therapiezielen*

Das *1. Ziel* betrifft die Reduktion ihrer *aktuellen symptomspezifischen Reaktionen* auf die Ereignisse der letzten Schwangerschaft.

Diesbezüglich soll erreicht werden, dass sie diese Ereignisse in ihr Leben integrieren kann, so dass ein Weiterleben mit diesen psychischen Wunden und ein Hinwenden zum Leben wieder möglich sind. Damit zusammenhängend soll sie befähigt werden, die innere wie äußere Isolation und das Verstummen aufzulösen, wieder Kontakt zu anderen Menschen sowie ein Zugehörigkeitsgefühl zum Leben und zu den ihr liebsten Menschen zu spüren – mit der Möglichkeit für Lebensfreude und dem Bewältigen ihrer beruflichen und privaten Aufgaben.

Dieses Ziel schließt auch eine Veränderung ihrer generellen Lebenshaltung ein, und zwar in Richtung: Akzeptanz von Trauer, Schuld, Fehlern, Nichtperfektem und sozialer Ablehnung als etwas, das grundsätzlich zum Leben dazugehört und das man nicht vermeiden kann.

Das *2. Ziel* betrifft die Änderung der grundlegenden symptomspezifischen Handlungsmuster. Dies schließt ein:

- den Aufbau von Kompetenzen der Achtsamkeit und Kommunikation, die ihr besser als bisher erlauben, eigene interne Prozesse, speziell auch Emotionen und Bedürfnisse, wahrzunehmen und darüber zu kommunizieren;
- den Aufbau von mehr Selbstakzeptanz, Selbstvertrauen und Selbstwertgefühl, eines positiveren Selbstkonzepts, einer positiveren Zukunftssicht und realisticheren Wahrnehmung und Bewertung anderer Menschen;
- statt der vorliegenden schnellen und einseitigen Reaktionsbereitschaft mit Selbstabwertungen, Schuld und Schamgefühlenden, den Aufbau alternativer Verarbeitungsprozesse und Verhaltensstrategien, speziell auch die emotionale Selbstregulation betreffend;
- den Aufbau von Selbstfürsorge u. a. zur Stressreduktion, zum Schonen und Stärken eigener Kräfte; zur Förderung eines positiven Selbstwertgefühls;
- die Änderung ihrer selbstunsicheren und ängstlich vermeidenden Verhaltensweisen. Dies beinhaltet, dass sie sich Herausforderungen stellt, die angstreduzierende, Selbstwirksam-

keit und Kompetenzen fördernde Erfahrungen ermöglichen; zudem den Aufbau sozialer Kompetenzen u. a. zur angemessenen Wahrnehmung und Bewertung interaktioneller Prozesse, zur Abgrenzung und Selbstbehauptung, zum alternativen Umgehen mit Kritik und Konflikten;

- die Verbesserung der partnerschaftlichen Situation. Dies beinhaltet die Analyse der vorhandenen Paarprobleme (einschließlich der sexuellen, der kommunikativen und der inhaltlichen Themen) und die Erarbeitung von Lösungsmöglichkeiten sowie das Einüben alternativer Strategien;
- das Aufheben der mit den „Baustellen" Dissertation und Facharztausbildung verbundenen negativen Auswirkungen auf ihr Erleben und Verhalten. Hier soll es ihr ermöglicht werden, ihr bisheriges Vermeidungsverhalten aufzuheben, explizite Entscheidungen bezüglich des weiteren Vorgehens zu fällen, dabei eine realistische Planung vorzunehmen und konkrete Umsetzungsschritte einzuleiten.

Diese Ziele sind anspruchsvoll, dessen bin ich mir bewusst. In vielem widersprechen sie den zentralen Regeln des Oberplans, denen Frau Schubert ihr Leben lang gefolgt ist. Ihnen zuwiderzuhandeln lässt erwarten, dass Ängste und entsprechende bewusste oder unbewusste „Protestreaktionen" wachgerufen werden – was sicherlich nicht auf einen schnellen, unkomplizierten Behandlungsverlauf hinweist.

Und dennoch bin ich zuversichtlich und möchte es wagen. Neben den bei Frau Schubert vorhanden Ressourcen, die sich auch fördernd auf ihre Therapiemotivation auswirken könnten, beruht meine Einstellung vor allem auf meiner bisherigen Erfahrung mit dieser Patientin. Sie hat mir ihre erste Bereitschaft, einen neuen Weg zu wählen, anschaulich bewiesen. Wieweit sie allerdings bei ihrem Entwicklungsprozess gehen wird, ob sie manches Ziel für sich als zu hochgesteckt, vielleicht als falsch einschätzt oder sogar zu einer anderen, aktiveren Haltung und Selbstdefinition gegenüber dem Leben gelangt, wird der Verlauf zeigen.

Umso wichtiger ist es mir, mit Frau Schubert ausführlich über mein Störungs- und Therapiekonzept zu sprechen und ihr die – von mir benannten – Ziele zu begründen.

Als grundlegende Therapiestrategie nehme ich mir vor, Frau Schubert – gerade auch mit Blick auf ihre *Selbstablehnung* – Wertschätzung, Respekt und Anerkennung ihrer Fähigkeiten sowie ihrer Individualität zu zeigen. Hinsichtlich ihrer *Angst vor Ablehnung* bei Offenlegung und Konfrontation mit den eigenen internen Prozessen möchte ich ihr Verständnis für diese Gefühle vermitteln, ihr in Bezug auf das Tempo und den Weg möglichst viel Freiheit und Selbstbestimmung lassen, wenig Druck ausüben sowie ihr ein Maximum an Einblick in mein Handeln gewähren. Gleichzeitig jedoch werde ich bei alledem beachten, nicht ihre bisherigen, verdeckten Vermeidungsstrategien zu unterstützen.[6] Hierzu kann ich die vereinbarte „Spielregel" verwenden, indem ich ihr in einem solchen Fall explizit, jedoch vorsichtig und empathisch meinen Eindruck mitteile. Falls sich dieser bestätigt, nehme ich mir vor, die folgenden Schritte zu gehen: Mit ihr die aktuellen Auslöser und die Funktion des Verhaltens in unserer Interaktion zu identifizieren und zu bearbeiten, ihr Rückmeldung über die Möglichkeit der generellen interaktionellen kurz- und langfristigen Konsequenzen dieses Verhaltens zu geben sowie Verhaltensalternativen aufzufinden und einzuüben.

Die Reihenfolge der Zielbearbeitung werde ich unter Berücksichtigung der inhaltlichen Zusammenhänge, ihrer (Entwicklungs-)Voraussetzungen sowie der aktuellen Relevanz der Themen entscheiden.

6.6   Konzeptbesprechung und Therapievereinbarungen

Wie geplant, schildere ich Frau Schubert in der folgenden Sitzung meine Sicht ihrer Symptomatik, deren Hintergründe und Zusammenhänge, die diagnostische Bewertung und meinen Therapieplan. Ich verwende hierzu die entsprechenden Inhalte des von mir erstellten Therapieantrags.

Nach einigen einleitenden Worten beginne ich, ihr den Bericht vorzulesen, und verweise dabei ausdrücklich auf den hypothetischen Charakter meines Störungskonzepts – mit der Bitte um kritische Rückmeldung. Frau Schubert hört mir mit großer Konzentration zu. Bis auf kleinere Anmerkungen ist es ihr zunächst am wichtigsten, auf die Formulierung des Oberplans, die darin formulierten Überzeugungen, obersten Lebensziele, -strategien und deren Konsequenzen einzugehen. Sie reagiert erstaunt, ja verblüfft. Ihre erste Reaktion ist ein Lob: „Sie können ja gut zuhören." Dann fügt sie an: Ja, dies fasse ihre innere Einstellung zu sich und dem Leben zusammen – zwar sehr pointiert, aber dennoch stimmig; ihr sei dies bisher so nicht klar gewesen. Dieser Blick auf sich selbst falle ihr nicht leicht und mache sie auch traurig. Andererseits sei es aber nicht so schlimm, wie sie es erwartet hätte. Eingebettet in die Zusammenhänge – von der Entstehung bis heute – fühle es sich an wie das Zusammenfügen von Puzzleteilchen, die plötzlich ein neues Ganzes ergäben, mit zwar nicht von ihr akzeptierten, aber prinzipiell verständlichen Handlungen und Empfindungen.

Es folgt die ausführliche Besprechung der Therapieziele, deren Begründung und Relevanz und die Schilderung, wie diesbezügliche Interventionen aussehen könnten. Frau Schubert erklärt sich schließlich mit dem geplanten Vorgehen einverstanden. Ja, sie wolle es versuchen, mehr noch, sie müsse es. Denn der Zustand, in dem sie sich aktuell befinde, sei unerträglich.

Wir vereinbaren, mit der Therapie zu beginnen, und zwar mit dem Thema ihres aktuellen Leidens. Ich schlage vor, dass sie mit mir noch einmal zu den belastenden Ereignissen der Vergangenheit zurückkehrt, mir berichtet, was dies mit ihr gemacht hat und wie es heute in ihr aussieht. Wie sie mir bestätigt, sei dies auch ihr Bedürfnis. Obgleich sie oftmals befürchte, unter all dem Zermürbenden zu zerbrechen und es allein nicht mehr ertragen zu können, habe sie sich bisher niemandem anvertrauen mögen. Ich schlage ihr vor, dass sie sich für diese Sitzung einen Zeitpunkt wählt, bei dem sie gewährleisten kann, nicht zu erschöpft zu mir zu kommen, und anschließend noch Zeit für sich allein hat.

Als letzten mir wichtigen Punkt unserer Therapieplanung spreche ich die Frage einer medikamentösen Begleitbehandlung an. Die von mir im Rahmen der Symptomabklärung und Therapiebeantragung initiierte somatische Untersuchung hat keine Indikation für eine somatische Mitbehandlung ergeben. Bei dem vorliegenden Krankheitsbild jedoch wird laut Leitlinie[7] eine Kombination von Psychotherapie und Antidepressiva empfohlen, da dies eine bessere Wirkung erwarten lässt. Frau Schubert reagiert mit klarer Ablehnung. Sie habe speziell gegenüber Psychopharmaka große Vorbehalte. Diese basierten neben ihrem Fachwissen über mögliche Nebenwirkungen auf ihren negativen Erfahrungen im Zusammenhang mit den medikamentösen Behandlungen ihrer Eltern und ihrem eigenen Erleben in der stationären Therapie. Nein, sie wolle es mit Psychotherapie und ohne Medikamente versuchen, allenfalls mit der zusätzlichen Einnahme homöopathischer Mittel. Ich richte mich nach der Entscheidung von Frau Schubert, bitte sie jedoch, dass wir dies neu bedenken, falls der weitere Symptomverlauf dies erfordert.

Wir vereinbaren, uns in der Regel wöchentlich bis vierzehntäglich für eine Sitzung zu treffen – werden dabei jedoch ihre privaten und beruflichen Möglichkeiten berücksichtigen.

6.7   Erste Therapiephase

Den Gefühlen ihren Platz geben, das Erlebte integrieren, ins Leben zurückkehren

Als Frau Schubert zu unserem Termin erscheint, frage ich sie, ob sie weiterhin bereit sei, sich heute dem Thema der belastenden Ereignisse zuzuwenden. Sie bejaht. Nach meinen einleitenden Worten beginnt sie zu erzählen.

Noch einmal, aber diesmal sehr viel ausführlicher berichtet sie von dieser so schmerzvollen Zeit und immer wieder laufen dabei die Tränen. Während der Schwangerschaft hätte sie es kaum mehr ausgehalten, in einer Situation gefangen zu sein – bei größtem Handlungsdruck und gleichzeitiger Ohnmacht. „Mit all den Gedanken, die immer mehr Raum einnahmen, dachte ich, ich werde sicher bald verrückt." Dann sei aus dieser Hilflosigkeit eine immer größere Sehnsucht nach einer Schicksalsentscheidung erwachsen, die sie aus ihrer Verantwortung und dem Handlungsdruck entließe. „Als das Kind dann gestorben ist, hab ich's nicht ausgehalten vor lauter Schmerz und Schuld. Der Tumorverdacht, der hat mich schon getroffen, aber bei all dem Chaos, das damals in mir herrschte, weiß ich heute nicht, ob ich mich davor gefürchtet oder es innerlich akzeptiert habe. Ich fühlte mich manchmal wie ferngesteuert, bin verstummt, spürte kein Vertrauen oder Nähe. Ich dachte auch, dass ich mit meinen Lappalien niemanden belästigen darf bzw. Gefahr laufe, missverstanden zu werden. Letzteres hab ich übrigens schon öfter erlebt, vermutlich weil ich mich nicht richtig ausdrücke. Ganz schlimm war es, als eine Bekannte uns telefonisch über ihre neue Schwangerschaft informierte. Ihr Geburtstermin war derselbe wie für unser Kind."

So habe sich die heutige Situation entwickelt, bei der sie fürchte, ihren Kindern, ihrem Mann und den gesamten Alltagsaufgaben zunehmend weniger gerecht zu werden.

Ich höre ihrer Schilderung zu, melde mich nur zu Wort, wenn ich etwas nicht verstehe. Mein Anliegen ist, ihr zu vermitteln, dass sie sich hier den Raum für sich – in der von ihr gewünschten Weise – nehmen kann, ohne von mir bedrängt zu werden.

Nachdem sie geendet hat, drücke ich ihr zunächst meine Anerkennung für ihren Mut aus, sich innerlich noch einmal so intensiv mit den Geschehnissen zu konfrontieren und dies mir gegenüber in Worte zu fassen. Dabei melde ich ihr auch zurück, dass ich erstaunt bin, wie differenziert und gut sie ihr Erleben beschreiben konnte. Aufgrund ihrer mir zuvor mitgeteilten negativen Selbsteinschätzung, ihres Verstummens und Vermeidens von Kommunikation über ihre Probleme sowie auch angesichts des gerade erfolgten Hinweises auf Missverständnisse hatte ich dies nicht erwartet. Fast ein wenig verschämt, aber auch erfreut, fügt sie hinzu, dass sie sich z. B. auch mit anderen Menschen gut über deren Nöte unterhalten könne, was gerne genutzt würde. Ihre Schwierigkeit sei es, sich selbst zu öffnen und über ihr Befinden zu sprechen. Allerdings habe es sie auch erstaunt, wie leicht ihr dies heute gefallen sei.

Ich werde dies weiter im Blick behalten. Möglicherweise tauchen ihre Schwierigkeiten nur unter ganz bestimmten Bedingungen auf.

Jetzt aber weiter zu ihrer Schilderung. Während des Zuhörens habe ich erneut den Eindruck gewonnen, dass im Zentrum ihres Leids immer noch ein starkes Schuldgefühl und der Selbstvorwurf stehen, für den Tod des Kindes verantwortlich zu sein. Ein Vorwurf an ihren Mann bzw. das Benennen einer Mitverantwortung ist von ihr an keiner Stelle formuliert worden. Als ich sie darauf anspreche, begründet sie ihre Sichtweise: Sie habe das Kind in ihrem Körper getragen und ihre eigene Haltung habe möglicherweise bewirkt, dass es nicht mehr lebt. Dies könne sie nur sich selbst vorwerfen.

An dieser Stelle nehme ich das Thema „Beeinflussung des Lebens oder Sterbens eines Fötus durch die Einstellung der Mutter" auf. Ich beginne damit, dass ich Frau Schubert mein Verständnis für ihre Schlussfolgerungen zeige, dies sei für mich aufgrund des geschilderten Ablaufs und der beteiligten Emotionen sehr nachvollziehbar. Aber ich müsse diesbezüglich – gerade weil ich Psychologin bin und um die Kompliziertheit der Zusammenhänge zwischen Psyche und Körper weiß – vor solch scheinbar naheliegenden Deutungen warnen, die jeder wissenschaftlichen Belege entbehrten. Sie selbst könne auch mit Blick auf ihre Erfahrungen einmal überlegen:

- Wenn es solche direkten Effekte zwischen der mütterlichen Einstellung zur Schwangerschaft und deren Verlauf gäbe, wie könnte man dann die vielen problemlosen Schwangerschaften und Geburten unerwünschter, sogar abgelehnter Kinder erklären?
- Und umgekehrt: Wie viele Aborte unklarer körperlicher Ursache (wie es bei ihr der Fall war) gäbe es trotz intensivsten Kinderwunsches der Mütter?
- Überhaupt: Was wisse sie über die Häufigkeit und Wahrscheinlichkeit von Aborten?[8]

Hierauf nun folgt eine intensive Auseinandersetzung über dieses Thema, mit dem Austausch von Informationen aus Psychologie und Medizin, von Erfahrungen aus privatem und beruflichem Alltag, über Mythen und über die psychologischen Hintergründe von Schuldgefühlen sowie über unsere menschliche Schwierigkeit zu akzeptieren, dass sich Dinge ohne unser Zutun ereignen.[9]

Unser heutiger Termin geht zu Ende. Frau Schubert bestätigt auf mein Nachfragen, dass die Gefühle und Gedanken, die durch die vorhergehende Konfrontation mit den leidvollen Ereignissen hervorgerufen worden waren, im Laufe unseres letzten Gesprächsthemas wieder mehr zur Ruhe gekommen sind. Um dies zu intensivieren und gleichzeitig sicherzustellen, dass sie die für eine Rückkehr in den Straßenverkehr und die Alltagswelt notwendige Gegenwartsorientierung besitzt, mache ich mit ihr kleine Sinnesübungen zur Achtsamkeit und Aufmerksamkeitslenkung in das Hier und Jetzt: Ich bitte sie, mir ganz genau die Geräusche in meinem Zimmer und dann Form und Farbe der Blume auf dem Tisch zu beschreiben. Ich rate ihr, auch nach dem Verlassen meiner Praxis, bevor sie sich an das Steuer ihres Autos setzt, all ihre Sinne nach außen zu richten: genau zu hören, zu schauen, zu spüren und zu riechen.

Abschließend schlage ich ihr vor, sich ein Therapieheft anzulegen, in dem sie alles Wichtige, was sie von unseren Sitzungen festhalten möchte oder was zwischendurch geschieht, notieren kann.

In der nun folgenden Therapiearbeit wende ich mich weiter dem Thema ihrer Trauer- und Schuldverarbeitung zu. Ansetzend an bewährten Interventionen der Trauertherapie schlage ich ihr vor, dem Kind einen Brief zu schreiben, in dem sie ihm all das sagt und erklärt, was ihr am Herzen liegt. Sie könne solange und immer wieder schreiben, bis sie das Gefühl habe, nun alles Wichtige zu Papier gebracht zu haben. Dann würden wir – in einer Art Ritual – diesen Brief „in die Welt geben", indem wir ihn verbrennen, die Asche verstreuen oder ihn in einen Fluss werfen, als Zeichen des Loslassens und der Akzeptanz des Verlustes.[10]

Frau Schubert reagiert sehr positiv auf diese Idee. Allein schon der Gedanke daran, sich explizit das Recht und die Zeit für eine solche Rede an das Kind zu geben, für ein solches bewusstes Hinwenden zu dem Kind und den eigenen Gedanken, sei wohltuend. Sie überlegt nun, wo und wie sie diese Aufgabe in ihren Alltag einbauen kann.

Dann zeigt sich jedoch, dass die Umsetzung schwieriger ist als geplant. Sie berichtet von einigen frustrierenden Versuchen, die an der mangelnden Zeit und Muße, die sie sich für diese Aufgabe gewünscht hätte, gescheitert seien. In nicht allzu langer Ferne steht der Urlaub der Familie an. Statt sich jetzt unter Druck zu setzen, rate ich ihr auszuprobieren, was ihr bis dahin möglich ist, und sich dann in den Ferien dieser Aufgabe zu widmen.

Bzgl. ihres Befindens schildert Frau Schubert, dass die Sitzungen schon erste positive Änderungen bewirkt hätten. Sie fühle sich nicht mehr ganz so abgeschnitten von ihren Kindern und ihrem Mann. Sie spüre, dass sie langsam wieder in Kontakt mit dem Leben komme. Vor allem habe sich dieser furchtbare Druck, dieses Gefühl, unter der Last ihres Kummers zusammenzubrechen und verrückt zu werden, verringert.

Für die Ferien nimmt sich Frau Schubert noch eine weitere Aufgabe vor:

Sie will endlich mit ihrem Mann über sich und ihre Beziehung sprechen. Davor hat sie zwar große Angst, aber ebenso sehr fürchtet sie, die Chance für eine Wende zu verpassen und ihren Mann zu verlieren. Sie ist fest entschlossen, die Distanz zwischen sich und ihm nicht weiter wachsen zu lassen. Wir erarbeiten Möglichkeiten des Umgangs mit ihren Ängsten, überlegen, was günstige Bedingungen für ein solches Gespräch wären (z. B. ohne Kinder, evtl. bei einem Strandspaziergang, mit Zeitbegrenzung, nicht zu viel auf einmal ansprechen etc.) und wie sie diese realisieren könnte. Ich schlage ihr vor, sich noch einmal ihre Ziele vor Augen zu führen, was sollte minimal erreicht werden?

„Ich möchte endlich wieder in Kontakt mit ihm kommen. Ich möchte Antwort auf meine Fragen, wie weit er schon von mir weg ist. Und ich wünsche mir, ihm von dem, was bei mir passiert ist, zu erzählen; aber wie gut ich das kann, weiß ich noch nicht." Da ihr besonders die Eröffnung des Gesprächs schwierig erscheint, üben wir ganz konkret im Rollenspiel, mit welchen Worten sie ihr Anliegen vortragen könnte.

Wir verabschieden uns, und ich wünsche ihr viel Kraft für ihre Vorhaben. Zugleich „ermahne" ich sie, darüber nicht zu vergessen, dass dies ihre Ferien sind, also eine Zeit, die ihr auch die dringend benötigte psychische und körperliche Erholung bringen soll.

Erste Ergebnisse

Nach den vierzehn Tagen Urlaub bin ich gespannt auf unsere erste Sitzung.

Es gäbe viel zu erzählen, Gutes und – tja, noch etwas anderes, berichtet Frau Schubert. Zunächst einmal das Positive:

Sie habe sich lange Strandspaziergänge gegönnt, auf denen sie, allein mit sich und ihren Gedanken, zu ihrem Kind gesprochen habe. Dies sei zu ihrem Erstaunen gar nicht so schwer gewesen. Es habe sich gut angefühlt, irgendwie „richtig". Immer wieder habe sie sich auf den Weg gemacht und sich an das Kind gewandt. Sie sei oftmals sehr berührt gewesen, habe viele Tränen geweint. Aufschreiben habe sie es jedoch nicht können. Ihr sei plötzlich klar gewesen, dass dieser Weg eines Briefes nicht mehr passt. Nach mehreren Wanderungen sei dann etwas passiert: „Irgendwann nahm ich wahr, dass sich etwas verändert hatte. Es war, ich kann es nur so beschreiben, als wäre plötzlich eine riesige Seifenblase geplatzt: ‚plopp', einfach so. Sie hatte sich aufgelöst. Dieses Schwere, das ich mit dem Kind und den Ereignissen verband und das mich ständig begleitet hatte – es war nicht mehr da. Natürlich gibt es jetzt noch meine Erinnerung, aber es fühlt sich anders an. Ich war gelassener, innerlich ruhiger. Es rückte weg, und das hat bis heute angehalten. Unglaublich."

Frau Schubert wirkt deutlich lockerer und gleichzeitig präsenter als früher. Es scheint ihr tatsächlich gelungen zu sein, einen großen Schritt in die gewünschte Richtung eines inneren Friedens mit den Ereignissen und dem eigenen Verhalten zu machen, endlich loszulassen und wieder in ihr gegenwärtiges Leben zurückzukehren.

Wie stabil diese Veränderung ist und was diesbezüglich weiter zu tun bleibt, wird sich zeigen.

Aber, wie sie zu Beginn andeutete, gibt es noch mehr zu berichten.

Das Zusammensein mit ihren Kindern habe sie wie früher genießen können. Das sei eine wundervolle Entwicklung. Aber auch zwischen ihr und ihrem Mann sei etwas passiert:

Eines Tages habe sie die Gelegenheit beim Schopfe gepackt und sich ihrem Mann eröffnet. Dieses Gespräch sei allerdings so ganz anders gelaufen als erwartet.

Auf die Schilderung ihrer Befürchtung, dass ihre Beziehung kurz vor dem „Aus" stehe, sei ihr Mann völlig entsetzt und überrascht gewesen. „Er hat mir versichert, dass er mich nach wie vor sehr liebt und begehrt. Er habe sich aus Rücksicht auf mich zurückgehalten und mich mehr in Ruhe gelassen, weil er glaubte, ich brauche Zeit, um alles zu verarbeiten. Ja, und sein vermehrter Sport sei für ihn kein Weglaufen von mir und den Kindern (wie ich es interpretiert hatte), sondern sein Weg, Kraft zu tanken."

Dieses Gespräch habe sie jedoch nicht beruhigt, sondern im Gegenteil neue Fragen aufgeworfen, die sie bis heute umtreiben würden. Ihr sei immer klarer geworden, dass die Gründe für ihre Zweifel und Befürchtungen vor allem in ihr selbst lägen. Sie sei es, die sich selbst nicht liebe, sich als nicht liebenswert betrachte, die sich hässlich finde. Sie sei es gewesen, die sich innerlich von ihm entfernt habe. „Ich unterstellte ihm meine eigenen Gefühle als seine." Seine Liebesbeteuerungen, seine Bewertungen ihrer Person als attraktiv und begehrenswert würden nichts an ihrer Einstellung ändern: „Das erreicht mich nicht. Ich höre sie, aber ich kann es nicht glauben. Ich bin innerlich davon überzeugt, dass er sich täuscht. Mein Bild von mir ist und bleibt ein gänzlich anderes. Im Grunde denke ich: Ich bin ein schwarzes Loch und habe alle nur betrogen."

Frau Schubert weint, in ihrer Körperhaltung wirkt sie nun steif, angespannt, verzweifelt und gleichzeitig voller Selbstablehnung.

Ich versuche ihr deutlich zu machen, dass sie – trotz aller neuer Themen und Selbstzweifel – Folgendes anerkennen solle: Sie hat sich getraut, das Gespräch mit ihrem Mann zu suchen und wieder mit ihm in Kontakt zu treten. Dies war ihr bisher nicht möglich und hat sie Mut gekostet. Zudem hat ihr Mann ihr seine Liebe und sein Begehren ausgedrückt – was sie zuvor schon verloren glaubte.

Ich spüre, dass sie meine Worte nicht erreichen. Ihr negatives Erleben scheint alles zu überlagern und für eine solche Perspektive keinen Raum zu lassen.

Ihre Interpretation des Gesprächs und ihre jetzige Reaktion verweisen meiner Bewertung nach in aller Deutlichkeit auf ihre grundlegende Selbstwertproblematik und die damit verbundenen Verhaltensmuster.

Wir vereinbaren, uns in den folgenden Sitzungen diesen Problemen zuzuwenden – aber die Lebensrealität schiebt zunächst ein anderes Thema in den Vordergrund.

Bedürfnisse formulieren, Forderungen stellen

Für sie völlig überraschend erhält Frau Schubert das Angebot, zu einer näher gelegenen Klinik zu wechseln. Angesichts der aktuellen Fahrzeiten würde dies eine große Erleichterung für die gesamte Familie bedeuten. Frau Schubert hatte sich schon früher einmal dort beworben, war jedoch ohne Begründung abgelehnt worden. Da sie dies damals als ihr Versagen bewertete, hatte sie keinerlei Klärungsversuche oder gar neue Bewerbungen unternommen. Umso mehr freut sie sich nun über diese Anfrage. Allerdings kommen damit Situationen auf sie zu, die ihre Selbstbehauptungsschwierigkeiten berühren:

Bei der neuen Stelle muss sie dafür sorgen, dass sie die notwendigen Ausbildungsbedingungen erhält, bei der alten Klinik muss sie (trotz des dort vorhandenen Personalmangels!) – ihre

Kündigung aussprechen. All dies verlangt von ihr, dass sie ihre Bedürfnisse und Rechte kennt und diese angemessen anmeldet bzw. durchsetzt – was ihr in der Vergangenheit äußerst schwergefallen ist. Wir wenden uns deshalb dem aktuell nun wichtigeren Thema von Selbstbehauptung und sozialen Kompetenzen zu.

Frau Schubert erstellt auf meine Anregung hin eine Liste all jener Situationen, die in dem Zusammenhang mit diesem Stellenwechsel für sie ängstigend und problematisch sind. Dann bearbeiten wir diese nach und nach in folgender Weise: Im ersten Schritt bitte ich sie, ihre Verhaltensziele zu definieren (z. B. „Ich möchte dem alten Chef freundlich, aber klar meine Kündigung mitteilen und meine berechtigten Forderungen bzgl. Bescheinigungen und verbleibenden Arbeitszeiten stellen. Ich will bei meiner Position bleiben, auch wenn der Chef darüber diskutieren wird"). Dann überlegen wir gemeinsam, welches Verhalten diesem Ziel entsprechen würde – sowohl verbal (welche Worte drücken dies am besten aus) als auch nonverbal (welche Körperhaltung, Mimik, Gestik, Stimme, Augenkontakt passen zu diesen Worten) – und was ihren Mut und ihr Durchhaltevermögen stärken könnte. Um diese letzte Frage zu klären, schlage ich ihr vor, sich einen „inneren Helfer" (Reddemann 2001) auszuwählen. Eine Person, die für sie mit ermutigenden, stärkenden Eigenschaften verbunden ist. Diese könne aus Literatur, Filmen o. Ä. entlehnt, erdacht oder auch ein realer Mensch sein. Frau Schubert entscheidet sich nach einiger Überlegung für ihren Vater. Er sei ein positives Modell für Durchsetzungsverhalten. Mit seinem typischen Spruch: „Sei doch einfach beharrlich" verbinde sie die Aufforderung, nicht klein beizugeben, sondern das Recht zu haben, mutig und beharrlich für ihre Forderungen einzutreten. Sie stellt sich vor, der Vater stehe in den Konfrontationssituationen hinter ihr, lege die Hand auf ihre Schulter und sage ihr diesen Satz. Meine Bedenken, dass die alte Furcht, den Vater zu enttäuschen kontraproduktiv wirken könne, teilt Frau Schubert nicht. Sie bleibt bei ihrer Wahl.

So erarbeiteten wir einzelne „Drehbücher" für unterschiedliche Abläufe und proben diese konkret in Rollenspielen. Wir wiederholen die Rollenspiele solange, bis wir beide mit dem Ergebnis zufrieden sind und Frau Schubert ermutigt ist, sich den realen Situationen – ausgerüstet mit diesen Strategien – zu stellen.

Sie hat Erfolg – und zwar nicht nur, indem sie ihr Anliegen, genauso wie sie es sich vorgenommen hat, vorträgt. „Als mein Chef sich weigerte, die mir zustehenden freien Tage zu gewähren und stattdessen noch versuchte, mich für die letzte Arbeitszeit in besonderer Weise einzuspannen, wurde ich allmählich sauer. Ich habe immer alles für die Klinik gemacht, war immer da, wenn ich gebraucht wurde, Tag und Nacht, ohne Widerspruch oder Sonderwünsche – und jetzt kam er mir so." Dieser Ärger habe sie – zu ihrem eigenen Erstaunen – gestärkt und ermutigt. „Mir kamen die Worte ganz von selbst. Ich hielt mit meiner Sicht der Dinge nicht mehr hinterm Berg." Sie erreichte, was sie wollte. Er gab nach.

Auf meine Frage, was ihr eine besondere Hilfe gewesen sei, antwortet sie, neben unseren Vorbereitungen hätte der Ärger in Verbindung mit dem Gefühl von Ungerechtigkeit dazu geführt, dass die Angst nicht mehr die Oberhand behielt. Ungerechtigkeitserleben und Ärger können also in bestimmten Selbstbehauptungssituationen für sie hilfreiche Verbündete gegen die Angst sein. Ich mache ihr deutlich, dass sie damit eine Ressource entdeckt hat, die sie zukünftig gezielt einsetzen kann.

Wie geplant wechselt Frau Schubert voll positiver Erwartungen ihre Arbeitsstelle und gerät dabei leider vom Regen in die Traufe. Ihre Abteilung erweist sich als „Auslaufmodell". Die Schließung ist nur eine Frage der Zeit. Niemand in der Abteilung scheint an einer Änderung dieser Entwicklung interessiert. Dies bedeutet, dass sich die anfänglich zugesicherten Ausbildungsmöglichkeiten als leere Versprechungen erweisen.

Diesmal kann Frau Schubert gut reagieren. Nachdem sie sich ihrer Einschätzung sicher ist, formuliert sie gegenüber der Leitung ihre Enttäuschung und ihren Ärger. Aus dem Verlauf des Gesprächs gewinnt sie keine Hoffnung auf Änderung, im Gegenteil. Sie reicht deshalb die Kündigung ein und schafft es, u. a. auch mit dem Gedanken an die ihr zuteil gewordene Ungerechtigkeit, dabei das Bestmögliche für sich herauszuholen. Das in der Therapie Gelernte scheint Früchte zu tragen.

Ich weiß, wie ich sein sollte – aber wer bin ich?

Bevor wir uns dem Themenkomplex von Selbstwert und Selbstakzeptanz zuwenden, frage ich sie, ob sie auch weiterhin entschieden sei, dies mit mir zu bearbeiten. Hiermit strebe ich zum einen an, Klarheit über die aktuelle Motivation zu erhalten, zum anderen möchte ich ihr – entsprechend meiner therapeutischen Strategie – signalisieren, dass ich nur Schritte unternehme, wenn sie dies will. Dies geschieht mit Blick auf die Gefahr, dass Frau Schubert wie in früheren Zeiten das Vorgehen scheinbar akzeptiert und dann mit ihren spezifischen Vermeidungsstrategien reagiert. Sie antwortet mit einem deutlichen „Ja, ich will". Die hiermit bei uns beiden wachgerufene Assoziation aufgreifend, fahre ich augenzwinkernd fort: „In guten wie in schlechten Zeiten?" – Unser gemeinsames Lachen besiegelt diese Abmachung.

Übrigens ist dies eine Erfahrung, die ich immer mehr mit ihr mache, dass sie gerne lacht. Dies erlaubt mir z. B. da, wo es wichtig ist, die Schwere einer Stimmung oder eines Themas zu mildern, und es fördert die Qualität unserer Beziehung. Ich werde dies im weiteren Verlauf noch häufiger nutzen.

Als wir uns nun ihrer Selbstbewertung zuwenden, zeigt sich noch einmal sehr deutlich, wie reduziert und verzerrt die Wahrnehmung ihrer eigenen Person ist. Ihr Hauptaugenmerk ist zumeist auf eine Idealvorstellung gerichtet bzw. auf die bei sich selbst beobachteten Abweichungen davon. Dies betrifft sowohl ihre Fähigkeiten als auch ihre äußere Erscheinung. Entsprechend besitzt sie ein Selbstbild, das vor allem aus Fehlern und Schwächen besteht. Es repräsentiert sozusagen einen umfassenden Mängelkatalog. Zu ihren individuellen Besonderheiten oder ihren Kompetenzen kann sie bis heute wenig sagen. Frau Schubert erzählt, dass sie – gerade weil sie bei sich nur Abzulehnendes, Schlechtes vermute – den Blick auf sich selbst, soweit es geht, vermeide. So könne sie auch, nach ihren Entwicklungszielen befragt, eigentlich nur auf ihre Ideale verweisen; was zu *ihrer* Persönlichkeit, *ihrem* Körper etc. passe und welche Änderungsmöglichkeiten realistisch sind, wisse sie nicht.[11]

Zum weiteren Vorgehen überlege ich mir folgende Schritte:

Ich werde meine Interventionen zum einen auf die direkte Änderung ihrer Selbstwahrnehmung und -bewertung richten. Zum anderen werde ich mit Frau Schubert an ihrer symptomspezifischen Handlungsregulation arbeiten, die dieses Selbstbild aufrechterhält. Beide Themenkomplexe sind natürlich miteinander verbunden. Das bedeutet, die Interventionen des einen Themas werden immer auch das andere mit berühren. Dennoch ist der Zugang zunächst unterschiedlich. Zudem werde ich immer dann, wenn sich Situationen anbieten, die schon begonnene Förderung sozialer Kompetenzen weiterverfolgen.

Ich beginne also mit dem Thema der Selbstwahrnehmung. Als erstes Ziel möchte ich ihr ermöglichen, sich selbst in ihrer Individualität zu erfahren. Hierfür wähle ich den Zugang über ein Training zur gezielten Wahrnehmung jenseits der Bewertungsebene, und zwar mithilfe von Achtsamkeitsübungen zur nichtbewertenden, deskriptiven Selbstwahrnehmung.[12] Mit diesem Fähigkeitstraining möchte ich bei ihr gleichzeitig die Voraussetzung zum alternativen Umgang mit ihren emotionalen Reaktionen schaffen.

Ich erläutere ihr die besondere Perspektive des Achtsamkeitskonzepts: einer Haltung des Nichtbewertens und Annehmens innerer Reaktionen, der Aufmerksamkeitszentrierung auf die Gegenwart; das Betrachten dieser inneren Reaktionen aus einer Metaebene als flüchtiges, subjektives Geschehen – und verdeutliche ihr dies anhand einiger Beispiele.

Anschließend führe ich mit Frau Schubert eine Übung durch, in der ich sie anleite, innerlich nach und nach ihren gesamten Körper ohne Bewertung achtsam wahrzunehmen. Immer dann, wenn sie spürt, dass ihre Aufmerksamkeit durch Gedanken oder Gefühle von dem Körper abgelenkt werden, möge sie dies ebenfalls wahrnehmen, die Gedanken oder Gefühle kategorisieren – z. B. da ist eine Erinnerung, da ist ein Gedanke, da ist ein Stechen – und diese dann loszulassen, indem sie mit ihrer Aufmerksamkeit wieder zu ihrem Körper zurückkehrt. Zum Abschluss gebe ich ihr die Instruktion, zu imaginieren, dass sie durch den Scheitelpunkt des Kopfes einatmet, dann den Atem durch den ganzen Körper bis zu den Zehen strömen und dort hinausfließen lässt. Ein zweites Mal geht es genau entgegengesetzt – von den Zehen bis zum Scheitelpunkt.

Frau Schubert lässt sich auf diese Übung ein und berichtet anschließend, diese Aufgabe sei ihr schwergefallen. Bei dem gezielten Spüren ihres Körpers hätten sich fast umgehend bewertende Gedanken eingeschoben, und diese dann loszulassen, sei noch mühsamer gewesen. Jetzt jedoch fühle sie eine angenehme Wärme und Ruhe. Ich händige Frau Schubert eine CD mit dieser Anleitung und zusätzlich vertiefende Informationen zum Thema der achtsamen Selbstwahrnehmung aus und betone, dass es für die meisten Menschen zu Beginn schwierig sei, diese neue Wahrnehmung und Haltung zu realisieren. Um den erwünschten Effekt zu erreichen, sei es deshalb sehr wichtig, regelmäßig zu üben.

Leider klappt dies nicht, wie Frau Schubert später berichtet. Immer wieder sei etwas anderes dazwischen gekommen. Sie habe es einfach nicht geschafft, sich die Zeit dafür zu nehmen, und abends sei sie zu müde dafür gewesen. Ich erkläre mir ihr Verhalten etwas anders: einerseits sehe auch ich ihre sehr hohe Arbeitsbelastung. Andererseits jedoch spielt meines Erachtens auch ihre Angst vor dieser Aufgabe eine wichtige Rolle sowie ihre Schwierigkeit, sich Zeit für sich selbst zu nehmen bzw. diese einzufordern. Ich bespreche mit ihr meine Interpretation ihres Verhaltens, der sie zustimmt. Sie habe vermeiden wollen, dies offen zu zeigen, da sie sich vorwerfe, nicht diszipliniert und mutig genug zu sein, sie sich daher schäme und befürchte, von mir deshalb abgelehnt zu werden.

Ich drücke ihr mein Verständnis dafür aus, dass ihr die Umsetzung der Übung Probleme bereite. Zum einen gehe dies den meisten Menschen am Anfang so; zum anderen habe sie ihre speziellen inneren und äußeren Schwierigkeiten zu bewältigen. Dann aber versuche ich ihr Folgendes aufzuzeigen: Ihre nicht offene Strategie birgt die Gefahr, dass ihr jeweiliges Gegenüber sich mit der Zeit von ihr „verschaukelt" fühlt und verärgert reagiert. D. h., zumindest langfristig könnte ihre Strategie genau das bewirken, was sie vermeiden möchte, nämlich Ablehnung. Zudem verhindere sie damit, dass ihre Schwierigkeiten – wie in unserem Fall – Berücksichtigung finden. Voraussetzung für einen alternativen Umgang sei deshalb, dass sie sich trotz Scham und Furcht traue, ihr Erleben zu zeigen. Frau Schubert reagiert zunächst wie ein ertapptes Schulmädchen. Ich spüre deutlich ihre Schuld- und Schamgefühle. Im Laufe unseres Gesprächs aber wird sie wieder offener und schließlich äußert sie selbst, dass dies auch ihre generellen Probleme der Selbstakzeptanz und Ablehnungsbefürchtung berühre.

Bzgl. des Achtsamkeitstrainings schlage ich ihr vor, dass wir ab jetzt jede Therapiesitzung mit der Übung beginnen und sie trotzdem weiterhin versucht, sich zu Hause Zeit dafür zu nehmen.

Dieses Vorgehen erweist sich als gute Entscheidung: Für Frau Schubert verliert diese Übung zunehmend an Bedrohlichkeit, und das Ziel einer nichtbewertenden achtsamen Kontaktaufnahme zur eigenen Person gelingt immer besser. Gleichzeitig hilft es ihr, sich gut auf die Stunde einzustellen und anderes, was sie bis dahin noch beschäftigt, loszulassen.

Zusätzlich sei ergänzt: Auch für mich ist es angenehm, in achtsamer Wahrnehmung meiner Person und mit Konzentration auf das Hier und Jetzt die Stunde beginnen zu können.

Zur Bearbeitung der weiteren Themen der Selbstwahrnehmung und des Selbstwertes emp- fehle ich Frau Schubert die Lektüre eines Buches, dessen Titel[13] ankündigt, dass Menschen hier ermutigt werden sollen, sich mit ihrem Selbstwert in stärkender, positiver Weise zu beschäf- tigen, anstelle der üblichen, nur durch Leidensdruck und Not veranlassten Änderungsmoti- vation. Dies spiegelt sich auch in den konkreten Übungen wider: Neben dem Erlernen der Achtsamkeit, beinhalten sie u. a. den Aufbau von Selbstfürsorge, die Änderung überhöhter Selbstansprüche sowie die Identifikation und den Einsatz eigener Ressourcen. Mit diesem Vorgehen habe ich in anderen Therapien sehr gute Erfahrungen gemacht. Gerade auch an- gesichts der Tendenz von Frau Schubert, vorrangig das Schwere wahrzunehmen, halte ich es für sehr wichtig, ihre Änderungsmotivation durch eine positivere, leichtere Sicht zu stärken. Andererseits, so muss ich gestehen, beschleicht mich ein mulmiges Gefühl, ob das Ziel einer „freudigen" Selbstwertstärkung bei Frau Schubert nicht zu hochgegriffen ist oder sie sich damit sogar missverstanden fühlen könnte. Dennoch bleibe ich bei meinem eingeschlagenen Weg. Ich möchte es versuchen. Ich bitte Frau Schubert, sich von dem Text des Buches ansprechen zu lassen und das, was sie für sich als wichtig und umsetzbar erachtet, zu notieren und – falls schon möglich – auszuprobieren.

Die nächsten Sitzungen sind in ihrem Schwerpunkt auf die Bearbeitung dieses Themenkom- plexes gerichtet. Ich führe mit Frau Schubert verschiedene Übungen durch.

So stelle ich ihr die Aufgabe, sich im Spiegel anzuschauen und sich ohne Bewertung – wie ein Maler – zu beschreiben. Dann soll sie ein Foto von sich machen und damit dieselbe Übung durchführen. Beides kostet sie viel Überwindung: Sich so genau zu betrachten ist ein von Furcht, Scham und Vermeidungswünschen begleiteter Akt. Dies dann noch mit einem nichtbewer- tenden Blick und passendem Vokabular zu tun, verlangt von ihr Mut und eine bewusste und differenzierte Wortwahl. Sowohl in der Sitzung als auch zu Hause wiederholt sie diese Übung mehrmals. Nach ihrem Befinden befragt, antwortet sie: „Nicht bewerten ist total schwer. Aber es ist okay. Ich merke, dass ich es langsam lerne."

Nachdem dies geschafft ist, bitte ich sie, beim Betrachten ihrer eigenen Person nun eine Bewertung vorzunehmen, und zwar unter der Fragestellung, was sie an sich mag, was ihr gefällt. Auch dies stellt für sie eine große Herausforderung dar. Dann aber kann sie doch einiges, wenn auch nicht vieles nennen. Die Konfrontation mit dem eigenen Spiegelbild kostet sie zu diesem Zeitpunkt schon deutlich weniger Überwindung als zu Beginn.

Zufällig wird Frau Schubert kurze Zeit später von ihrem Physiotherapeuten um ein Inter- view über ihre gelungene Rückenschmerzbehandlung gebeten – und dies vor laufender Kamera. „Ich wollte den Film gar nicht ansehen. Ich dachte, ich werde mich entsetzlich schämen, weil ich bestimmt nur Schwachsinn geredet und grässlich ausgesehen habe." Zu ihrem eigenen Er- staunen sei es ihr jedoch anders ergangen: „Es war nicht großartig, aber auch nicht schlimm, einfach okay. Das hat mich schon erstaunt."

Ich nutze dies, um mit ihr intensiver auf ihr Gefühl der Scham einzugehen. Ihr komme immer wieder Beschämendes von früher in den Sinn. Dies sei auch in aktuellen Situationen möglich, dann könne sie sich für alles an ihrer Person schämen, für ihren Körper, ihr Tun, ihr Denken – eben alles.

Nun gebe ich ihr folgende Erläuterungen, mit denen ich ihr ein Verständnis dieser emotio- nalen Prozesse nahebringen und zudem eine Änderungsrichtung aufzeigen möchte:[14]

Das Erleben von Scham

„Scham ist eines jener tiefen und intensiven Gefühle, die von uns als sehr schmerzhaft erlebt werden und die häufig von spezifischen physiologischen Reaktionen begleitet werden, z.B. – wie Sie erwähnten – von Hitze, Schwitzen, Rotwerden, Herzklopfen usw. Man möchte am liebsten ‚im Boden zu versinken‘, da man das Gefühl hat, es gäbe keinen anderen Ausweg aus dieser als unerträglich empfundenen Situation. Scham ist auch häufig mit der Angst verbunden, sich der Öffentlichkeit mit den eigenen Schwächen preiszugeben und ‚sich zu blamieren‘. Dies führt dazu, dass man feinste Antennen dafür auszubilden versucht, Situationen zu identifizieren, in denen man sich vermeintlich schon ‚blamiert‘ hat oder Gefahr läuft, dies zu tun. Dies ist einerseits als Schutzfunktion zu sehen. Leider aber führt es oftmals dazu, dass wir uns immer stärker zurückziehen. Dadurch wiederum wird die Angst nur kurzfristig gemindert, langfristig jedoch aufrechterhalten. Die Selbstunsicherheit nimmt auch immer mehr zu. Ein angemessener Umgang mit Situationsanforderungen wird nicht gelernt, ebenso das Umgehen mit eigenen Fehlern oder ‚Blamagen‘. Schließlich bescheinigen wir uns lieber selbst die eigene Unfähigkeit, um mit dieser Begründung Anforderungssituationen zu meiden, bei denen wir befürchten, schamvoll zu versagen. All dies hat extrem negative Folgen für unser Selbstwertgefühl. Das Fazit lautet: Der wichtigste Weg aus dieser Situation ist es, die Vermeidung aufzuheben und reale Erfahrungen zu machen. Erst damit gibt man sich die Chance, mit den Ängsten vor einem Scheitern sowie den Folgen der Beschämung umgehen zu lernen und sie langfristig zu ändern."

Frau Schubert hat mir aufmerksam zugehört. Vieles davon träfe auch bei ihr zu. Allerdings glaube sie nicht, dass ihre persönlichen Selbstbewertungen nur verzerrte Wahrnehmungen seien oder dass dies nur der Vermeidung diene. Auf der anderen Seite hätte sie die positiven Auswirkungen unsere Konfrontationsübungen auf ihr Schamerleben erfahren. Dies mache ihr Mut, damit weiterzuarbeiten.

Ich erachte diese Einstellung der Patientin zu sich für äußerst wichtig. Zunächst jedoch möchte ich mit ihr den eingeschlagenen Weg fortsetzen und schlage ihr vor, dass wir die Auseinandersetzung mit dieser Selbstbewertung und den beteiligten intrapsychischen Prozessen (z.B. welche Maßstäbe, welche Ursachenerklärungen dabei verwendet werden etc.) noch ein wenig aufschieben. Später soll dies ausführlich zum Thema werden.

Frau Schubert stimmt zu und ich führe mit ihr eine weitere Übung zum Blick auf sich selbst und zur Selbstakzeptanz durch. Sie möge einen Brief an sich selbst schreiben mit dem Thema: „Was ich an mir mag, und sechs Punkte, die ich mir verzeihe."[15] Schon bezüglich ihres Äußeren hatte sie Mühe, etwas Positives zu finden. Eigene Kompetenzen zu nennen, fällt ihr noch schwerer; aber sich etwas zu verzeihen, dass nicht so ist, wie sie es sich wünscht, geht praktisch gar nicht.

Trotz allem macht Frau Schubert sich schließlich an die Arbeit und bringt zur nächsten Sitzung einen Brief mit. Bevor sie ihn mir vorliest, erzählt sie mir vom Wochenende, an dem sie trotz großer Furcht- und Vermeidungswünsche zu einem Klassentreffen gefahren war. Wir hatten im Vorfeld darüber gesprochen und Vor- bzw. Nachteile des Besuchs beleuchtet. Nun schildert sie verschiedene, für sie erstaunliche Erfahrungen, u.a.:

„Ich hatte das erste Mal das Gefühl, dass ich selbst entscheiden konnte, mit wem ich reden wollte, das konnte ich damals in der Schulzeit nie. Das war ein tolles Gefühl." Und:

„Ich glaube, dass hatte insgesamt eine gute therapeutische Wirkung auf mich. Jetzt kann ich mir sagen, Mädel, so unter den Scheffel brauchst du dein Licht auch nicht zu stellen."

Sie sei im Nachhinein auch sehr froh über ihre damalige Entscheidung, den Wohnort verlassen zu haben. Die Rückmeldung einer Frau, ihr Rückzugsverhalten damals habe arrogant und eingebildet gewirkt, nimmt sie jedoch auch mit – als wichtige neue Information über die Wirkung ihres Verhaltens. Ich lobe sie für ihren Mut, nicht den Vermeidungswünschen nachgegeben zu haben, und bekräftige, dass sie sich damit die Chance für wichtige neue Erfahrungen gegeben hat.

Nun liest sie mir ihren Brief an sich selbst vor. Es sei ihr unglaublich schwergefallen. Als sie ihn dann fertiggestellt hatte, sei es jedoch sogar ein schönes Gefühl gewesen, sich so reden zu hören. Ihr leicht verschämtes Lächeln nach dem Vortragen ihres Briefes lässt mich dies spüren. Diese Sammlung positiver Selbstbewertungen und der „Verzeihenspunkte" aus ihrem Mund wirkt auch auf mich anrührend.

Ich rate ihr, diesen Brief abzutippen und ihn an besonderer Stelle aufzubewahren. Sie könne ihn dann zur Stärkung in Situationen heranziehen, bei denen ihr dieser positive Blick auf sich verloren gegangen sei bzw. sie ihn benötige.

Aber, so berichtet Frau Schubert, es habe noch einen weiteren Effekt gegeben, und zwar seien ihre inneren negativen Selbstkommentare gemindert worden, ja manchmal sogar ganz verschwunden.

Als Beispiel nennt sie eine Situation, in der sie Schokolade gegessen habe. „Früher wäre da garantiert die innere Stimme gewesen: ‚Muss das denn sein, du bist jetzt schon so fett.' Jetzt habe ich einfach gegessen und ich frage mich, ob das gut ist."

Ich verstehe ihre Äußerung so, dass sie fürchtet, ohne diese unerbittliche Kritikerstimme nur noch von ihren Bedürfnissen nach Genuss, Bequemlichkeit etc. geleitet zu werden, was andere Bedürfnisse und Ziele gefährden könnte.

Eine selbstfürsorgliche Haltung entwickeln (?)

Diese Reaktion meiner Patientin nehme ich zum Anlass, das Thema der Selbstfürsorge einzuführen. In den folgenden Erläuterungen setze ich bei den Informationen an, die Frau Schubert diesbezüglich schon vorab in der empfohlenen Literatur (Potreck-Rose 2006) erhalten hat.

Selbstfürsorge

Zunächst versuche ich ihr noch einmal die Kennzeichen und die Bedeutung dieser Haltung vor Augen zu führen: Hier geht es grundsätzlich darum, unter dem Gesichtspunkt der „Psychohygiene" in einer wertschätzenden, liebevollen Haltung für sich selbst zu sorgen, d. h. mit Blick auf die Anstrengungen und Pflichten des Alltags, ein ausgleichendes Gegengewicht zu schaffen, indem die eigenen Kräfte geschont, gestärkt, gepflegt werden, man sich für besondere Belastungen wappnet und einem Ausbrennen (Erschöpfung) vorbeugt. Dies beinhaltet, dass man dafür Sorge trägt, u. a. Lebensfreude, spezielle Bedürfnisbefriedigungen, Genuss, Glücksmomente und ausreichende Erholung zu erfahren; ebenso aber, dass man Selbstpflichten befolgt, die kurzfristig vielleicht sogar als unangenehm, mühsam, schmerzhaft etc. erlebt werden, jedoch langfristig zur Krafterhaltung notwendig sind (wie z. B. organmedizinische Kontrollen oder Behandlungen, regelmäßiger Sport, regelmäßige Körperpflege, gesunde Ernährung, ausreichend Schlaf etc.).[16]

Um den Unterschied zwischen einem ungnädig-überkritischen und einem selbstfürsorglichen Umgang zu verdeutlichen, führe ich folgende Übung mit ihr durch:[17]

Wir nehmen drei Stühle, die drei Instanzen repräsentieren sollen. Auf dem einen, so stellen wir uns vor, sitzt der Kritiker, der in unerbittlicher Weise die perfekte Befolgung externer Normen fordert (z. B. der Arbeitsaufgaben im Beruf) ohne jede Berücksichtigung des handelnden Menschen und dessen Bedingungen. Auf dem anderen fantasieren wir uns einen sogenannter Faulpelz, mit alleinigem Interesse an aktueller Bedürfnisbefriedigung und Wohlergehen. Auf den dritten setzen wir den wohlwollenden Begleiter, den Wächter der Fürsorge. Dieser versucht, die beiden anderen Positionen zu integrieren, und zwar so, dass sie gegenseitig voneinander profitieren (z. B. indem er vorschlägt, dass Arbeits- und Pausenphasen kraftstärkend kombiniert werden, der Perfektionsmusanspruch relativiert wird und dass am Ende die lobende Selbstanerkennung für die Leistung steht). Wir wählen nun passende Situationen aus – auch die der „Schokoladenlust" und lassen die drei miteinander in ein Gespräch treten.

Aufbauend auf diese Übung – mit dem Ziel, die wohlwollende Haltung gegenüber der eigenen Person zu intensivieren und fest zu installieren –, mache ich ihr den Vorschlag, sich eine konkrete Figur zu überlegen, die diese Position für sie symbolisieren könnte.

Sie entscheidet sich für die Figur eines Zwerges, die sie schon einmal, und zwar in ihrer Physikumsprüfung – auf Anraten der damaligen Therapeutin –, mit dem Ziel der Ermutigung und Beruhigung erfolgreich eingesetzt hatte.

Nun also möchte sie diesen Zwerg zum wohlwollenden Begleiter und Wächter ihrer Selbstfürsorge machen. Ich bitte Frau Schubert schon einmal auszuprobieren, was der Zwerg zum heutigen Tag zu sagen hat: Was aus seiner Sicht gut gelaufen ist und was sie für die bevorstehende Zeit berücksichtigen sollte. Wenn sie diese Perspektive gezielt einnehmen möchte, will sie sich an der linken Schulter berühren, dorthin nämlich hat sie den Zwerg in ihrer Fantasie platziert. Diese Geste ist als weitere Hilfe bei dieser Übung gedacht. Leider klappt all dies kaum. Sie habe einfach keinen Kontakt mehr zu dieser Figur bekommen, aber auch keine andere gefunden, die diesen Zweck erfüllt hätte.

Ich lobe sie dafür, dass sie mir dies jetzt so offen sagt. Sie nimmt sich nun – ohne ein solches Symbol – feste Zeiten vor, an denen sie regelmäßig diesen fürsorglichen Blick auf sich und ihren Alltag üben möchte.

Eine Woche später berichtet Frau Schubert erneut von Selbstabwertungs- und Schamsituationen. In der Klinik habe sie gestern wieder erlebt, dass sie fürchtete, von einer jungen, unerfahrenen Kollegin zu einem Thema befragt zu werden, „von dem ich selbst keine Ahnung habe". „Wovor hatten Sie Angst?" „Ich habe immer Angst, dass man mir auf die Schliche kommt." „Auf welche Schliche?" „Dass man merkt, wie inkompetent ich bin, dass ich nichts weiß."

Ich frage sie, ob sie wirklich überzeugt sei, in ihrem Beruf *nichts* zu wissen. „Ich glaube, ich bin ein guter Handwerker, vielleicht hätte ich Tischler werden sollen, aber sonst …" Ich stelle ein alternatives Bild dagegen: Die junge Kollegin könnte an ihr erleben, dass die Erfahrenere auch nicht alles weiß – indem Frau Schubert ihre eigene Wissenslücke zu erkennen gibt und vorschlägt, sich mit ihr zusammen kundig zu machen. Damit würde sie für die Jüngere ein gutes Modell abgeben: realistisch, entängstigend, problembewältigend und gleichzeitig verantwortungsbewusst. Frau Schubert zeigt sich davon unberührt und bleibt weiter bei ihrem negativen Selbstbild.

Im folgenden Gespräch berühren wir noch einmal ihre Erfahrungen als Schülerin. Was geschah, wenn sie damals allein nicht weiter wusste und Hilfe benötigte? Der Vater, der über das nötige Wissen verfügte, habe sich nicht die Zeit für sie genommen. Die Mutter habe vermittelt, nicht helfen zu können, bei gleichzeitig hohem Erwartungsdruck. Nachhilfe habe nichts gebracht und von den Lehrern sei ebenfalls keinerlei Förderung angeboten worden, im Gegenteil. Als sie später von einem neuen Lehrer Unterstützung erhielt, hätten sich ihre Leistungen zwar verbessert, aber ihre Bewertung sei gewesen: „Ich hab's zwar diesmal geschafft, aber eigentlich bin ich inkompetent."

> Hierzu eine Anmerkung: Dies ist eine typische Tendenz der Ursachenerklärung bei depressiven Menschen: Erfolge werden als Zufall oder auf andere äußere Ursachen zurückgeführt, Misserfolge hingegen auf die eigene grundsätzliche Unfähigkeit. Dies wiederum hat wichtige emotionale Auswirkungen: Ein so erklärter Erfolg löst kaum Stolz oder Freude aus, der Misserfolg aber fördert intensive Schamgefühle. All dies sind bedeutsame Quellen unseres Selbstwirksamkeitserlebens und Selbstwertgefühls (Rehahn 1981; Rehahn und Sommer 1982, 1983; Hautzinger 2011).

Zudem äußert sie in diesem Kontext, dass sie manchmal Angst habe, ihre Kinder könnten genauso selbstunsicher werden wie sie.

Als ich sie daraufhin frage, was sie denn damals gebraucht hätte, antwortet sie: „Wie? Keine Ahnung." „Wirklich nicht?" „Vielleicht jemanden, der an mich glaubt? Ich weiß nicht."

Ich schlage ihr weiter vor: „Vielleicht bedeutet ,an mich glauben' manchmal gar nicht so sehr, dass der andere denkt, ich besitze die geforderten Fähigkeiten, sondern dass man sich in seinem individuellen Wert gesehen und geliebt fühlt, auch wenn einem manches schwerfällt. Könnten Sie sich eine solche Haltung Ihren Kindern und sich selbst gegenüber vorstellen?"

Frau Schubert nimmt diese Anregung zum weiteren Nachdenken mit nach Hause.

Wir beenden die Stunde mit der schon häufig praktizierten Übung zum Abschließen eines belastenden Themas mit der Sinnesorientierung nach außen (achtsames Riechen, Sehen, Hören, Fühlen).

Später erzählt sie, sie habe sich dennoch längere Zeit nach dieser Sitzung „so klein gefühlt, so hohl, so als Nichts". Damit sei es ihr sehr schlecht ergangen. Andererseits habe ihr dies gezeigt, wie wichtig dieses Thema noch heute für sie sei, gerade auch in Hinblick auf ihre Kinder. Dieser Gedanke habe sie dann wieder gestärkt.

Während wir uns noch weiter mit diesen Aufgaben beschäftigen, fließen immer wieder andere Themen in unsere Sitzungen ein, die aufgrund ihrer Dringlichkeit unsere Aufmerksamkeit erfordern.

Berufliche Anforderungssituationen

So erhält Frau Schubert die Einladung zu einem Vorstellungsgespräch. Sie hat das Gefühl, in der Fülle der zu bedenkenden Aspekte unterzugehen, fühlt sich zerrissen zwischen der Vielfalt der an sie gerichteten und von ihr selbst zu bedenkenden Ansprüche – von Seiten der neuen und der alten Klink, ihrer Familie, ihre Ausbildungspflichten betreffend usw.

Zunächst leite ich sie an, sich in Ruhe ihre eigenen Ziele und Bedürfnisse vor Augen zu führen. Als dies gelungen ist, entwickelt sie einen Plan für das konkrete Vorgehen bei den Gesprächen mit der Klinikleitung. Da diese neue Arbeit mehr Stundenverpflichtungen beinhaltet, rege ich sie zudem an, sich zu überlegen, ob und was ihr in ihrem Alltag Entlastungsmöglichkeiten verschaffen könnte. Hieraus entsteht die Idee des Hinzuziehens einer Kinderfrau, als Unterstützung bei den am schwierigsten abzudeckenden Betreuungszeiten.

Frau Schubert entscheidet sich schließlich für diese Stelle (die sie dann auch erhält) – trotz ihrer Sorgen wegen der größeren Arbeitsbelastung und dem schlechten Gewissen gegenüber den Kindern, aber mit der Hoffnung auf die erfolgreiche Durchführung ihrer Ausbildungszeit. Und es wird eine Kinderfrau engagiert, was zunächst zur Entlastung führt. Später zeigt sich, dass sich die Kinder nicht mit dieser Frau anfreunden können, und sie wird wieder entlassen.

Sexualität und die Beziehung zum Partner

Es hat ein Krisengespräch zwischen Frau Schubert und ihrem Mann gegeben, bei dem er sie mit ihrem wieder stärkeren Ausweichen gegenüber seinen sexuellen Annäherungsversuchen konfrontierte. Als wir uns diesem Thema zuwenden, erfahre ich von ihr weitere Details aus ihrer Lebensgeschichte. Besonders eine Verwandte – Mitglied einer Sekte – habe ihr in der Kindheit und Jugend vermittelt, dass sexuelle Bedürfnisse und Selbstbefriedigung Sünde seien und von Gott schwer geahndet würden.

Bis zur Beziehung mit ihrem Mann habe sie Sexualität nicht genießen können. Aufgrund ihrer Minderwertigkeitsgefühle sei sie bei ihrem ersten Freund froh gewesen, dass sich überhaupt ein männliches Wesen für sie interessierte. Sie habe sich deshalb lange Zeit nahezu allen seinen Forderungen unterworfen, dem Prinzip folgend: „Entweder ich passe mich den Wünschen des anderen an oder er verlässt mich." Erst mit ihrem Mann sei sie richtig in die Sexualität eingeführt worden und bis zum ersten Kind hätten sie es beide sehr genossen. Dann allerdings sei sie immer lustloser geworden. Obgleich sie zwischendurch immer wieder einmal miteinander schlafen würden, habe sich dies bis heute nicht mehr groß verändert. Sie fände ihren Körper mittlerweile auch wieder so unattraktiv, was dabei sicherlich auch eine Rolle spiele. Grundsätzlich aber stelle sie sich die Frage, ob sie vielleicht einfach asexuell sei.

An dieser Stelle füge ich einige Informationen zur Sexualität ein, um den gegenwärtigen Zustand zu entpathologisieren bzw. zu entdramatisieren und sie zu ermutigen, sich aktiv mit der Situation auseinanderzusetzen:

Ich schildere, dass viele Frauen nach der Geburt der Kinder einen Rückgang ihrer sexuellen Lust erleben. Sowohl für die Rolle in der Partnerschaft als auch für das Verhältnis zum eigenen Körper stellen Kinder bedeutsame Herausforderungen dar, die ihre Spuren hinterlassen. Wenn sie wolle, könne sie jedoch versuchen, sich diese Bereiche wieder *zurück*zuerobern – denn früher hatte sie ja Lust und Freude an Sexualität.

Ich schlage ihr vor, sich zunächst auf ihr Verhältnis zu ihrem eigenen Körper zu konzentrieren. Dies stelle auch einen weiteren, wichtigen Aspekt der Selbstakzeptanz und Selbstwertschätzung dar.

Wir sprechen über ihre heutige Haltung zur Selbstbefriedigung, gerade auch innerhalb der Ehe, ihre Erfahrungen damit etc. Als Übung lege ich ihr nahe, so früh ins Bett zu gehen, dass sie Zeit allein für sich hat. Nach dem Duschen könne sie sich dann in Ruhe und achtsam eincremen, sich dann im Bett genital berühren, ohne Zwang, spüren, was ihr angenehme Gefühle bereitet und dabei soweit gehen, wie sie es schön findet.

Aber: Zu einer aktiven Auseinandersetzung und Änderung kommt es in diesem Bereich zunächst nicht.

Einen anderen Ansatzpunkt stellt ihr Verhalten bei Konflikten mit ihrem Mann dar. Anstelle ihres bisherigen Vermeidens mit Argumenten wie „Ich bin ihm ja doch argumentativ unterlegen" oder „Ich bin selbst so fehlerhaft und habe deshalb kein Recht auf Kritik", greift sie diesbezüglich doch Anregungen unserer gemeinsamen Arbeit auf. In kleinen Schritten versucht sie nun, ihre Meinung zu äußern und ihre Wünsche einzubringen; dabei erzielt sie erste Erfolge. Auch bei ihrer Arbeit wendet sie dies mehr und mehr an. Als ich sie an einer bestimmten Stelle frage, ob es für sie eine schöne Vorstellung wäre, mehr Kontrolle und Regie in ihrem Leben zu erleben, antwortet sie: „Schon, aber ich glaube, das bin ich nicht."

Wir arbeiten weiter damit, dass sie ihr zeitlebens erlerntes Kümmern um andere (für Eltern, für Bruder etc.) nun auf sich selbst anwenden könnte. Ich versuche sie auch damit zu motivieren, dass sie dadurch ein gutes Modell für ihre Kinder abgeben würde: Man muss nicht nur für andere, sondern auch für sich selbst gut sorgen. Dies könne sie auch in ihrer humorvollen Art vermitteln.

Zwischentöne

Zwischendurch gibt es immer wieder Anlässe, bei denen Frau Schubert sich mir gegenüber selbstkritisch äußert. Sie habe sich nachträglich für ihr selbstmitleidiges Verhalten in der Sitzung geschämt. Sie habe ein schlechtes Gewissen, dass sie aus einem „Pups einen Elefanten" mache. Sie fühle sich schlecht damit, dass sie anderen Menschen, die es *wirklich* bräuchten, die Zeit bei mir stehlen würde.

Ich erlebe dies als Ausdruck ihrer Scham- und Schuldgefühle und der damit verbundenen angstvollen Frage nach meiner Haltung zu ihr: Ob ich mich von ihr zurückziehe bzw. sie noch bleiben kann. Ich antworte einerseits auf der Inhaltsebene, zum anderen gibt mir dies die Möglichkeit, die dahinterstehenden Aspekte aufzugreifen und zu vertiefen.

Ängste: Schädliche Auswirkungen von Selbstreflexion und Selbstfürsorge?

Wiederum wird ihre Unzufriedenheit mit der Interaktion in der Familie zum Thema.

Frau Schubert fühlt sich durch all die Belastungen ausgepowert, müde und sehr erschöpft. Unter den Aspekten „Was ich brauche" und „Ich habe nicht nur Pflichten, sondern auch Rechte" sammeln wir konkrete Ideen für die Verbesserung ihres Befindens.

Hierauf folgt diese Therapiestunde:

Nach unserer üblichen Achtsamkeitsübung und meiner Frage, womit sie heute gerne beginnen möchte, äußert sie, das Thema Selbstfürsorge mache ihr weiterhin große Schwierigkeiten. Ein Beispiel sei die Aufgabe, bei Anfragen anderer zuerst einmal zu überlegen, was dies für sie selbst bedeuten würde, und erst danach zu antworten. „Das Jasagen kommt wie ein Reflex. Ich muss selbstverständlich zusagen. Ich habe kein Recht abzulehnen, sonst werde ich ein schlechtes Gewissen und Schuldgefühle haben, und das kann ich nicht aushalten." Deutlich wird zudem, dass sie so auch gefürchtete Konflikte und Ablehnung vermeidet.

Ihr Kommentar lautet: „Ich weiß das alles, auch was die langfristigen Folgen sind, und dass mir das auf der anderen Seite nicht guttut, aber ich kann es nicht ändern."

Etwas später fügt sie hinzu: „Bei der Selbstfürsorge frage ich mich, wo dieser Jemand ist, der versorgt werden soll. Ich spüre mich gar nicht, bin nur so etwas wie eine aufgeblasene Hülle. Ich habe mich durch meine reibungsloses Funktionieren auf Walnussgröße schrumpfen lassen."

Ich erinnere sie an unsere Übungen, die genau da ansetzen sollen: achtsame Selbstwahrnehmung, die eigene Individualität und Stärken entdecken, sich Schwächen verzeihen.

Ja, dies habe ihr auch gutgetan, aber immer wieder tauche die Angst auf:

„Wenn ich genau auf mich schaue, werde ich Schlimmes entdecken. Oder: Wenn ich oder andere Menschen bei mir Qualitäten entdecken, komme ich in neue Zugzwänge. Dann müsste ich von mir verlangen, dies oder das zu tun, bzw. andere hätten bestimmte Erwartungen an mich." Zum Beispiel habe sie ihrem Mann untersagt, anderen gegenüber ihren Beruf zu erwähnen – „weil ich befürchte, dass die Leute dann Vorstellungen von mir haben, die ich nicht erfüllen kann".

Nach unserer letzten Sitzung sei sie über mehrere Tage hinweg sehr traurig gewesen. Möglicherweise hänge das mit der Frage zusammen, die ich ihr im Zusammenhang mit ihrer starken Orientierung an den Bedürfnissen anderer gestellt hatte, nämlich: Was sie brauche. Die Anregung für Kurzurlaube oder Ähnliches sei irgendwie ja auch nur oberflächlich:

„Da sagt man sich, 'jetzt hab ich für mich Geld ausgegeben, dann habe ich auch etwas für mich getan' – nein. Wenn ich wirklich darauf schauen würde, was ich brauche und wie es mir geht, dann …" Sie beginnt zu weinen. „Mein Vater ist ähnlich, für ihn ist das Funktionieren das Wichtigste, und Mutter hat es aufgrund ihrer Lebensgeschichte sowieso nur geschafft, indem sie sich – eben auch bei den Psychologen und Ärzten – absolut zumachte.

Wenn ich nicht darüber nachdenke, dann funktioniere ich wenigstens, das kann ich jedenfalls, funktionieren."

Nachdem ich zunächst die Reaktionen der Patientin auf mich habe wirken lassen, spüre ich eine Vielzahl von Gefühlen bei ihr, vor allem traurige, verzweifelte Stimmungen und Angst. Zusätzlich aber nehme ich so etwas wie eine Warnung an mich wahr, dass ich sie nicht zu etwas für sie Schädlichem drängen oder verführen soll. Ich vermittle ihr erneut meine Anerkennung dafür, dass sie sich mir so offen zeigt. Das gäbe mir die Gelegenheit, auf ihre Ängste und Bedürfnisse einzugehen und mit ihr das weitere Vorgehen zu besprechen. Ausführlich betone ich im Folgenden, dass mir nichts ferner liegt, als sie zu destabilisieren und in ihrem Funktionieren – was ja tatsächlich eine Stärke von ihr sei – zu schwächen.

Im Gegenteil, mein Ziel sei es, sie zu schützen, da ich aufgrund ihrer geringen Selbstfürsorge befürchte, dass sie Gefahr laufe, sich selbst zu schädigen und psychisch oder physisch krank zu werden. Deshalb hätte ich auch vorgeschlagen, kleinere Schritte zu unternehmen, die ihr helfen könnten, immer wieder Kraft zu tanken. Bei alledem sei ich jedoch auf ihre Rückmeldung angewiesen, ob und wie meine Interventionen von ihr erlebt werden und ob wir uns auf einem gemeinsamen Weg befinden. Sie allein sei diejenige, die entscheide, wohin sie einen Entwicklungsprozess wünsche.

Den Rest der Stunde verwenden wir darauf, die berührten Punkte weiter anzuschauen. Am Ende formuliert sie ihren Wunsch, die begonnenen Therapiethemen weiterzuverfolgen. Wir vereinbaren, noch genauer zu prüfen und miteinander auszutauschen, wie dies unter Berücksichtigung ihrer Befürchtungen gelingen kann.

Dies ist unsere 25. Therapiesitzung.

Ihre Gefühle der Traurigkeit bleiben auch über unser nächstes Treffen hinweg bestehen, begleitet von einem tiefen Erschöpfungserleben. Ich spreche noch einmal das Thema einer parallelen Behandlung mit Antidepressiva an. Wie schon zu Beginn ist sie kategorisch dagegen. Durch meine Rückmeldung und Bewertung veranlasst, nimmt sie sich jedoch vor, wieder mit ihrer homöopathischen Medikation zu beginnen, die sie früher schon als hilfreich erlebt, aber dann wieder „vergessen" hat.

Fortsetzen der begonnen Arbeitsschritte

Weiter geht's. Ich ermutige sie zu mehr aktivem Ausprobieren, um ihre Selbstannahmen des „Ich kann nichts, ich bin nichts etc." zu überprüfen. Dabei weise ich sie darauf hin, dass sie sich meinem Eindruck nach im Vergleich zu früher schon viel besser abgrenzen und selbstbewusster verhalten könne. Nun werden ihre Ängste vor Veränderung erneut zum Thema, die sie trotz ihres Leidens an der gegenwärtigen Situation besitzt, u. a. im Sinne von „Wenn ich das kann, dann muss ich oder soll ich".

„Besonders wichtig sind für mich dabei die Erwartungen von anderen. Aber das geht doch allen Menschen so, oder?"

Ich schildere ihr, dass wir zwar alle dieses Erwartungs- und Normthema kennen, dass es aber umso wichtiger sei, dies weniger reflexhaft zu befolgen, sondern sich als Erwachsene die Möglichkeit zu geben, selbst zu prüfen, was man will; also „Ich will" oder „Ich habe mich dazu entschieden" statt „Ich muss" oder „Ich soll". Sie könne gleich einmal versuchen, solche typischen Soll-Sätze umzuformulieren und nachzuspüren, wie sich das anfühlt.

Diesmal arbeitet Frau Schubert engagiert mit. Wir berühren weitere, damit verbundene Aspekte der Selbststeuerung sowie die Effekte von unhinterfragtem gehorsamem Verhalten – z. B. in Hinblick auf den zu erwartenden Respekt.

Diesen letzten Punkt, den des Respektes, beschreibt sie im Nachhinein als sehr wichtig. Er habe sie noch lange beschäftigt. Ihr seien dazu mehre Beispiele aus ihrer eigenen Erfahrung eingefallen. So erinnere sie sich an einen Mitschüler, der dafür bekannt war, dass er sich selbstverständlich den Wünschen anderer fügte. Er habe dafür nicht nur keinen Respekt erhalten, vielmehr sei er dafür sogar noch verachtet worden.

Sie probiert die neuen Formulierungen aus und erzielt dabei positive Ergebnisse. Auch von ihrer Partnerschaft berichtet sie erfolgreiche Änderungen. Nach der Lektüre eines Romans,[18] in dem beschrieben wird, wie sich ein Paar „verliert", weil sie irgendwann aufgehört haben, miteinander zu kommunizieren, habe sie sehr geweint und dann ihren Mann gebeten, das Buch zu lesen. „Er hat es gemacht und gleich verstanden, was ich damit meine." Seitdem sei wieder viel mehr Nähe zwischen ihnen entstanden. Sie fürchte aber, dass dies bald wieder untergehe.

Ich überlege mit ihr, wie sie kleine Rituale als „Nähe- und Kommunikationsinseln" in ihren Alltag einbauen könnten und dabei üben, über sich und über Emotionales miteinander zu reden.

Seit einiger Zeit gibt es in der Familie auch einen Hund – was ein von Eltern und Kindern schon lange gehegter Wunsch war. Frau Schubert macht mit ihm nun regelmäßig Spaziergänge. Dies tut ihr insgesamt sehr gut, zudem nutzt sie diese Zeiten zum weiteren Nachdenken über unsere Themen. Plötzlich tauchen nächtliche Träume vom Auswandern auf, die sie als sehr schön erlebt. Dadurch angestoßen, schildert sie mir Erinnerungen an frühere wunderbare Reisen mit ihrem Mann. Ihre Stimmung bessert sich zunehmend.

Ich möchte diese Entwicklung unterstützen und schlage ihr etwas vor, was ihre bisherige, eher negativ-ängstliche Perspektive auf ihren Alltag erweitern helfen soll – und zwar um die gezielte Wahrnehmung positiver Erlebnisse. Meine Anregung beinhaltet, ein Freudetagebuch anzulegen (Reddemann 2012), in dem sie allabendlich alle großen oder kleinen positiven Erlebnisse des Tages notiert. Ihr kommt sofort die Idee, dies zusammen mit ihren Kindern zu tun.

Es klappt: Neben dem Spaß mit den Kindern merke sie, wie ihr dies tatsächlich hilft, die Sicht zu ändern. Sie führt dies nun als kleines Abendritual ein.

In der Klinik hat es personelle Änderungen gegeben. Der Arbeitsdruck steigt für das gesamte Team enorm. Die Atmosphäre ist absolut angespannt, der Ton der Vorgesetzten wird immer schärfer. Frau Schubert – und mit ihr auch andere Kollegen – bekommen eine kräftige Standpauke. Eine lange Liste ihres Fehlverhaltens wird ihr in sehr verletzender Wortwahl und Gestik präsentiert. Sie schweigt dazu und ist anschließend völlig deprimiert. Sie erlebt, wie junge Kolleginnen weinend zusammenbrechen, und folgert (trotzdem) für sich: „Jetzt hab ich endgültig bescheinigt bekommen, dass ich besser Putzfrau als Ärztin geworden wäre." Als sie mir davon berichtet, versuche ich sie dazu anzuleiten, zunächst diese innere triumphierende Kritikerstimme („Ich hab's ja schon immer gewusst") zu ignorieren und stattdessen die gegen sie vorgebrachten Argumente zu prüfen, was davon zutreffen könnte und was nicht. Hierzu rege ich sie auch an, die Rückmeldungen, die sie von anderen Kollegen, von Patienten und in ihren vorherigen Kliniken erhalten hat, einzubeziehen sowie weitere mögliche Hintergründe dieser Kritik anzuschauen. Das Ergebnis ist eine deutlich differenziertere Bewertung, bei der sie auch die Situation der Kritisierenden als einen wichtigen Einflussfaktor sieht und nicht nur die eigenen Unfähigkeiten. Frau Schubert geht mit deutlich anderer Stimmung aus der Sitzung.

Sie wendet sich noch einmal an die Leitungsebene, formuliert dort ihre Sicht – und erzielt Erfolge. Ich lobe sie anschließend sehr dafür und weise sie darauf hin: Mit diesem Schritt hat sie zum einen erfahren, dass sie kritisiert werden aushalten kann, sogar wenn dies in einigen Punkten zutrifft, und dass man sich gegen ungerechte und unangemessene Kritik wehren kann, manchmal sogar mit Erfolg. Ihr Erschrecken darüber, wie schnell und radikal ihr Selbstbewusstsein eingebrochen ist, versuche ich zu beruhigen, indem ich ihr mein Verständnis für eine solche Reaktion angesichts der real sehr schwierigen Situation ausdrücke.

Gleichzeitig nutze ich diese Stimmung, um sie zu einem weiteren aktiven Schritt zu bewegen. Ich schlage ihr vor, dass sie sich Alternativen zu ihren radikal selbstabwertenden Basissätzen aufschreibt. Diese Liste könne sie immer weiter fortführen und zu ihrer Ressourcensammlung legen, damit sie diese in entsprechenden Situationen zur Verfügung habe. Wir gehen einige Beispiele dafür durch.

In einer weiteren Sitzung beschreibt sie, wie gut es ihr tue, hier bei mir das angenehme Gefühl erleben zu können, wenn man gnädig mit sich umgehe. Das halte zwar nicht lange an, aber sie genieße es. Ich frage sie, was sie tun könne, damit dieses Gefühl länger bestehen bleibe. „Der inneren ungnädigen Stimme etwas entgegenzuhalten ist schon wichtig, aber es reicht nicht." Um also mehr die emotionale Ebene einzubeziehen, frage ich sie, ob sie schon einmal Situationen erlebt hat, in denen sie sich selbst liebevoll begegnet ist. Nein, dazu fällt ihr nichts ein. Ich schildere ihr ein eigenes Erlebnis, bei dem es mir so gegangen ist. Sie hört mir verträumt lächelnd zu und erzählt mir dann Urlaubserlebnisse, die sie mit sehr positiven Gefühlen belegt. Ich lade sie ein, mit mir eine Fantasiereise zu machen, zu ihrem Ort der Sicherheit, der Ruhe, einem Ort, an dem sie sich absolut wohlfühlt – mit sich und allem was da ist. Dieser Ort könne real sein oder von ihr erdacht werden (Reddemann 2012).

Nachdem ich meine Instruktionen gegeben habe, vertieft sich dieses Lächeln auf ihrem Gesicht. Am Ende berichtet sie, dass es ihr gelungen ist, diesen inneren Ort zu finden, er sei einer ihrer geliebten Plätze in einem bestimmten Urlaubsgebiet. Das habe jetzt sehr gutgetan.

Dann berichtet sie mit kraftvoller Stimme: „Ich hab mir neulich überlegt, ich ziehe jetzt diese Ausbildung durch und mach dann etwas ganz anderes, etwas wo ich mit meinen Fähigkeiten gebraucht werde und mich gut dabei fühle." Ich bekräftige sie darin, sich solche Überlegungen zu erlauben. Dies könne ihr Gefühle von Freiheit und Leichtigkeit vermitteln. Bisher war ihr dies nicht möglich ohne gleichzeitiges Erleben von Versagen.

Wir vereinbaren, unsere regelmäßige Achtsamkeitsübung zu Beginn der Sitzungen nun um diese Fantasiereise zu ergänzen. Sie selbst kann diese zu Hause einsetzen, um dieses positive

Erleben mit sich und ihrem Sein immer dann, wenn sie es bräuchte, hervorzurufen, auch z. B. abends im Bett, um besser abschalten und sich auf den Schlaf einstellen zu können.

Neue Erkenntnisse und Bekenntnisse

Wieder erlebt Frau Schubert ein tiefes „Stimmungsloch" mit extremer Selbstabwertung – veranlasst durch die Ablehnung eines von ihr beantragten Fortbildungsstipendiums. Trotz der vorhergehenden Einschätzung, eigentlich nicht so richtig in die Adressatengruppe zu passen, habe sie das Ergebnis als Beleg ihrer Unfähigkeit gelesen. Anders als sonst habe sie sich jedoch diesmal mit ihren Gefühlen und Gedanken ihrem Mann gegenüber geöffnet. „Das war schwer, und ich hatte davor Angst, aber ich wollte es. Er sagte, er habe gedacht, ich hätte diese Haltung mir gegenüber endlich überwunden und sagte auch: Weißt du eigentlich, wie scheiße du zu dir selbst bist?" Er sei dann sehr liebevoll auf sie eingegangen.

Von dem Thema – sich negative Ereignisse sofort mit den eigenen Schwächen zu erklären und sich generell eigene Schwächen nicht verzeihen zu können – geraten wir zur Frage, wie sie mit Schwächen anderer Menschen umgehe:

Manchmal, wirklich selten, verachte sie Leute für deren Schwäche. In der Regel könne sie diese anderen gut nachsehen, ganz besonders, wenn es sich um Personen handele, die sie sehr bewundere.

Nun sind wir beim Thema Bewunderung und Idealisierung.

Zumeist nehme sie automatisch nur die *Stärken* anderer Menschen wahr.

Nach einigem Nachdenken fügt sie hinzu:

„Wenn ich es recht bedenke, sehe ich gern zu Leuten auf und habe gern Ehrfurcht. Ich glaube, ich mag Hierarchien" – und schmunzelnd: „Da bin ich eigentlich in der Medizin auch gut aufgehoben, oder?"

Ich lasse sie überlegen, was sie daran schätzt und welche Funktion hierin für sie liegen könnte.

„Es gibt mir irgendwie Orientierung, und – das ist, glaube ich, auch wichtig – ich kann gestaltendes, verantwortliches Handeln vermeiden: Die Oberen müssen es machen, ich als Kleine nicht."

Warum sie dies vermeiden möchte, frage ich.

„Weil ich es mir nicht zutraue."

Ich nehme dies als Signal, mit ihr dieses mangelnde Zutrauen zu hinterfragen – um damit letztendlich ihre eigene Wirksamkeitserwartung und -einschätzung zu stärken.

Hierzu versuche ich im ersten Schritt ihren Blick auf Situationen zu lenken, in denen es ihr in der Vergangenheit erfolgreich gelungen ist bzw. auch heute gelingt, Verantwortung zu übernehmen und/oder aktiv handelnd einzugreifen. Ich nenne als Beispiel ihre Tätigkeit als Mutter.

Nun, die erste Schwangerschaft sei ja unfreiwillig passiert, und sie habe anfänglich große Angst davor gehabt. Bei der Schilderung der damaligen Situation kommt sie plötzlich zur psychotischen Erkrankung ihrer Mutter, die sich zum Zeitpunkt der Geburt ereignete. Sie, die Tochter habe damals als Einzige Kontakt zu ihr bekommen können. Trotz der eigenen Belastungssituation sei sie der Mutter mit dem Neugeborenen nachgereist, habe sie in einer gefährlichen Nachtaktion aus chaotischer Situation herausgeholt. Sie habe ihre Mutter bei sich zu Hause aufgenommen und über einen längeren Zeitraum betreut, weil diese sich gegen eine stationäre Behandlung sträubte. „Mein Bruder zog sich damals raus. Er konnte das nicht. Und Vater, der war ja selbst belastet. Das war eine wirklich schlimme Zeit." Bis heute behandle sie die Mutter immer noch „wie in Watte", da diese bis vor zwei Jahren immer wieder psychische Zusammenbrüche erlitten habe.

Ich erlebe Frau Schubert so intensiv und berührt in ihrer Schilderung wie kaum jemals zuvor. Am Ende der Stunde sagt sie: „Ich glaube, jetzt sind wir dran. Das will ich jetzt auch nicht mehr, das soll sich jetzt auch ändern, das reicht jetzt." Auf meine Frage, was sie in dieser Stunde als so wichtig bewertet, benennt sie die Auseinandersetzung mit ihren Idealisierungen und ihrem Umgang mit Hierarchien. Hierbei spüre sie, dass dies ganz wichtige Schaltstellen seien.

Zunächst setze ich meinen eingeschlagenen Weg fort, mit ihr nach weiteren Situationen Ausschau zu halten, in denen es ihr gelungen ist, eine aktive, evtl. sogar Verantwortung tragende Position zu realisieren. Sie nennt zwei weitere Beispiele: 1. Ihr Verhalten in der letzten Physikumsprüfung, als sie den Prüfer explizit darum bat, sie auf die Note 1 zu prüfen (die sie für das Bestehen benötigte), was dann auch Erfolg hatte; 2. als der damalige Freund sie zum wiederholten Mal extrem demütigend behandelte, erlebte sie eine riesige Wut und beendete die Beziehung.

Ich lege den Fokus nun auf die Fragen: „Wann machen Sie sich auf und kämpfen, statt sich passiv zu fügen? Wo sagen Sie ‚Ich will' statt ‚Ich muss' und was gibt Ihnen dabei die notwendige Stärke?"

Ihre Antwort lautet kurz und knapp: „Vielleicht wenn nichts anderes mehr funktioniert, wenn es um Leben oder Tod geht."

Ob es neben dem Vermeiden oder dem *Verhindern von Negativem* auch ein Motiv gebe, durch aktives Handeln etwas *Positives für sich erreichen* zu wollen, frage ich.

„Ich bin schnell zu begeistern, aber ebenso schnell verlässt mich dann auch der Mut."

Zum Beispiel habe sie in der Klinik das Angebot eines neuen Dissertationsthemas bekommen. Zunächst sei sie Feuer und Flamme gewesen. Dann aber habe sie gedacht, dass das mit den Kindern nicht gehen werde, dass sie nicht genug Englischkenntnisse für eine solche Arbeit besitze, dass sie sich nicht traue, den erforderlichen Vortrag zu halten. D. h., im Nu sei sie überzeugt gewesen, dass es nicht klappen und nur wieder auf eine Enttäuschung des Professors hinauslaufen würde. Damit sei dieses Projekt von ihr fallen gelassen worden – begleitet von dem Gefühl einer erneuten Bestätigung ihrer Unfähigkeit.

Ob sie sich nicht vorstellen könne, für bestimmte inhaltliche oder formale Schwierigkeiten Hilfe – gegebenenfalls gegen Bezahlung – einzuholen?

Nein, keinesfalls – das bedeute a. Abhängigkeit und b., dass andere ihre Inkompetenz erkennen; beides wolle sie in jedem Fall vermeiden.

Ob es Wünsche, Visionen für die Zukunft gebe, die sie motivieren könnten, so wie sie es in einer der letzten Sitzungen berichtete?

Nein, das sei mal kurz aufgeblitzt, aber eigentlich würde sie prinzipiell keine Pläne machen. Damit würde man sich nur Enttäuschungen aussetzen, wenn diese dann nicht in Erfüllung gingen. Früher habe sie gedacht: „Mit 20 bin ich sowieso tot", heute dominiere der Gedanke: „Das wird ja doch nichts." „Und wie ist das dann mit den Kindern?" „Das ist etwas ganz anderes. Kinder sind ja die Zukunft selbst. Da muss ich Zukunft planen, dafür lohnt es sich."

Abschließend frage ich sie, wann denn ihre Kinder begonnen hätten „Ich will" zu sagen. Sofort vollzieht sich eine Änderung in ihrer Mimik und Haltung. Ihre Antwort lautet: „Der eine mit zwei und" – nun unter Lachen – „die andere sagt bis heute am liebsten ‚ja, aber'".

Wieder einmal hilft der Humor die emotionale Schwere, die sich im Laufe der Sitzung ausgebreitet hat, aufzulösen und Wichtiges ohne Worte mitzuteilen.

Ich lese aus ihrer Reaktion die Botschaften: „a. Wir beide wissen um meine typischen ‚Ja, aber'-Tendenzen und b. ich traue mich, dies nun vor dir, der Therapeutin, und mir selbstironisch zu belächeln." Mit Blick auf ihre bisherige aggressive, ungnädige Selbstkritik und ihre Schamreaktionen, bewerte ich dies als Fortschritt in eine neue Richtung:

Sich mit seinen „Macken" zu zeigen und sich dabei humorvoll selbst „auf den Arm zu nehmen" sind konstruktive Strategien des Umgangs mit eigenen Schwächen.

Dennoch wird mir im Laufe der Zeit immer klarer: Je mehr ich versuche, Frau Schubert von den eigenen Fähigkeiten zu überzeugen – mit dem Ziel, sie zu ermutigen, letztendlich mehr aktive Steuerung in ihrem Leben zu übernehmen –, desto weniger scheint dies bei ihr anzukommen, bzw. desto stärker bremst sie mich mit unterschiedlichen Argumenten aus. Was aber ebenfalls deutlich wird ist, dass sie sich zunehmend offen vor mir mit ihren Gedanken, Gefühlen und Verhaltensweisen auseinandersetzt – auch mit Seiten, die sie eigentlich als nicht norm- bzw. erwartungskonform bewertet.

„Ich bin mir nicht so sicher, ob ich wirklich *wollen* will", eröffnet sie unsere nächste Sitzung. Zur Kennzeichnung der unterschiedlichen Lebenshaltungen verwendet sie nun die Begriffe „Erdulder" und „Gestalter".

Menschen, die dem Typus der „Gestalter" angehören, bewundere sie. Sie schaue zu ihnen auf. Sie selbst aber fürchte so zu sein, denn dies verbinde sie mit: sich zeigen, gesehen werden, Standpunkte vertreten, sich verteidigen, Fähigkeiten unter Beweis stellen zu müssen – „Mit all dem bin ich angreifbar und davor habe ich Angst".

Bzgl. des Sich-Zeigens und Gesehenwerdens fällt ihr allerdings ein, dass es eine Zeit in ihrem Leben gab, in der sie dies anders erlebte: So habe sie als kleines Mädchen bei einem öffentlichen Ballettauftritt als Seerose nahezu auf Glückseligkeitswolken geschwebt. Dann erinnert sie sich noch an weitere Beispiele, bei denen sie mit großer Selbstverständlichkeit – wenn nicht gar mit Genuss – im öffentlichen Blick stand: als Frontsängerin einer Schülergruppe, als „erste Geige" eines Orchesters und als Klassensprecherin. Mit der Pubertät aber habe sich alles verändert.

Frau Schubert und ich geben dieser frühen Lebensphase nun den Titel „das Kind, das sich traute". Ich rege sie an zu versuchen, zu diesen früheren Seiten Kontakt zu bekommen, um evtl. nachspüren zu können, wie sich dies damals angefühlt hat, zu schauen, was ihr dieses Verhalten ermöglicht hat, ob und wo es diese Seiten vielleicht noch heute in ihr gibt und als Ressourcen genutzt werden können.

Dann aber geht sie noch einmal auf die Zeit der Pubertät ein. Frau zu sein habe für sie den Verlust ihrer Jungenclique bedeutet. Immer mehr habe sie die Einstellung entwickelt: „Frau sein ist ätzend, sich zur Frau zu entwickeln schwächt und entwertet. Männer sind immer stark, Frauen sind immer schwach und werden von Männern verarscht." Während des Brustwachstums habe sie versucht, sich den Busen klein zu binden und sich vorgenommen, später operativ etwas gegen die deutlichen Zeichen ihrer Weiblichkeit zu unternehmen.

Ob es damals für sie keinerlei positive Modelle von Weiblichkeit gab – in der Realität, aus Geschichte, Literatur etc.? Nein, vielleicht Anne Frank und eine beruflich sehr eigenständige Großmutter. Diese musste viel überstehen, was sie sehr beeindruckt habe. Mit der Äußerung der Mutter: „Als Frau musst du stark und stolz sein" – habe sie dagegen nichts anfangen können. Und heute, gibt es da positive Modelle von Weiblichkeit? Darüber müsse sie noch nachdenken – vielleicht eine Nachbarin, manche ihrer Freundinnen.

6.8   Zwischenbilanz und Kurskorrektur

Angesichts meines Eindrucks, dass Frau Schubert – zumindest – eine große Ambivalenz hinsichtlich ihrer Entwicklungsrichtung und -ziele erlebt, muss ich mein weiteres Vorgehen überdenken. Die bewilligten Therapiestunden gehen auch bald zu Ende. Ich nehme mir deshalb die Zeit für eine ausführliche Bilanz meiner bisherigen Therapieerfahrungen mit der Patientin.

Nach der Bearbeitung der Thematik um den Abort hatten in meinem therapeutischen Vorgehen die negativ bewerteten Vermeidungs- und Angstseiten ihrer Verhaltensmotive im Vordergrund gestanden. Nun aber werden für mich weitere – teilweise hinter diesem Vermeidungsverhalten verborgene bzw. mit ihm verbundene – eher positiv und wunschbesetzte Aspekte ihres symptomspezifischen Verhaltens erkennbar:

Frau Schubert sagt, sie schätze den ehrfürchtigen und bewundernden Blick auf die Gestalter, die die oberen Plätze der Hierarchie einnehmen. Sie selbst würde sich deren Position nicht zutrauen, u. a. aus Angst vor den damit verbundenen Fähigkeitsbeweisen, vor Verantwortung, vor Angriffen und Verteidigungsnöten. Sie fühle sich in der untergeordneten hierarchischen Ebene eigentlich recht gut: Zum einen gebe ihr der Blick auf „die Oberen" Orientierung (bzgl. Zielen und Bewertungsmaßstäben) und zum anderen könne sie so das gefürchtete aktiv-steuernde, sehr verantwortungsvolle Handeln vermeiden – was den Menschen der oberen Hierarchieebene obläge.

Letzteres könnte auch so verstanden werden, dass Frau Schubert in dieser Position einen passenden Anforderungsrahmen für sich erlebt – durch die Begrenzung und Überschaubarkeit ihres Verantwortungs- und Handlungsbereichs. D. h., ihre symptomspezifische Handlungsregulation wird – trotz ihres Leidens – durch Vermeiden befürchteter negativer Ereignisse aufrechterhalten, aber eben auch durch das *Eintreten positiver Zustände*.

Depressive und ihr Anspruchsniveau

In diesem Zusammenhang sind auch weitere Forschungsergebnisse – u. a. aus einer von mir betreuten Diplomarbeit – zum Selbstbild und zum Anspruchsniveau Depressiver interessant: Bekanntermaßen besitzen Depressive zumeist sehr hohe idealisierte Bewertungsmaßstäbe; aber obgleich sie immer wieder erleben, diesen nicht entsprechen zu können, und dadurch das negative Bild eigener Unfähigkeiten bestätigen, halten sie daran fest. Als ein Grund zeigte sich, dass diese hohen Maßstäbe auf der anderen Seite als selbstwertstärkend erlebt werden, und zwar in folgendem Sinne: „Auch wenn ich nicht an meine hohen Maßstäbe heranreiche, beweise ich mich durch sie jedoch als ein Mensch mit hohen Ansprüchen, und das zeichnet mich aus." Kurz gesagt: Der Depressive fühlt sich dadurch „geadelt", dass er sich tadelt (Danner 1984).[19]

Dies erklärt mir noch einmal ihr Festhalten
- an der, vor allem auf die Stärken anderer gerichteten selektiven Wahrnehmung mit anschließendem unrealistischen Vergleich bzgl. der eigenen Person;
- an hohen und höchsten Ansprüchen und Bewertungsmaßstäben für das eigene Verhalten;
- an den spezifischen Attribuierungsmustern: Misserfolge erklärt sie mit ihren grundlegenden Inkompetenzen, Erfolge führt sie auf Zufall oder andere externe Faktoren zurück;
- an der Zurückhaltung bis Weigerung, eigene Fähigkeiten – speziell die des aktiven Handelns und der Verantwortungsübernahme – bei sich zu entdecken und diese auch als solche zu bewerten;
- an dem Zögern, neue Anforderungs- und Bewährungssituationen aktiv aufzusuchen.

Ich habe mich bei meinem Vorgehen von meiner Einstellung leiten lassen, dass Frau Schubert (selbstverständlich!?) – *eigentlich* – das Ziel hat, mehr Kontrolle und Eigenverantwortung zu erlangen, um damit ihrem Leben eine für sie stimmigere Richtung geben zu können und sich vor den Folgen der bisherigen Strategien zu schützen.

Nun wird mir aber klar, dass dies wohl überhaupt nicht der Fall ist!

Was also wäre, wenn Frau Schubert den Hauptwunsch hätte, in der Position der „Erdulderin", zumindest der „Nichtgestalterin" zu leben? Dies könnte z. B. beinhalten: eher Befehlsempfängerin zu sein mit klar zugeteilten Aufgaben und geringer, überschaubarer Verantwortung, die vor allem reaktiv und hinter der Bühne des Geschehens tätig ist?

Besteht ihr Leiden zu einem großen Teil darin, dass sie sich mit Blick auf die ersehnte Anerkennung der Eltern in eine Rolle gezwängt hat, die ihr eigentlich zuwider ist?

Könnte es sein, dass sie sich nun mithilfe der verschiedenen symptomspezifischen Strategien vor noch stärkerer Bewegung in Richtung der gefürchteten und abgelehnten „Gestaltersituation" zu schützen versucht – evtl. generell oder spezifisch auf ihren Beruf bezogen?

Dies würde durchaus ihrem Oberplan entsprechen.

Des Weiteren: Hatte sie nicht zu Anfang der Therapie und auch zwischendurch Hinweise darauf gegeben, dass sie befürchte, bei Offenlegen ihrer inneren Prozesse von der Therapeutin zu einem bestimmten Handeln gedrängt zu werden? Und hatte sie bzgl. der Frage nach mehr eigener Kontrolle und Regie in ihrem Leben nicht immer wieder auch eine zögernde bis ablehnende Haltung erkennen lassen?

Somit könnte zwischen uns genau das ihr Altbekannte und Befürchtete eingetreten sein.

Neben den *von ihr* ausgehenden Impulsen, ist es nun ebenso wichtig, *meinen Anteil* an dieser unkritischen Selbstverständlichkeit meines Vorgehens (das möglicherweise ihre Wünsche ignorierte) zu reflektieren.

Ich selbst würde mich wohl eher als „Gestalterin" sehen: eine mir durch mein Leben nahegelegte Haltung. Um mich in die Position von Frau Schubert hineinversetzen zu können, bin ich nun gefordert, mich mit den Spuren beider Aspekte in meiner Persönlichkeit zu beschäftigen. Dies soll mir helfen, meinen Blick auf die Möglichkeit verschiedener Lebensstile zu erweitern.

In der nächsten Stunde schildere ich Frau Schubert meine Beobachtungen und Überlegungen. Den Schwerpunkt meiner Ausführungen lege ich darauf, ihr zu vermitteln, dass sie allein das Recht hat, über ihren Lebensweg und ihre Haltung zu entscheiden. Es könne und dürfe nicht mein Ziel sein, sie in eine bestimmte Richtung – hier zum Beispiel in die der „Gestalterin" – zu drängen. Es gäbe viele unterschiedliche Lebensstile mit vielen Abstufungen und Nuancen – jede mit ihren spezifischen Vor- und Nachteilen. Ob, wann und wo wir die zu unseren grundlegenden Persönlichkeitszügen passenden Nischen finden, welche Verhaltensänderungen wir dabei eingehen können und wollen – dies sei allein von uns selbst zu bewerten. Allenfalls könne man von außen – hier von mir, der Therapeutin, Anregungen erhalten. Meine Aufgabe sähe ich darin, mit ihr den möglichen Preis und den Gewinn ihrer Strategien herauszuarbeiten, um ihr mehr Einblick in die Zusammenhänge und damit eine bessere Entscheidungsgrundlage zu ermöglichen.

Frau Schubert reagiert in einer Weise, die ich als deutlichen Schritt auf mich zu erlebe.

Ja, es stimme. Sie wolle einfach keine dieser verantwortungsvollen Positionen. Dies habe sie bisher so in aller Klarheit und Offenheit nicht zu formulieren gewagt. Die negativen Folgen andererseits ihres Idealisierens habe sie gerade in der letzten Woche erneut zu spüren bekommen:

Sie sei nach dem Besuch einer Fortbildung erneut in heftige Selbstabwertungen verfallen. Dies sei ein ihr wohlbekannter, fast regelmäßiger Effekt solcher Veranstaltungen. Nebenbei gesagt fahre sie relativ viel zu Fortbildungen, in der Hoffnung, damit etwas gegen ihre Lücken zu tun – was allerdings ein unerreichbares Ziel sei. Dort habe sie die Kompetenz des Referenten absolut beeindruckt: Er sei fast so alt wie sie gewesen und trotzdem schon Professor, mit sehr beeindruckendem Wissen. Er sei dabei noch charmant und selbstsicher aufgetreten. Auch um sich herum habe sie nur kompetente Menschen wahrgenommen.

„Ich fühlte mich am Ende als absolute Null. Ich kann nichts, ich bin nichts, ich bekomme nichts auf die Reihe." Zu Hause habe sie dann viel geweint. Ihr sei jetzt aber deutlich geworden, dass dies die Schattenseite ihrer Orientierung an den von ihr ehrfürchtig bewunderten – und idealisierten – Menschen sei. Sie habe sich diesmal wegen ihres Umgangs mit sich selbst zurechtgewiesen. Geholfen habe dies aber nicht.

Zur Abklärung des weiteren Vorgehens bitte ich Frau Schubert ebenfalls eine Bilanz der therapeutischen Ergebnisse vorzunehmen und händige ihr dafür einen speziellen Fragebogen aus. Hierin sind u. a. ihre anfängliche Symptomatik, die Therapieziele und der Oberplan aufgeführt. Dieser Bogen erhebt u. a. die Bewertung ihrer aktuellen Situation, der erfolgten und nicht erfolgten Verhaltensänderungen sowie ihren Wunsch nach einer Therapiefortsetzung – falls ja, mit Angabe ihrer Ziele, falls nein, unter Benennen der Gründe.

Ich erhalte eine ausführliche, differenzierte Stellungnahme, für die ich mich sehr bedanke. Hier nur die wichtigsten Punkte:

Sie nennt einige erfolgreiche Änderungen; am stärksten betreffen diese die Symptomatik, die mit den Ereignissen um die Schwangerschaft und den Abort verbunden war. „Der Verlust des Kindes ist ein Teil von mir und meinem Leben geworden, hat seinen Platz gefunden und hat den ‚verstummenden' und ‚bodenlosen' Charakter verloren." Sie habe heute wieder Kontakt zum Leben und zu ihren Lieben. Dies sei nun schon seit einiger Zeit so und fühle sich gut an.

Auch in Bezug auf das Abgrenzen, Forderungenstellen, Kritikäußern habe sich schon einiges getan. Hier sei sie aber noch sehr unsicher.

Das Wahrnehmen von und Kommunizieren über ihre inneren Prozesse, speziell auch über ihre Emotionen falle ihr schon deutlich leichter. Mit ihrem Mann versuche sie dies ebenfalls, was aber noch weiter geübt werden müsse. Auf jeden Fall habe sie angefangen, mit ihm zu reden, habe eine Meinung, die sie auch äußere. Dies treffe auch für den beruflichen Bereich zu: „Ich bin noch nicht groß, traue mich aber aufzustehen, ohne die Schultern einzuziehen." Zwischen ihrem Mann und ihr gäbe es eine neue Nähe, sich auf Zärtlichkeit und Sexualität einzulassen, finde sie aber dennoch oft schwierig.

Achtsames Wahrnehmen klappe im Vergleich zum Anfang schon besser und tue gut. Alles sei jedoch noch sehr zerbrechlich.

Am wenigsten geändert hätte sich in den Bereichen Selbstakzeptanz, Selbstwertgefühl sowie Selbstfürsorge.

Speziell auch mit Blick auf die von mir in der vorherigen Sitzung angesprochene Themen nennt sie folgende Ziele für ihre weitere Entwicklung und für die Therapiefortführung:

„Ich möchte in Zukunft mehr bei mir sein und nicht immer auf andere schauen. Ich glaube, ich bin eine hervorragende Erdulderin, aber mittlerweile eine ‚die mit den Füßen scharrt'. Ich bin in dieses Studium gerutscht, habe bisher alles mit Ach und Krach bewältigt, aber ich bin keine Ärztin, die etwas vorweisen und bewirken kann. Ich bekomme Luftnot bei dem Gedanken an die Facharztprüfung und große Bedenken bei einem ins Haus stehenden Dissertationsthema. Ich würde so gern noch einiges anpacken und mich nicht von tollen Blendern aus der Fassung bringen lassen. Ich brauche einen Weg, der für mich geeignet ist und auf dem mir nicht Hinz und Kunz das Bein stellen und mich mit all den Dingen verblüffen, die ich nicht kann und die ich nie mehr lernen werde. Ich brauche mal etwas kleines Eigenes, womit ich froh bin und worauf ich stolz sein mag, was ich aus eigener Kraft erreicht habe und bei dem ich mich nicht mit der Welt messen muss. Ich würde mich gerne einen Schritt weiter in Richtung Gestalterin entwickeln, ohne das Gefühl zu haben, den Lebensplan anderer Leute zu verfolgen. Ich traue es mir einfach nicht zu, und an diesem Punkt möchte ich nicht mein Leben lang scheitern. Wenn ich nur ein wenig mehr zu mir stehen könnte, ohne dass ich einen emotionalen Rückzug starte, um es zu ertragen, dann wäre schon viel gewonnen. Das packe ich im kommenden Abschnitt an!"

Zudem äußert sie: „Ich wäre so gern ein Vorbild für meine Kinder."

Ich habe das Gefühl, dass wir auf der Grundlage der vorgenommenen bilanzierenden Auswertung, der Kurskorrektur und mit den von Frau Schubert selbst vorgenommenen Zielformulierungen gute Voraussetzungen für positive Weiterentwicklungen geschaffen haben. Auch ich befürworte deshalb eine Fortführung der Therapie und stelle den Antrag, den ich vor dem Absenden an den Gutachter mit Frau Schubert bespreche.

Seit Beginn der Therapie sind nun fast 2 Jahre vergangen.

6.9 Zweite Therapiephase

Existentielle Fragen zu Spiritualität, Erwachsensein, Akzeptieren und Verändern

Tatsächlich scheint sich etwas Zentrales verändert zu haben. Frau Schubert geht mit den immer wieder auftauchenden heftigen Angriffen der Vorgesetzten nun sehr differenziert um, so dass sie sowohl von ihrem Mann als auch von den jungen Kollegen anerkennende Worte erhält. Sie unternimmt einen Wellnessausflug mit einer Freundin, den sie ohne Schuldgefühle vollauf genießt.

Ihr Selbstbild verändert sich allmählich. Sie berichtet, heute auch mehr Gelassenheit zu erleben, aber: „Die Versagensgefühle stehen immer noch vor der Tür."

Durch äußere Ereignisse angestoßen, wird ihre Religiosität zum Thema. Glaube und Kirche seien früher für sie sehr wichtig gewesen. Sie hätte in Gebeten Hilfe gesucht, mit dem Glauben habe sie so etwas wie ein Heimatgefühl verbunden. All das sei ihr im Laufe der Zeit verloren gegangen. Ich greife dies auf und prüfe mit ihr, inwieweit sie ihren Glauben als Ressource und Sinnstiftung nutzen kann.

Sie sammelt u. a. folgende Ideen:
- probieren, mit einem liebenden und gnädigen Gott in Verbindung zu treten, der ihr bei ihrem Umgehen mit ihren Stärken und Schwächen, bei Erfolgen und Scheitern, bei Gefühlen des Stolzes und des Schämens zur Seite steht;
- mit dem sympathischen Pfarrer, der den Kindergottesdienst durchführt, Kontakt aufnehmen;
- sich bei ihm erkundigen, wo und wie sie sich vielleicht dort engagieren könnte, die Kinder auf ihrem Weg der Religiosität zu begleiten;
- mit ihrem Mann über dieses Thema in Austausch treten.

Erneut beschäftigen wir uns mit ihrer Angst vor dem „Gestalten". Sie frage sich manchmal, ob ihr Leiden an den Gefühlen, klein und nicht *richtig* zu sein, ausreiche, um ihrer Angst vor dem „Gestalten" Paroli zu bieten.

Ich bringe dazu das Thema „Erwachsenwerden" ein. Ihre Einstellung „Erst *wenn* ich genug Fortbildungen etc. gemacht habe, *dann* ...", was bedeute sie eigentlich? – „*Dann* kann es ernst werden? *Dann* kann ich mich dem Erwachsenenleben stellen? *Dann* bin ich erwachsen?"

„Ja, genau. Das spiele ich auch häufig mit den Kindern: Wenn wir groß sind, dann kaufen wir uns einen Bauernhof usw."

Also „Großsein" als Selbstbestimmung? Und: Wann ist sie erwachsen bzw. wann darf sie erwachsen sein?

Ich bitte sie zunächst, am Flipchart Begriffe aufzuschreiben, die sie mit „Erwachsensein" und mit „Kindsein" assoziiert. Sie schreibt spontan:

„Erwachsensein beinhaltet: Verantwortung für sich tragen, ebenso wie auch für andere; Schweres; Druck; Geradestehen für Fehler.

Kindsein beinhaltet: Unbeschwertheit, sonniges Erleben."

Bei der weiteren Bearbeitung kann sie dann jedoch auch Nachteile bzw. Vorteile des jeweils anderen Bereichs sehen. Beim Erwachsensein findet sie schließlich als positivstes Attribut: Freiheit.

„Das heißt dann: Statt *ich muss* – *ich entscheide*? Das hatten wir doch schon einmal, oder?", bilanziert sie lachend und fügt nach kurzem Überlegen hinzu: „Ich glaube, das Erwachsenwerden, das trifft des Pudels Kern."

Eine wichtige Erfahrung mit ihrem Sohn möchte sie mir jedoch noch mitteilen. Neulich habe sie mit ihm Mathe üben wollen. Er sei sehr trotzig und ärgerlich gewesen und habe sich mit Händen und Füßen dagegen gesträubt. Einer seiner Sätze sei ihr dabei jedoch sehr nahegegangen, nämlich: „Wozu soll ich das überhaupt üben, du siehst doch, ich bin einfach zu blöd für Mathe." „Plötzlich habe ich mich total darin wiedererkannt. Genauso mache ich es doch auch. Wenn ich mich für zu blöd halte, glaube ich, dass ich mich dann nicht mit dem schweren Weg auseinandersetzen muss." Innerlich schmunzelnd erinnere ich, dass sie diese – von mir vor einiger Zeit formulierte Sichtweise – damals nicht annehmen konnte.

Nun aber ist es ihre eigene Erkenntnis und damit Ausdruck eines wichtigen Entwicklungsschritts. Ihr gegenüber drücke ich aus, dass ich dies als sehr bedeutsam einschätze. Ich schlage ihr vor, es in ihrem Therapiebuch zu notieren und zu prüfen, welche Konsequenzen sie aus dieser neuen Sicht ziehen möchte, z. B. bzgl. der mit dem Erwachsensein verbundenen, angstvoll vermiedenen Situationen.

Und immer mehr folgt sie dem Motto Handeln und Ausprobieren anstelle von Grübeln und Hadern. Bei ihrer Arbeitsstelle hat sie dazu mehr als genug Gelegenheiten, und sie beweist Mut und Selbstbehauptungskompetenzen. So beschließt sie nach einer unruhigen, voller Ärger und Nachdenken verbrachten Nacht: „Du bist jetzt so alt, dass musst du dir nicht mehr gefallen lassen." Sie teilt sich am Morgen ihrem Mann mit, der sie sehr bestärkt. Sie überlegt sich ihr Vorgehen, nimmt eine entsprechende Körperhaltung ein (gerade, Rücken durchgedrückt) und führt ein Konfliktgespräch. Sie erreicht ihr Ziel, die von ihr gewünschten beruflichen Änderungen werden eingeleitet.

„Also statt der ‚Erdulderin', nun die ‚Gestalterin'?" Sie lacht: „Dieses Mal jedenfalls, und es fühlt sich richtig gut an, stark und frei. Sie können stolz auf mich sein." Auch diesmal rege ich sie an, diese Gefühle zu notieren, um sie zur Ermutigung für spätere Situationen nutzen zu können.

Die Kinder

Auf meinen Vorschlag hin treffen wir uns auf einem Spielplatz zusammen mit den Kindern. Ich verfolge hierbei mehrere Ziele.

Während der gesamten Therapie – von Anbcginn bis jetzt – spielen die Kinder eine große Rolle. Sie sind die wichtigsten Kraftquellen für Frau Schubert. Wenn sie von ihnen berichtet, ist es zumeist so, dass ihre Augen strahlen, sie kann Tränen über sie lachen oder auch ganz weich werden. Gleichzeitig aber repräsentieren sie für Frau Schubert einen ihrer wundesten Punkte:

Sie hat Angst, ihnen nicht die gute Mutter sein zu können, die sie verdient hätten. Immer wieder formuliert sie, die Kinder könnten ihre Minderwertigkeitsgefühle, ihre Selbstablehnung, ihre Unsicherheit übernehmen, damit zu Außenseitern und unglücklich werden.

Neben der Bearbeitung der an wirklichkeitsfernen Idealen orientierten, perfektionistischen Selbstansprüche habe ich die Kinder immer wieder auch bei meinen Interventionen thematisiert. So legte ich Frau Schubert z. B. anhand konkreter Vorschläge nahe, mit den Kindern zu üben, wie man selbstfürsorglich und gnädig mit sich umgeht, wie man sich trotz allen Widerstrebens ermutigt und belohnt, ja und auch wie man anhand eines Freudetagebuchs das Positive im Blick behält. Auf diese Weise nutzte und nutze ich auch jetzt ihre Motivation, etwas für die Kinder tun zu wollen, dafür, neue Schritte auszuprobieren.

Nachdem ich nun schon so viel über meine Patientin erfahren habe, möchte ich die beiden Kinder nun endlich auch persönlich kennenlernen. Dabei habe ich auch das Interesse, Frau Schubert im Kontakt mit ihren Kindern zu erleben.

Schließlich – und dies ist mir fast das Wichtigste – möchte ich Frau Schubert durch dieses Treffen mit den Kindern deutlich machen, wie sehr ich sie als Mutter anerkenne und würdige.

Es wird ein fröhliches, lebhaftes Treffen, das bei mir einen sehr positiven Eindruck hinterlässt, mit förderlichen Auswirkungen auf unsere Beziehung und auf das Engagement der Patientin in der Therapie.

Wachsen, emotionale Krisen meistern lernen

Frau Schubert berichtet nun auch von beruflichen Zukunftsüberlegungen, und zwar nicht, wie bisher, als angstvolle Vision, sondern als Suche nach einem für sie passenden Betätigungsraum. Ihr sei im Laufe der Zeit klar geworden, dass sie langfristig in einem anderen Feld arbeiten möchte. Sie denke dabei an den Bereich der Gesundheitsförderung. Es gäbe da auch schon konkrete Ideen. Nach einem Gespräch mit befreundeten Kollegen sei die Vorstellung eines gemeinsamen Projektes entstanden, woran man jetzt „weiterstricke".

Sie besteht schwierigste Selbstbehauptungssituationen: „Ich hab mich durchgebissen! Ich bin so stolz, das geschafft zu haben." Trotz ihrer weiteren hohen Arbeitsbelastung sind nun regelmäßige Zeiten und Aktivitäten in ihren Alltag eingebaut, die sie als kräftigend erlebt – wie z. B. die Spaziergänge mit dem Hund, das Joggen, kleine Auszeiten mit Freundinnen, Möglichkeiten für intensivere Kontakte mit den Kindern und ihrem Mann.

Ihre frühere Tendenz, möglichst wenig von sich zu zeigen, hat sich ebenfalls verändert: „Ich differenziere natürlich auch heute noch, wem ich was von mir offenbare – das halte ich auch für richtig –, aber die innere Wand von früher, die ist nicht mehr da." Schmunzelnd erzählt sie, wie sie heute auf Verhaltensweisen ihres Vaters, die sie von sich selbst nur zu gut kenne, genervt reagiere: „Dann denke ich mir: ‚Mann, jetzt hör doch endlich auf zu reden, mach doch einfach mal.' Das sage ich ihm nicht, aber für mich ist das ein ermahnender Schubs, selbst nicht wieder in dieses alte Muster zu verfallen."

Ihr Fazit lautet: „Ich glaube, ich bin mit der Zeit wirklich erwachsener geworden, und das fühlt sich gut an!"

Wir wenden uns jetzt noch einmal explizit jenen Situationen zu, in denen ihr neues Selbstbewusstsein erschüttert wird und sie in Selbstzweifel, in die alten Minderwertigkeits- und Schamgefühle verfällt. Dies tritt heute zwar deutlich seltener, aber dennoch immer wieder auf. In ausführlichen Verhaltensanalysen untersuchen und identifizieren wir erneut diese Prozesse: ihre grundlegende sowie die aktuell vorhandene Bereitschaft für solche „Abstürze", die typischen externen Auslösefaktoren, ihre internen kognitiven, physiologischen, emotionalen Reaktionen und ihr Verhalten.

Hierzu gebe ich ihr eine kleine Einführung in die theoretischen Grundlagen emotionaler Prozesse: Wie vergangene Erfahrungen und aktuelle Situationen häufig in nahezu automatisierter Weise miteinander zusammenspielen, wie unser Blick bzw. unser Erleben des Gegenwärtigen durch Vergangenes geprägt und verzerrt wird, was die Funktionen von Emotionen sind, was bestimmte Reaktionen fördert etc. Schließlich zeige ich auf, was hilfreiche Wege sind, um im Vorfeld sowie in der Situation und auch langfristig ein anderes Erleben und Verhalten zu fördern. All diese Informationen händige ich ihr auch in schriftlicher Form aus und bitte sie, diese noch einmal in Ruhe durchzuarbeiten.[20]

Ich stelle ihr die Aufgabe, diese allgemeinen Prinzipien auf sich selbst zu übertragen. Dabei berühren wir erneut ihre lebensgeschichtlichen Erfahrungen, die daraus geformten Selbst- und Weltbilder, die abgeleiteten Strategien (den Oberplan) und untersuchen deren Zusammenwirken mit den jeweils aktuellen externen und internen Faktoren.

Ganz anders als in den früheren Therapiesitzungen nimmt Frau Schubert diese Informationen nun mit großem Interesse auf. Mit Blick auf ihre bisherigen Reaktionen erarbeiten wir folgende Verhaltensweisen, die dem Leitmotto folgen: das Gegenteil von dem tun, was der übliche Impuls nahelegt, und zwar auf allen Ebenen. Das heißt konkret

- auf der *körperlichen Ebene*:
  statt den Blickkontakt zu meiden, die Beine zu verschränken, unsicher zu stehen, schnell zu atmen, innerlich zu versteinern: ruhige Atmung, aufrechte Haltung, Füße nebeneinander stellen und in deren Kontakt mit dem Boden „hineinspüren", fester Stand („sich erden");
- auf der *kognitiven Ebene*:
  statt die Wahrnehmung auf negative Selbstbewertungen und Katastrophenerwartungen zu richten: an das denken, was man kann oder geschafft hat, sich die Begrenztheit/Relativität der Situationsbedeutung vor Augen führen; „gnädige" Sätze an sich richten („Fehler gehören zum Leben, an Scham stirbt man nicht, jeder hat sich schon blamiert"), sich Fehler und Missgeschicke anderer, gerade auch bewunderter Menschen vor Augen führen etc.; sich das negativ bewertete Verhalten und auch die Schamreaktionen als übertriebene Szene in einem Slapstickfilm (Chaplin; Dick und Doof) vorstellen und sich damit selbst auf und liebevoll in den Arm nehmen;
- auf der *Verhaltensebene*:
  statt des sozialen Rückzugs, des Ablenkens oder Essens: in der Situation bleiben bzw. sich mit Stift und Papier noch einmal mit der Situation auseinandersetzen; mithilfe körperlicher Bewegung – am besten an frischer Luft – Spannung herauslassen.

Wir üben all dies ganz konkret an einzelnen Situationsbeispielen. Auch für die typischen Auslöser erarbeiten wir alternative Umgangsmöglichkeiten, so dass es möglichst gar nicht erst zu diesen Abläufen kommt bzw. die Patientin frühzeitig diesen Aufschaukelprozess unterbricht.

An langfristigen Strategien hat sie feststellen können, dass das Aufsuchen von Anforderungssituationen – statt diese zu meiden – eine der wichtigsten Quellen für ein positives Selbstwirksamkeitserleben, für das Selbstwertgefühl und natürlich auch für den Ausbau von Kompetenzen ist. Selbstfürsorgestrategien sollen helfen, langfristig einen weiteren „Puffer" gegen das negative Selbsterleben zu bilden, Kräfte zu schonen und zu stärken.

Das selbstständige Ausprobieren in realen Alltagssituationen sowie die anschließende gemeinsame Auswertung bilden den Schwerpunkt der folgenden Therapiearbeit. Der schon seit

Beginn der Therapie angelegte, individuell auf sie abgestimmte „Werkzeugkasten" wird nun noch einmal um einiges größer.

Trotz allem aber zeigt sich, wie schwierig die Änderung gerade dieser reflexhaft ablaufenden Selbstabwertungen ist, wie hartnäckig sich die alten Gefühle und Sätze halten. In unserer gemeinsamen Reflexion erlebe ich erneut die ambivalente Haltung, die Frau Schubert ihrem „inneren Kritiker" gegenüber besitzt. Sie formuliert schließlich sehr deutlich, dass sie zwar einen „gnädigeren" Umgang mit sich selbst anstrebt, aber weiterhin einen ausgeprägt selbstkritischen und fordernden Blick für sich behalten möchte. Dies gehöre nun einmal zu ihr und zu ihrer Identität.[21]

An späterer Stelle teilt sie mir nahezu nebenbei auf meine Frage hin mit, dass sie sich seit einiger Zeit mit einer neuen Doktorarbeit beschäftige. Sie sei auf ein sehr interessantes Thema gestoßen, und „Jetzt mach ich das, weil ich Lust dazu habe. Ich sehe da zwar noch einige Schwierigkeiten auf mich zukommen, aber das muss ich dann angehen".

Endlich: Lust und Interesse, vielleicht auch eigener Ehrgeiz als Handlungsmotive, dazu noch Mut und das Bestreben, das Projekt als ihre eigene und freiwillige Entscheidung zu bewahren – das sind wunderbare neue Töne. Ich freue mich mit ihr!

Der Schwerpunkt der letzten Therapiephase besteht darin, Frau Schubert die Möglichkeit zu bieten, ihre Erfahrungen mit den neuen Schritten – die Erfolge und die Misserfolge – gemeinsam auszuwerten.

Die Therapiestunden gehen langsam zu Ende. Frau Schubert äußert, dass sie einerseits zwar mit einiger Ängstlichkeit darauf blicke, zukünftig allein, ohne therapeutische Begleitung, zurechtkommen zu müssen, dass sie aber andererseits sehr deutlich erlebe: „Ich habe so vieles bekommen, das reicht. Es ist nun an mir, das Neugelernte selbstständig weiter auszuprobieren und einzuüben."

6.10 Abschlussbilanz

Damit ist es Zeit für die Therapiebilanz und die daran geknüpfte Auswertung unter den Aspekten der Rückfallvorbeugung.

Ich händige Frau Schubert einen Fragebogen aus, der die erzielten Änderungen und weitere Aspekte der Therapie und der persönlichen Entwicklung erhebt. Hier sind ihre Antworten:

- **Wurden die Ziele erreicht?**
Das 1. Ziel betraf die Reduktion ihrer aktuellen symptomspezifischen Reaktionen auf die Ereignisse der letzten Schwangerschaft.

Diesbezüglich sollte erreicht werden, dass sie diese Ereignisse in ihr Leben integrieren kann, so dass ein Weiterleben mit diesen psychischen Wunden und ein Hinwenden zum Leben wieder möglich ist. Damit zusammenhängend soll sie befähigt werden, die innere wie äußere Isolation und das Verstummen aufzulösen, wieder Kontakt zu anderen Menschen sowie ein Zugehörigkeitsgefühl zum Leben und zu den ihr liebsten Menschen zu spüren – mit der Möglichkeit für Lebensfreude und dem Bewältigen ihrer beruflichen und privaten Aufgaben.

Dieses Ziel schloss auch eine Veränderung ihrer generellen Lebenshaltung ein, und zwar in Richtung: Akzeptanz von Trauer, Schuld, Fehlern, Nichtperfektem und sozialer Ablehnung als etwas, das grundsätzlich zum Leben dazugehört und das man nicht vermeiden kann.

„Das erste Ziel ist, wie ich schon in der Zwischenbilanz beschrieben habe, erreicht. Der Verlust des Kindes hat seinen Platz in mir gefunden und tut nicht mehr weh. Ich habe schon seit langem wieder Kontakt zu den mir liebsten und auch zu anderen Menschen. Mein Verstummen ist vorbei, ich kann genießen, wieder fröhlich sein und meinen Aufgaben nachkommen. Die Symptome von damals gibt es nicht mehr. Zu meiner Lebenshaltung: Nun, vorher hab ich gedacht, wenn man perfekt ist, wenn man sich genügend anstrengt, dann lassen sich Trauer, Schuld, Beschämung und soziale Ablehnung vermeiden. Heute sehe ich, dass dies so gänzlich nicht zu vermeiden ist, sondern tatsächlich zum Leben dazugehört. Andererseits wird es mich auch weiter kennzeichnen, dass ich mir nur schwer verzeihen kann, wenn ich etwas Dummes oder nicht Perfektes gemacht habe.‟

Das 2. Ziel betraf die Änderung der grundlegenden symptomspezifischen Handlungsmuster. Dies schloss ein:
▬ *den Aufbau von Kompetenzen der Achtsamkeit und Kommunikation, die ihr besser als bisher erlauben, eigene interne Prozesse, speziell auch Emotionen und Bedürfnisse, wahrzunehmen und darüber zu kommunizieren;*
„Achtsamkeit und auch sensibel zu sein für innere Prozesse, diese zu verstehen und mich darüber auszutauschen, das gelingt mir heute sehr viel besser – gerade auch gegenüber meinem Mann und den Kindern. Die reagieren heute manchmal noch erstaunt, weil sie das so gar nicht von mir kannten. Wir haben übrigens jetzt regelmäßig ‚Familienkonferenzen‘. Da sitzen wir mit den Kindern zusammen, jeder kann sagen, was er in der letzten Zeit gut oder schlecht fand, welche Kritik bzw. Wünsche er hat, und evtl. treffen wir neue Vereinbarungen. Anschließend machen wir immer etwas, was für alle schön ist. Bisher finden das alle ganz prima.‟

▬ *den Aufbau von mehr Selbstakzeptanz und Selbstvertrauen und Selbstwertgefühl, eines positiveren Selbstkonzepts, einer positiveren Zukunftssicht und realistischeren Wahrnehmung und Bewertung anderer Menschen;*
„Also dieses negative Selbstbild gibt es heute so nicht mehr. Ich bin und werde sicherlich auch weiterhin ein selbstkritischer Mensch sein, mit bestimmt strengen Ansprüchen an mich, aber ich reagiere nicht mehr so radikal wie damals. Meine Selbstakzeptanz ist auch dadurch verbessert worden, dass ich im Laufe der Zeit schlanker geworden bin und mich so mehr mag. Ich bewege mich mehr, mache heute mehr Sport – bin im Frühjahr zum Halbmarathon angemeldet –, mache Yoga und habe ein bewussteres und gesünderes Essverhalten, darauf bin ich auch stolz. Heute kann ich zufrieden in den Spiegel schauen.

Mein damaliges Denken, wenn ich ‚groß‘ bin, dann muss ich anders sein, lautet heute: Auch wenn ich ‚groß‘ bin, bin ich niemand anderes. Außerdem bin ich heute schon ‚groß‘ und muss mit dem arbeiten, was ich habe und bin. Ich kann jetzt auch erkennen, dass ich über vieles verfüge, für das ich dankbar bin, was ich nutzen kann und muss – also los! Da ist mehr Selbstvertrauen und Wahrnehmen von Positivem. Heute mache ich auch Zukunftspläne – gerade auch bzgl. der Prüfungen und meiner Berufstätigkeit – und ich habe mehr Zutrauen zur Zukunft.

Andere Menschen sehe ich heute kritischer, obgleich ich sicherlich weiterhin dazu tendiere, sie zu ‚erhöhen‘. Anders als früher zieht dies jedoch nicht automatisch meinen eigenen ‚Schrumpfungsprozess‘ nach sich.‟

▬ *statt der vorliegenden schnellen und einseitigen Reaktionsbereitschaft mit Selbstabwertungen, Schuld und Schamgefühlen, den Aufbau alternativer Verarbeitungsprozesse und Verhaltensstrategien, speziell auch die emotionale Selbstregulation betreffend;*
„Den Selbstabwertungszirkel mit den entsprechenden Gefühlen im Sinne von ‚Na ist doch wieder mal typisch für dich …‘, den gibt es zwar immer mal wieder. Er war aber schon lange nicht

mehr da und er tritt auch nicht mehr so automatisch auf. Beim Blick auf andere lasse ich mich nicht mehr so schnell beeindrucken, ich kann differenzierter wahrnehmen. Meine Stimmung ist generell nicht mehr von so negativer und gedrückter Färbung."

■ *den Aufbau von Selbstfürsorge u. a. zur Stressreduktion, zum Schonen und Stärken eigener Kräfte; zur Förderung eines positiven Selbstwertgefühls;*
„Ich ermahne mich regelmäßig zur Stressreduktion, aber meine Gewissenhaftigkeit macht es mir manchmal schwer, Nein zu sagen. Das bremst die Selbstfürsorge, kostet Kraft und bringt mich immer wieder an körperliche Grenzen. Also Selbstfürsorge bleibt für mich ein wichtiges Thema, das ich weiter im Blick behalten werde. Es ist mir bewusst, dass ich selbst auf mich achten muss. Andere passen nicht auf mich auf!"

■ *die Änderung ihrer selbstunsicheren und ängstlich vermeidenden Verhaltensweisen. Dies beinhaltet, dass sie sich Herausforderungen stellt, die angstreduzierende, Selbstwirksamkeit und Kompetenzen fördernde Erfahrungen ermöglichen; zudem den Aufbau sozialer Kompetenzen u. a. zur angemessenen Wahrnehmung und Bewertung interaktioneller Prozesse, zur Abgren-zung und Selbstbehauptung, zum alternativen Umgehen mit Kritik und Konflikten;*
„Meine Erfahrungen in der Klinik waren eine harte Schule in Sachen ‚Kritik ertragen' und in Selbstbehauptung. Trotz der zumeist ungerechten Kritik, aber gerade auch bei nachgewiesenen Fehlern musste ich weitermachen. Ich habe erlebt, dass das funktioniert und ich nicht daran zugrunde gehe. Heute fühle ich mich nicht ängstlich und selbstunsicher, sondern behaupte mich und gehe Konflikte ein – wo sie nötig sind. Wut zu erleben und zu zeigen fällt mir heute auch sehr viel leichter als früher. Ich werde die Herausforderungen im kommenden Jahr – Prüfungen etc. – hoffentlich angehen und dann meistern. Dennoch weiß ich, dass ich mich nicht vollkom-men ändern und die alten Muster gänzlich ablegen kann. Mir ist das vermeidende Verhalten durchaus bewusst und ich werde hoffentlich die Kraft aufbringen, mich dagegen aufzulehnen.

Heute zieh ich mir auch nicht mehr jeden Schuh an, sprich: jede, an mich herangetragene Kritik. Ich versuche sie zu überprüfen, und damit entsprechend umzugehen, was in letzter Zeit wirklich gut funktioniert hat. Das ist auch meinem Mann aufgefallen. Im Kontakt zu anderen Menschen bin ich heute nicht mehr so bemüht, nur ein bestimmtes Bild von mir zu vermitteln, sondern bin auch da selbstbewusster, kann mich mehr zeigen. Aber natürlich offenbare ich mich nicht jedem, sondern differenziere. Das finde ich auch so in Ordnung."

■ *die Verbesserung der partnerschaftlichen Situation. Dies beinhaltet die Analyse der vorhan-denen Paarprobleme (einschließlich der sexuellen, der kommunikativen und der inhaltlichen Themen) und die Erarbeitung von Lösungsmöglichkeiten sowie das Einüben alternativer Strategien;*
„Die Kommunikation hat sich deutlich verbessert. Unser Hund zwingt uns allabendlich vor dem Schlafengehen zu einem gemeinsamen Spaziergang. Das sind 30 Minuten, die wir uns schenken. Es ist wunderbar. Ich liebe diese Gänge. Das hat uns sehr zusammengerückt. Er ist mir nicht mehr so fremd. Bei Konflikten rappelt es ganz schön im Karton, aber ich renne nicht mehr verwundet davon oder fühle mich anschließend vernichtet. Auf mein sexuelles Verhalten, auf meine Lust, haben sich meine körperlichen und psychischen Veränderungen auch positiv ausgewirkt. Mal sehen, wie es damit weitergeht."

■ *die Änderung der mit den „Baustellen" Dissertation und Facharztausbildung verbundenen negativen Auswirkungen auf ihr Erleben und Verhalten. Hier sollte es der Patientin ermög-*

licht werden, ihr bisheriges Vermeidungsverhalten aufzuheben, explizite Entscheidungen bezüglich des weiteren Vorgehens zu fällen, dabei eine realistische Planung vorzunehmen und konkrete Umsetzungsschritte einzuleiten.

„Der Facharzt soll bis Sommer nächsten Jahres fertig sein. An der Dissertation arbeite ich. Ich hoffe, dass es klappt."

- **Wie blickt sie heute auf die anfängliche Oberplan-Formulierung?**

Der Oberplan lautete: *Die Welt ist hart, und der Lebenskampf erfordert Strenge gegen sich selbst und Vermeidung von „Sentimentalitäten". Ich bin voller Mängel, unzureichend und schwach. Nur wenn ich es trotzdem schaffe, die Erwartungen der tapferen, strebsamen und zugleich belasteten Eltern zu erfüllen und meine Existenzberechtigung zu beweisen, indem ich ihnen den Verlust des ersten Kindes ersetze und sie wieder glücklich mache, kann ich hoffen, nicht schuldig zu werden, nicht als wertlos erkannt und fallen gelassen zu werden, sondern vielleicht sogar Zuwendung, Anerkennung und meinen Platz zu erhalten.*

„Vieles von dem schon Gesagten gilt auch hier: Ich stehe zu Emotionen heute anders als damals. Auch meine Eltern spielen heute eine sehr viel geringere Rolle für mich. Vaters Sockel schwankt erheblich. Mein Selbstwertgefühl hat sich, wie schon beschrieben, verbessert, schwach fühle ich mich nicht. Streng bin ich schon mit mir – ich sehe bei mir viele Mängel, aber mir gelingt es heute doch, gnädiger auf mich zu schauen. Das mit der Existenzberechtigung, tja das ist mir immer noch ein vertrautes Thema."

- **Worauf führen Sie die positiven und negativen, wichtigen Entwicklungen bzw. Änderungen zurück? Was waren Wendepunkte (falls es sie gab)? Was in der Therapie hat geholfen (Interventionen, Beziehung, einzelne Aspekte …)? Was hat behindert oder hätten Sie sich anders gewünscht?**

„Sie haben sich auf mich eingelassen. Sie haben sich nicht von mir täuschen lassen. Sie haben angedroht, die Arbeit mit mir zu beenden, wenn ich nicht adäquat mitarbeite[22] (und ich wusste, dass dies meine einzige Chance war), und das hat mich nachhaltig beeindruckt. Sie kamen mir auf die Schliche. Sie haben mich ernst genommen und es für Wert befunden, Ihre Zeit mit mir zu verbringen. Sie haben mich ermutigt, Dinge anzupacken und von anderen Seiten zu beleuchten. Sie haben mich kritisiert, ohne mich zu entwerten. Eine Bewertung der wichtigsten Übungen fällt schwer, da war so viel."

- **Warum hat die frühere Psychotherapie nicht zum Erfolg geführt?**

„Weil ich mich nicht preisgeben konnte. Es gab die Möglichkeit, Spielchen zu spielen. Ich fühlte mich missverstanden und nicht ernst genommen. Ich hatte Angst vor Konsequenzen, Restriktionen, der Wahrheit."

- **Was nehmen Sie aus der bisherigen Therapie als Wichtiges mit?**

„Offene Worte ohne negative Konsequenzen. Es gibt Menschen, die Vertrauen verdient haben. Es gibt die Möglichkeit, Dinge zu verändern. Ich kann selbst gestalten. Dass ich mich nicht abschütteln werde, wenn ich ‚groß' bin, sondern dass ich mit dem zurechtkommen muss, was da ist: Ich! Und es ist nicht schlecht, sich darum zu bemühen – es gibt Hoffnung! Zur Vorbeugung von Rückfällen möchte ich neben anderem besonders die Selbstfürsorge und meine Vermeidungstendenzen kritisch im Blick behalten. Also: Nicht vor dem schwarzen Wolf gekuscht, sondern Rücken gerade, Brust raus, Kopf hoch!"

Die Therapie von Frau Schubert umfasste 60 Sitzungen und erstreckte sich auf einen Zeitraum von zweieinhalb Jahren. Da das Buchmanuskript nur wenige Wochen nach der letzten Therapiestunde beendet wurde, gibt es in diesem Fall keine Nachbefragungsergebnisse.

6.11 Reflexion

Bei dieser Therapie habe ich im Nachhinein das Gefühl, dass sie sich mehr als andere aus vielen kleinen und größeren Puzzleteilchen zusammensetzte. Manchmal verlief sie im Zickzackkurs oder im Kreis, manchmal ging's geradeaus, und manchmal hatte ich das Gefühl: zurück auf Start. Dabei schien mir der therapeutische Weg zu Beginn eigentlich recht klar – nun, ja …

Bei dem Versuch, den Verlauf auf dessen wichtigste Elemente konzentriert zu beschreiben, geriet ich immer wieder in Nöte. Eine zu knappe Zusammenfassung barg die Gefahr, dass der Therapie- und der Entwicklungsprozess der Patientin nicht ausreichend in seinen entscheidenden Punkten deutlich würden. Andererseits wollte ich eine zu ausufernde, den Leser langweilende Beschreibung vermeiden. Hieraus nun ist diese Geschichte entstanden.

Was ist mir im Nachhinein wichtig, hervorzuheben?

Zunächst *zum Entwicklungsprozess von Frau Schubert.* Gerade aufgrund seiner verschlungenen Wege, die für mich zentral mit dem Thema der Änderungsmotivation zusammenhängen, finde ich ihn äußerst spannend. Rückblickend beinhaltete dieser m. E. folgende Stationen:

Gleich bei der telefonischen Anmeldung drückte die Patientin ihre Ambivalenz gegenüber der Therapie aus. Veranlasst durch den dringenden Rat einer Freundin bestand ihr eigener Beweggrund für das Aufsuchen einer Psychotherapie vor allem in ihrer Angst, etwas zur Änderung ihrer Trauerreaktionen unternehmen *zu müssen,* um nicht noch mehr Schuld auf sich zu laden. Nach dem ersten Schildern ihrer Verzweiflung verfiel sie in ihr erprobtes „Versteckspiel" der freundlichen Verweigerung. Nach meiner Intervention entschied sie, sich einzulassen und die Therapie als Chance für sich zu nutzen

Als die aktuelle Trauersymptomatik bearbeitet war, wandten wir uns ihrem grundsätzlichen *Leiden* zu: nicht richtig zu sein, voller Mängel und eine Enttäuschung für ihre Umwelt – bei gleichzeitigem Anspruch, die Eltern zufriedenstellen und trösten zu müssen.

In der Folge verschiedener Etappen entwickelte sich ein Prozess, bei dem neben das *Nichtkönnen* immer stärker auch die Frage trat: *Will* sie eine Änderung, und wenn ja, welche?

Für mich wurde es unübersehbar: Das erfolgreiche Umsetzen der Therapieziele repräsentierte für sie auch eine Gefahr. Es ließ sie unausweichlich näher in die gefürchtete Position einer „Gestalterin" rücken, konkret betraf dies vor allem die als Qual antizipierte Berufstätigkeit einer approbierten Fachärztin. Frau Schubert traute sich diese nicht zu, bewertete sich als nicht geeignet – hier also zunächst ein Nichtkönnen, gleichzeitig aber auch ein starkes Nichtwollen.

Nachdem sie ihre psychischen Prozessen verstand und erlebte, dass ich ihre Entscheidung über ihre Entwicklungsrichtung akzeptiere, wie auch immer diese lauten würde, ging sie weitere Schritte. Sie sah in diesem Nichtkönnen nun nicht mehr den Beweis ihrer kompletten Unfähigkeit, sondern formulierte den Wunsch nach einer „Lebensnische", die zu ihren Stärken und Schwächen passt. Damit eröffnete sie sich die Möglichkeit, „Erwachsensein" nicht mehr nur mit Bürde und Bedrohung, sondern nun auch mit Freiheit zu verbinden. Unter diesen anderen Vorzeichen konnte sie eigene Entwicklungsziele formulieren. Im Vergleich zu vorher war sie nun bereit und motiviert, die angebotenen Interventionen aufzugreifen.

Für mein *therapeutisches Handeln* hatte dies vielfältige Implikationen:

Um ihre verdeckten Strategien und ihr Vermeidungsverhalten nicht als gegen mich gerichtet zu erleben und/oder diese noch zu verstärken, war es für mich von zentraler Bedeutung, mir immer wieder die motivationalen Schemata – den Oberplan – Frau Schuberts vor Augen zu führen. So konnte ich ihre Bedürfnisse verstehen und entsprechend darauf reagieren – u. a. mit dem Ergebnis der „Spielregel"-Vereinbarung.

Meine therapeutische Strategie, ihr grundsätzlich immer meine Anerkennung und Wertschätzung zu vermitteln, ihr ein Höchstmaß an Einblick und Kontrolle zu gewähren und sie zu validieren, halfen, die notwendige positive Basis unserer therapeutischen Beziehung zu schaffen und zu erhalten.

Weiterhin folgte mein Vorgehen dem Prinzip, ihren Ängsten entgegenzukommen, statt dagegen anzukämpfen. Hierdurch wollte ich ihr Vertrauen zu mir fördern, ihre Angst reduzieren und sie damit gleichzeitig ermutigen.

Mein bilanzierender Blick auf mich selbst und auf den therapeutischen Prozess waren für mich unerlässliche Hilfen für Konzept- bzw. Kursbestätigungen oder Korrekturen. So war es mir möglich, das Scheitern von Interventionen zu konstatieren – statt es zu übergehen, ein „mehr desselben" zu praktizieren oder mit Druck zu reagieren. Ich konnte diese Auswertung als Chance für ein neues Verständnis und Vorgehen nutzen. Die selbstkritische Prüfung meines Vorgehens, die auch meine eigenen persönlichkeitsspezifischen Hintergründe einbezog, war dabei sehr wichtig. Dies ermöglichte mir zum einen zu erkennen, wie weit wir uns in unseren Zielen voneinander entfernt hatten, und zum anderen, Frau Schubert und ihrer Entscheidung tatsächlich mit der notwendigen Offenheit und Akzeptanz zu begegnen.

Die Patientin mit ambivalenter Änderungsmotivation – ein Fall, der in unserer Praxis nicht selten vorkommt. Ambivalenzfrei ist sicherlich sowieso keine Patientin, dies kann angesichts des Unbekannten und der neuen Erfahrungen in einer Therapie auch nicht erwartet werden. Und: Trotz allen Leidens ist das Erleben des Änderns immer auch ein schwieriger und herausfordernder Prozess. Manchmal gehört diese Ambivalenz auch zu den typischen Symptomen einer psychischen Erkrankung. In welchem Ausmaß und wie sich diese ambivalente Änderungsmotivation auswirkt, ist von Fall zu Fall unterschiedlich und verlangt von der Therapeutin ein individuell abgestimmtes Vorgehen.

Wie ist *das Therapieergebnis* zu bewerten? Für mich macht es erneut die beiden Aspekte, die der Entwicklungsmöglichkeiten und die der Entwicklungsgrenzen, deutlich:

Wenn ich auf die Dauer und Schwere der Ausgangssymptomatik schaue, bin ich von der Entwicklung, die Frau Schubert bis heute erreicht hat, erstaunt und beeindruckt.

Auf der anderen Seite muss ich akzeptieren, dass sich Frau Schubert z. B. auch heute noch von einem strengen Kritiker „begleiten" lässt, ihre ängstlich-vermeidenden Persönlichkeitszüge immer wieder aktiv sind und sie bzgl. der Frage ihrer Existenzberechtigung weiter nach Antworten sucht. Dies zeigt, wie sie es selbst formulierte: Wir können nicht aus unserer Haut, d. h. uns komplett neu erfinden! In Akzeptanz dieser Realität gilt es, die Änderungsmöglichkeiten zu nutzen. Ich stimmte deshalb auch mit Frau Schubert darin überein, die Therapie an dieser Stelle zu beenden.

Literatur

Berking, M. (2008). *Training emotionaler Kompetenzen.* Heidelberg: Springer.

Bohus, M., & Wolf-Arehult, M. (2013). *Interaktives Skilltraining für Borderline-Patienten.* Stuttgart: Schattauer.

Caspar, F. (2008a). Motivorientierte Beziehungsgestaltung – Konzept, Voraussetzungen bei den Patienten und Auswirkungen auf Prozess und Ergebnisse. In M. Hermer, & B. Röhrle (Hrsg.), *Handbuch der therapeutischen Beziehung* (Bd. 1, S. 527–558). Tübingen: DGVT-Verlag.

Danner, C. D. (1984). *Positive Selbstbildaspekte bei Depressiven.* Unv. Diplomarbeit. Fachbereich Psychologie d. Universität Marburg/Lahn.

Dilling, H., Mombour, W., & Schmidt, M. H. (Hrsg.). (2008). *Internationale Klassifikation psychischer Störungen. ICD-10 Klinisch-diagnostische Leitlinien.* Bern: Huber.. Kapitel V (F)

Fried, E. (2003). Aufhebung. In E. Fried (Hrsg.), *Beunruhigungen* (S. 35). Berlin: Klaus Wagenbach.

Fydrich, T. (2001). Motivorientiertes Indikations- und Interventionsmodell für die kognitive Verhaltenstherapie bei Persönlichkeitsstörungen (MIIM). *Psychotherapie. CIP-Medien, 6*(6), 247–256.. Heft 2

Hautzinger, M. (2011). Depressive Störungen. In M. Hautzinger (Hrsg.), *Kognitive Verhaltenstherapie* (S. 99–118). Weinheim: Beltz.

Heidenreich, T., Junghanns-Royack, K., & Michalak, J. (2011). Achtsamkeitsbasierte kognitive Therapie: Brücke zwischen westlicher Psychotherapie und östlicher Tradition. *Psychotherapie, 16*(2), 315–323.

Joyce, R. (2013). *Die unwahrscheinliche Pilgerreise des Harold Fry.* Frankfurt a. M.: Fischer.

Kabat-Zinn, J. (1999). *Stressbewältigung durch die Praxis der Achtsamkeit.* Freiburg: Arborg..

Kämmerer, A. (2008). Scham- und Schuldgefühle bei psychischen Störungen. *Psychologie in Österreich, 28*(5), 416–423.

Kämmerer, A. (2010). Zur Intensität des Erlebens von Schamgefühlen bei psychischen Störungen. *Psychotherapie, Psychosomatik und medizinische Psychologie, 60,* 262–270.

Keller, M. (2010). Ich bin so hässlich. Wenn der Blick in den Spiegel zur Qual wird. *Psychologie Heute Compact, 26,* 24–27.

Merkle, R. (1989). *So gewinnen Sie mehr Selbstvertrauen.* Mannheim: PAL.

Neff, K. (2012). *Selbstmitgefühl. Wie wir uns mit unseren Schwächen versöhnen und uns selbst der beste Freund werden.* München: Kailash Verlag.

Nijs, M. (2003). *Trauern hat seine Zeit. Abschiedsrituale beim frühen Tod eines Kindes.* Göttingen: Hogrefe.

Potreck-Rose, F. (2006). *Von der Freude, den Selbstwert zu stärken.* Stuttgart: Klett-Cotta.

Prünte, T. (2009). *Das Gefühlsklavier.* Tübingen: DGVT Verlag.

Reddemann, C. (2012). *Eine Reise von 1000 Meilen beginnt mit dem ersten Schritt. Seelische Kräfte entwickeln und fördern.* Freiburg: Herder.

Reddeman, L. (2001). *Imagination als heilsame Kraft.* München: Pfeiffer bei Klett-Cotta.

Reddemann, L. (2005). Selbstfürsorge. In O. F. Kernberg, B. Dulz, & J. Eckert (Hrsg.), *Wir: Psychotherapeuten über sich und ihren "unmöglichen Beruf"* (S. 563–569). Stuttgart: Schattauer.

Rehahn, S. (1981) Kognitive und affektive Prozesse bei Depressiven: Kompetenzerwartung, Kausalattribuierung und selbstbewertende Gefühle. Inauguraldissertation. Heidelberg.

Rehahn, S., & Sommer, G. (1982). Komponenten eines Eigensteuerungsmodells. In R.van Quekelberghe, & N.van Eickels (Hrsg.), *Handlungstheorien, Tätigkeitstheorie und Psychotherapie* (S. 87–108). Tübingen: DGVT.

Rehahn, S., & Sommer, G. (1983). „Selbstverstärkung" und „ineffektives Verhalten" – Fortsetzung der Selbstregulations-Diskussion. In R.van Quekelberghe, & N.van Eickels (Hrsg.), *Handlungstheorie und psychotherapeutische Problemanalyse* (S. 156–178). Landau: EWH.

Richter, R., et al. (2011). S3-Leitlinie/Nationale Versorgungsleitlinie Unipolare Depression – zentrale Aspekte für die psychotherapeutische Praxis. *Psychotherapeutenjournal, 3,* 244–252.

Ritter, V., & Stangier, U. (2010). *Wenn das Spiegelbild zur Qual wird. Ein Ratgeber zur Körperdysmorphen Störung.* Göttingen: Hogrefe.

Sachse, R. (2006). *Therapeutische Beziehungsgestaltung.* Göttingen: Hogrefe.

Stavemann, H. H. (2010). *Im Gefühlsdschungel.* Weinheim: Beltz.

Stavemann, H. H. (2011). *… und ständig tickt die Selbstwertbombe.* Weinheim: Beltz.

Steil, R., Bohus, M., Priebe, K., & Dyer, A. (2011). Skript zum DBT-PTSD-Workshop vom 29.03.–1.4.2011 in Frankfurt, unveröffentlichtes Manuskript..

Wardetzki, B. (2007). *Weiblicher Narzissmus. Der Hunger nach Anerkennung.* München: Kösel.

Wengenroth, M. (2008). *Das Leben annehmen. So hilft die Akzeptanz und Commitment-Therapie (ACT).* Bern: Huber.

Wolf, D. (2000). *Einen geliebten Menschen verlieren. Vom schmerzlichen Umgang mit der Trauer.* Mannheim: PAL.

Wolf, D. (2010). *Wenn Schuldgefühle zur Qual werden.* Mannheim: PAL.

Znoj, H. (2004). *Komplizierte Trauer*. Fortschritte der Psychotherapie, Bd. 23. Göttingen: Hogrefe.
Znoj, H. (2005). *Ratgeber Trauer*. Göttingen: Hogrefe.

Die Zukunft wird erweisen, wie sie das Erlernte auf ihrem weiteren Lebensweg nutzen und einüben kann und was dies wiederum an Veränderungen mit sich bringen wird.

Anmerkungen

1   Krümmung der Wirbelsäule in der frontalen Ebene.
2   Entzündung der Hirn- und/oder Rückenmarkshäute.
3   Diese und auch die folgende sind häufige, auch bei anderen Todesfällen anzutreffende Trauerreaktionen, die dem Wunsch entspringen können, dem Verstorbenen die Treue zu halten und Schuldgefühle – z. B. dafür, weiterleben zu dürfen – zu mindern (s. Nijs 2003; Wolff 2000; Znoj 2004, 2005).
4   a. und b. repräsentieren sogenannte negative Verstärkungen, d. h., der verstärkende Effekt wird durch das Vermeiden einer erwarteten negativen Folge gebildet. Für c. gilt: Die erlebte Nähe zum Kind bedeutet eine positive Verstärkung, d. h., die Konsequenz selbst wird als positiv erlebt; das Vermeiden des „Loslassens" und des „Anerkennens des Verlustes" wiederum sind negative Verstärkungen.
5   S. hierzu auch das Konzept des weiblichen Narzissmus (Wardetzki 2007).
6   Zur Bedeutung des differenzierten therapeutischen Beziehungshandelns s. Sachse (2006) und Caspar (2008a): Beide zeigen die Notwendigkeit auf, sich der Motivebene der Patientinnen komplementär gegenüber zu verhalten, nicht aber einem, von Sachse als Spielebene bezeichneten Verhalten, das die intransparenten, manipulativen und problematischen Strategien repräsentiert.
7   S. Nationale Versorgungsleitlinie Unipolare Depression (Richter et al. 2011).
8   Fehlgeburten unterscheidet man nach „Frühaborten", die sich bis Ende der 12. Schwangerschaftswoche ereignen, danach spricht man von „Spätaborten". Eine genaue Zahl der Aborte kann nicht gegeben werden, da diese, gerade wenn sie in den sehr frühen Schwangerschaftswochen stattfinden, von den Frauen häufig gar nicht als solche bewertet und auch nicht klinisch behandelt werden. Es wird geschätzt, dass bei den 20- bis 29-jährigen Frauen ungefähr die Hälfte der befruchteten Eizellen abstirbt. Ca. 30 % aller Frauen haben in ihrem Leben ein oder mehrere Frühgeburten. Die Ursachen sind aufgrund der komplizierten Wechselwirkungen der beteiligten Prozesse so vielfältig, dass man darüber keine generellen Aussagen machen kann. Selbst bei der individuellen Prüfung gelingt es nicht immer, diese klar zu benennen (http://de.wikipedia.org/wiki/Fehlgeburt).
9   S. hierzu auch die Ausführungen zum Thema der Schuldgefühle in Kap. 4 in diesem Buch sowie Bohus und Wolf-Arehult (2013); Prünte (2009); Stavemann (2010); Steil et. al. (2011); Wolf (2010).
10 Rituale beinhalten allgemein die Möglichkeit, Gefühlen durch vorgezeichnete Formen und Wege einen Platz zu geben und so besser mit ihnen umgehen zu können. Darin besteht ihr großer Wert. Das von mir hier beschriebene Vorgehen ist ein in der psychotherapeutischen Trauerarbeit häufig angewendetes Ritual (s. zu diesem Thema auch das eindrucksvolle Buch von Nijs 2003 über Abschiedsrituale beim frühen Tod eines Kindes; sowie Wolf 2000 und Znoj 2004).
11 Frau Schubert ist normalgewichtig – dennoch erlebt sie sich als „fett" und hässlich. Wie stark die Selbstwahrnehmung von der Realität abweichen kann, zeigt auch folgendes Beispiel aus einer Zeitungsnotiz über Demi Moore, eine als höchst attraktiv bewertete und erfolgreiche Schauspielerin: „Demi Moore hat sich nach der Trennung von ihrem zweiten Ehemann Ashton Kutcher (33) voller Selbstzweifel gezeigt: ‚Was mir wirklich Angst macht, ist, dass ich am Ende meines Lebens herausfinden werde, dass ich überhaupt nicht liebenswert bin, dass ich es nicht wert bin, geliebt zu werden', sagte die 49-Jährige dem US-Magazin Harper's Bazaar. Auch mit ihrem Körper sei sie nicht im Reinen, gab Moore zu. ‚Ich habe diese Hassliebe zu meinem Körper. Ich habe das Gefühl, dass mich mein Körper betrügt', so Moore. Die Schauspielerin hatte bei ihren letzten Auftritten extrem abgemagert gewirkt" (Demi Moore plagen Selbstzweifel. *Frankfurter Rundschau*, 6.1. 2012). Die Ablehnung des eigenen Körpers ist in den letzten drei Jahrzehnten zu einem immer mehr Menschen betreffenden Thema geworden. Die Zahl operativer Schönheitskorrekturen steigt entsprechend; aber: Zwei Drittel der Operierten zeigte sich anschließend unzufrieden mit dem Ergebnis bzw. fand sich nachher noch hässlicher als vorher. Zu diesem Thema s. weiter Ritter und Stangier (2010); Keller (2010).
12 S. Kabat-Zinn (1999); Wengenroth (2008); Heidenreich et al. (2011).
13 Potreck-Rose (2006): *Die Freude den Selbstwert zu stärken*.

14 S. hierzu u. a. auch Bohus und Wolf-Arehult (2013); Steil et al. (2011); Kämmerer (2008; 2010) und Prünte (2009).

15 Dies ist die Modifikation einer Übung von Merkle (1989).

16 Reddemann (2005, S. 565) gibt folgende Definition: „Ich verstehe darunter einen liebevollen, wertschätzenden, achtsamen und mitfühlenden Umgang mit mir selbst und das Ernstnehmen meiner Bedürfnisse." Neff (2012) meint mit ihrem Konzept des „Selbstmitgefühls" etwas ganz Ähnliches.

17 Dies ist eine Modifikation der von Potreck-Rose (2006) entwickelten Übung zum wohlwollenden Begleiter. Zur generellen Indikation und zu den Wirkmechanismen von Imaginationstechniken in der Psychotherapie s. Reddemann (2001).

18 *Die unwahrscheinliche Pilgerreise des Harold Frey* von R. Joyce.

19 Zu weiteren Aspekten der Handlungsregulation Depressiver s. auch Rehahn (1981); Rehahn und Sommer (1982, 1983) und Hautzinger (2011).

20 Ich verwende hier die entsprechenden Informations- und Arbeitsblätter aus dem Manual von Bohus und Wolf-Arehult (2013); zu diesem Thema s. auch Berking (2008); Stavemann (2011).

21 Ich fühle mich an Frau Schubert erinnert, als ich ein Interview mit der bekannten und sehr erfolgreichen Journalistin C. Westermann lese. Diese beschreibt, auf ihre Erfolge und ihre Selbstkritik angesprochen: *„Die innere Kritikerin hat eine Vollzeitstelle bei Ihnen nicht wahr?"* „Der innere Kritiker. Bei mir ist es ein Mann, ich weiß nicht, warum. Meist steht er hinter mir, wie ein Schatten." *„Ein Schatten, der immer dazwischen quatscht."* „Wissen Sie, jeder Mensch hat ein Muster, und mein Muster ist ‚Ich bin nicht gut genug'". *„Und irgendwann werden es alle merken."* „Genau, irgendwann kommt dir einer drauf, dass du dich seit 40 Jahren als Journalistin einfach durchgemogelt hast. Und der Grimme-Preis war ein pures Versehen (lacht). Manchmal muckt der Kritiker auch bei Kleinigkeiten auf. Ich hab neue Schuhe, keiner sagt: Mensch, die sind aber schön, schon denke ich, o Gott, was hast du da wieder für einen Mist gekauft? Der innere Kritiker gehört zu meinem Leben, ich versuche, ihn mit sanftem Humor zu akzeptieren. Das funktioniert mal besser, mal schlechter" (Kommt noch was? *Brigitte Woman* 12/2013, S. 124).

22 So also hatte sie meine damalige Intervention verstanden!

Serviceteil

Nachwort – 242

Anhang: Hintergründe und Implikationen
störungsspezifischer Konzepte – 244

Glossar – 253

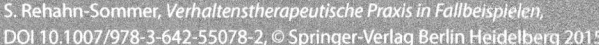

S. Rehahn-Sommer, *Verhaltenstherapeutische Praxis in Fallbeispielen,*
DOI 10.1007/978-3-642-55078-2, © Springer-Verlag Berlin Heidelberg 2015

Nachwort

Am Beginn dieses Buches stand die Anregung meines Mannes, die Erfahrungen, die ich in meiner therapeutischen Tätigkeit sammelte, niederzuschreiben. Im Prinzip war mir dieser Gedanke nicht fern, aber konkret hielten mich dreierlei Befürchtungen davon ab, diesen Schritt zu tun.

Erstens befürchtete ich, die von mir ausgewählten Patientinnen und Patienten würden sich durch mein Anliegen brüskiert fühlen und mir – unter Hinweis auf die intime und deshalb durch Schweigepflicht abgesicherte Situation – ihre Zustimmung zur Veröffentlichung vorenthalten. Allein meine Anfrage könnte damit schon zu einer Irritation in unserer therapeutischen Beziehung führen.

Zweitens graute mir im Falle einer Zustimmung vor der Aufgabe, die Lebensdaten dieser Menschen stark verfremden zu müssen, um eine mögliche Identifizierung zu verhindern. Dies nämlich beinhaltete die Gefahr, dass damit in gleichem Zuge die Logik sowohl des Störungs- als auch meines Therapiekonzepts nicht mehr nachvollziehbar wäre.

Die dritte Furcht bezog sich darauf, mich mit meinem Tun ungeschützt unter die kritischen Augen der (Fach-)Öffentlichkeit zu wagen.

Und was ist daraus geworden?

Nachdem ich den Start des Projektes beschlossen hatte, erlebte ich Reaktionen, die meinen Erwartungen entgegengesetzt waren.

Die von mir angesprochenen Patientinnen und Patienten gaben mir nicht nur umgehend ihr Einverständnis, sondern vermittelten mir, dass sie sich durch mein Interesse geehrt und ausgezeichnet fühlten. Die Frage, die die meisten spontan stellten, lautete: „Meinen Sie wirklich, meine Geschichte könnte für andere Menschen interessant sein?"

Noch überraschter war ich, als ich sie am Ende um offene Rückmeldung zu meinen schriftlichen Entwürfen der Geschichten bat. Ich hatte mich getraut, zugunsten der Nachvollziehbarkeit und Authentizität der Lebens- und Therapiegeschichten nur unbedingt erforderliche Verfremdungen der persönlichen Daten vorzunehmen, selbstverständlich mit neuen Namensgebungen.

Das Echo war insgesamt absolut positiv. Alle waren mit den Änderungen bzw. dem nicht Veränderten einverstanden. Ansonsten gab es einige wenige inhaltliche Ergänzungen oder Korrekturvorschläge, Verständnisfragen oder vertiefende Kommentare; hieraus bezog ich wiederum wichtige Hinweise für meine Darstellung.

Meine Furcht vor der *Veröffentlichung* im konkreten wie übertragenen Sinne hat sich mittlerweile gelegt. Erstens hilft mir mein Alter, mich selbstbewusster zu meinem therapeutischen Handeln zu stellen. Zweitens aber – und dies vor allem – sind es die wichtigen und positiven Erfahrungen bei der Durchführung dieses Projektes, die mich diesen Schritt schon jetzt als richtig und als persönlichen Gewinn erleben lassen.

Durch die erforderliche theoretische und praktische Arbeit habe ich mein Tun und die therapeutischen Prozesse in neuer Intensität beobachtet und reflektiert. Die kritische Beschäftigung mit den aktuellen und historischen Hintergründen klinisch-psychologischer Wissenschaft, therapeutischer Praxis und der Therapieausbildung war für mich herausfordernd und erkenntnisfördernd. Sie hat die Positionsbestimmung meines eigenen Selbstverständnisses unterstützt. Zudem hat mir der Rückblick auf meine therapeutische Sozialisation gezeigt, dass ich mein Handwerk in einer unglaublich interessanten Zeit vielfältiger Konzeptentwicklungen erlernen durfte und darf. So konnte ich mir vor Augen führen, wie und in welchen gesellschaftlich-historischem Zusammenhängen diese Konzepte entstanden sind, welche Richtungen diese

Entwicklungen später einschlugen und auf welche Weise sich all dies mit meinem persönlichen Lebens- und Berufsweg verknüpft hat.

Mindestens genauso wichtig aber waren die Erfahrungen, die ich mit den in diesem Buch vorgestellten Patientinnen und Patienten machte.

Als Prüfende meiner Geschichten schauten sie mit mir „Seite an Seite" darauf. So wurde aus *meiner* oder *ihrer* schließlich *unsere* Geschichte.

Diese spezielle Beziehung wurde zusätzlich dadurch gefördert, dass sie anhand der Geschichten noch einmal sehr viel ausführlicher als bisher Einblick in meine Sicht ihrer Person, ihrer Entwicklung und der therapeutischen Prozesse erhielten.

Welchen Wert diese Geschichten für die einzelne Patientin und den einzelnen Patienten besitzen, wurde mir erst im Laufe der Zeit über die spontanen Rückmeldungen deutlich. Hier einige Zitate:

„Immer wenn es bei mir nicht klappt und ich mutlos werde, lese ich darin. Die Geschichte dient mir als meine Gebrauchsanleitung. Das geht prima und wissen Sie was: Es hat sich gelohnt! Und wie."

„Ich werde es einer bestimmten Person in meiner Familie zu lesen geben. Die ist auch gefährdet, so etwas zu erleben wie ich. Vielleicht kann sie etwas daraus lernen."

„Wir sollten Ulla Hahn die Geschichte schicken, damit sie weiß wie wichtig ihr Buch *Aufbruch* für Betroffene sein kann."

„Ich werde die Geschichte nutzen, um Menschen mit ähnlicher Erkrankung Mut zu machen, sich nicht zu schämen und zu verstecken, sondern Hilfe zu suchen."

„Besonders in den letzten Wochen hat es mir sehr geholfen, nach und nach meine Geschichte zu lesen, weil ich beinahe wieder in alte Muster gefallen wäre: viel zu viel Termine, Stress, alles auf einmal machen wollen, mich dabei völlig vergessen. Indem ich das las, mit genau diesem Therapieinhalt, konnte ich wunderbar sehen, was ich in der Therapie gelernt habe, und dies sogleich wieder umsetzen."

„Beim ersten Lesen der Geschichte hat es mich richtig gepackt, ich konnte kaum damit aufhören. Viele Gefühle wurden in mir angestoßen. Ich glaube, erst danach konnte ich wirklich begreifen, was ich alles seit Beginn der Therapie auf den unterschiedlichen Etappen mit ihren Hürden geschafft habe. Das gibt mir Kraft und macht Mut für den weiteren Weg."

Soweit zu den Wirkungen des Projekts auf meine Patientinnen, meine Patienten und mich.

Ich hoffe und wünsche mir, dass sich das vorliegende Buch ebenfalls für Sie – die Leserinnen und Leser – als interessant und nützlich erweist.

Anhang: Hintergründe und Implikationen störungsspezifischer Konzepte[1]

Störungsspezifische Forschung und Therapieentwicklung meint, dass man für die einzelnen psychischen Störungsbilder maßgeschneiderte Therapieprogramme – Therapiemanuale genannt – entwickelt und in Bezug auf ihre Effektivität empirisch überprüft.[2] Dieses Vorgehen wiederum hängt mit dem Forschungsansatz der randomisierten klinischen Studien (RCT: Randomized Clinical Trails)[3] zusammen. Die in den 1990er Jahren in den USA begonnene Entwicklung zielte darauf ab, aus Kostenersparnisinteressen empirische Effektivitätskontrollen psychotherapeutischer Verfahren durchzuführen. Da hier besonders der Vergleich mit Medikamenten interessierte, glich man das Forschungsvorgehen dem der Pharmazie zur Überprüfung der Wirksamkeit von Medikamenten an.[4] 1992 erfolgte die offizielle Festlegung der Prozeduren und Kriterien für die Psychotherapiestudien.

Als positive Ergebnisse dieser Entwicklung werden u. a. genannt, dass mit den so erhaltenen Wirksamkeitsnachweisen die Konkurrenzfähigkeit von Psychotherapien gegenüber anderen Maßnahmen (besonders Pharmakotherapie) erhöht wurde und dass die Studien methodisch anspruchsvollen Qualitätsstandards einschließlich hoher interner Validität entsprechen.

Einer der größten Gewinne besteht jedoch vor allem anderen darin, dass wir heute über ein umfangreiches störungsspezifisches Wissen sowie über eine Vielzahl höchst differenzierter, (unter gegebenen Studienbedingungen) in ihrer Effektivität empirisch überprüfter Therapieprogramme für die maßgeschneiderte Behandlung einzelner psychischer Störungsbilder verfügen. Für die therapeutische Behandlung von Patientinnen mit einer auf einen Störungsbereich eingegrenzten Symptomatik können die Manuale aufgrund ihrer festgelegten und detailliert beschriebenen Therapieschritte gerade den unerfahrenen Therapeutinnen Orientierung und Sicherheit im Einsatz wirksamer Interventionen vermitteln. Zudem ermöglichen die Manuale diesen Patientinnen, dass sie ausführliche Informationen über die Therapie erhalten und so das therapeutische Konzept und Vorgehen für sie transparent wird.

Neben diesen positiven Bewertungen gibt es allerdings auch gewichtige Kritikpunkte.

Repräsentativität und Übertragbarkeit der Ergebnisse auf die Praxis

Die Studien zur Entwicklung und Überprüfung der Wirksamkeit therapeutischer Manuale werden jeweils für einzelne, nach den offiziell geltenden internationalen diagnostischen Klassifikationssystemen definierten Störungen durchgeführt. Die bei dieser Forschung untersuchten Patientinnengruppen werden extrem selegiert.[5]

Mit diesen Therapiekonzepten wird impliziert, dass auch Patientinnen, wie sie uns Therapeutinnen in der Praxis begegnen, in der Regel an einer einzelnen Problematik leiden, die zudem noch durch die Störungsdefinition der verwendeten Diagnosekategorie treffend und umfassend abgebildet wird.

Im Falle des Vorliegens von mehreren Störungen fasst man dieses mit dem Terminus der „Komorbidität". Hierunter „[…] ist das gemeinsame Auftreten verschiedener, voneinander abgrenzbarer psychischer und/oder somatischer Störungen in einem festgelegten Zeitraum zu verstehen. Bekanntlich ist der Begriff abgeleitet vom Lateinischen *morbus*, also der Krankheit, und verweist damit auf seinen Ursprung im medizinischen Krankheitsmodell. Damit ist die Annahme verbunden, dass es sich bei den verschiedenen Krankheiten um klar voneinander abgrenzbare Einheiten handelt, von denen weiterhin angenommen wird, dass sie unabhängig voneinander sind und jeweils für sich einen eigenständigen und charakteristischen Verlauf haben" (Bastine 2012, S. 14).[6]

Dieses Verständnis allerdings gibt die klinische Realität nicht angemessen wieder.

Nicht das Auftreten einzelner Störungen ist der Normalfall in der psychotherapeutischen Praxis, sondern umgekehrt: In der Regel leiden Patientinnen an Symptomen mehrerer Störungsbereiche – zudem mit Symptomen und Merkmalen, die teilweise über die Kriterien dieser Diagnosen hinausgehen. Diese Merkmale oder Symptome sind untereinander funktional und kausal verbunden, ebenso wie mit den konkreten aktuellen wie vergangenen prägenden Lebensumständen der Patientin. Wann und wie die jeweilige Patientin welche Symptomatik entwickelt, ist dabei von verschiedenen Faktoren abhängig. All dies muss sich auch nicht gleich zu Beginn der Therapie zeigen, sondern kann im Laufe des Prozesses deutlich werden, nachdem die erste akute Problemebene bearbeitet wurde. Diese, die Symptomausprägung beeinflussenden Faktoren betreffen u. a. die spezifischen Persönlichkeitsmuster der Patientin, ihre damit verbundenen Verwundungspunkte und Reaktionstendenzen, ihre Vorerfahrungen und Vorerkrankungen, ihre Ressourcen, ihre psychische Widerstandsfähigkeit sowie ihre reale externe Lebenssituation.

Des Weiteren ist zu beachten: Die Anzahl der anerkannten Störungen nimmt ständig zu. Innerhalb der 40 Jahre seit der ersten Auflage des Diagnostischen und Statistischen Manuals Psychischer Störungen bis zur vierten Version gab es ein Anwachsen der Diagnosen um 300 % – von 106 Diagnosen im DSM-I (1952) auf 365 Diagnosen im DSM-IV (1994) (Hermer, 2012a), und das neue DSM-5 (Mai 2013) setzt diesen Trend unvermindert fort.[7]

Hinsichtlich der Therapiemanuale müsste dies eigentlich zur Konsequenz haben, dass je nach neuer diagnostischer Differenzierung des geltenden DSM wiederum neue Therapiemanuale zu erstellen wären – was somit auf ein nie endendes, auf seine Sinnhaftigkeit zu hinterfragendes, unglaublich teures und aufwendiges Unterfangen hinausliefe.

Vor allem aber bedeutet die Übertragung des störungsspezifischen manualisierten Vorgehens auf die reale Therapiesituation, dass entsprechend der Anzahl der bei einer Patientin vorhandenen Diagnosen ebenso viele vollständige Manuale gleichzeitig oder nachgeschaltet eingesetzt werden müssten. Dies aber hebt nicht nur die verlangten standardisierten Durchführungsbedingungen und die daran gebundenen Effektivitätsnachweise auf, sondern konstituiert letztendlich eine absurde, in der Realität nicht umsetzbare Situation.

Wie Hermer (2012a) ausführt, gab es um das Jahr 2000 bereits 145 Therapiemanuale, wobei diese nur 51 der damals vorhandenen 397 diagnostischen Kategorien entsprachen.

Man stelle sich vor, was es zusätzlich für die Therapeuten bedeuten würde, all diese und die sich ständig neu entwickelten Manuale tatsächlich fachlich gut zu kennen und qualifiziert einsetzen zu können.

Bedeutung der Therapeutin und der therapeutischen Beziehung

Die Forschung zur Entwicklung der störungsspezifischen Therapiemanuale findet in Designs statt, die den Einfluss der Anwenderin dieser Methode – also der Therapeutin – auf das Therapieergebnis möglichst weitgehend zu nivellieren versuchen. Dieses Vorgehen legt damit ein Bild von der Bedeutung der Therapeutin und der therapeutischen Beziehung für die Therapie nahe, nach dem die Therapeutin allenfalls durch das Ausmaß der für die Anwendung des Therapiemanuals erforderlichen Anwendungskompetenz einen Einfluss auf Verlauf und Therapieergebnis besitzt (Caspar 2008b).

Dieser Position ist Folgendes entgegenzuhalten: Therapie kann nicht losgelöst von den beteiligten Personen und deren Interaktion gesehen werden. Im Gegenteil: Die Wirkung der therapeutischen Methoden und Inhalte wird nachweislich in bedeutsamer Weise von der Person der Therapeutin, der der Patientin sowie deren interaktionellen Prozessen beeinflusst (s. Lambert und Barley 2008; Hermer 2012a; 2012b). Wie gerade auch in psychoanalytischer Forschungsarbeit, die ihren Fokus explizit auf diese Ebenen richtet, aufgezeigt wird, kommt der Therapeutin – therapieschulunabhängig – dabei grundsätzlich eine besondere, machtvolle Position zu. Nach Pohlen und Bautz-Holzherr (2001) ist es die Therapeutin, die qua Profession das Wissen und die Methoden zu besitzen verspricht, an welche sich die Patientin, die sich selbst nicht mehr zu helfen weiß, mit ihrem Leiden wendet. Hierin zeigt sich deren Angewiesensein auf die Therapeutin, d. h., die Patientin befindet sich in einer Art Abhängigkeitsbeziehung. Die Therapeutin ist diejenige, die die „Regie" führt, d. h. die die Regeln für die formelle und inhaltliche Zusammenarbeit vorgibt. Mit ihrer Störungs- bzw. Therapietheorie, mit ihrem bewussten und unbewussten Verhalten nimmt sie Einfluss auf Denken, Sichtweise und Reaktion der Patientin. Wie überzeugend sie hierbei ist, welche suggestive Kraft sie mit ihrer speziellen Persönlichkeit realisiert, hat bedeutsame Einflüsse auf das Ausmaß der konzeptionellen Übereinstimmung beider Personen sowie auf die Prozesse der Übertragung und damit u. a. auch auf Idealisierung und Identifikation der Patientin mit der Therapeutin; all dies besitzt entscheidende Auswirkungen auf den Therapieverlauf und das Therapieergebnis.

Diese Machtposition als Therapeutin zu erkennen ist äußerst bedeutsam, denn sie verweist auf die besondere, damit verbundene Verantwortung. Letztere impliziert die fortlaufende kritische Reflexion des eigenen Handelns, und zwar u. a. bezüglich der eigenen Störungs- und Therapietheorie, des Verhaltens bzw. der Reaktionen gegenüber der Patientin sowie der eigenen gesellschaftlichen Positions- und Auftragsidentifikation.[8]

Neben diesen grundsätzlichen Aspekten zeigen die vielfältigen Untersuchungsergebnisse erfolgreicher und nichterfolgreicher Therapien, welchen weiteren spezifischen Merkmalen des Therapeutinnenverhaltens und der therapeutischen Beziehung eine therapieförderliche bzw. -behindernde Rolle zukommt. Im Folgenden möchte ich nur einige Aspekte dieser Themenbereiche herausgreifen. Wichtig hierbei ist jedoch, dass – aufgrund der Komplexität des Handlungsraumes – die relevanten Wirkfaktoren nicht auf bestimmte, immer und für alle geltenden Merkmale zu reduzieren sind. Grundsätzlich betreffen diese Therapeutinnenmerkmale u. a. das Wissen und den angemessenen Einsatz therapeutischer Techniken und Fertigkeiten, persönliche Charakteristika wie Warmherzigkeit, Empathie, Interessiertheit, professionelles Auftreten etc., angemessene Responsivität[9] für die Patientin und den Kontext, Sensibilität für den zwischenmenschlichen Prozess, spezifische Wahrnehmungsfähigkeiten – bzgl. der Patientin und der eigenen Person (Selbstwahrnehmung und -reflexion) – und die Fähigkeit, negative Affekte zu regulieren und Stress auszuhalten (Sharpless et al. 2010, nach Hermer, 2012a, S. 577).

Eine wichtige Einflussgröße ist dabei auch, ob die Therapeutin mit den in den Interaktionen stattfindenden Übertragungs- und Gegenübertragungsprozessen[10] adäquat umgehen kann. Dies impliziert u. a., dass sie mit dem theoretischen Konzept vertraut ist, dass sie Kenntnis über Art und Ursprünge eigener leitender Schemata besitzt, dass sie bzgl. der Übertragungs- und Gegenübertragungsprozesse Wahrnehmungsfähigkeiten erlernt hat, die ihr erlauben, diese Informationen differenziert diagnostisch und therapeutisch auszuwerten, und schließlich, dass die

Therapeutin zur Vermeidung schädlicher Reaktionen über entsprechende Bewältigungs- bzw. Kontrollstrategien verfügt.

Die „Passung" wird ebenfalls als bedeutsamer Einflussfaktor für den Verlauf des therapeutischen Prozesses gewertet. Dies betrifft Art und Ausmaß der Übereinstimmung bzw. der positiven Ergänzung zwischen der Person der Therapeutin und der der Patientin. Orlinsky und Howard (1987, nach Hermer 2012a, S. 567) nennen vier „Bausteine", die zueinander passen müssen: erstens die gute Kooperationsfähigkeit zwischen Patientin und Therapeutin; zweitens die Fähigkeit der Therapeutin, gut mit der jeweiligen Störung umgehen zu können; drittens die angewandte Therapiemethode muss ein effektives Rational für die Symptomatik oder Störung bereitstellen; viertens die Therapiemethode muss zu Erwartungen, Kompetenzen und Motivation der Patientin passen.

Schließlich kann die Therapeutin-Patientin-Beziehung gleichzeitig als förderliche Basis für die jeweiligen spezifischen Interventionen und als eigene therapeutische Änderungs- und exemplarische Erfahrungsebene genutzt werden. Grundlegend ist, dass die Therapeutin ihr Verhalten gegenüber der Patientin auf die spezifischen Persönlichkeitsmuster, deren Verknüpfung mit den Symptomen und mit dem interaktionellen Verhalten der Patientin ausrichtet. Über diesen Weg kann sie die Patientin mit ihren Ängsten und Wünschen berücksichtigen und ihr so das Einlassen auf die Therapiearbeit erleichtern. Im weiteren Verlauf des Therapieprozesses, zunehmender Vertrauensbildung und erster Therapieerfolge kann das bisherige Verhaltensmuster – wie es sich u. a. auch gegenüber der Therapeutin zeigt – zusammen mit der Patientin reflektiert werden, und Neuerfahrungen können eingeleitet werden.[11]

Fassen wir zusammen: In der therapeutischen Situation treten zwei Menschen mit ihren individuellen – überdauernden und situativen – inneren Schemata in offene, verdeckte, bewusste und unbewusste Interaktion, veranlasst durch psychische Probleme des einen und den Beruf des anderen. Die innerhalb der und zwischen den beiden Personen aktivierten Prozesse können den Therapieverlauf begünstigen und behindern. Therapeutisches Handeln in der realen Praxissituation verlangt von der Therapeutin nicht nur, dass sie über ein angemessenes gutes Störungs- und Interventionswissen verfügt. Sie muss ebenfalls über Kenntnisse und Kompetenzen verfügen, die ihre Position und Rolle als Therapeutin betreffen, ihre Verantwortung, Ursprünge und Art ihrer eigenen Schemata sowie die Bedingungen einer förderlichen therapeutischen Beziehung.

Macht oder Ohnmacht therapeutischen Handelns

Zuletzt möchte ich einem häufig anzutreffenden Kontroll- und Machbarkeitsglauben entgegentreten. Hiermit ist die Auffassung gemeint, dass man aufgrund der umfangreichen Ausstattung mit evidenzbasierten störungsspezifischen Therapiemanualen heute zwar noch nicht alle, aber zumindest doch nahezu jede Störung, für die ein solches Manual vorliegt, erfolgreich behandeln kann. Die Therapeutin müsse nur die richtigen Therapiemanuale kennen und diese manualkompetent anzuwenden wissen.

Eine Anfängerin, die mit dieser unkritischen Sicht in ihre berufliche Praxis startet, ist prädestiniert, ein Nichterreichen der Therapieziele auf ihre eigene Inkompetenz zurückzuführen. Welchen Druck diese Sichtweise auf die Therapeutin ausübt, mag man sich vorstellen – aber auch auf die Patienten: Nach dieser Auffassung ist der Erfolg der Therapeutin logischerweise direkt an jenen der Patientin gebunden (Noyon und Heidenreich 2012a).

Ergänzend zu den schon genannten anderen Kritikpunkten wird hier zudem die bedeutsame Rolle von außertherapeutischen Bedingungen für den Verlauf und das Ergebnis der Therapie ignoriert.[12] Diese betreffen Lebensereignisse und Umstände wie z. B. Krankheit/Gesundheit, Arbeitslosigkeit/Beschäftigung, neue Beziehung/Verlust von Beziehung etc. aber auch Fähigkeiten und Ressourcen der Patientin. Bei bester Kompetenz und besten Therapietechniken können wir immer nur so viel bewirken, wie es die psychischen, körperlichen und intellektuellen Bedingungen der Patientin, aber eben auch die Bedingungen ihrer externen Lebenssituation zulassen. Jede Therapie muss deshalb die Entscheidung über die jeweiligen Therapieziele und Interventionen sowohl unter Berücksichtigung der vorgegebenen individuellen als auch außerindividuellen Bedingungen vornehmen.

Bei jungen Therapeutinnen allerdings konnte ich beobachten, dass ihnen oftmals eine solche differenzierte Sichtweise eher fremd war. Es fiel ihnen schwer, die Grenzen des therapeutischen Tuns anzuerkennen und die damit verbundenen Ohnmachts- und Hilflosigkeitsgefühle auszuhalten.

Fazit

Für die *Praktikerin* ergibt sich aus der beschriebenen Situation die Aufgabe, die Ergebnisse wissenschaftlicher Forschung auf die individuelle Situation ihrer konkreten Patientin mit deren Problematik und auf die der eigenen Person zu transferieren, d. h. „Patienten- und Störungsorientierung miteinander zu verbinden" (Auckenthaler 2012, S 161).[13]

Entsprechend den vorausgegangenen Überlegungen verlangt dies,

- dass die Therapeutin über ein störungsspezifisches und störungsübergreifendes Wissen verfügt, das ihr ermöglicht, verschiedene Erscheinungsformen der jeweiligen Problematik in deren lerngeschichtlichen wie aktuellen Bedingungen zu verstehen – zusätzlich zur diagnostischen Klassifikation;
- dass sie auf dieser Grundlage einen Therapieplan erstellen kann, der eine individuelle Ziel- und Methodenableitung beinhaltet; dies schließt Entscheidungen über die konkrete Auswahl, Kombination, Modifikation und den Zeitpunkt störungsspezifischer wie störungsübergreifender therapeutischer Strategien und Interventionsmethoden ein sowie über Maßnahmen, die die therapeutische Beziehung unter diesen Gesichtspunkten strukturieren;
- dass sie ihr therapeutisches Handeln angesichts ihrer Machtposition gegenüber der Patientin verantwortungsbewusst prüft, und zwar im persönlichen, therapeutischen und im gesellschaftlichen Kontext;
- dass sie sowohl über theoretische als auch über praktische Kenntnisse verfügt bzgl. der förderlichen bzw. behindernden Bedingungen des therapeutischen Verhaltens und der therapeutischen Beziehung – jenseits der jeweiligen inhaltlichen Therapiemethoden;
- dass sie Ursprünge und Art ihrer eigenen leitenden internen Schemata kennt sowie mit Prozessen der Übertragung und Gegenübertragung umzugehen weiß;
- dass sie sowohl bei der Behandlungsplanung als auch während des therapeutischen Prozesses einen realistischen Blick bzgl. der Wirkmöglichkeiten ihres therapeutischen Handelns in der Gesamtheit der Einflussfaktoren bewahrt.

- **Und was bedeutet dies für die angehenden Therapeutinnen und ihre Therapieausbildung?**

Die Therapieausbildung sollte den besonderen Erfordernissen, die mit der Umsetzung der störungsspezifischen Konzepte und Therapieprogramme in der Praxis verbunden sind, entsprechen. Hier sind einige, aus den vorherigen Überlegungen resultierende Vorschläge:

- Die Ausbildung sollte neben der Vermittlung störungsspezifischer Konzepte, bei denen Hintergründe, Grenzen und Möglichkeiten aufgezeigt werden, alternative störungsübergreifende und allgemeine therapeutische Wirkfaktoren beinhaltende Ansätze vermitteln und eine kompetente Auseinandersetzung damit fördern. Zusätzlich sollte die Lehre eine inhaltliche und wissenschaftstheoretische Auseinandersetzung mit verschiedenen Therapieschulen beinhalten.[14]
- In der ausbildungsbegleitenden Selbsterfahrung sollten die Teilnehmerinnen auf die spezifischen personenbezogenen Aspekte der therapeutischen Praxis vorbereitet werden. Dies beinhaltet u. a. die Selbstreflexion eigener leitender Schemata, Strategien, emotionaler Reaktionen und deren lerngeschichtliche Ursprünge; die Auseinandersetzung mit eigenen Entwicklungszielen und Selbstentfaltungsmöglichkeiten; die Selbstanwendung therapeutischer Methoden; eine therapieprozessbegleitende Selbsterfahrung (u. a. zur Förderung von Wahrnehmungs- und Kontrollkompetenzen bzgl. Übertragungs- und Gegenübertragungsprozessen) sowie die Entwicklung von Selbstfürsorgestrategien zur Burn-out-Prophylaxe (Kämmerer et al. 2011).
- Erfahrene und als Therapeutinnen tätige Supervisorinnen sollten die praktisch arbeitenden jungen Therapeutinnen engmaschig anhand der gemeinsamen Auswertung von Videoaufzeichnungen bei den Transfer- und Anpassungsproblemen von theoretischem Wissen auf die realen Praxiserfordernisse unterstützen, ihnen bei Anfängerunsicherheiten und Kompetenzzweifeln helfen, bei schwierigen Situationen zur Seite stehen und den Erwerb praktisch-therapeutischen Wissens fördern.
- Therapeutinnen in Ausbildung sollten die Möglichkeit erhalten, von erfahrenen Therapeutinnen durch die Beobachtung ihres therapeutischen Handelns zu lernen. Dies könnte unterstützt werden durch direkte Anwesenheit in der Therapiesitzung, durch die Liveübertragung von Therapiesitzungen in einen Beobachterraum, durch das Zuschauen per Einwegspiegel oder das nachträgliche Anschauen und Auswerten von Therapievideos gemeinsam mit der Therapeutin.

Eine weitere Alternative zum Lernen am Modell besteht in dem Wiederaufnehmen der Tradition von Fallbeschreibungen oder Fallgeschichten gesamter therapeutischer Behandlungsverläufe durch erfahrene Therapeutinnen, wie ich es mit den Therapiegeschichten dieses Buches umgesetzt habe. Sie repräsentieren damit ein anderes Medium der Rekonstruktion von Psychotherapien.

Den Wunsch nach solch einer Art der praxisnahen und anschaulichen Darstellung bestimmter Themen äußern auch erfahrene Kolleginnen, und zwar als Ergänzung zu den üblichen wissenschaftlichen Artikeln der klinischen Forschung. Hierbei wird darauf hingewiesen, dass nicht nur die Beschreibung des therapeutischen Verhaltens lehrreich und anregend ist, sondern gerade auch die des Umgangs mit Fehlern.[15]

Zum Schluss aber möchte noch einmal Folgendes betonen: Das wichtigste Ziel, dem all diese Überlegungen letztendlich dienen, besteht darin, die Qualität von psychotherapeutischer Versorgung weiter verbessern und sichern zu helfen.

Literatur

Ambühl, H., & Strauß, B. (1999). *Therapieziele*. Bern: Hogrefe.

Auckenthaler, A. (2012). *Kurzlehrbuch Klinische Psychologie und Psychotherapie. Grundlagen, Praxis, Kontext*. Stuttgart: Thieme.

Bastine, R. (1998). *Klinische Psychologie* (3. Aufl.). Bd. 1. Stuttgart: Kohlhammer.

Bastine, R. (2006). Der Klinischer Psychologie mit auf den Weg gegeben: Perspektiven für die Zukunft. Zum Abschluss des Symposiums „Klinische Psychologie, Psychotherapie, Familie und Mediation". *Verhaltenstherapie und Psychosoziale Praxis, 3*(1), 9–16.

Bastine, R. (2012). Komorbidität: Ein Anachronismus und eine Herausforderung für die Psychotherapie. In P. Fiedler (Hrsg.), *Die Zukunft der Psychotherapie* (S. 13–25). Berlin: Springer.

Bettighofer, S. (2010). *Übertragung und Gegenübertragung im therapeutischen Prozess*. Stuttgart: Kohlhammer.

Bienenstein, S., & Rother, M. (2009). *Fehler in der Psychotherapie*. Wien: Springer.

Caspar, F. (2006). Forschungsdesigns in der Psychotherapieforschung: Die Diskussion um Randomisierte Klinische Studien. In A. Brüggemann, & R. Bromme (Hrsg.), *Deutsche Forschungsgemeinschaft. Entwicklung und Bewertung von anwendungsorientierter Grundlagenforschung in der Psychologie* (S. 38–47). Berlin: Akademie-Verlag.

Caspar, F. (2007). Perspectives On Psychotherapy Integration. Balanced Psychotherapy Research. *Psychotherapy Bulletin, 42*(4), 48–55.

Caspar, F. (2008a). Motivorientierte Beziehungsgestaltung – Konzept, Voraussetzungen bei den Patienten und Auswirkungen auf Prozess und Ergebnisse. In M. Hermer, & B. Röhrle (Hrsg.), *Handbuch der therapeutischen Beziehung* (Bd. 1, S. 527–558). Tübingen: DGVT-Verlag.

Caspar, F. (2008b). Gibt es gute und schlechte Psychotherapeuten und Psychotherapeutinnen? *Psychothera. Psych. Med., 58*, 227.

Caspar, F. (2011). Hat sich der störungsspezifische Ansatz in der Psychotherapie zu Tode gesiegt? Editorial. *Psychother Psych Med, 61*, 199.. Nachdruck in: Verhaltenstherapie und psychosoziale Praxis, 43(4), 891–892

Caspar, F. (2012). Psychotherapie kann mehr – durch Psychotherapieforschung. Aktueller Stand der Psychotherapieforschung. Vortrag gehalten auf dem DGVT Kongress Berlin.

Caspar, F., & Berger, T. (2008). Die Validitäten und der Wert der Forschung. *Psychother. Psych. Med., 58*, 1–2.

Caspar, F., & Grosse Holtforth (2009). Responsiveness – Eine entscheidende Prozessvariable in der Psychotherapie. *Zeitschrift für Klinische Psychologie und Psychotherapie, 38*(1), 61–69.

Caspar, F., & Mundt, C. H. (2008). Was ist Psychotherapie?. In S. Herpertz, F. Caspar, & C. H. Mundt (Hrsg.), *Störungsorientierte Psychotherapie*. München: Elsevier.

Frances, A. (2013). *Normal. Gegen die Inflation psychiatrischer Diagnosen*. Köln: Dumont..

Gelso, C. J., & Hayes, J. A. (2008). Der Umgang mit Gegenübertragung. In M. Hermer, & B. Röhrle (Hrsg.), *Handbuch der therapeutischen Beziehung* (Bd. 1, S. 491–525). Tübingen: DGVT-Verlag.

Hermer, M. (2012a). Therapeutinnen, die nicht mehr ganz unbekannten Wesen. Teil I: Therapieeffekte. *Verhaltenstherapie und Psychosoziale Praxis, 3*, 555–572.

Hermer, M. (2012b). Therapeutinnen, die nicht mehr ganz unbekannten Wesen. Teil II: Therapeutische Beziehung. *Verhaltenstherapie und Psychosoziale Praxis, 3*, 573–585.

Kämmerer, A., Kapp, F. & Rehahn-Sommer, S. (2011). Selbsterfahrung in der modernen Verhaltenstherapieausbildung. *Psychotherapeutenjournal, 10*(2), 146–151.

Jaeggi, E. (2012). Psychotherapie im Geiste der Wissenschaft. *Psychotherapeutenjournal, 4*, 319–323.

Kottler, J. A., & Carlson, J. (2003). *Bad Therapy. Master Therapists Share Their Worst Failures*. New York: Routledge.

Lambert, M. J. & Barley, D. E. (2008). Research summary on the therapeutic relationship and psychotherapy outcome. In J. C. Norcross (Hrsg.), *Psychotherapy relationships that work* (S. 17–32). New York: Oxford University Press. Dt. In M. Hermer, & B. Röhrle (Hrsg.), *Handbuch der therapeutischen Beziehung* (S. 109–139). Tübingen: DGVT-Verlag.

Michels, H.-P. (2014). Die Hegemonie des DSM. Der Einfluss starker Interessengruppen und die Folgen. *Verhaltenstherapie und psychosoziale Praxis, 46*(1), 95–111.

Norcross, J. C., & Lambert, M. J. (2006). The therapy relationship. In J. C. Norcross, L. E. Beutler, & R. F. Levant (Hrsg.), *Evidence-based practices in mental health* (S. 208–218). Washington: APA.

Noyon, A., & Heidenreich, T. (2012a). Vorwort der HerausgeberInnen zum Schwerpunkt „Risiken und Nebenwirkungen von Psychotherapie". *Verhaltenstherapie & Psychosoziale Praxis, 44*(3), 485–487.

Orlinsky, D. E., & Howard, K. I. (1987). A generic model of psychotherapy. *Journal of Integrative and Eclectic Psychotherapy, 6*, 6–27.

Padberg, T. (2012). Warum lesen Psychotherapeuten keine Forschungsliteratur? *Psychotherapeutenjournal, 1*, 10–17.

Padberg, T. (2013). Denn sie wissen nicht was sie tun – Die Diskussion über die Pflicht zur standardisierten Diagnostik droht zum Selbstgespräch zu werden. *Psychotherapeutenjournal, 1*, 12–18.

Pohlen, M., & Bautz-Holzherr, M. (1995). *Psychoanalyse – Das Ende einer Deutungsmacht*. Reinbeck bei Hamburg: Rowohlt.

Pohlen, M., & Bautz-Holzherr, M. (2001). *Eine andere Psychodynamik*. Bern: Huber.

Rief, W., Frances, A., & Wittchen, H.-U. (2013). DSM-5 – Pros and Cons. *Verhaltenstherapie, 23*(4), 280–285. Freiburg: Karger

Sachse, R. (2006). *Therapeutische Beziehungsgestaltung*. Göttingen: Hogrefe.

Sackett, D. L. (1997). Was ist Evidenzbasierte Medizin und was nicht? *Münchener Medizinische Wochenzeitschrift, 139*(44), 644–645.

Sommer, G., Nolte-Dierk, I., Martin, C., & Dierk, J.-M. (2003). Patient selection in psychotherapy studies. *Verhaltenstherapie & Verhaltensmedizin, 24*, 414–451.

Sonnenmoser, M. (2012). verschiedenen Welten. *Deutsches Ärzteblatt, 10*, 460–461.

Wittmann, L. (1981). *Verhaltenstherapie und Psychodynamik*. Weinheim: Beltz.

Wittmann, L. (2011). Psychotherapie 2020: Trends, Chancen, Fehlentwicklungen. *Verhaltenstherapie & psychosoziale Praxis, 43*(1), 123–128.

Anmerkungen

1   Ich bitte die Leserinnen um Nachsicht dafür, dass ich im Folgenden vielfältige Themen berühre, diese jedoch mit Blick auf den Schwerpunkt dieses Buches nur im Anhang und auch hier nur eingeschränkt behandele. Bei weitergehendem Interesse möchte ich deshalb auf die jeweils benannten Literaturquellen verweisen.

2   Zur folgenden Argumentation bzgl. der Vor- und Nachteile der hier thematisierten Forschungs- und Therapie-konzepte vgl. insbesondere Auckenthaler (2012); Bastine (1998, 2006, 2012); Caspar (2006, 2007, 2011, 2012); Caspar und Berger (2008); Caspar und Mundt (2008); Caspar und Jacobi (2004); Wittmann (2011).

3   Randomisierte kontrollierte Studie: Bei diesem Untersuchungsdesign werden die Versuchspersonen mindes-tens zwei Gruppen (Interventions- und Kontrollgruppe) per Zufall zugeteilt, um sie anschließend hinsichtlich der Interventionseffekte zu vergleichen.

4   Wie Hermer (2012a) berichtet, geht dieser Forschungsansatz ursprünglich auf ein empirisches Vorgehen zurück, das u. a. in Landwirtschaft, Medizin und Erziehung entwickelt wurde. Das Ziel dieser Untersuchungskonzepte – mit Kontrollgruppen und Doppelblindstudien – war es, die beste Methode unabhängig von den Anwenderinnen herauszufinden.

5   Die Analyse von zwei führenden US-amerikanischen klinisch-psychologischen Fachzeitschriften ergab u. a., 1. dass im Durchschnitt fünf Kriterien (u. a. Komorbidität) eingesetzt wurden, um Patienten aus Studien auszu-schließen, dass durchschnittlich 40 % der Patienten von den Forschern ausgeschlossen wurden und dass somit Patienten in Effektivitätsstudien nur begrenzt mit denen in psychotherapeutischen Praxen vergleichbar sind. 2. Es fehlten bei den meisten Studien Informationen zu Achse IV (psychosoziale und Umweltprobleme, z. B. Beruf, Wohnung) und Achse V (das allgemeine Funktionsniveau des Patienten, u. a. in Beruf und sozialen Beziehungen) des DSM; vgl. Sommer et al. (2003).

6   Die folgenden Argumente bzgl. der Kritik am Komorbiditätsprinzip habe ich Bastine (2012) entnommen.

7   In der Praxis wird üblicherweise das Internationale Klassifikationssystem psychischer Störungen (ICD-10) ver-wendet, in der Forschung primär das Diagnostic and Statistical Manual of Mental Disorders (DSM-IV bzw. DSM-5) Diese Beurteilungssysteme sind Vereinbarungen, d. h. Übereinkünfte bzgl. der Konzepte und Differenzierungen, die vorrangig der Kommunikation und Abstimmung unter den forschenden bzw. behandelnden Experten (einheitliche Nomenklatur) sowie u. a. der Organisation und Reduktion von Informationen dienen. Die Katego-rien und Kriterien sind einem Veränderungsprozess unterworfen, der von den jeweils aktuell dominierenden wissenschaftlichen, ökonomischen und (standes- sowie therapieschulen-)politischen Konzepten und deren Vertretern determiniert wird. Sich der Hintergründe und der Relativität dieser Systeme bewusst zu bleiben ist notwendig, um deren mögliche negativen Implikationen und deren Geltungsbegrenzung zu erkennen und sich sowohl gesundheitspolitisch als auch in dem eigenen therapeutischen Verständnis und Handeln kritisch damit auseinandersetzen zu können (s. Auckenthaler 2012; Bastine 2012; Frances 2013; Padberg 2013; Rief et al. 2013; Michels 2014).

8   Bei der vorhergehenden Argumentation bzgl. der therapeutischen Machtposition beziehe ich mich auf Pohlen und Bautz-Holzherr (2001), s. weiter zum Thema u. a. Ambühl und Strauß (1999).

9   Dieser Begriff meint hier: „Die Fähigkeit eines Therapeuten, sich auf besondere Voraussetzungen bei einem Patienten einzustellen, üblicherweise mit dem Ziel, dadurch zur Durchführbarkeit der Therapie und zu einem besseren Therapieergebnis beizutragen" (Caspar und Grosse Holtforth 2009, S. 61)

10   In der Psychoanalyse wird mit Übertragung ein Vorgang verstanden, bei dem eine Person Gefühle, Erwartungen, Wünsche und Handlungstendenzen aus früheren Beziehungen – meist unbewusst – in einer gegenwärtigen Beziehung aktualisiert, z. B. bei der Therapeutin. Gegenübertragung meint die – meist unbewusste – Reaktion der Therapeutin auf die Patientin und deren Übertragung sowie die Relevanz dieser Gegenübertragung für die Therapie. Hinsichtlich des konkreten Verständnisses dieser Prozesse liegen teilweise sehr unterschiedliche Konzeptualisierungen vor (s. Pohlen und Bautz-Holzherr 1995, 2001; Gelso und Hayes 2008; Bettighofer 2010; Hermer 2012b; Wittmann 1981).

11   S. hierzu auch das Konzept der motivorientierten Beziehungsgestaltung von Caspar (2008a), dessen Erläuterungen zur psychotherapeutischen Prozessvariable der Responsiveness (Caspar und Grosse Holtforth 2009) sowie das Konzept von Sachse zur Beziehungsgestaltung (2006).

12   In den Untersuchungen von Lambert und Barley (2008) und Norcross und Lambert (2006) zeigte sich, dass bis zu 40 % der Varianz des Therapieerfolgs durch außertherapeutische Wirkfaktoren aufgeklärt werden, gegenüber 15 % durch störungsspezifische Techniken; vgl. hierzu auch Bastine (2012) und Hermer (2012a).

13   Hiermit stehen wir vor einer ähnlichen Aufgabe, wie sie sich aus *evidence based medicine* ergibt: Diese ist „nicht definiert als direkte Anwendung von Wissen aus experimentellen Wirksamkeitsstudien in der Praxis, sondern als der gewissenhafte, ausdrückliche und vernünftige Gebrauch der gegenwärtig besten externen, wissenschaftlichen Evidenz für Entscheidungen in der medizinischen Versorgung *individueller* Patienten. Die Praxis der EBM bedeutet die *Integration individueller klinischer Expertise* mit der *bestmöglichen externen Evidenz* aus systematischer Forschung (Sackett 1997). Eine ganz ähnliche Sicht findet sich […] in Formulierungen der ,*2005 Presidential Task Force on Evidence-Based Practice'* der American Psychological Association: Dass diese *task force* eingesetzt wurde, ist ein weiterer Beleg für die wachsende Einsicht, dass Erkenntnisse aus klinischen Studien nicht 1:1 umgesetzt werden können" (Caspar 2006, S. 41).

14   S. hierzu Jaeggi (2012), die den bisherigen Mangel und die Relevanz gerade eines wissenschaftstheoretischen Therapieschulenvergleichs in der Therapieausbildung aufzeigt.

15   Padberg (2012); Sonnenmoser (2012). Zu Fehlern von Meistertherapeuten s. Kottler und Carlson (2003) sowie zu Fehlern in der Psychotherapie s. u.a. Bienenstein und Rother (2009).

Glossar

Affekt kurzes, intensives Gefühl.

Critical Life Events belastende, das Leben verändernde Ereignisse.

Derealisation Gefühl der Fremdheit, Entfremdung gegenüber der Umwelt und/oder dem eigenen Körper.

Dritte Welle der Verhaltenstherapie stärkere Beachtung u. a. von Emotionen, Achtsamkeit und therapeutischer Beziehung (nach den vorausgegangenen behavioristischen und kognitiven Phasen).

EMDR (Eye Movement Desensitization and Reprocessing) psychotherapeutische Intervention, insbesondere zur Behandlung von Posttraumatischen Belastungsstörungen (s. PTBS).

Empathie Einfühlungsvermögen; das Erleben des anderen nachvollziehen, verstehen und ihm dies auch mitteilen zu können.

Empirisch in Abgrenzung zu theoretisch – wissenschaftlich anerkannte Ergebnisse durch systematische Beobachtung, Experimente oder Therapiestudien.

Evidenzbasiert in empirischen Studien überprüft.

Exposition sich mit einer angstbesetzten Situation konfrontieren.

Fallkonzeptualisierung Störungs- und Therapiekonzept, das anhand der Informationen erstellt wird, die die Therapeutin über die Patientin gewonnen hat.

Interventionen psychotherapeutische/s Maßnahme, Vorgehen.

Katastrophisieren extrem negative, übertriebene Wahrnehmung oder Bewertung.

Kompetenzen (besondere) Fähigkeiten, Wissen, Stärken.

Kognition/kognitiv Gedanken, gedanklich

Kognitive Wende Ergänzung (bisweilen: Überwinden) des Behaviorismus durch kognitive Modelle.

Lerngesetze insbesondere klassisches und operantes Konditionieren (s. Verstärkung) sowie Lernen am Modell (Beobachtungslernen).

Prädisposition Veranlagungen für die Ausbildung einer bestimmten Erkrankung.

Präferieren bevorzugen.

Probatorische Sitzungen/Probatorik die ersten (bis zu 5) therapeutischen Sitzungen, die der Abklärung der Symptomatik, der Indikation einer Psychotherapie, der Entwicklung eines Störungs- und Therapiekonzepts dienen sowie dem Kennenlernen von Patientin und Therapeutin.

Psychoedukation/psychoedukativ erklärende Unterrichtung über die betreffende psychische Störung, ihre Entwicklung und Behandlung, Hintergründe und/oder damit verbundene spezifische Aspekte.

Psychoonkologie Arbeitsfeld, das sich mit Krebserkrankungen, mit dem Erleben, dem Verhalten und den Ressourcen von Krebspatienten, deren Behandlung und den damit verbundenen Problemen beschäftigt.

PTBS (Posttraumatische Belastungsstörung) psychische Störung, die aufgrund traumatischer Erlebnisse entstehen kann.

Resilienz Widerstandsfähigkeit gegenüber belastenden Veränderungen und negativen Erfahrungen; Fähigkeit, trotz belastender Erfahrungen psychisch gesund zu bleiben.

Ressourcen die einem Menschen zur Verfügung stehenden gesundheitsförderlichen und schützenden Reserven, Kompetenzen.

Rückfallprophylaxe Vorbeugen von Rückfällen.

Salutogenetische Konzepte Konzepte der Gesundheitsförderung.

Selbsterfahrung Selbsterfahrung ist ein zentraler Bestandteil der Verhaltenstherapieausbildung. Ziele sind hier u. a
- die Auswirkungen eigener Persönlichkeitsmuster auf die interaktionalen Prozesse in der Therapie einschätzen zu lernen und damit angemessen umgehen zu können,

– Empathie und ein breites psychosoziales Verständnis für die Hintergründe psychischer Störungen zu
entwickeln,
– die persönliche Weiterentwicklung zu fördern,
– spezifische Selbstfürsorgemaßnahme zur Burn-out-
Prophylaxe aufzubauen.
Das Vorgehen beinhaltet u. a. die Selbstreflexion eigener motivationaler Schemata und deren Ursprünge
sowie die Selbstanwendung verhaltenstherapeuti-
scher Methoden (weitere Informationen s. Kämmerer
et al. 2011).

Somatisch körperlich.

Suizid, suizidal Selbsttötung, Selbsttötungsabsich-
ten.

Supervision, Supervisorin, Supervisandinnen Supervision ist u. a. ein Bestandteil der Verhaltenstherapieausbildung. Sie beinhaltet die Überwachung
und Anleitung des therapeutischen Handelns der
Ausbildungskandidatinnen (Supervisandinnen) durch
erfahrene, dafür speziell ausgebildete erfahrene
Psychotherapeutinnen (Supervisorinnen).

Trauma ein extremes Ereignis, das bei dem Opfer
schwere psychische Beeinträchtigungen hinterlassen
kann.

Verhaltensdefizite Mangel, unzureichendes Beherr-
schen von wichtigen Verhaltensweisen.

Verhaltensexzesse extrem ausgeprägtes Verhalten.

Validieren (im Rahmen einer Psychotherapie) einem anderen Menschen gegenüber ausdrücken,
dass man dessen subjektives Erleben und subjektive
Sichtweise bestimmter Situationen nachvollziehen
kann und anerkennt – unabhängig von der Bewertung der objektiven Verhaltensangemessenheit.

Verstärkung, positiv Erhöhung der Auftretenswahr-
scheinlichkeit eines Verhaltens durch Erzielen einer
als positiv erlebten Konsequenz.

Verstärkung, negativ Erhöhung der Auftretenswahr-
scheinlichkeit eines Verhaltens durch Wegfall einer als
negativ erlebten Konsequenz.

Vulnerabilität Prädisposition; individuelle Verwund-
barkeit der psychischen Gesundheit durch bestimmte
Faktoren; erhöhte Reaktionsbereitschaft auf Belastungen und damit Anfälligkeit für die Ausbildung
spezifischer psychischer Erkrankungen.

The manufacturer's authorised representative in the EU is Springer
Nature Customer Service Centre GmbH, Europaplatz 3, 69115 Heidelberg,
Germany. If you have any concerns regarding our products, please
contact ProductSafety@springernature.com

Printed and bound by CPI Group (UK) Ltd, Croydon, CR0 4YY
27/04/2026
02097643-0004